全国名老中医专家乔振纲工作室
经验传承系列专著之六

伤寒论导读

乔振纲 著

学苑出版社

图书在版编目（CIP）数据

伤寒论导读/乔振纲著．--北京：学苑出版社
2025.2. -- ISBN 978-7-5077-7106-0

Ⅰ．R222.29

中国国家版本馆 CIP 数据核字第 2025KF7100 号

出 版 人：	洪文雄
责任编辑：	黄小龙
书籍设计：	郭建新
出版发行：	学苑出版社
社 址：	北京市丰台区南方庄 2 号院 1 号楼
邮政编码：	100079
网 址：	www.book001.com
电子邮箱：	xueyuanpress@163.com
联系电话：	010-67601101（营销部）、010-67603091（总编室）
印 刷 厂：	北京兰星球彩色印刷有限公司
开本尺寸：	710 mm×1000 mm 1/16
印 张：	30.875
字 数：	507 千字
版 次：	2025 年 2 月第 1 版
印 次：	2025 年 2 月第 1 次印刷
定 价：	128.00 元

编者简介

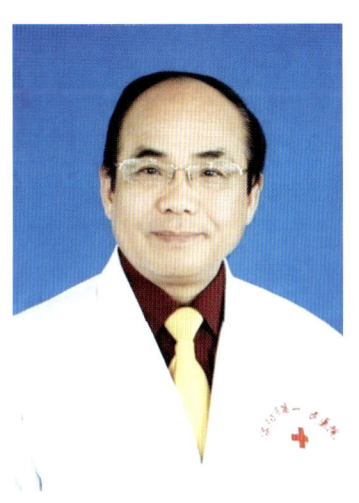

乔振纲出身于中医世家。乔氏中医始创于清代中叶，迄今已有160多年历史，历经六代传承，先祖三辈皆为大儒大医，整个家族中操业岐黄者先后多达15人！乔氏中医是名副其实的中医世家，可谓名闻豫西，声振中州。

乔振纲是著名老中医乔保钧的长子，乔保钧系全国首批500名名老中医专家。乔振纲作为乔氏中医的第五代传承掌门人，幼承祖训，尽得家传，后入读河南中医学院（现河南中医药大学）。先后在洛阳市中医院、广东省中山市广济医院、洛阳市第一人民医院工作，曾任中医疑难病治疗中心主任、专家委员会副主任委员、院长顾问、张仲景国医大学特聘教授等职。1991年经国家两部一局批准，被确认为乔保钧教授的学术继承人，跟师3年，2001年晋升为中医内科主任医师。

乔振纲教授对业务刻苦钻研，对技术精益求精，理论功底深厚，临床经验丰富。擅治慢性乙肝及肝硬化、慢性胆囊炎及胆结石；冠心病、心肌炎及顽固性失眠；慢性肾炎、慢性肾衰及肾结石、慢性前列腺炎及男子性功能障碍、男子不育症；慢性胃炎及消化系溃疡等疑难杂证。近十年来潜心研究各种癌瘤的治疗，倾注心血，刻意攻关，已取得显著进展和丰硕成果。因疗效卓著，医德高尚，在中原大地及珠江三角洲地区享有声望，经常应邀到全国各地会诊。曾荣获河南省卫生系统先进工作者称号；被洛阳市人民政府聘为年度科技进步奖评审委员会委员，被《亚太传统医药》杂志聘为特约专家，被世界医药卫生理事会中国健康医疗网推荐为优秀专家，被中华名医协会特聘为咨询专家。2012年经国家人事部、卫生部、国家中医药管理局、国务院学位管理委员会共同批准，确认为全国第五批名老中医传承指导老师。

乔振纲教授勤奋好学，熟读经典，涉猎百家，文理兼通，勤于写作，著述颇丰。

他先后在省以上刊物发表学术论文 70 余篇，其中国际获奖三篇，国内获奖 5 篇；参编著作多部，主编专著六部。

乔振纲学术思想，除秉承"天人合一""以人为本""整体调控""平衡阴阳"等基本理念外，以下方面是他学术思想的显著特点：立足整体调理，务求阴平阳秘；精于辨证施治，谨守中医病机；区分急、慢、重危，应对策略各异，尤其是强调和重视"标本辨证"的运用。对源于《黄帝内经》的"标本"观，从概念、哲学内涵及临床应用的广泛性等方面进行了深入探讨和阐发，系统并有深度地分析了"标本辨证法"对临床实践的重要指导意义及运用要点，这一理论成果是继承和发展中医学术思想的具体体现，也是乔振纲教授学术思想的一大亮点。

乔振纲行医五十年，医术上刻苦钻研，精益求精；医德上真情待患，全心全意；学术上硕果累累，建树颇多，所撰写的论文/论著中的许多观点、案例、经验、警句，不断被其他杂志引用、转载。部分乔氏方剂被许多医籍奉为经典名方而加以收录。

序 言

初习中医时，觅得陈修园先生《医学实在易》一书，大喜！饱读熟诵后，方知中医之学，绝非"易"学，文虽朴，而意堪幽；理虽直，然思方悟；方虽简，乃用无边！及深耕之，更觉浩瀚茫然，手足无措，感叹医之为道，实在难矣！究其窘因，实不知入门之径故。王冰《重广补注素问》曰：且将升岱岳，非径奚为，欲诣扶桑，无舟莫适。诚然，欲登中医之堂室，必先寻其门径；将探兰室之秘藏，须先执其锁钥。而门径、锁钥者，中医经典之著也，由岐黄而仲景，历秦汉以百代，经论源远流长，昭垂后世。而最被称颂者，乃医圣仲景一部《伤寒》大论，其揆度谨严之理、圆通活变之法、精当灵验之方，令无数中医学者倾倒，故宏著既成近两千载，虽历时变迁而魅力不减，可谓彪炳古今，登堂入室之金钥也。故欲趋"易"路者，非先熟读仲景而莫为。弗之，譬若出不由门，行不从径，以是求利，不亦难乎？

乔君振纲，余大学同窗之学兄，出身中医世家，幼承庭训，习研岐黄仲景，博学强记，孜孜不倦，中医功底深厚。早在大学时代，就时常讲写学医体会，其言辞观点，每令同窗刮目。尊翁乔保钧先生，一代中医宗师，驰骋临床数十载，活人无数，又一生医教、笔耕不辍，桃李芬芳，为当时莘莘学子之偶像。乔兄秉承家传，高拥书城，昼诊夜读，潜阅涵泳，又广博名家之学，采撷诸善，使家学大加发挥，绽放光芒。临证有胆有识，刚柔相济，刚则一锤定音，柔而余音绕梁，断病十有九验，善起沉疴危疾。今乔兄仁心志世，不独自珍，以尊翁《伤寒论讲稿》为范本，将家传仲景心法及个人研习心得，悉数公开，著成《伤寒论导读》一书，启迪后学，指引门径，句存见地，昭若发蒙，无以理论之厚薄，重在彰显经典之精髓内涵也。

纵观全书，特点有三：

一者，强调原文诵读。医门何所入？《素问·著至教论》五步分明：诵、解、别、明、彰。可见，"诵"在第一，而后方能理解、鉴别、明晰、彰显。可惜！经传秘诀，而今难行。当今业界，急功近利之士不乏，而功底深厚者多少？眩人心目之说众多，而强调熟诵者有几？甫一提及诵书，即有"死读书"之嫌；更有懒惰之人，讥以"读死书"之谓。岂不知，书不熟则理不明，理不明则识不精。熟诵医典，犹与古圣对话；强记汤方，正是今贤修行。观古今大家，皆将诵读作为入道之唯一功夫；看名老中医，同声背诵确认学医之不二法门。本书强调诵读原文，并将每首经方以律诗绝句式歌诀展现，便于背诵和掌握，可谓揪住了医学入门之要领。

二者，践行经典理论。理论源于实践，实践升华理论。理论不付实践，徒为无源死水；实践不依理论，犹人夜行无烛。两者结合，方为中医研学之门道。是书将经典理论与家学经验有机结合，兼以引入名家验案，合理吸收现代研究成果，做到传统与现代结合，经方与时方并用，赋予经典以新的生命力。

三者，谨守方证病机。机者，关键也。病机，乃疾病之关键。证有机，方亦有机。方证相对，即是病机之相对，方之机与证之机相合无间，则其效可必。是书专设"条文释义及病机分析"栏，意在令学者研习《伤寒》时抓住汤证病机这个关键，掌握辨证论治之技巧，做到理法方药，一线贯通。《素问》云"谨守病机，各司其属"，此之谓也。

今喜闻大作将付剞劂，乔兄微信命作弁言。余感其诚，复嘉其学，培养中医人才，功莫大焉！不揣固陋，乐为之序。

北京中医药大学教授 博士研究生导师　陈明
甲辰年孟春吉日于北京中医药大学

一卷《伤寒论》 一部传承史
——《伤寒论导读》引言

《伤寒论》自成书以来，其影响之深，传播之广，令其他医学书籍都无以企及。围绕着《伤寒论》演绎出汗牛充栋的医学典籍，令世人叹为观止，令后学眼花缭乱。医学之重，在于理论。医学之轻，在于方法。临床之道，唯有轻重结合，方有大成。《伤寒论导读》一书的问世，绝非朝夕之间奋笔疾书之所成，也非医者辩论之际、意气风发之偶得。追溯我的老师乔振纲教授的家世，以及其行医历程、工作履历，方才明白：聚沙成塔、集腋成裘；十年磨一剑，功到自然成。

乔振纲教授出自六代中医世家，家学渊源，是河南省首批优质中医学流派乔氏医派的掌门人。其父乔保钧先生早年担任原洛阳正骨学院伤寒、金匮教研组组长，并主讲《伤寒论》16年，继在原洛阳医学专科学校讲授《伤寒论》10余年，被誉为"豫西教学《伤寒论》第一人"。20世纪90年代乔保钧先生被评选为全国首批名老中医。乔振纲教授自幼受其父耳濡目染，对《伤寒论》情有独钟，对其中的条文耳熟能详，同时他还继承乔保钧先生讲授《伤寒论》的精髓和技巧，时常"代父授课""能够把《伤寒论》彻底讲透"。20世纪80年代，乔振纲教授兼任《光明中医》杂志主办中医函授班《伤寒论讲义》的教授，因为在多个场合讲授《伤寒论》而名噪一时。也因此被原张仲景国医大学创办人赵清理先生（全国首批名老中医）聘请为张仲景国医大学副校长、特聘兼职教授。从事中医临床工作五十余年来，乔振纲教授不论是在河南工作，还是在广东工作，所到之处，携内、难、伤寒、金匮之术，悬壶济世，乐此不疲。其执着于望闻问切，沉浸于辨证论治，陶醉于理法方药，热衷于中医药文化的弘扬与教学。无论是在临床诊疗上，还是在学术传播方面，他始终都能够守正创新，坚持理论与实践相结合，且孜孜不倦，笔耕不辍。他对《伤寒论》之研究、体悟，称得上是历久弥坚，已臻化境，"发之微妙而不可见，充之周遍而不可穷"，于理于法，皆驾轻就熟、游刃有余。

　　一本《伤寒论》，一部中医史。中医理论的根源是阴阳五行理论。《伤寒论》与《黄帝内经》的关系，是"一阴一阳谓之道"的关系。《黄帝内经》是阴，讲理，《伤寒论》是阳，讲法。"阳化气，阴成形"，正如《景岳全书》所说"阳动而散，阴静而凝，故成形"。理是定式，法是运动。化气与成形是物质两种相反相成的运动形式。很难想象，如果仅有《黄帝内经》，而没有《伤寒论》的话，中国医学史将会如何演绎发展？就像如果《周易》仅有爻辞，却没有系辞的话，后人将如何解读《周易》一样。

　　熟悉并理解阴阳五行，是中医独立应诊的基本功，更是他熟练运用中医理论，灵活辨证、正确用药的根基。回顾自己初学中医那会儿，最不在意的内容恰恰就是对阴阳五行理论的深度理解。内心也并不把阴阳五行这些初级理论当作回事，臆想着多背几首汤头歌诀，多读几遍《伤寒论》，再配上所学的诊断技巧、辨证方法，便能够得心应手。事实上，随着临床接触到各种复杂病例之后，伴随对辨证方法及临床疗效的深入思考，方才明白，谙熟阴阳五行理论对于一个中医的重要意义。

　　从《伤寒论》面世至今，历代许多医家都曾围绕着它展开研究，因医家个人的学术观点不同，采用的研究方法不同，便有了不同的结果。有的人是结合临床，针对伤寒起源、平脉、辨脉、阴阳盛虚、随证加减，及用药进行论述，如韩祗和的《伤寒微旨论》；有的是以《内经》《难经》之理，注释《伤寒论》各篇的条文，如成无己的《注解伤寒论》；也有结合自己临床心得，并融诸家之说，综贯衍释，予以串解的，如陈念祖的《伤寒医诀串解》等。其余《伤寒论条辨》《伤寒尚论篇》《伤寒直格》《伤寒补亡论》《伤寒心镜》等等也都是以医家自己的临床经验与仲景之临床经验《伤寒论》结合后的产物。可以说没有临床经验的医家谈《伤寒论》无异于无病呻吟。

　　中医学发展到现在，《伤寒论》依旧是中医学体系中的重中之重。我辈后人学《伤寒论》，参考《伤寒论》，运用《伤寒论》。有从条文入手解读的，有从辨证论治加以分析的，有从汗、吐、下和等治法进行研究的，有从成书历史背景来推理的，有从其衍生著作比较论断的，有从药物性味归经方面斟酌论断的，有从五运六气、子午流注角度发微提升的。真可谓是百家争鸣、百花齐放。孔子《论语·为政》中言："七十而从心所欲，不逾矩。"乔振纲教授年近八旬，临床实践接近一个甲子，完全可以这样认为：《伤寒论导读》的成书历史，早已超出五十余年的积淀。该书沥尽了数位医家的心血，凝结了一门医派的精华，印证了中医传承的生生不息！

　　书既成，有人浏览，有人思考；有人运用，有人发挥；有人漠然处之，有人深入研究；不会看的，看热闹；会看的，看门道。早在十几年前我拜师、跟师学习的时候，乔振纲教授就曾经把《伤寒论导读》中的许多内容编辑成小纸条，效法其父亲教授学生时的样式，按照伤寒六经辨证，用纸条罗列伤寒条文。出门诊时每每遇到相对应的病人，便分门别类，随即把纸条取出来，现身说法，把现实中的病症表现与条文里面的描述加以对比，从病机讲到辨证，再从辨证讲到治疗，尽可能做到证符药合。这样的教学，深入浅出，对于学习、理解《伤寒论》的条文，简直是再合适不过了。可以这样说，《伤寒论导读》这本书之于我的意义就是，它能够让我更加清晰地理解并熟练运用《伤寒论》中所涵盖的东西。

　　读《伤寒论》必读仲景原序。我们或可以从原序中窥破《伤寒论》的成书历程，以及作者写作此书的学术背景以及心理路程。从原序行文可以感知，张仲景胸怀苍生之疾苦，悲悯时人之愚智，自立而"勤求古训，博采众方，撰用《素问》《九卷》《八十一难》《阴阳大论》《胎胪药录》《平脉辨证》"（学术背景），自信而"为《伤寒杂病论》合十六卷，虽未能尽愈诸病，庶可以见病知源，若能寻余所集，思过半矣"（心理路程）。从这些内容中，可以看出仲景的思维构架——仲景之学，也是有根有源的。那么，我们研究《伤寒论》是否也可以跳过《伤寒论》，而径直从上述著作中探寻辨证论治的机关？读张仲景曾经阅读过的书，感张仲景读书之感，或许更能够领会张仲景之感悟也未可知。《伤寒论导读》一书，开篇就落星定准，把《伤寒论》的学术地位、成书背景，以及学术渊源与学术成就娓娓道来，便于读者一上来就能确立一个清晰的阅读思路。

　　读《伤寒论》必读经文。《伤寒论》全书十卷，22篇，398条，约三万五千余字。如何理解其字面意思与言外之意，始终都是我们医者需要深入探究的。《伤寒论》之所以难以教学，一个重要的原因就在于，即便平素把条文背得滚瓜烂熟，但到了临床也多表现出捉襟见肘，瞻前顾后，左右摇摆，无法灵活运用的架势。如何让《伤寒论》学习者知其然，知其所以然，并不容易。每当乔振纲教授临证教学之际，在对病人望闻问切之后，他并不急于开出处方，而是先让学生们自行抉择该病人症状所对应的伤寒条文，然后再总结分析学生们的判断，对照结果，并做出最终定夺。"师者，传道授业解惑也"，此种教学模式，可以加深学生们对伤寒条文的理解，拓展学生们的思路，达到提升学生们临证思辨及综合分析能力的目的。《伤寒论导读》一书，在如何演绎经文上，费尽心思，力争把"理论与实践相结合"完美诠释。附在经文之后的案例，与经文丝丝相扣，使学习者不再感到经文的枯燥，而是多了一种茅塞顿开式的领悟！

读《伤寒论》必学辨证。明面上，似乎每一个稍有基础的医者，都能看出所谓的六经辨证就是贯彻《伤寒论》的思维中轴，但如何正确认知六经辨证，对于真正理解《伤寒论》并熟练运用于临床，却又是一道始终避之不开的坎儿。张仲景把病症分为太阳经、阳明经、少阳经之三阳证，以及太阴经、厥阴经、少阴经之三阴证，统称六经。《素问·阴阳应象大论》："六经为川，肠胃为海。"六经各分手足，分之即为十二经。《素问·阴阳离合论》："是故三阳之离合也，太阳为开，阳明为阖，少阳为枢；是故三阴之离合也，太阴为开，厥阴为阖，少阴为枢。"就整个时空环境、五运六气而言，六经辨证，辨天是天象相应，辨地是物候相依，辨人则是病理对照。从细微之处入手，把辨证的触角延伸到所处环境、所用食物，以及情感起伏、作息习惯，方才是大辨证。

放眼中医现存的全部辨证体系，诸如八纲辨证、六经辨证、脏腑辨证、三焦辨证、卫气营血辨证、病因辨证、气血津液辨证、经络辨证等，这些方法足够医者在临床上因症而则，随证应用。医者所做的就是，在明辨症状与制订正确的治则以及运用合适的药物之间，做好辨证方法的选择便足矣。至于何种辨证方法最能够恰到好处地契合医者的逻辑思维过程，并不好说——因为不同的医者认识问题的视角、解决问题的习惯可能存在差异。当然许多时候，这些辨证方法在运用当中，也都是可以相互配合的。譬如八纲辨证与脏腑辨证的配合，病因辨证与经络辨证的相佐，脏腑辨证与气血津液辨证的协同等。可想而知的是，有配合就必然有疏漏，有相佐必然就存在差错。《伤寒论导读》这本书，对于我个人的最大帮助，就是洞开了辨证思维空间，提高了自身对于中医辨证论治方法的全面理解。

读《伤寒论》必学治疗。治疗必先组方，其次在用药。方是骨架，药是血肉。治疗之高度，在于用药之灵活、精准。感冒虽轻，但能够效如桴鼓般地治疗，并非易事；伤寒症杂，误判为普通感冒必然贻误治疗时机。从根本上讲，基于阴阳五行理论的中医，认识中药，运用中药，必定遵守五行运动的规律。即我们必须在五行运动的框架内正确使用中药、组合中药、构成方剂，才能达成最终治疗的目的。药物，从某种意义上来讲，是活的；治疗，某种意义上来讲，也是活的。也就是说，医者经过自己的望闻问切，获得辨证结论，可以选择不同的药物或者治疗手段来干预疾病。而同样的病人面对不同的医生，接受的治疗方法可能会存在这样那样的差异。西医，是因病给药。中医，是因证给药。"工欲善其事，必先利其器"，对于中医来说，中药就是自己的利器。"太阳病，头痛、发热、身疼"麻黄汤疗效最好。在各种各样的中药面前，如何取舍，令许多中医犹豫不定。辨证学得再好，胸中没有几百种药，对药性不熟悉，一切都白搭。《伤寒论导读》一书中，乔振纲教授深入浅出地讲述了"方证相应，吻合因机症治""方症相应，重在有效组合""合用经方，师从仲景妙法""合用时方，化裁更为广博"等内容，令我辈学人面对《伤寒论》时，思维不但能够进得去，还出得来，随机而变，深刻理解"明晰方圆，变化无穷无尽；但师其法，不拘具体方剂"的意义。

读《伤寒论》，中医思维境界必须落实到"整体观念""辨证施治"八个字上面。《伤寒论》揭示了疾病状态下伤寒在机体六经传变的规律，从中我们知道疾病的发展有其合理传变规律，也有其不合理传变规律，有合病，有并病、直中等发病形式存在。《伤寒论》合理地应用了《易经》的思辨方式，全面系统地解释了伤寒疾病的发展变化规律及其辨证方法。现实中，不少人都是熟背经方却不能灵活运用之。临床上要能得心应手、出神入化地运用经方，医者的中医思维境界必须最终落实到八个字上，即"整体观念""辨证施治"。可以这样说，"整体观念""辨证施治"是历代中医学人在不断实践过程中研学中医、认知中医，总结出的理论精髓。而最早、也最能体现出这八字要义的医学著作正是《伤寒论》一书。《伤寒论导读》这本书，不论是理论分析，还是验案举隅，通篇把"整体观念""辨证施治"贯穿其中。令我深深感悟到：研究或者运用中医药，起码应该有一个思维底线，这个思维底线的架构就是：阴阳——五行——理——法——方——药。只有把这个底线思维贯穿到中医临证的"整体观念""辨证施治"当中，中医才是中医！

《伤寒论》中所有的内容，既是方法，又是理论。学习《伤寒论》的宗旨是应用其辨证施治的精华，《伤寒论》让我们从方法中得出理论，又通过这些理论来分析所用方法的合理性。中医已然有两千年的历史，《伤寒论》中的方剂已经不能被我们囫囵吞枣地全部应用，但它教给我们的辨证方法却仍旧有着深远的意义。是的，许多年前我就发现，判断一个中医的成色，并不在他掌握了多少方剂，更不在他诊治了多少病人。而在他是否能够把"整体观念""辨证施治"，灵活地运用于临床当中的每一个环节，不论是小病，还是大病，都能始终融入以阴阳、五行为基础的中医传统思维，去思考这些疾病，去辨证、治疗这些疾病，才是最为重要的。

中国传统文化可以分成四部分来看待：一是儒文化；二是道文化；三是释文化；四是医文化。这其中的医、道文化的共同根基都是阴阳、五行。从文化的根源处，层层深入、边行边思，由《周易》的阴阳五行、易道变化，到《内经》的天人合一、整体观念，再到《伤寒论》的六经传变、辨证施治，仔细地看开去，中医学整体架构的意识便会由刚开始的朦胧模糊过渡到最终的脉络清晰。

必须承认，中医治疗学意识的建立，需要以空白的思维拥抱传统文化，以清洁之躯融入古人的思维当中——没有人能断定现在的人比古时的人更聪明，只有走进其中，才能领会其味，才能琢磨到其可能的发展方向。新冠疫情三年，正是因为有了中医的参与，我们的医疗手段才有了更多的选择，也才有了更加理想的抗疫结果。虽然时过境迁，物是人非，但《伤寒论》却因为它显而易见的临床指导意义而依旧绽放出璀璨的光芒。那么，《伤寒论》该如何读呢？不妨先看看《伤寒论导读》。

洛阳市中医院　主任中医师

乔振纲老中医学术继承人　郭海涛

2024 年春

前　言

　　医圣张仲景所著《伤寒杂病论》开辨证施治之先河，世人称之为方术之祖。是书乃中医学史上保存最早，得以流传至今，影响广大而深远，是理法方药完备、理论联系实践的临床专著。如果说《黄帝内经》是中医理论的渊薮，那么《伤寒杂病论》就是《黄帝内经》理论的实践衍生篇，是中医临床的指南，业内人士将其看作中医临床手册。

　　《伤寒杂病论》紧密结合临床，系统总结、深入探讨外感热病的发病发展规律及治法治则，并依法拟方，创立了六经辨证论治的医疗体系，创制了数以百计行之有效的名方。其辨证施治的逻辑思维模式和众多"经方"，不仅能有效治疗外感病，而且能有效治疗内伤杂病、危急重症，及许多疑难顽疾。千百年来的临床实践充分证明，是书不仅是中医学术的传世之作、巅峰之作，更是中医临床的奠基之作。

　　世人云："医不三世，不服其药。"这句谚语最直接的理解是医生没有祖孙三代相承，就不能用他的药。我更愿意这样理解"三世"：其一，指通晓《黄帝内经》《神农本草经》《伤寒杂病论》在内的中医经典著作；其二是通晓包括民风人情等在内的人文社会；其三是通晓包括人所处的水土条件及气候、气象等自然环境。概而言之，所谓"医不三世，不服其药"，是说一个医生，既不通晓自然，又不通晓人文社会，更不通晓中医经典著作，那就不能信任他，不接受他的治疗，不吃他的药，而在中医经典著作方面，我认为精研、通晓《伤寒杂病论》尤其重要。

　　我出身于祖传六代的中医世家。乔氏中医的第一代奠基者乔春彦（我的高祖父），为清朝正五品官员，同时是深受百姓爱戴的名医。我的曾祖及祖父，均系名扬故里的儒医。先父乔保钧，自幼跟随祖父习医，在祖父的口传心授下，读《内经》《本草》，研《伤寒》《温病》，背"汤头歌"，诵"药性赋"，弱冠之年已独立应诊，名震乡里。25岁时，被选拔到中央卫生部中医进修学校深造。毕业后（1956年），被选调到洛阳地区中医进修学校，任专职教师，主讲《伤寒论》，从此与《伤寒论》结下难解之缘。1958年被选调到洛阳（平乐）正骨学院任伤寒温病教研组组长，兼任中医内科主任，主讲"伤寒论"计15年之久，所用教材，都是他自己亲手编写。编写的过程也是他系统学习、深入思考、精心研究《伤寒论》的良机。每编写一次，便有一次新认识、新体会、新理解；每讲一次课，便有一次新发现、新见解，便有一次新提高！他每次讲课，都深受学生的欢迎，学生赞誉他为"当代仲景"，领导赞扬他为"师中巨擘"！1972年被调至洛阳医学高等专科学校，任中医教研室主任，主讲"伤寒论"又10年之久。

先父一边讲授伤寒论，一边用"伤寒论"的辨证思维和经方指导临床，疗效确凿，治愈患者不计其数，曾名震中州，百姓赞颂他为"当代医圣"，学界誉为"豫西中医泰斗"。1991年先父被国家有关部、委、局批准，确认为全国首批五百名名老中医！

我本人作为乔氏中医的第五代继承者和掌门人，不仅要继承先祖的绝技和秘方，最为重要的是继承先祖对经典著作的高度珍爱和刻苦钻研的治学精神，尤其是继承先组精研《伤寒论》的学习方法以及运用经方的临床经验，这一想法的付诸行动，使我的临床能力，尤其是治疗诸如癌瘤等疑难病和危急重症的能力大为提高，治愈者数不胜数，影响日益扩大，现在奔我而来的求诊者，分布于全国各省区，包括港澳台、新疆、青海、西藏、云贵川、东三省等无一空白。

受父亲的影响，和实践应用中尝到"甜头"的收获，使我深深地酷爱并痴迷于《伤寒论》。我父亲编写的《伤寒论讲稿》，成了我爱不释手的传家宝，有空就读，有暇则思。渐而渐之我也积累了可以讲授《伤寒论》的"资本"，我以父亲的《讲稿》为范本，先后为"光明中医大学函授班""河南中医学院函授班""地方中医培训班"多次讲授《伤寒论》，受到学员的好评。

总览全国有影响的国医大师和各地名中医，他们之所以医功显赫，身手非凡，其光辉历程和卓越成就都离不开苦心研读中医经典的坚实基础。由此可见，《伤寒杂病论》是中医临床者的必读经典，精研《伤寒杂病论》是中医临床、中医科研工作者得以提升业务水平的捷径。不过，《伤寒论》流传年代久远，文字古奥，内容深邃，给初学者带来难于读懂，难于理解，难于入门的诸多障碍。鉴于此，我萌生要编著《伤寒论导读》一书的念头，遂以家父的遗作《伤寒论讲稿》为蓝本，以个人多年积累的心得、见解和临床经验为主体，参考其他同类正式出版物，精心构思篇章，合理设计凡例，搜集参考资料，费时近两年，终于完稿。

拙作正文部分分绪论、太阳篇、阳明篇、少阳篇、太阴篇、少阴篇、厥阴篇、辨阴阳易差后劳复病脉证并治等共八个章节，最后由《乔保钧老中医与伤寒杂病论》作为后记和压轴附篇。

正文部分之绪论，是著作开篇的"重头戏"，读者要仔细阅读，深刻领会，条分缕析，强记于心。学好了绪论，就能了解《伤寒论》诞生的历史背景和仲景编著是书的动机和目的；就能知晓《伤寒论》是一部什么样的书，《伤寒论》和《黄帝内经》有着怎样的关系，《伤寒论》的大概内容有哪些篇章，《伤寒论》的学术体系及学术思想的核心是什么，《伤寒论》对中医临床有着怎样的指导价值，《伤寒论》对中医学术的最大贡献是什么。所以，首先学好绪论非常重要。

绪论之后，各篇章凡例如下。

◎原著条文【】实心括号内的有方有证，要求必须熟读，深刻理解的基础上，能背诵如流；〖〗空心括号内有证无方的条文，要求熟读。

◎每条文之后附汤方的药物组成及方义。

◎［词解］

◎［提要］

◎［条文释义及病机分析］此栏目是全书的重点，通过对条文的详尽解读（文字尽求简明精练），分析条文汤证的病理机制，讲明理、法、方、药是如何丝丝相扣、一脉相承的，使读者尽快明了辨证施治的逻辑思维过程，掌握辨证施治的技巧。

◎［思索与探讨］讲对条文的新见解，临床实践的新发现等。

◎［类方类证的比较及鉴别］《伤寒论》中类方类证很多，如五泻心汤、诸承气汤、四逆汤类等，临床应用中稍不留意就会误犯"张冠李戴"之错。增设本栏的目的，不言而喻，就是通过对类方类证从药物组成、汤证病机、主治症状等方面的比较，了解其异同，增强读者对类方类证的鉴别能力，提高临床应用的精准性。本栏的表达方式，大量而又适当使用了表格，减少了烦琐的文字叙述，使表达更加简约明了，便于记忆和理解。这一表达方式是本书的一大特色。

◎［条文汤方的记忆歌诀］条文中所列的每个经方，编著者都亲自编写了朗朗上口的律诗绝句式的歌诀，便于背诵，以强化记忆。

◎［现代临床实际运用及其拓展］

◎［临床应用典型验案举隅］本栏目所列医案首先选自先父（乔保钧）和我本人的医案，其余选自全国部分名老中医的医案。所选医案中，有单纯使用经方者，也有经方与时方同时混用的。对此需要说明的是，在久远的古代，人的思想相当单纯，所患疾病也较为简单，故所用之经方药味较少，用方也较为单一。而现代，人们所处的人文环境、自然环境及致病因素都相当复杂，所患疾病不仅病种繁多，而且疑难顽疾泛滥，治疗难度很大，为增强疗效，经方与时方混用的情况司空见惯了。

拙作《伤寒论导读》虽已封笔功成，付梓待印，但自认志大才疏，水平有限，恳望全国中医名家斧正！

本书编写过程中，北京中医药大学精研《伤寒论》的权威、著名中医陈明教授及时指点并百忙中亲笔赐序；我的学术继承人、著名中医郭海涛教授亲笔撰写"引言"；乔俭副教授、亢舟航、璩艳秋、许海变等诸位中医师在材料搜集、页面排版及文稿打印、校对等方面给予了无私的协助。在此，谨对陈明教授及提及的诸位中医新秀表示由衷的感谢！

乔振纲
2024 年孟夏

谨以此书献给我敬爱的父亲乔保钧先生及乔氏中医的列祖列宗！

《伤寒杂病论》原序

论曰：余每览越人入虢之诊，望齐侯之色，未尝不慨然叹其才秀也。怪当今居世之士，曾不留神医药，精究方术，上以疗君亲之疾，下以救贫贱之厄，中以保身长全，以养其生。但竞逐荣势，企踵权豪，孜孜汲汲，惟名利是务；崇饰其末，忽弃其本，华其外而悴其内。皮之不存，毛将安附焉？卒然遭邪风之气，婴非常之疾，患及祸至，而方震栗，降志屈节，钦望巫祝，告穷归天，束手受败。赍百年之寿命，持至贵之重器，委付凡医，恣其所措，咄嗟呜呼！厥身已毙，神明消灭，变为异物，幽潜重泉，徒为啼泣。痛夫！举世昏迷，莫能觉悟，不惜其命，若是轻生，彼何荣势之云哉！而进不能爱人知人，退不能爱身知己，遇炎值福，身居厄地，蒙蒙昧昧，春若游魂。哀乎！趋世之士，驰竞浮华，不固根本，忘躯徇物，危若冰谷，至于是也！余宗族素多，向余二百，建安纪年以来，犹未十稔，其死亡者三分有二，伤寒十居其七。感往昔之沦丧，伤横夭之莫救，乃勤求古训，博采众方，撰用《素问》《九卷》《八十一难》《阴阳大论》《胎胪药录》并《平脉辨证》，为《伤寒杂病论》，合十六卷。虽未能尽愈诸病，庶可以见病知源。若能寻余所集，思过半矣。夫天布五行，以运万类；人禀五常，以有五藏；经络府俞，阴阳会通；玄冥幽微，变化难极。自非才高识妙，岂能探其理致哉！上古有神农、黄帝、岐伯、伯高、雷公、少俞、少师、仲文，中世有长桑、扁鹊，汉有公乘阳庆及仓公，下此以往，未之闻也。观今之医，不念思求经旨，以演其所知，各承家技，终始顺旧，省疾问病，务在口给，相对斯须，便处汤药。按寸不及尺，握手不及足；人迎趺阳，三部不参；动数发息，不满五十。短期未知决诊，九候曾无髣髴；明堂阙庭，尽不见察，所谓窥管而已。夫欲视死别生，实为难矣。孔子云：生而知之者上，学则亚之。多闻博识，知之次也。余宿尚方术，请事斯语。

目 录

绪论 ·· 1
- 一、《伤寒论》作者张仲景生平及《伤寒论》成书的时代背景 ······ 1
- 二、"伤寒"的含义 ·· 2
- 三、《伤寒论》流行的各种版本及其考证 ························ 3
- 四、《伤寒论》篇目与体例 ·· 4
- 五、《伤寒论》的学术价值 ·· 5
- 六、《伤寒论》的主要内容是六经辨证 ·························· 8
- 七、《伤寒论》的治则治法与用方 ······························· 22
- 九、《伤寒论》的学习方法 ·· 25
- 十、《伤寒论》的历史局限 ·· 26

太阳篇 ·· 30

第一章　辨太阳病脉证并治 ····································· 31
概论 ·· 31
- 一、"太阳"的含义及其功能 ····································· 31
- 二、何谓太阳病 ·· 31
- 三、太阳病证型 ·· 32
- 四、太阳病的治则 ··· 33

第一节　太阳病辨证纲要 ··· 34
- 一、太阳病提纲 ·· 34
- 二、太阳病分型 ·· 35
- 三、病发于阳与病发于阴 ·· 39
- 四、辨太阳病传变与否 ··· 40

第二节　太阳病本证 ··· 41
- 一、太阳病经证 ·· 41

二、太阳病腑证 ······ 94

第三节 太阳病变证 ······ 115
一、变证治则及辨证要点 ······ 115
二、证候分类 ······ 124

第四节 太阳病类似证 ······ 210
一、十枣汤证（饮停胸胁证） ······ 210
二、瓜蒂散证（胸膈痰实证） ······ 212
三、风湿证 ······ 214

第五节 太阳病欲解时 ······ 219
附：备考原文 ······ 220

阳明篇 ······ 224

第二章 辨阳明病脉证并治 ······ 225
概说 ······ 225
一、阳明病的脏腑经络基础 ······ 225
二、阳明病的性质 ······ 225
三、阳明病的成因： ······ 226
四、阳明病的主要证型及主要临床表现： ······ 226
五、阳明病的治则： ······ 226

第一节 阳明病辨证纲要 ······ 227
一、阳明病提纲 ······ 227
二、辨阳明病的病因病机 ······ 228
三、阳明病脉证 ······ 231

第二节 阳明病本证 ······ 232
一、阳明病热证 ······ 232
二、阳明病实证 ······ 246
三、阳明病寒证、虚证 ······ 273

第三节 阳明病变证 ······ 276
一、发黄证 ······ 276
二、血热证 ······ 286

第四节 阳明病预后 ······ 289

第五节　阳明病欲解时 …… 290

少阳篇 …… 294

第三章　辨少阳病脉证并治 …… 295
  概述 …… 295
  ### 第一节　少阳病辨证纲要 …… 296
    一、少阳病提纲 …… 296
    二、少阳病治禁 …… 297
  ### 第二节　少阳病本证 …… 298
    二、小柴胡汤禁例 …… 311
  ### 第三节　少阳病兼变证 …… 312
    一、少阳病变证治则 …… 312
    二、柴胡桂枝汤证 …… 313
    三、大柴胡汤证 …… 315
    四、柴胡加芒硝汤证 …… 318
    五、柴胡桂枝干姜汤证 …… 320
    六、柴胡加龙骨牡蛎汤证 …… 321
    七、黄芩汤证与黄芩加半夏生姜汤证 …… 323
    八、太阳少阳并病刺法 …… 326
  ### 第四节　少阳病传变与预后 …… 328
  ### 第五节　少阳病欲解时 …… 329

太阴篇 …… 334

第四章　辨太阴病脉证并治 …… 335
  概论 …… 335
  ### 第一节　太阴病辨证纲要 …… 336
  ### 第二节　太阴病本证 …… 336
  ### 第三节　太阴病兼变证 …… 339
    一、太阴兼表证 …… 339
    二、太阴腹痛证 …… 340
    三、太阴发黄证 …… 342

第四节　太阴病预后 ················· 344
　　　一、太阴中风欲愈候 ··············· 344
　　　二、太阴阳复自愈证 ··············· 344
　　　三、太阴转属阳明证 ··············· 345
　　第五节　太阴病欲解时 ··············· 346

少阴篇 ···································· 348

第五章　辨少阴病脉证并治 ··············· 349

　　概述 ······························· 349
　　　一、少阴经的相关脏器及其生理、病理： ···· 349
　　　二、少阴病的临床表现 ············· 350
　　　三、少阴病的治疗原则 ············· 350
　　第一节　少阴病辨证纲要 ············· 350
　　　一、少阴病提纲 ··················· 350
　　　二、少阴寒化证辨证要点 ··········· 351
　　　三、少阴病治禁 ··················· 352
　　第二节　少阴病本证 ················· 353
　　　一、少阴寒化证 ··················· 353
　　　二、少阴热化证 ··················· 370
　　第三节　少阴病兼变证 ··············· 375
　　　一、少阴兼表证 ··················· 375
　　　二、少阴急下证（大承气汤证） ····· 380
　　　三、热移膀胱证 ··················· 381
　　　四、伤津动血证 ··················· 382
　　第四节　咽痛证 ····················· 383
　　　一、猪肤汤证 ····················· 383
　　　二、甘草汤证与桔梗汤证 ··········· 384
　　　三、苦酒汤证 ····················· 386
　　　四、半夏散及汤证 ················· 387
　　第五节　少阴病预后 ················· 389
　　　一、正复欲愈证 ··················· 389

二、阳回可治证 ………………………………………………………… 389
　　三、正衰危重症 ………………………………………………………… 390
第六节　少阴病欲解时 ……………………………………………………… 392

厥阴篇 …………………………………………………………………… 394

第六章　辨厥阴病脉证并治 …………………………………………… 395
概说 ……………………………………………………………………………… 395
第一节　厥阴病提纲 ………………………………………………………… 396
第二节　厥阴病本征 ………………………………………………………… 397
　　一、厥阴寒热错杂证 …………………………………………………… 397
　　二、厥阴寒证 …………………………………………………………… 406
　　三、厥阴热证 …………………………………………………………… 411
第三节　辨厥热胜复证 ……………………………………………………… 413
第四节　辨厥逆证 …………………………………………………………… 416
　　一、厥逆的病机与证候特点 …………………………………………… 416
　　二、厥逆证治 …………………………………………………………… 417
　　三、厥证治禁与寒厥灸法 ……………………………………………… 422
第五节　辨呕哕下利证 ……………………………………………………… 423
　　一、辨呕证 ……………………………………………………………… 423
　　二、辨哕证 ……………………………………………………………… 425
　　三、辨下利证 …………………………………………………………… 426
第六节　厥阴病预后 ………………………………………………………… 431
　　一、正复可愈证 ………………………………………………………… 431
　　二、正衰危重症 ………………………………………………………… 432
第七节　厥阴病欲解时 ……………………………………………………… 435

霍乱篇 …………………………………………………………………… 438

第七章　辨霍乱病脉证并治 …………………………………………… 439
概说 ……………………………………………………………………………… 439
第一节　霍乱病脉证 ………………………………………………………… 439
第二节　霍乱病证治 ………………………………………………………… 440

一、辨霍乱与伤寒下利异同 …………………………………………… 440
　　二、霍乱治法 …………………………………………………………… 442
　　三、愈后调养 …………………………………………………………… 450

阴阳易差后劳复篇 ……………………………………………………… 452

第八章　辨阴阳易差后劳复病脉证并治 …………………………… 453
　概说 ………………………………………………………………………… 453
　第一节　阴阳易证 ………………………………………………………… 453
　第二节　差后劳复证 ……………………………………………………… 454
　　一、差后劳复证治 ……………………………………………………… 454
　　二、差后饮食调理 ……………………………………………………… 460

附篇 ……………………………………………………………………… 462

乔保钧老中医与《伤寒杂病论》 ……………………………………… 463
　　一、文理奠基，博览群书 ……………………………………………… 463
　　二、系统学习，熟背牢记 ……………………………………………… 464
　　三、反复揣摩，探求真意 ……………………………………………… 465
　　四、学以致用，重在实践 ……………………………………………… 466

中药药物剂量折算的考证： …………………………………………… 468
　　一、汉代度量衡考证及单位换算 ……………………………………… 468
　　二、汉代度量衡的古今折算与药物实测 ……………………………… 468

绪 论

众所周知，火药、指南针、造纸术、印刷术是中国古代人民对人类做出的四项伟大贡献。和四大发明一样，中医学也是中国人民对世界最伟大的贡献之一。随着现代科学的迅速发展，中医学的科学性越来越多地被人们所认识，中医也越来越多地受到国内外的欢迎和重视。无数事实证明，中医药学确是一个伟大的宝库。而在这个伟大宝库中，有一颗无比绚丽多彩、耀眼夺目的瑰宝，就是我国现存的第一部理、法、方、药俱备的医学典籍《伤寒论》。《伤寒论》被历代医家誉为"众方之宗，万法之祖"，为所有中医学者的必读之书，是祖国医学四大经典之一。

一、《伤寒论》作者张仲景生平及《伤寒论》成书的时代背景

《伤寒论》是东汉张仲景所撰。张仲景，名机，字仲景，原籍河南涅阳（涅阳，古县名，今河南省南阳市新野县东部偏北十余公里的前高庙乡张楼村）。经考证，仲景的故里，当在现今的河南省南阳市镇平县侯集镇和邓州市穰东镇之间。

仲景约生于公元二世纪（公元196—210年），汉灵帝时举孝廉。曾拜同郡名医张伯祖为师，尽得其传。《李濂医史》载，仲景与同郡何颙客游洛阳，颙深知其学，谓曰："仲景之术精于伯祖，起病之验，虽鬼神莫能知之，真一世之神医也。"《南阳人物志》载："张机又得阳励公之传，精于治疗。"经过多年勤奋学习，刻苦钻研与临床实践，仲景成为当时"才重许洛"、名噪京师的著名医家。《医说》引《仲景方论序》说仲景"在京师为名医，于当时为上手"。皇甫谧《针灸甲乙经·序》云："仲景见侍中王仲宣，时年二十余，谓曰：君有病，四十当眉落，眉落半年而死。令服五石汤可免。仲宣嫌其言忤，受汤勿服。居三日，见仲宣，谓曰：服汤否？曰：已服。仲景曰：色候固非服汤之诊，君何轻命也？仲宣犹不信。后二十年，果眉落，后一百八十七日而死，终如其言。"仲景医术之精，辨识之妙，论病若神，由此可见

一斑。

建安年间（公元196—219年），仲景在湖南长沙任太守官职。其任官期间，正是东汉末年。当时社会动乱，战火连绵，人民颠沛流离，饥寒交迫，疾病流行。

汉灵帝时发生5次瘟疫大流行，"民户顿减""尸横遍野"。王仲宣（王粲）从长安赴荆州依刘表，一路目睹百姓惨况，写了一首诗"出门无所见，白骨蔽平原。路有饥妇人，抱子弃草间。顾闻号泣声，挥泪独不还。未知生死所，何能两相完"（《七哀诗》之一），真乃"家家有僵尸之痛，室室有号泣之哀，或阖门而殪，或覆族而丧"（此言出自曹植《说疫气》）。仲景家族也未能幸免。如张仲景《伤寒杂病论序》所云："余宗族素多，向余二百。建安纪年以来，犹未十稔，其死亡者，三分有二，伤寒十居其七。"（仲景家族，本来两百多，死去的竟达一百多，仅剩下六七十人，而死者中有百分之七十皆死于伤寒病）。面对疫情肆虐，疾病流行，百姓生命受到极大摧残的惨状，仲景既感伤又愤懑。为了挽救百姓生命，解除黎民疾苦，他决心弃官从医，索性丢下太守乌纱帽，回老家（河南南阳）行起医来。那时，伤寒一病，时医不知机理，众说纷纭，莫衷一是，及至临证，皆束手无策。有鉴于此，仲景更加发奋学习，博览群书，特别是刻苦钻研《内经》《难经》等经典理论（勤求古训），认真继承，大胆创新，还到处搜集民间医方（博采众方），在理论与实践相结合的基础上，终于研究出治疗伤寒病的发病及治疗规律，写成了《伤寒杂病论》。

二、"伤寒"的含义

《伤寒论》以伤寒命名，那么伤寒的含义是什么？

伤寒二字的含义有广义与狭义之分。广义的伤寒既不是一种病，也不是一种证，而是一切外感疾病的总称，如《素问·热论》所说"今夫热病者，皆伤寒之类也"。广义的伤寒包括中风、湿温、热病、温病；狭义的伤寒单指外感风寒，感而即发的疾病。

从《伤寒论》的内容看，它是讨论外感热病的发展演变规律及辨证施治方法，因此《伤寒论》是讨论广义伤寒的。外感病的病因既是风、寒、暑、湿、燥、火等六淫之气，那么《伤寒论》为什么独以"伤寒"一气命名呢？

一则，以伤寒概言六淫之热病由来已久。如《素问·热论》即明确指出：

"今夫热病者,皆伤寒之类也"。《难经》说得更为明确"伤寒有五,有中风,有伤寒,有湿温,有热病,有温病",正因为"五气感人,古人皆谓之伤寒",而《伤寒论》乃仲师勤求古训,撰用《内》《难》之作,故亦以伤寒统之。

二则,六淫之邪,虽皆能致病,而尤以寒邪为最毒。《素问·阴阳应象大论》云:"其伤于四时之气,皆能为病,以伤寒为最毒者,以其最成杀厉之气也。中而即病者,名曰伤寒。不即病者,寒毒藏于肌肤,至春变为温病,至夏变为暑病。"据此,仲景认为,风寒之邪是引起外感病的最主要的致病因素。因此,要研究外感病,就不能不着重研究风寒之邪致病的发展、演变规律及辨证施治方法。为了强调这一点,《伤寒论》就开宗明义地以"伤寒"命名。实际上,从篇幅来看,《伤寒论》也是以讨论风寒之邪引起的病变和证治为主要内容的。

三、《伤寒论》流行的各种版本及其考证

张仲景原著原名《伤寒杂病论》,其内容包括伤寒和杂病两部分,约成书于公元三世纪初叶(东汉末年,约公元200—210年),全书共十六卷。书成之后,因战乱频繁,以致原书严重散失。另一方面,由于当时还没有活字印刷,只能辗转手抄,许多医者视为至宝,秘不外传,所以流传不广。传抄过程中亦难免窜乱。及至晋代,由医家王叔和将原书的伤寒部分搜集整理成册,定名为《伤寒论》。到宋代,林亿等作了校正,并由官府雕版印刷刊行,从此《伤寒论》才得以广泛流传。全书分为十卷,共三百九十七条,除重复和佚方外,计一百一十二方。《伤寒杂病论》杂病部分后经整理为《金匮要略》。

王叔和,西晋高平人,曾任魏、晋两朝的太医令,在研究整理医书方面有其自身优势,与仲景弟子卫汛交好。叔和凭借其有利条件,对仲景原著进行收集整理,其在《伤寒例》中自称:"今搜采仲景旧论,录其证候、诊脉、声色,对病真方有神验者,以防世急也。"将《伤寒论》从《伤寒杂病论》中析出而成十卷二十二篇。

宋林亿对王叔和之"二十二篇"校正时,删去了前三篇,即辨脉篇、平脉篇、伤寒例(此三篇后人疑为叔和个人"私货",非仲景原作内容,故而删去)。删辨证湿暍篇,将此收入《金匮要略》中作为其第二篇,又删去后八篇(即:辨可发汗病脉证并治;辨不可发汗病脉证并治;辨发汗后病脉证并治;辨不可吐;辨可吐;辨不可下病脉证并治;便可下病脉证并治;辨发汗吐下

后病脉证并治），因此八篇与其他篇之内容重复，故而删去。仅存"辨太阳病脉证并治"至"辨阴阳易差后劳复病脉并治"等十篇。事实上，仲景学术的精华部分都集中于这十篇中，最切临床，也最实用，所以历代医家对其珍惜有加，习诵、精研，视为圭臬，当作指导临床实践的范本。

王叔和在《脉经·卷七》中也收录了《伤寒论》的大部分内容，是《伤寒论》现存最早的版本之一。通过与《脉经》的对勘可以考察《伤寒论》原作的大概形式。

现学术界普遍认为王叔和所整理的《伤寒论》接近仲景原貌。晋皇甫谧《针灸甲乙经》评价："近代太医令王叔和撰次仲景遗论甚精，指事施用。"所谓"撰次"，就是整理编次，即把已经散乱的条文进行排列整理，而非改编，正是由于王叔和的整理编次，才使得《伤寒论》得以流传后世，故后世医家认为王叔和"有功千古"。金成无己曰："仲景之书，逮今千年而显用于世者，王叔和之力也。"（《注解伤寒论·伤寒例第三》）清徐灵胎在《医学源流论》中言："苟无叔和，安有此书？"

然而，张仲景写作的《伤寒论》究竟是"三阴三阳"的形式，还是"可与不可"的形式？这仍然是一些学者关注的问题。

《脉经》卷七至卷九，为《伤寒杂病论》最集中卷次，为王叔和第一次整理者。《伤寒论》主要存于卷七，以"可"与"不可"之治法排列之。"可"与"不可"施治，是两汉最通行的治病方法。在整个汉代，没有以三阳三阴理论和方法辨证施治的，都是按照"可"与"不可"方式辨证施治。两汉及三国皆无六经辨证之法。

目前《伤寒论》流行的版本仅有两种：一是成无己的《注解伤寒论》；二是林亿校宋版《伤寒论》。宋版原刻，国内早已不见，仅有明赵开美的复刻本。前述两种版本相比较，成本已渗入不少己见，又经辗转翻刻，出入更大，已经不是本来面目。赵本是拟照宋版复刻的，可能接近原貌，是目前唯一的佳本。

四、《伤寒论》篇目与体例

经林亿等校正的《伤寒论》，全书共十卷22篇。卷第一：辨脉法，平脉法；卷第二：伤寒例，辨痉湿暍脉证，辨太阳病脉证并治上；卷第三：辨太阳病脉证并治中；卷第四：辨太阳病脉证并治下；卷第五：辨阳明病脉证并治,辨少阳病脉证并治;卷第六:辨太阴病脉证并治,辨少阴病脉证并治,辨厥阴病脉证并治;卷第七:辨霍乱病脉证并治,辨阴阳易差后劳复病脉证并治,辨不可发汗病脉证并治,辨可发汗病脉证并治;卷第八:辨发汗后病脉证并治,辨不可吐,辨可吐;卷第九:辨不可下病脉证并治,辨可下病脉证并治;卷第十:辨发汗吐下后脉证并治。

平脉法与辨脉法两篇,专论脉法理论与脉象主病;伤寒例篇专论伤寒的病因病机及证候类型,以上三篇注家多以为非仲景手笔,乃王叔和撰集。痉湿暍病篇,复列入《金匮要略》之中。辨不可发汗以下八篇,多为六经病篇条文的重复,自明代以后,医家多将这些内容删除。现今通行版本或教材,亦仅录其主体部分,即始于辨太阳病脉证并治上,终于辨阴阳易差后劳复病脉证并治,共十篇,398条,计115方。这十篇自成体系,方证俱全。为后世所说的六经辨证,主要指此部分内容,也是《伤寒论》之重点与核心。

《伤寒论》以条文形式撰写,每一条文都有独立内涵,阐述一个或多个问题。主要分为两类:一类是有方有证,多为记述脉症与治法方药,重在阐述辨治思路与方药运用;二类是有论无方,重在阐述病证鉴别、病因病机、邪气传变、预后判断等内容。

《伤寒论》条文排列也极有风格:或先概论,后分析;或先病因病机,后脉症方药;或先重点论述主证、主治、主方、主药,后分述此方证之某一具体问题;或先论本证,后述兼证、变证、类似证。在写作上,虚实相举,前后呼应,详略参勘,全篇会通。总之,十篇398条整体有序,反映了由表入里或表里相兼,由实转虚或虚实夹杂,由轻至重,由寒化热、由热转寒或寒热错杂,由阳转阴或由阴出阳的疾病发生、发展,转化规律,构成了完整的辨证论治体系。

五、《伤寒论》的学术价值

《伤寒论》是一部阐述多种外感热病辨证论治的专书。在祖国医学史上有着很高的学术地位和不可磨灭的历史功绩,其学术价值主要表现在以下几个方面:

(一)创六经辨证体系,奠辨证论治根基

张仲景秉承《素问·热论》中六经分证的学术思想,根据脏腑经络、气血阴阳、精、神、津液等生理功能及期间的运动变化情况,以及六淫致病后

的各种病态关联，时刻关注邪正盛衰；动态观察病情变化，以明疾病之所在，证候之进退，寒热、阴阳及虚实之属性，预后之吉凶，判明其病机，在此基础上→确立治疗原则→治法→择药组方，这一过程就是辨证施证的过程，自此创立了"辨证施治"的中医思维模式及理论体系。其辨证，必辨表里、阴阳、寒热、虚实、真假、气血、主证兼证、经络脏腑及其相互转化，处处体现了辨证统一法则和整体恒动观。其论治，必因证立法，因法设方，因方用药，法度谨严。论中载药不过92味，而组成115方（缺两方）实际运用了汗、吐、下、和、温、清、消、补等法，而施之于临床，自此使外感热病的辨治有了规律可循。

（二）理法方药丝丝相扣，临床各科之圭臬

《伤寒论》开创了理法方药的紧密结合程序。归纳为较为完整的六经辨证体系，并把六经辨证与八纲辨证巧妙、有机地结合在一起，熟练运用《内经》以来的脏腑、经络、和病因学说，不但详尽论述了各种不同病情的诊断，而且运用汗、吐、下、和、温、清、消、补诸般疗法，对外感热病（外感性疾病）的发生、发展和治疗总结出了切合实际的辨证纲领和具体的治疗措施，使祖国医学的基本理论与临床实践密切地结合起来，从而创立了辨证施治的理论体系。是我国第一部理、法、方、药俱备而又相互紧密融合的医学巨著。在祖国医学的发展史上起着承前启后，继往开来的伟大作用。

《伤寒论》对病情的描述既客观又详细具体，不仅指出外感热病的主要症候，而且详细而又准确地描述同一症候的不同症状和不同性质。以发热为例，就有发热恶寒、往来寒热、但热不寒、蒸蒸发热、潮热、微热等不同程度的热型，还有表热里寒，里寒外热等性质不同的发热。因发热是外感病的主要症状，所以其六经病分证是以发热和恶寒为其主证，如太阳病之发热恶寒，少阳病之往来寒热，阳明病但恶热、潮热；太阴病之手足自温，少阴病之但寒不热或里寒外热，厥阴病之寒热错杂等。上述对外感热病的症候记载如此详尽、细微，足以证明我们祖国医学早在两千年前，对证候的分类就已达到较高的科学水平，为温病学说的形成奠定了理论基础。书中的辨证论治原理及其蕴含的温病学知识，对后世医家有很大启发，继后的温病学说，就是在《伤寒论》的基础上，对外感热病的理论、辨治方法不断补充发展，最终形成以卫气营血与三焦辨证为主体的辨治体系，为中医外感热病的诊断和治疗增添了新的内容。是故伤寒与温病，有源与流、继承与创新的关系。

《伤寒论》不仅为诊疗外感性疾病总结出了辨证纲领和治疗方法，同时也给中医各科提供了辨证治疗的一般规律，对后世医家有很大的启发作用，如明清时代的温病学说就是受《伤寒论》的启迪并在此基础上发展起来的。书中所载的方药，尤其是许多有名的方剂，经过长期的实践检验，至今还在临床上广泛运用，而且行之有效。

（三）灵活运用八法，用药配伍有度

《伤寒论》汲取汉代以前我国人民同疾病做斗争的丰富经验，并结合仲景本人的临床经验，综合而又灵活运用汗、吐、下、和、温、清、消、补等多种治疗方法（清代医家程钟龄在此基础上归纳为"医门八法"，《内经》中仅有汗、下疗法），大大地丰富了祖国医学的治疗学。

《伤寒论》载方113个（除禹余粮丸原方缺失外，实为112方），记载和应用药物92味。组方用药，悉有法度，方药配伍，尽皆精妙，体现了理、法、方、药一线贯穿，丝丝相扣，所以作用显著，疗效确凿。许多方剂，经过长期临床实践地检验，其临床效果受到医界的普遍认可，至今还在临床上广泛应用，成为流传百代的传世名方。尤其是近数十年来，中西医研究所取得的许多新成果，如茵陈蒿汤治疗黄疸证、青蒿（其提取物青蒿素）治疗疟疾、乌梅丸治疗胆道蛔虫证、麻杏石甘汤治疗支气管肺炎和麻疹合并肺炎等多种呼吸系热型疾病、白虎汤治疗流行性乙型脑炎和小儿夏季热、白头翁汤治疗细菌性痢疾、炙甘草治疗心律失常、四逆汤用于抢救休克、承气汤治疗某些急腹症等，都是从《伤寒论》中汲取其有益的经验，在研究经方的基础上，而有所发现，有所提高，有所创新，有所作为的。

（四）堪称经典巅峰，影响广大深远

正由于《伤寒论》具有高度的科学性和可靠的实用性，问世以来，一直受到历代医家的珍爱与推崇，被称为中医经典的巅峰之作，中医临床的奠基之作，受到古今中外医家和学者的瞩目。

清代医家陈念祖（修园）曰："仲景书本于《内经》，法于伊尹……，以方药为治，而聚群圣之成。医门之仲景即儒门之孔子也"；又曰："仲师，医中之圣人也，儒者不能舍至圣之书而求道，医者岂能外仲师之书以治疗？"元代朱丹溪曰："仲景诸方，实万世医门之规矩准绳也，后之欲为方圆平直者，必于是而取则焉。"

《伤寒论》不但为我国历代医家所必读，而且流传到国外。自唐宋以来，据不完全统计中外学者从事注释、研究仲景学术的就有四百余家，可见其影响是多么广大和深远。日本医家和田氏说得好："汉方医学的经典著作为《内经》《伤寒论》《金匮要略》等，但其最有价值者，唯伤寒论也，……是项著作，虽系古代文献，但是数千年间医疗实践之真实记录"

《伤寒论》为中医远播国外产生了巨大而又深远的影响。无论过去还是现在，《伤寒论》在日本、朝鲜、韩国及东南亚等国家和地区，都有一大批执着的研究者。如日本江户时代中兴的古医学，均视《伤寒论》为金科玉律，这一学术思想直至现代仍然是汉方医学一个主要特征。他们崇拜仲景，犹如孟子崇拜孔子。如古医学的倡导者名古屋玄医著《丹水子》曰："洙泗之间，古者杨墨塞路，孟子辞而辟之，廓如也。南阳之岐，后之塞路者，刘朱之徒言阴虚之说者是也，我窃比于孟子。"是谓要像孟子光大孔学一样，继承仲景，而不尚金元，显示了日本古医学最初崇圣的特性。名古屋玄医"用药不问病，本寒热虚实，用治所苦之药与之"是其用药特点，不是针对每个症状予各种药物，而是针对证候群来用仲景原方。其学术思想形成了后来的吉益东洞学派，产生了所谓的"方证相对说"。

国内外医家普遍认为：仲景方药简便易行，符合时代潮流。但事物总是不断向前发展的，《伤寒论》作为一门古老而年轻的学科，也要不断发展提高，尤其是在科学技术突飞猛进的今天，我们必须明确方向，把握机遇，迎接挑战，将《伤寒论》的理论与临床研究，推向一个新的台阶。

六、《伤寒论》的主要内容是六经辨证

（一）六经的基本概念。

六经即太阳、阳明、少阳；太阴、少阴、厥阴（前三者统称三阳；后三者统称三阴）。《伤寒论》为什么要以三阳、三阴命名六经呢？这要从阴阳的基本概念说起。

《内经·素问·阴阳应象大论》："善诊者察色按脉先别阴阳。"阴阳是一相对性的概念：

所谓之阳——机体抵抗力，脏腑功能——属阳热之气——主表。

所谓之阴——有形物质（津、精、血等），属阴寒之气，有形之质——主里。

仲景对《内经》《难经》的基本理论笃信不疑,《伤寒论》乃仲景撰用《内经》《难经》之作。《内经》认为,凡疾病的发生,都是由于人体阴阳的偏盛偏衰所致,因此仲景就用阴阳的相互消长来说明外感病的发展、变化,遣方用药旨在"调理阴阳,以平为期"。

通过长期的临床观察,仲景发现《内经》中三阴、三阳的概念恰能表明外感疾病发展过程中阴阳消长的趋势,亦能概括外感病不同时期,不同阶段的症候特征,故借用三阳、三阴来命名六经病证。〖《伤寒论》六经病的全套理论,是承袭了《内经》的阴阳概念,及表里、寒热、虚实,脏腑经络、营卫气血、邪正消长等理论,结合当时的医疗实践而形成的〗

* 病在三阳 $\begin{cases} 太阳——阳气初旺抗力旺盛 \\ 阳明——阳气鼎盛脏腑不衰 \\ 少阳——阳气减少——三阳之枢 \end{cases}$ 阳气渐减

* 病在三阴 $\begin{cases} 太阴——阴气始盛抗力减弱 \\ 少阴——阴气减弱脏腑衰退 \\ 厥阴——阴气最盛阴尽阳生 \end{cases}$ 阴气渐减

* 虚阳上浮——戴阳

* 虚阳外越——格阳

寒为阴邪,最伤阳气,因此《伤寒论》非常强调和珍惜人体阳气的作用,六经病症皆随阳气盛衰为机转。如果说阴阳本身即是一对矛盾的话,那么在疾病过程中,阳气则是矛盾的主要方面。

(二)六经之名源于《内经》,实际意义又与《内经》不同

六经之名源于《内经》。如《素问·热论篇》就有"伤寒一日,巨阳受之,故头项强,腰脊强痛""二日阳明受之,阳明主肌肉,其脉挟鼻,络于目,故身热,目痛而鼻干,不得卧也""三日少阳受之""四日太阳受之"……"六日厥阴受之"的论述。

《伤寒论》中六经的实际意义已与《内经》中的论述不仅相同。

《素问·热论》中的六经——只作为分证的纲领,未具体论述其辨证论治——仅论述了六经的热证,未论及六经的虚证、寒证——治疗上也只简单地提及汗、下法。

《伤寒论》的六经——根据外感热病在发展过程中所出现各种症状,并综合病位、病势、病机以及病人的体质等予以分析,将其归纳为六个不同的症

候类型，作为辨证的纲领，论治的准则——以三阳为阳证，三阴为阴证；有表有里，也有半表半里；有寒有热，也有寒热错杂之证——治疗上综合而又灵活运用了汗、吐、下、和、温、清、消、补八法。

至于六经传变次序，《内经》以经脉为轴线，故有一日巨阳受之，二日阳明受之，三日少阳受之等说法。说明是以经络连接顺序而传变。《伤寒论》以辨证论治为中心，它的传经情况，是以疾病的客观症状变化而决定，并无刻板公式，太阳病可以发展为阳明病，也可转变为少阳或少阴病；少阳病可以转变为太阴病，也可转变为厥阴病；初病从太阳开始，也有不从太阳开始，一日一传也可始终停留在一经阶段而不传。这说明六经证候的传与不传，以及传变的次序，不是刻板不变的，而是完全根据机体的客观症状即病情来决定，具有很大的灵活性。

由此可见，《伤寒论》既以《内经》作为理论基础，而又通过临床实践，对其有所充实和发展，其学术内容，较之《内经》更详尽、更具体，更具辨证思维精神，因而更具实践指导性。

（三）六经分证的基本内容

A. 太阳病——太阳主表，病位在表——外感病发展过程中的初期阶段——以"脉浮，头项强痛而恶寒"为提纲。

分型施治：

（1）经证

伤寒——或已发热，或未发热，恶寒、体痛、呕逆、脉紧——发汗解表。

中风证——发热，汗出，恶风，脉缓——疏风解表，调和营卫。

（2）腑证

蓄水证——发热，汗出，烦或少腹痛，烦渴，或渴欲饮水，水入即吐，小便不利，脉浮或浮数等——邪与水结，膀胱气化失职——治宜化气利水。

蓄血证——如狂，发狂，小便自利，少腹急结或硬满——太阳表邪，循经入里化热，热与血结——治宜破血逐瘀。

（3）太阳病兼证：太阳中风兼喘；兼汗漏不止；兼身疼痛等。

（4）因失治、误治所导致的变证：结胸；痞证；脏结；火逆等。

太阳病小结：凡外感病初起，病见"脉浮，头项强痛而恶寒"之脉证者，即可称为太阳病。太阳虽然主表，但若病邪循经入里，则可出现里证，故太阳有表里之分。太阳表证依病者体质、风寒属性等不同，而有中风与伤寒两大类型兼及温病。

太阳中风——主要脉症有发热、恶风寒、头项强痛、自汗、鼻鸣干呕、脉浮缓等——其病机为风寒袭表，腠理疏松，营卫失和——由于具有自汗脉浮缓的特征，故又称为表虚。

太阳伤寒——主要脉症有发热、恶风寒、头项强痛、周身骨节烦痛，无汗而喘，脉浮紧等——其病机为风寒束表，腠理致密，卫闭营郁——由于具有无汗脉浮紧的特征，故又称为表实证。

太阳里证，有蓄水蓄血之分。若太阳表证不罢，外邪乘虚侵入膀胱之腑，致膀胱气化失职，水气蓄留不得下行，而有脉浮、发热、烦渴，或渴欲饮水、水入则吐、小便不利、少腹里急等症，名曰蓄水。若外邪乘虚深入下焦，化热而与瘀血相结，症见少腹急结，或少腹硬满，如狂或发狂，小便自利等症，则为蓄血。此外，太阳病程中，随感邪轻重，脏腑偏盛偏衰，或宿疾等因素，而证候常有兼夹或传变。若病以太阳为主，而又兼夹某证者，即称太阳兼证，如太阳中风兼喘、兼汗漏不止等。若因失治误治，或病情自身发展，而引起变化者，则称为太阳变证，如结胸、痞证、火逆等。

B. 阳明病——阳明居三阳之里，病邪由表传里，化热化燥，形成里实燥热——故阳明病以"胃家实"为提纲。

分型施治——依据燥热与肠中糟粕是否交结而有热证和实证之分。

（1）阳明热（经）证——燥热炽盛，尚未与肠中糟粕相结，邪热充斥内外，弥漫周身——证见大热，自汗，大渴欲饮，不恶寒反恶热，脉洪大——肠无燥屎，里热亢盛——辛凉苦寒，清解里热——白虎汤。

（2）阳明实（腑）证——燥热之邪与肠中燥屎相结，肠道受阻，腑气不通——出现潮热，手足漐然汗出，腹满而痛，便闭谵语，甚则神昏不安，循衣摸床，目睛不了了，微喘直视，脉沉实——里热化燥——承气汤类。

（3）阳明"脾约证"——胃中燥热，约束脾的传输功能——证见大便硬结，即使数日或十数日不大便亦无所苦者——治宜养脾阴，清胃热，润肠燥——方用麻籽仁丸加减。

C. 少阳病——少阳介于太阳阳明之间，属半表半里——外邪已离开太阳之表，传入不表不里，邪正相持的阶段——证见往来寒热，胸胁苦满，嘿嘿不欲饮食，心烦喜呕，口苦咽干，目眩，脉弦细——病不在表，也不在里——治宜和解为主——方用小柴胡汤。

〖少阳为三阳、三阴之枢。从阴阳消长趋势而言，病至少阳，阳气减弱大半，阴气明显滋长，阳主热，阴主寒，故少阳病，证见往来寒热。此时，通过和解表里，协调阴阳而使内外宣通，上下调达，阴阳平衡，病乃痊愈。〗

〖若津液耗伤过重，邪入阳明化燥成实——阳明病；若治疗失当，（误用汗、吐、下、利小便）脾阳受损，寒邪内聚——太阴病；若阳气损伤过重，心肾之阳受损——少阴病；邪陷厥阴——厥阴病。〗

D. 太阴病——三阴病之初始阶段——病至太阴，寒湿内盛，脾阳不运，胃失和降——故以"腹满而吐，食不下，自利益甚，时腹自痛"为提纲——治宜健脾燥湿，温阳散寒为主——方用四逆汤类。

（1）太阴兼表证——证见脉浮，四肢烦疼等——治当调和营卫，温阳和里——方用桂枝汤。

（2）太阴腹痛证——证以腹满时痛为主——治当通阳益脾，活络止痛——方用桂枝加芍药汤。

太阴"大实痛"者——腹痛较剧，疼痛拒按，或伴便秘者——治当通阳健脾，化瘀导滞，活络止痛——方用桂枝加大黄汤。

（3）太阴发黄证——身目发黄，黄色晦暗，倦怠乏力，畏寒肢冷，纳呆，脘腹痞满，便溏，舌淡苔白，脉沉缓——治宜温中散寒，除湿退黄——方用茵陈术附汤或理中汤加茵陈。

E. 少阴病——少阴统括心、肾——病至少阴，心肾阳气不足，阴寒内盛，此时机体机能已处于严重衰减状态——故以"脉微细，但欲寐"为提纲——出现全身里、虚、寒的一类症候，可分为三个类型。

（1）寒化证——证见自利口渴，手足逆冷，欲吐不吐，下利清谷，小便清长，但欲寐，脉沉微等——治当急温回阳，用药以温补为主——方以四逆汤、附子汤、真武汤等为代表方剂。

（2）热化证——证以下利口渴，心烦不得卧，咽痛，或咽中生疮，舌红少苔或无苔，脉细数等为主要脉证——治宜滋阴清热，交通心肾或清热育阴利水为主，——方用黄连阿胶汤、猪苓汤为代表方。

（3）少阴病兼证——少阴病兼太阳之表的两感证；少阴病热化伤津，邪热归附阳明的急下证；少阴病热移膀胱及下厥上竭证。

F. 厥阴病：〖厥的基本字义：气闭，昏倒，昏厥。厥症，泛指突然昏倒，不省人事，逾时而醒的病症；厥阴，经脉名称之一，是阴气发展的最后阶段，

开始向阳的方面转化的转折点。厥阴是阴尽阳生之藏，阴极生阳，阳极生阴。病至厥阴，乃邪正相争的最后阶段。〗

厥阴为病——肝失调达，木火上炎，脾虚不运，易形成上热下寒、寒热交错的病理状况——该证以"消渴，气上撞心，心中疼热，饥而不欲食，食则吐蛔，下之利不止"为提纲。

分型施治

1. 厥阴寒热错杂证

（1）乌梅丸证——上热下寒，蛔虫内扰——证见时静时烦，得食则呕，腹痛阵作，饥而不欲食，食则吐蛔，肢厥脉微——治宜清上温下，安蛔止痛——方用乌梅丸。

（2）干姜黄芩黄连人参汤——胃热脾寒，寒热格拒——证见食入即吐，下利便溏——治宜清热于上，温阳于下，寒温并用辛开苦降——方用干姜黄芩黄连人参汤。

（3）麻黄升麻汤证——阳气内郁，肺热脾寒——证见咽喉不利，咯唾脓血，泄利不止，手足厥逆，脉沉迟——治宜发越郁阳，清肺温脾——方用麻黄升麻汤。

2. 厥阴寒症

（1）当归四逆汤证——血虚寒凝，血脉阻滞——证见手足厥寒，或四肢关节疼痛，身痛腰痛，或月经延期、量少色暗、痛经等——治宜温经散寒，行血通脉——方用当归四逆汤。

（2）当归四逆加吴茱萸生姜汤证——血虚寒凝，尤其肝胃陈寒痼冷——其证在当归四逆汤基础上，兼有脘腹冷痛、呕逆吐涎、寒疝囊缩等——治宜养血行血，温经通络，兼以暖肝和胃——方药当归四逆加吴茱萸生姜汤。

3. 厥阴热证（白头翁汤）——邪从阳化热，则为厥阴热证。

热多于厥或厥热相等——正能胜邪，病向愈趋势。

厥热胜复厥多于热——正虚邪胜，病有恶化趋势。

但厥无热——厥阴无阳，死证。

4. 厥逆证——"阴阳气不相顺接"，致阳气不能正常布达温煦，四肢失温则为手足逆冷，轻者不过腕踝，重者可越肘膝，依临床表现不同分为寒厥、热厥、蛔厥、脏厥。

（1）寒厥——因阳气不足，阴津亏损，筋脉失于温养，则内而腹中拘急，外而四肢疼痛；阳虚不能正常腐熟水谷，清浊下注肠道外排而为下利；阳衰阴盛，肢体失于温煦，致手足厥逆而恶寒。

（2）热厥——热邪内伏积累一定程度，反把阳气阻遏于内，使其不能透达、布散，不能外行于肢体，致四肢失于温煦而形成四肢逆冷——先热后厥是诊断热厥的重要依据——所谓"厥深者，热亦深；厥微者，热亦微"，即说明因热致厥，其厥逆轻重与邪热郁遏的程度呈正比关系。

（3）痰厥——痰饮湿浊积聚停滞于胸中，阻碍胸阳的宣发与布散使阳气不能达于四末，而形成厥冷。

（4）水厥——胃阳不足，水饮内停，中焦阳气被阻遏于内，不能透达四末，使四肢失于温煦而形成厥冷。

厥阴病治则——热者宜清下，寒者宜温补，寒热错杂则寒温并用——应随时顾及阴阳气的顺接；厥者应注意回阳，同时应注意保存阴液。

张仲景按照热性病的发展规律，把千变万化的病情演变，根据发病先后，症状变化，体质强弱，加以分析、归纳，别为某经病症，作为辨证施治的依据，这就给诊断、用药带来了极大的方便，使医者诊病时有规可循，避免了盲目性，极大地提高了疗效。

厥阴病附篇：辨呕哕下利证

1. 辨呕证

（1）阳虚阴盛证——呕而脉弱，小便复利，身微热——里阳虚，胃中寒气上逆——治宜回阳抑阴——四逆汤主之。

（2）呕而发热——厥阴与少阳相表里，厥阴病退可转出少阳，至此脏邪还腑，病及少阳胆腑——治宜因势利导，和解少阳，引邪外达——小柴胡汤主之。

（3）痈脓致呕——素有呕吐之疾，又有痈脓之患——必久有内热，气血腐败，而成脓——此时若人体正气尚旺，驱邪外出而为呕——其治不可见呕止呕，而应因势利导，当以排脓为主，令脓排尽，则呕自止——方用《金匮要略》之"排脓汤"。

（4）误治胃寒证——误治伤及中阳，胃腑寒凉，胃气失于和降反而逆而为斯证——治当温中散寒，和胃降逆——方选理中汤、四逆汤之类。

2. 辨哕证

（1）哕而腹满证——此证多与实邪内结有关——实邪内结，气机壅塞则腹满；中焦气机升降失常，胃气上逆则哕逆——治当通腑泻实，和胃降逆——宜选承气汤类。

（2）实热下利——下利，且伴谵语——内有燥屎——治宜小承气汤。

3. 辨下利证

（1）虚寒下利——下利清谷，里寒外热，汗出而厥——脾肾阳虚阴寒内盛，阴盛格阳——治宜破阴回阳，宣达内外——方用通脉四逆汤。

（2）虚寒下利兼表证

下利清谷而兼表征者，不可贸然解表——治应先里后表⎱解表宜桂枝汤
下利腹胀满，兼身体疼痛者——治当急温其里　　⎰救里宜四逆汤

厥阴病治则——热者宜清下，寒者宜温补，寒热错杂则寒温并用——应随时顾及阴阳气的顺接；厥者应注意回阳，同时应注意保存阴液。

（四）六经与脏腑、经络的关系

六经与脏腑、经络的关系非常密切。六经的每一经可分为手、足二经——全身共十二经——十二经根源于脏腑，运行于全身（如《灵枢·海论篇》云："十二经脉者，内属于脏腑，外络于肢节)——脏腑经络是人体不可分割的整体——六经症候的产生是脏腑经络病理变化的反映。

1. 六经病变可从经络反映出来：

例如足太阳经——起于目内眦，上额交巅，下项挟脊，抵腰至足，循行于人体之背部——故太阳经受邪则见头项强、腰脊痛等证（与经络循行路线有关）。

又如足阳明经——起于鼻梁凹陷处两侧，络于目，并从缺盆下行经胸腹，循行于人体前面——故阳明经受邪则见目痛、鼻干等症。

再如足少阳经——起于目外眦，上抵头角，下耳后，入耳中，并从缺盆下行胸胁，循行于人体侧面——故少阳经受邪可见耳聋、目赤、胸胁苦满等。

三阴经属里证，其经络反映的症候虽不像三阳经那么外在、明显，但其证候，如太阴的腹满痛，少阴的咽干痛，厥阴的头（巅顶）痛，也均与其经络循行部位及路径有关。

2. 以脏腑的病理反映而论：

在疾病的发展过程中，各经病变常会累及所系的脏腑而出现相应脏腑的证候，例如：

膀胱——为太阳之腑——太阳经病不解，内传于腑，影响膀胱气化功能，

以致水气内停——出现小便不利，少腹里急，渴欲饮水等症——太阳蓄水证。

胃与大肠——为阳明之腑——阳明燥热，腑气不通——出现腑满疼痛、拒按、便秘等症——阳明腑实证。

胆——为少阳之腑——少阳郁热，胆火上炎——口苦、咽干、目眩等症——少阳证。

脾——为太阴所系——寒湿犯脾，中阳不振——腹满而吐，腹痛自利等——太阴病。

心、肾——为少阴所统括——心肾虚衰，精血不足——脉微细，但欲寐——少阴病。

肝、心包——分属于手、足厥阴经——寒热错杂，肝气上逆，气上撞心——厥阴病。

由上不难看出，六经辨证是以脏腑、经络的病理变化为客观依据的，六经与脏腑、经络的关系十分密切。

（五）六经病证的传变

六经病证既是脏腑、经络病理变化的反映，而脏腑经络又是互相联系、不可分割的整体，故某一经的病变常会涉及另一经，从而出现相互传变或合病、并病的病况。

1. 传变——"传"是指病情循着一定的规律发展；"变"是指病情变化超出了一定的规律，甚至发生性质的变化。疾病的传变与否，决定于四个主要因素：一为受邪的深浅；二为正气的强弱；三为感邪的轻重；四为治疗的当否。至于传经的情况约有下列几种：

循经传——所谓循经传，就是由太阳传阳明，由阳明传少阳，三阳不愈传三阴，首太阴，继而少阴，最后至厥阴。这是循序渐进的一种传变。说明病情由表入里，由浅入深，由轻到重，由实致虚的逐步发展演变的态势。

越经传——就是不按次序，越过序级而传。如邪在太阳不愈，按序应传阳明，而越过阳明直传少阳，或不经阳明、少阳直传三阴，这是超过一般规序的传变态势。

表里传——是指互为表里、阴阳关系的两经之间的传变。如由太阳传少阴（足太阳膀胱传足少阴肾——肾与膀胱相表里；手太阳小肠经传手少阴心经——心与小肠相表里）；由少阳传厥阴（手少阳三焦经传手厥阴心包经——三焦与心包相表里；足少阳胆经传足厥阴肝经——胆与肝相表里）；由阳明传太阴（手阳明大肠传手太阴肺经——大肠与肺相表里；足阳明胃传足太阴脾经——胃与脾相表里）。以上既有由阳转阴，由实转虚，由腑转脏的一面，又有由阴转阳，由脏转腑，由虚转实的一面。

2. 直中——"直中"非仲景原文词语，疑为后世医家根据证候的特殊发展而特创、专设的术语。所谓"直中"，就是病邪未经三阳阶段，病之初起，邪气直犯三阴（以太、少两阴较多），病直接发于三阴的一种特殊病势。

以上几种传变足以说明，病邪侵入人体后的传变途径，不是一成不变的，可循经而传，亦可越经传，表里传，还可"直中"，有传至二、三经而止的，也有始终在一经而不传的，所以要知疾病是否传变，应根据病情的具体表现，即依证辨别，不可以日数为拘，亦不可以次序为拘。

3. 合病和并病——两经或三经的症状同时出现称为合病；一经的病症未罢，而又出现另一经的症状叫作并病。《伤寒论》中合病有四：计有太阳阳明合病，太阳少阳合病，阳明少阳合病，三阳合病；并病有二：太阳阳明并病，太阳少阳并病。

"合病""并病"，均因其证候群的特殊而又复杂，不能单独归于一经，因此只能用"合"和"并"重新命名和分类。所以六经病症虽各有所主，但各经相互之间并不是孤立的，而是在一个统一整体内，存在着紧密的有机联系和相互影响。如果机械地把六经分割对待，片面地认为某经只能出现某一病症，只能用某一方治疗，那就会犯形而上学的错误，最终贻误病情。

（六）六经辨证与八纲辨证的关系

1. 六经辨证与八纲辩证结合运用才能辨证准确，论治恰当。

六经辩证是《伤寒论》辨证论治的纲领，八纲辨证是对一切疾病的病位和病候性质的总概括。六经辨证在具体运用中无不贯穿着八纲的"阴阳""表里""寒热""虚实"等内容，两者在临床中常结合运用，相得益彰，才能辨证准确，提高疗效。

例如：太阳病之外感表证，若不进一步辨其表实，还是表虚，就不能分别针对性地运用辛温发汗还是解肌调营的不同解表法。

有发热、恶寒、头痛、项强、脉浮等证——经六经辨证（"太阳之为病脉浮、头项强痛而恶寒"）属太阳病；经八纲辨证属表证。

无汗者——表实证——辛温发汗，宣肺平喘

有汗者——表虚证——解肌祛风，调和荣卫

又如少阴病为虚证,若不进一步辨其属虚热还是虚寒,便不能分别针对性地采取养阴或扶阳的不同治疗措施:

有脉微细,但欲寐等证——经六经辨证属少阴病——八纲辨证属里虚证。

无热恶寒,四肢逆冷,脉细微(少阴寒化证)—阳衰阴盛—治宜扶阳抑阴。

心烦不寐,咽干或痛,脉细数(少阴热化证)—阴虚阳亢—治宜育阴清热。

由此可见,六经与八纲在辨证论治的关系上是十分密切的,其实谈六经亦即概括了八纲的精神在内。

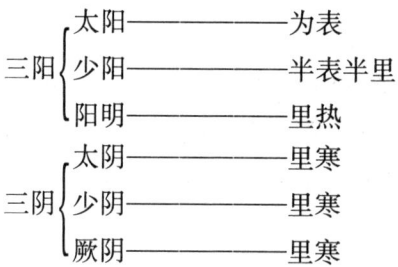

2. 八纲在六经辨证中的具体应用

(1) 辨阴阳——阴阳是相对属性的分类。凡疾病的产生,都是由于人体阴阳偏胜偏衰所致。

阳气盛——抵抗力强——发为热实证;

阴气盛——抵抗力弱——发为虚寒证。

《伤寒论》中对症候的划分,虽有六经的区别,但本质上实不离阴阳两纲的范畴。因此,在诊察疾病时,应首先分辨阴阳,才能抓住疾病的本质,正如《素问·阴阳应象大论》所说"善诊者,察色按脉,先别阴阳"。张景岳说得更为明确:"凡诊病施治,必须先审阴阳,乃为医道之纲领,阴阳无谬,治焉有错?医道虽繁,而可以一言蔽之者,曰阴阳而已。"

那么,怎样具体辨别外感病之属阴、属阳两大类型呢?《伤寒论》总纲第七条给我们提纲挈领地指出了区分外感病属阴、属阳的鉴别要点。原文:"病有发热恶寒者,发于阳也,无热无寒者,发于阴也",就是根据有热、无热和恶寒的具体症状来辨别疾病之属阴、属阳的。

三阳病
(发热恶寒) { 太阳病——发热恶寒
　　　　　　少阳病——寒热往来 } 属阳
　　　　　　阳明病——但热不寒

病入三阴
（无热无寒） { 多恶热恶寒
甚或手足逆冷
身蜷属阴 } 属阴

在辨明疾病之属阴、属阳的基础上，须进一步分析其病位的深浅，邪正的盛衰，即可把握整个病情及其性质。

辨阴阳是明辨疾病性质与类别的总纲。太阳、阳明、少阳称为三阳病，太阴、少阴、厥阴称为三阴病。三阳病为正气盛，抗病力强，邪气实，病情多呈亢奋状态；三阴病为正气虚，抗病力弱，病邪未除，病情多呈虚衰状态。因而三阳证多属阳热实证，概括为阳证。三阴证多属阴寒虚证，概括为阴证。若就阴、阳这一概念言，《伤寒论》在辨证论治的具体运用中，大抵可概括为病有阴阳、证有阴阳、脉有阴阳、治有阴阳等四个方面。例如太阳病篇第7条曰："病有发热恶寒者，发于阳也；无热恶寒者，发于阴也。"盖阳病邪气虽盛，而正气犹实，卫外阳气反应较敏，故三阳病多有发热证。阴病则病邪既盛，而正气虚衰，抗病力低下，故三阴病多无发热证，如少阴虚寒，恶寒蜷卧，甚至四肢厥冷。此为六经发病之通常病况，然亦有例外者。再如第131条云："病发于阳，而反下之，热入因作结胸；病发于阴，而反下之，因作痞也。"其"病发于阳""病发于阴"，是指体质之强弱、胃阳之盛衰，是以结胸与痞证对勘言之。至于脉有阴阳，《辨脉法》云"凡脉大、浮、数、动、滑，此名阳也；脉沉、涩、弱、弦、迟，此名阴也。"说明阳病病位在表，受病较轻，正气充实，营卫气血流行滑利，故脉与之相应，多是阳盛热实之象。反之出现沉涩等脉，则是病邪深入，阴盛阳微，不足之象较为显著。治从阴阳，调理阴阳，旨在"阴平阳秘"。

《伤寒论》重在"阴阳自和"（参见第58条）。盖机体因感受外邪或内部脏器功能失调，而使阴阳之气呈不相协调状态，即可出现六经中某一种病变。所谓"自和"，并非坐以待愈之谓，如阳实热盛者，宜清下之，阴盛阳衰者温补之，此即《素问·阴阳应象大论》"阳病治阴、阴病治阳"之义也。

（2）辨表里——就表里而言，一般太阳属表，其余各经病变属里。但表里的概念有时相对的，例如，三阳属表，三阴病属里；阳明病属表，太阴病属里等。

辨别病之在表、在里，不仅用于分析病位之深浅，更重要的是用于指导治疗。一般说来，病在表者（如太阳表证），宜用解表发汗法；病在里者，宜用清里、攻里或温里法；对于表里同病的患者，应按表里证的先后缓急而采用相应的治疗措施。

表里同病 $\begin{cases}\text{以表证为主者——先表后里}\\\text{里证已急者———先治其里，后治其表}\end{cases}$

表里俱急 $\begin{cases}\text{单解表则里证不去}\\\text{单治里则表邪不解}\end{cases}$ 表里同治

一般说来，表里同病，应先解表，表解方可治里，否则易致外邪内陷，造成变证。

如果对表里证辨认不清，或不能掌握孰急孰缓，治疗时就盲无目的，必致治疗失当而出错。

（3）辨寒热——寒热是指病证的性质。凡病势亢奋，阳邪炽盛的病情，多属于热；凡病势颓废，阳气虚衰的病情多属于寒。就症状而言，自利不渴者，属脏有寒，而下利欲饮水者，则为里热；就脉象来说，脉滑而数属热，脉沉而迟属寒。这些都是以临床脉证作为诊断依据的。但在寒热极端时，会出现反常（即寒极似热，热极似寒）的假象。假象也有假象的征象和表现，我们完全可以透过其假象的征兆及表现，洞察其病理本质。如《伤寒论》第11条所云："病人身大热，反欲得衣者，热在皮肤，寒在骨髓也"；"病人身大寒，反不欲得衣者，寒在皮肤，热在骨髓也"。前者，乃因阴寒之邪凝滞于内，虚阳浮越于外所致，所见外热是假，内寒是真；后者，乃因邪热炽盛而郁于内，阳气不能透达于外所由，所见外寒是假，内热是真。诊察此等疾患不能被体表的寒热假象所迷惑，必须根据病人之喜恶，结合全部脉证（如寒证者，多伴有口不渴，或渴而不多饮，喜近炉火，小便清长，脉沉迟，舌淡苔白等；热证者，多伴口渴，喜冷饮，扬手掷足，尿黄或赤而有灼痛，脉洪，舌红，苔黄等），加以综合分析，才能辨清寒热之真假，从而做出正确的诊断。

（4）辨虚实——虚实用以辨别邪正之盛衰。《内经》云："邪气盛则实，精气夺则虚"。故精血不足，正气匮乏为虚，邪气亢盛，痛苦较剧为实。辨别病之属虚属实，是决定治疗是否采取以扶正为主，还是以攻邪为主的前提。

例如，发汗后：

"恶寒者，虚故也"——汗后阳虚——故不发热而恶寒——用芍药甘草汤——温其阳而养其血——针对病机之虚；

"不恶寒，但热者，实也"——寒后邪盛内传——用调胃承气汤——通腑攻下，以消肠腑之实。

综上所述，可知在《伤寒论》中，六经与八纲是不可分割的整体，仲景创造性地把二者有机地结合在一起，成为指导外感病辨证论治的理论基础和指南。在临床上必须明了六经，才能掌握外感病的辨证要领，把握病的发展、演变趋势；必须弄懂八纲，才能分清病之寒热虚实，进而决定相应的治疗措施。因此，六经辨证离不开八纲法则，掌握了这一理论体系，临床诊病即使病情复杂，见证多端，亦可在繁杂纷纭中，厘出头绪，头脑清晰地应对无穷之变。

八纲辨证是从六经辨证方法中加以系统、抽象的结果，是对六经辨证的继承和发展。六经辨证在各个层次的辨证中始终贯穿八纲辨证的内容，是八纲辨证的系统化与具体化。例如六经病中的太阳病，有恶寒发热、头痛项强、脉浮等证，从八纲言，属于表证，然仅据表证，尚不能指导用药，必须结合其有汗、无汗来进一步辨别，如有汗者为表虚，无汗者为表实，而后才有解肌祛风或辛温发汗之不同治法。又如少阴病，从八纲言，属于里证，若仅据里证，亦不能指导用药，还须进一步分析其阴阳的偏盛偏衰，是寒化或热化，再定扶阳抑阴或育阴清热之治。由此可见，六经辨证与八纲辨证关系密切。

临证时若能掌握六经病的证候特征及发展演变，明辨阴阳、表里、寒热、虚实之各个属性，结合具体的病位、病势等全面分析，即可对复杂的病变作出病机上的准确判断和有效的治疗。

（七）六经辨证与脏腑经络的关系

脏腑是人体功能活动的核心，脏腑与脏腑之间，脏腑与全身各部之间，通过经络气血等相互联系，构成一个有机的整体，如《灵枢·海论》云："十二经脉者，内属于腑脏，外络于肢节。"故六经证候的产生，乃脏腑经络病理变化的反映，是以六经辨证不能脱离这些有机的联系。

以脏腑的病理反映而论，各经的病变均会累及所系的脏腑。

例如太阳病，其病虽属表证，但若外邪不解，循经入里，邪入膀胱，影响气化功能，则可致水蓄不行，此症既是六经证候，也是膀胱证候；阳明乃胃与大肠之通称。如白虎汤证，既是阳明经证，亦是胃热证候；三承气汤证，既是阳明腑实证，亦是胃肠燥实证；胆与三焦统属少阳之腑，病入少阳，则胆火上炎，因而口苦、咽干、目眩，可见少阳病与胆腑有关；脾属太阴，太阴病多脾阳不足，运化失职，寒湿内阻，故有腹满而吐、食不下、时腹自痛、下利等，此证在六经辨证中称太阴病，在脏腑辨证中则属脾阳虚证。少阴统心肾两脏，少阴寒化证为心肾阳虚，气血不足，而有脉微细、但欲寐，甚或厥逆、下利清谷等；少阴热化证为肾阴亏虚，心火上炎，而有心中烦、不得眠、咽干口燥、舌红少苔、脉细数等。肝为厥阴之脏，其病虽然复杂，但亦与肝之生理及其病理特点相涉。如厥阴提纲证，属寒热错杂，病因厥阴之邪侵犯脾胃；吴茱萸汤证乃因肝胃虚寒、挟浊阴上逆所致等。

从经络的病理反映而论，如足太阳经起于目内眦，上额交颠下项，挟脊抵腰至足，行于人体之背部，故太阳受邪，见头项强痛、身疼腰痛等证；足阳明经起于鼻梁凹陷处两侧，络于目而行于面，并从缺盆下行经胸腹，行于人体之前面，故阳明经受邪，见面赤、目痛、鼻干等证；足少阳经起于目外眦，上抵头角，下耳后，入耳中，并从缺盆下行胸胁，行于人体之侧面，故少阳经受邪，见耳聋、目赤、胸胁苦满等证；三阴病属里证，其经络所反映的证候，虽不像三阳经那么显著，但其所表现的某些证候，如太阴病的腹满痛，少阴病的咽干、咽痛，厥阴病的颠顶痛等，皆与其经络之循行部位有关。可见六经辨证与经络的循行路径及其生理、病理均存在着十分密切的关系。但脏腑辨证也不完全等于六经辨证，有些证候，难以用脏腑辨证作完整而准确地归纳，如血虚寒凝证，即当归四逆汤证，其病固然与肝有关，但是又涉及血脉，故称厥阴血虚寒凝证较为妥当。又如结胸、悬饮等证，与肺气有一定关系，然其水饮在胸膈，且多由太阳病传变而来，故将其列于太阳变证中。上述两种辨证方法，学者应知其异同，互为补充，灵活运用，方能相得益彰。

七、《伤寒论》的治则治法与用方

六经病证是邪正斗争的反映，其发病过程也是正邪斗争的过程，因此六经病证治疗原则，不外乎扶正与祛邪两方面，亦是辨证施治的必要手段。六经病证的病理变化，大体说来，责之于阴阳的偏盛偏衰，阴阳二气失去平衡。**故扶阳气、存阴液的学术思想，始终贯穿于治疗过程的始终**，从而达到邪祛正安之目的。扶正祛邪的基本原则是通过具体治法来实现的。

《伤寒论》的治法实际包含了汗、吐、下、和、温、清、消、补诸法，中医学中称之为治疗"八法"。在六经辨证体系中，太阳表证为风寒表证，治宜发汗，然依无汗或汗出之不同，又分为辛温发汗和解肌祛风二法。若太阳病表证不解，循经入腑，则有蓄水、蓄血之分。其蓄水者，宜化气行水；蓄血者，宜活血化瘀。阳明为燥热证，有经、腑证之分，经证用清法，腑证用下法。少阳为半表半里证，既不可发汗，又不可清下，因其枢机不利，邪正相争，故法宜和解。太阴病以脾虚寒湿为主，故宜温中散寒祛湿。少阴病有寒化、热化两途，寒化证以回阳救逆为主，热化证以育阴清热为主。厥阴病证候复杂，治疗未可一律，大致有寒以治热、热以治寒，或寒温并用等法。

在疾病过程中，表里证候每混同出现，则须根据表里证候之轻重缓急，而决定不同治法。先表后里，是治疗常法，多用于表里同病，而以表证为主者，如葛根汤治疗太阳表实为主，而兼下利的病情便是。先里后表，是治疗的变法，适于表里同病，而以里证为重为急的病情。因为此时里证的发展与演变，决定着病势的吉凶、病人的安危，故须急予治里，待里证解除之后，再视表证如何，而相机治表，如少阴病，下利清谷，兼有表证时，则先予四逆汤救里，后予桂枝汤解表即是。表里同治，是表里证同时治疗的方法。因为有时表里证相对均衡，单治其表，则里证不除；纯治其里，则表证不解，故用本法以兼顾表里。如柴胡桂枝汤治少阳兼太阳证之相对均衡者，小青龙汤治太阳病兼水饮咳喘者是也。表里同治之法，有时依证情或侧重于表，或倾向于里之不同，而治法亦相对有所差异。如大青龙汤证，属表寒里热证，其寒实于表，阳郁于里，以表证偏重，故表里双解而偏重于治表。再如桂枝人参汤证，属脾阳虚弱，挟有表邪，证以里虚为重，故解表温里而偏重于治里。

综上所述，可知在《伤寒论》中，六经与八纲是不可分割的整体，仲景创造性地把二者有机地结合在一起，成为指导外感病辨证论治的理论基础和指南。在临床上必须明了六经，才能掌握外感病的辨证要领，把握病的发展、演变趋势；必须弄懂八纲，才能分清病之寒热虚实，进而决定相应的治疗措施。因此，六经辨证离不开八纲法则，掌握了这一理论体系，临床诊病即使病情复杂，见证多端，亦可在繁杂纷纭中，理出头绪，头脑清晰地应对无穷之变。

八、《伤寒论》临床运用的思路及对医疗实践的指导价值

《伤寒论》历经数千年的流传，历久弥新，与时俱进，尤其是经过现时代医家的，多角度、多层次、多靶点的深入研究，其神秘、深奥的科学性及确凿、卓越的实用性，越来越多地得到揭示，越来越多地得到发展，在医疗实践中也越来越多地得到应用和发扬！

就说这次新冠肺炎疫情吧。此疫情肆虐全球、席卷华夏，感染者不计其数，全球死亡者，百千万计，对全世界人民的健康和生命造成严重摧残和威胁！对各国经济及社会，造成空前干扰和破坏，反观我国，疫情得到有效控制，感染率及死亡率明显低于其他各国，其原因除了社会制度的优越和中国共产党的正确领导外，一个重要因素是，我国有中医！在抗疫中有中医的及早介入和全面参与！而中医防疫及治疗方案中，其核心"武器"就是运用《伤寒论》的经方！

其他重大疾病，如心脑血管病、肿瘤、糖尿病、病毒性疾病等，以及其他疑难危急病症，如多脏器功能衰竭、外科急腹症、自身免疫性疾病等的治疗，均离不开经方的运用。《伤寒论》理法方药运用已深入临床内、外、妇、儿、肿瘤、皮肤、眼科、耳鼻咽喉等多领域，及心、肝、脾、肺、肾多系统。其临床运用模式，包括一方治多病，一病用多方。如白虎汤治疗外感高热、肺炎、流行性乙型脑炎、流行性出血热、糖尿病、风湿热、脑卒中、自汗症、儿科疾病、耳鼻喉疾病等，运用关键在于各病证均具有阳明热盛病机；而面对多种西医慢性疾病，随着疾病不同阶段的动态变化，中医始终把握辨证论治原则，体现为一病用多方，如糖尿病具有多种急、慢性并发症，合并（皮肤、呼吸、消化、泌尿、生殖系统等）感染、心脑血管疾病、肾病、眼底病、内脏自主神经病变、周围神经病变、骨质疏松、肿瘤、痛风、甲亢、肝损害等，临床可以呈现伤寒论六经病证演变规律，从太阳病到厥阴病，伤寒方获得广泛运用。运用思路概括为：病机求同，经络归属，治法相从，方证对应，合方拓展，中西贯通等。

中医药院校在附属医院开设经典病房，创建《伤寒论》实践基地，在临床实践中诠释、运用和弘扬经典，为经典指导临床提供了新模式；"经方现代

应用的临床与基础研究"已经取得令人欣喜的丰硕成果,展示了《伤寒论》未来研究的光辉前景;伤寒学术流派及传承研究,以及多学科、大数据对《伤寒论》文献整理和挖掘,成为新热点;以中华中医药学会仲景学说分会为主体进行的《伤寒论》药物度量衡研究,作为国家"973计划"内容之一的方药量效关系研究取得了阶段性成果;伤寒论国家精品课程、国家精品资源共享课程,国家一流课程、国家优秀教材、伤寒论临床案例库建设、中英文双语教材以及国家伤寒论课程联盟平台建设,展示了教学研究新成果。《伤寒论》理法方药在诊治不断出现的新疾病、疑难病中的拓展运用,方证、病证与体质的关系研究,经方与西药联合运用规律等诸多临床与实验探索,其研究成果值得期待,并将进一步推动伤寒学科乃至整个中医学的发展。

九、《伤寒论》的学习方法

(一) 理解原意

《伤寒论》成书于东汉末年,其文字古朴,义理深奥;仲景乃河南南阳人,故仲景之书与河南方言相关。从时空角度准确理解原文中"字词"十分重要。如结胸证之病变部位与"胸"字含义有关。《说文解字》中"胸"字,指人体体腔前部,即今之胸腔、腹腔、盆腔等体腔。因此,结胸证病变部位较广,涉及脏腑有胃、肝、胆、胰、肠、肺等。又如"脚"与"足"的解释,据《说文解字》解释,"足"当现代所称"脚丫子",而"脚"则指小腿。"桂枝不中与之",其"中"字就是河南方言典型表现。

《伤寒论》叙写方式,一般认为是汉代散文体为主,杂有骈偶。因汉代文法与现代文写作方式不尽相同,故需注意其文法特点。正确阅读,避免曲解原意。关于原文写作手法,包括倒笔、插笔、简笔、繁笔、喻笔、引用、错综、排比、摹状、设问等。

(二) 掌握经旨

掌握经旨即掌握《伤寒论》研究思路,包括:以文解论,即结合医古文知识加深理解;以经解论,即以《黄帝内经》《难经》《神农本草经》寻找其理论与方药源头;以论解论,以仲景言,释仲景意,在这一点上,与《金匮要略》相互参考,显得尤为重要;以注解论,即参考历代医家对《伤寒论》

的注解；以心解论，即以切身的心得体会进行理解；以新解论，即吸纳西医学研究成果进行理解。

（三）熟读原文

熟读、背诵是学习经典著作的基本功。学习时，必须通读全书，掌握了解《伤寒论》全书原貌，并对重点条文，尤其是有方有证的条文、重要治则与病机阐述的条文要牢牢掌握，朗朗上口，背诵如流，如此方能在临床上运用自如，信手拈来。同时，对于建立良好的临床思维也大有帮助，所谓"熟读唐诗三百首，不会作诗也会吟"。

（四）重视实践

《伤寒论》是临床经典著作，其来源于临床、指导于临床，并在临床中得到最好的诠释。通过临床见习，或亲临实践，可以大大提高学习兴趣，更重要的是学以致用，能真正解决临床实际问题，同时解决"古方治今病"的经典理论与现代临床接轨问题。并将《伤寒论》有方有证之条文，当成临床案例学习，建立临床辨证思维；同时，参考古今名医医案，注意分析医案之医理及运用伤寒方的思路。

（五）融会贯通

读《伤寒论》既要读原文有字之处，又要善读"无字之处"。如"伤寒脉滑而厥者，里有热，白虎汤主之"条，述证简略，但辨证眼目侧重在脉滑而厥。里有热，知阳明病之口渴、舌红、苔黄、口鼻气热等症已寓其中。其厥当属邪热炽盛，阳气被遏不能布达四肢所致，故用白虎汤直清里热。要注意的是条文论中"详此略彼"。

学习《伤寒论》要注重将中医基础理论、中医诊断、中药、方剂及医古文知识贯通综合，对前期中医知识进行巩固并再提炼；同时，还特别强调四大经典汇通，相互借鉴，拓展经典理论贯通运用思路，以建立服务于临床，融会贯通的完整的中医辨证论治体系，为今后临床实践打下坚实的基础。

十、《伤寒论》的历史局限

由于历史条件的局限，《伤寒论》也难免有存在不足之处。

1. 运用的药物不多。医药从来是相互促进的。《伤寒论》与《神农本草经》几乎是同一时代的产物，而又稍晚于后者。《本草经》所载药物365种，说明东汉以前发现和能加以运用的中药品种并不多，当时药物学的水平必然影响和反映到《伤寒论》，致使《伤寒论》中，运用的中药品种仅仅82种，这就难免给仲景的临床实践带来一定的局限。

2. 病情的观察和记录不够系统。

3. 有些治疗手段现在看来已经过时。

4. 当时某些唯心派的学术思潮对仲景也有一定影响，致使其学术理论体系也不是完美无缺的。我们应该用历史唯物主义的观点，客观地、实事求是地给予评价。

太阳篇

伤寒论导读

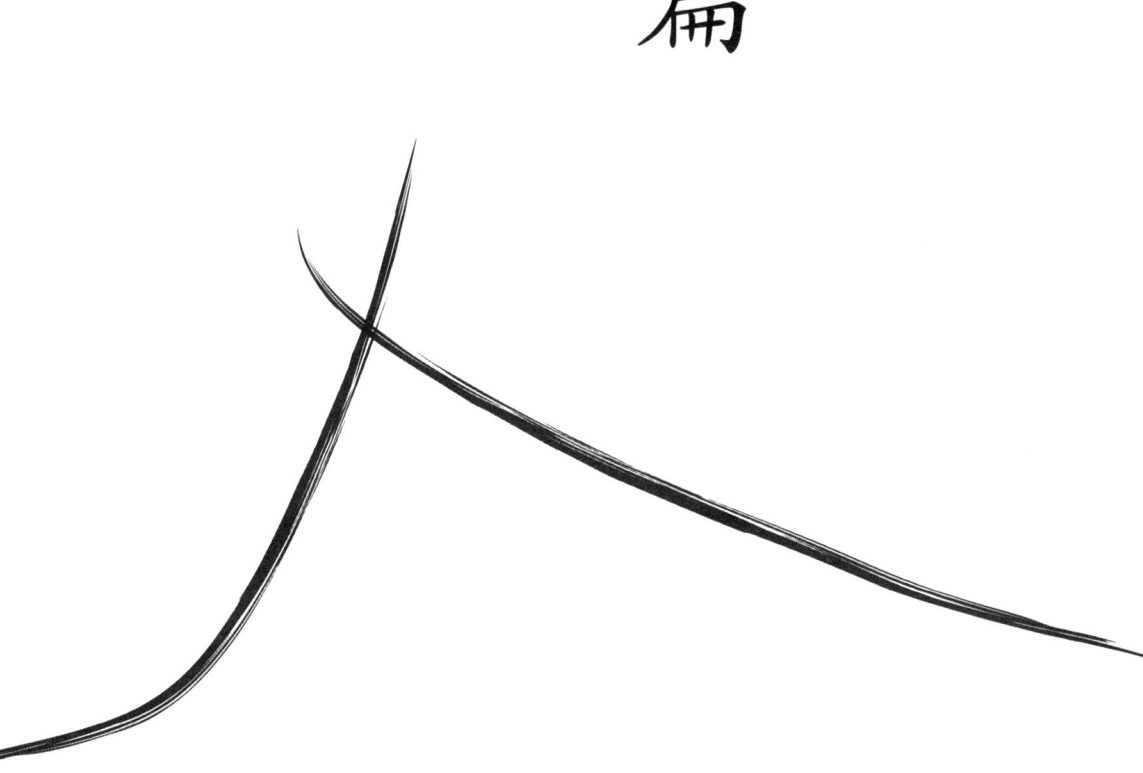

第一章 辨太阳病脉证并治

概 论

一、"太阳"的含义及其功能

太阳的含义主要有二：其一，"太"者，初也，是开初的意思。这里是指寒邪初犯体表，病属初起，此时，正气尚盛，抗力较强，症候表现多属阳性，故名为"太阳病"；其二，"太"者大也，"太阳"亦有"大阳""巨阳"之称，也就是说，太阳乃人身最大的阳气，"若天与日"。

太阳 ┌ 手太阳小肠——与心相表里——心阳（君火）——①心居上焦，好似太阳悬照太空，以化生万物，主宰全身的热力；②推动血液运行，以营养、滋润全身。
　　 └ 足太阳膀胱——与肾相表里——肾阳（命火）——①居下焦，温养脏腑和君火——共同维持着后天生命活动；②化生卫气（一种慓悍的水谷精气），有温养肌肉、充实皮肤，滋养腠理，管理汗孔开闭的功能。

＞两阳相合，乃人身最大之阳，主一身之表，为诸经之藩篱，掌六经而统荣卫，具有温分肉，实腠理，司开阖，充身、泽毛之功能。

二、何谓太阳病

太阳主一身之表，病邪从外侵入，太阳经首当其冲，最先受病，以致营卫不和，卫外失职，正邪交争，出现以恶寒发热、头项强痛，脉浮等为主要表现的病证，此症候群，在六经辨证中称为"太阳病"。当然，感邪有轻重，体质有差异。因此，也不是所有的人感邪之后都会发生太阳病，其决定因素，还在于人体正气（抵抗力）的强弱，若人体正气旺盛（抵抗力强），本身的调节机能足以适应外界气候的变化，就不会发生疾病，正如《内经》所云"风雨寒热不得虚，邪不能独伤人，卒然逢疾风暴雨而不病者，盖无虚，故邪不能独伤人。此必因虚邪之风，与其身形，两虚相得，乃客其形"。

三、太阳病证型

由于人体体质有强弱之分，感邪有轻重之异，所以即使同属太阳病，临床上亦有经证、腑证、变证等多种不同类型。

（一）经证

腠理致密者，卫气强固，感受风寒——外邪束表，卫阳被遏，营阴郁滞——发热，恶寒，头项强痛，无汗而喘，身疼腰痛，骨节疼痛，脉浮紧——太阳伤寒证。

腠理疏松者，卫气不固，感受风寒——营卫不调——发热、汗出、恶风、头项强痛，脉浮缓——太阳中风证。

在病变过程中，随病情变化常可见到许多兼证（既有太阳伤寒或中风之表证，又兼其他症状）。

（二）腑证：太阳病（经证）外邪不解

外邪深入，影响膀胱气化——水气内停，小便不利——蓄水证。

外邪随经入腑，内有瘀血，血热与之相结于下焦——小腹急结或硬满疼痛甚或发狂——蓄血证。

（三）变证：太阳病或因失治或因误治，或因脏腑之偏盛偏衰每多传变，出现新的症候：

1. 邪热壅肺证
2. 邪热下利证
3. 心阳虚诸证
4. 心阴心阳两虚证
5. 脾胃阳虚证
6. 肾阳虚证火邪伤阴内热证
7. 阴阳两虚及阴阳转化证：
8. 结胸、脏结与痞证上热下寒证；
9. 胃虚痰阻，噫气不除证

变证已失去太阳病的特征,不属太阳,而又列于太阳篇,是为了说明疾病变化过程中由表及里、由此及彼的内在联系。

(四) 太阳病类似证

某些杂病 { 风湿留着肌肉证 / 风湿留着关节证 } 虽属杂病范畴,但有时也会出现类似太阳病的症候。

悬饮证胸膈痰湿证

四、太阳病的治则

(一) 经证——辛温解表

{ 中风证——调和营卫,解肌祛风——桂枝汤
  伤寒证——发汗解表,祛风散寒——麻黄汤

(二) 腑证

{ 蓄水证——化气行水——五苓散
  蓄血证——活血逐瘀——核桃承气汤 { 缓者——抵挡丸 / 重者——抵挡汤

(三) 太阳病兼证

1. 风寒表虚兼证

①兼项背强几几——解肌祛风,升津液,舒经脉——桂枝葛根汤
②兼喘证——解肌祛风,降气定喘——桂枝汤加厚朴、杏子
③兼营气不足身痛证——益气调营和卫——桂芍姜参新加汤
④兼胸满证——调和营卫,兼调胸阳——桂枝去芍药汤
⑤兼阳虚漏汗证——扶阳解表——桂枝加附子汤
⑥兼脾虚水停证——调和营卫,健脾利水

2. 风寒表实兼证

①兼项背强几几——发汗解表,升津液,舒经脉—葛根汤
②兼呕利证——发汗解表,降逆止呕—葛根加半夏汤
③兼内热烦躁证——外散风寒,内清余热—大青龙汤
④兼水饮咳喘证——外散风寒,内化水饮—小青龙汤

} 在主证主法的前提下随证加减

(四) 太阳病变证——"观其脉证,知犯何逆,随证加减"

第一节 太阳病辨证纲要

一、太阳病提纲

〖原文第1条〗 太阳之为病,脉浮,头项强痛[1]而恶寒。

[词解]

[1] 头项强痛:强,此处读音为"jiāng",僵直不柔和,即头痛项强之意。

[提要] 此条为太阳病脉证提纲。

[条文释义及病机分析] 本条所言"脉浮,头项强痛而恶寒",是太阳病的主要脉证。不论伤寒,还是中风,在病初起时都有这种典型的症状出现,故将此条作为太阳病的辨证纲领,列为太阳篇之首,有特别的提示和强调的作用。依据这一纲领,凡具有"脉浮,头项强痛而恶寒"之脉证者,甭问其感受的是何种病邪,病程多长多短,即可毫不犹豫地确诊为太阳病。换言之,凡称太阳病者,必具备此脉证。以后在太阳篇各条文和临床中,凡言及"太阳病"者,不言而喻,必包含"脉浮,头项强痛而恶寒"的主要症状和脉象。

脉浮——脉搏轻按即得,谓之"浮"脉(《难经》形容它为"脉在肉上行";崔氏《脉诀》言之"浮脉法天,轻手可得,泛泛在上,如水漂木")。因外邪袭于肌表,正气抗邪向外,气血集聚、充盈于体表,故脉应之而浮。

头项强痛——足太阳经脉,从头走足[起于目内眦,上额交巅,其支者,从巅入络脑,还出别下项,循肩髆(bó)内,挟脊,抵腰中],行于人体的背部。若风寒外束,太阳经气(荣卫之气)运行受阻,太阳经脉失去温煦和濡养,不能像平常一样的柔和,故头项强痛。

恶寒——风寒之邪外束肌表,卫阳郁闭于里,体表失于温煦,故恶寒。应当指出,太阳病的恶寒,应有发热,并与发热同时并见,为其常态和特点。但在太阳伤寒初起时,确有未发热的情况,所以太阳病的主要脉证中未言及发热。然,根据卫阳被郁的情况推测,伤寒初起虽尚未发热,为时亦较短暂,一定会很快发热。《素问·调经论》云"卫气不得泄越故外热",依据此理,可知恶寒发热是太阳病的主要热型。

本条总病机为:太阳主表而卫外,风寒之邪侵袭人体,首犯太阳,致太阳经气运行受阻，寒邪外束肌表，卫阳郁闭于里所致。

二、太阳病分型

1. 太阳中风（表虚）证

〖原文第2条〗太阳病，发热、汗出、恶风，脉缓者，名为中风[1]。

[词解]

[1] 中风：中（zhòng），即伤于风的意思，与猝然昏倒、口眼㖞斜之中风（脑卒中）病不同。

[提要] 太阳中风的脉证提纲。

[条文释义及病机分析] 本条所说的太阳病，当包括第一条的脉证（脉浮，头项强痛而恶寒），且又有发热，汗出、恶风，脉缓等证，凡见此类症状，即为太阳中风。

其病机分析如下：

①发热——风邪外袭，肺卫受病，则卫阳浮盛于表而发热，所谓"阳浮者，热自发"。

②汗出——风为阳邪，其性开泄，卫既受病，失其固外、开阖作用，致使营阴不能自守，外泄而为汗。

③恶风——因汗出而毛孔疏松，不胜风袭，故恶风。

④脉缓——由于汗出肌腠疏松，失去固密，加之阴液外泄，营阴不足，所以脉搏虽浮，按之却缓和、软弱。前人说脉缓常与自汗并见就是这个道理。

总之，本条病机可用徐灵胎一句话加以概括："风为阳邪，最易发热，内鼓于营则挟汗自出，风性散漫故令脉缓。"

2. 太阳伤寒（表实）证

〖原文第3条〗太阳病，或已发热，或未发热，必恶寒，体痛，呕逆，脉阴阳俱紧[1]者，名为伤寒[2]。

[词解]

[1] 脉阴阳俱紧：对"脉阴阳"有两种解释，其一是指脉的尺寸，寸为阳，尺为阴；其二是指脉的浮沉，浮为阳，是为阴。两说各有其理。紧脉，如切绳感，与弦脉相似而转索有力，不似弦脉端直、挺长。这里所说的紧脉，是浮紧的脉象，浮紧主表寒，常与发热、恶寒并见。

[2] 名为伤寒：这里的伤寒，不是指《伤寒论》中之广义伤寒，而是指

麻黄汤证的狭义伤寒。

[提要] 论太阳伤寒证的脉证特点。

[条文释义及病机分析] 太阳病，或已经发热，或尚未发热，必出现怕冷，同时身体疼痛，呕吐气逆，脉搏寸尺都呈现浮紧状态的便称为伤寒。

"太阳病，或已发热，或未发热"——太阳病寒邪侵犯体表，或已发热，或未发热，是说明感邪有轻重，体质有强弱，故发热亦有迟早不同。若风寒较轻，卫阳郁闭，未能及时抗邪达表，则发热较迟；若风寒较重，卫阳郁闭较轻，尚能及时抗邪，则发热较早。然而不论迟早，太阳病多有发热，是为常态，应心中有数；其"体痛"，因寒性阴凝，不仅卫阳为之束缚，而且营阴郁滞，太阳经气流行不畅，故身体疼痛；其"呕逆"，乃因寒邪内袭，胃气被寒邪所束，所困，不能正常下降，反而逆上作呕，故呕逆；其"脉阴阳俱紧"，因寒主收引，肌腠敛束，皮毛闭塞，故脉呈浮紧。

"浮"脉，为正邪相搏于表之征；"紧"脉，因寒凝经脉，卫阳闭郁，营阴郁滞所致。——"风寒袭表，卫阳被遏，营阴郁滞"为太阳伤寒证之病机。

3. 温病脉证提纲

《原文第6条》 太阳病发热而渴，不恶寒者为温病[1]。若发热已，身灼热[2]者，名风温[3]。风温为病，脉阴阳俱浮[4]，自汗出，身重，多眠睡，鼻息必鼾，语言难出，若被下者，小便不利，直视失溲[5]，若被火[6]者微发黄色，剧则如惊痫，时瘛疭[7]，若火熏之，一逆尚引日，再逆[8]促命期。

[词解]

[1] 温病：属广义伤寒之一。

[2] 身灼热：扪之灼手，形容发热很高。

[3] 风温：指温病发热后的一种变证，与后世温病学说中的"风温"不同。

[4] 脉阴阳俱浮：寸关尺三部俱浮盛有力，乃热邪内盛之征。

[5] 失溲：指二便失禁。

[6] 被火：此处之"火"，指灸、熏、熨、温针等治法。"被火"指

[7] 瘛疭：手足痉挛、口㖞眼斜的症状。

[8] 逆：指错误的治疗。

[提要] 温病的主证及误治后的辨证。

[条文释义及病机分析] 温病是广义伤寒的一种，是由感受温热病邪所引

起的一种外感病，属太阳病的范畴。本病与太阳病之中风、伤寒相比，其突出特点是发热而渴，不恶寒，或轻微恶寒，斯证反映了温邪犯表、化热伤津、营卫失和的病理特点，故作为温病的提纲。

温为阳邪，侵及人体，扰乱营卫，易耗伤阴津，故发病之初，在发热的同时伴有口渴。至于恶寒之有无，原文中明确提出"不恶寒"，此当全面理解。根据太阳病提纲证，恶寒为必具证，不恶寒，不得称为太阳病。从后世温病学的卫分证来看，恶寒也是必见症状，乃风热伤卫，卫失固外所致，只不过其恶寒程度远较伤寒为轻、时间短暂而已。故此处"不恶寒"是与伤寒、中风相对而言。温病初起，治用辛凉解表，切忌使用辛温药物发汗，否则就会变证蜂起。

"若发汗已，身灼热者，名风温"。这里的风温，指温病误治后的变证，与后世温病学说中的风温完全是两个概念，不能混为一谈。

温病本属热邪，又加津液不足，只宜辛凉，不宜辛温。若误用麻、桂等辛温之剂，助热劫津，必然导致变证发生。这里的"若发汗已"，即指误用辛温发汗而言。发汗以后，热势有增无减，且出现"身灼热"者，名"风温"。

风温为病，热邪充斥内外→六部脉皆见浮象；阳热太甚，迫津外泄→自汗出；热盛伤津→身重；若热邪内炽，扰及神明→多眠睡；热壅于肺，气道不利→鼻息必鼾；热邪内郁，气滞不宣→语言难出。皆因温病误汗后热邪内蒸所致。

"若被下者→小便不利，直视失溲；若被火者→微发黄色，剧则如惊痫，时瘈疭"。此语言指误治中的误治，辨证中的辨证。

温病→误用辛温或发汗→热盛伤津→（当用清热养阴救治）复用下法→夺其津液→导致水源枯竭→小便不利；阴精亏虚，不能上注于目→直视（两目转动不灵），精神昏聩，二便失溲。邪热伤及下焦之气再用火法→病势进一步加重：轻者，阳热熏灼→皮肤出现黄色；重者：邪热内迫神明→神情不安（如惊痫状）；热邪熏灼，阴液更加耗竭→无以濡润筋脉→筋脉抽掣。

"若火熏之，一逆尚引日，再逆促命期"——经过以上的一误再误之后，本来已经辨证多端，病势愈来愈重，此时如再用火熏法，使津液更加耗竭，必然造成病人亡命的严重后果。（一次误治，尚可苟延时日，若一再误治，则有生命危险）

温病误治的严重后果，本条虽未直接点明，但以举例方式历述误治之变，其意甚为明了。

温病若用辛温药物发汗，必致热盛津伤，形成变证，此谓之"风温"。此时邪热鸱张，发热不但降，反而升高为"身灼热"。热邪充斥内外，鼓动气血，则三部脉均浮盛有力，亦即洪大之脉。阳热迫津外泄则汗出；热伤津气加之热壅而经气不利，故身重；热盛扰及神明，则病人呈困顿嗜睡态；邪热壅肺，呼吸不利而出现鼾声，其语言不利，多由热盛神昏所为。

温病虽有热盛津伤，但里无有形之实，只宜辛寒清解，下法亦不可用。若误用之，则反夺其津液，水源枯竭，则小便不利；阴竭无以制其热，热盛动风，则两目直视；热极神昏，二关失控，则大小便自遗。此系误下而津愈伤，热愈盛。温为阳热，火法当属禁忌，若误用之，轻则两阳相熏，皮肤发黄，甚则热极动风，发如惊痫，从而出现阵发性四肢抽搐，若火灼肝胆病情更为严重，使发黄之色如火熏之黄而晦暗。本条以举例方式，申误治之变，并引为戒律，一误尚可迁延时日，再误则危及生命，故曰："一逆尚引日，再逆促命期。"

"太阳病，发热而渴，不恶寒者为温病"。此语指出温病的主要特征，即发热而渴，不恶寒。温病与上述的伤寒、中风同属太阳病，也都包括在广义的伤寒范围以内，其病因、症状、治疗均有所不同。

从本条所述可以看出，仲景对狭义伤寒与温病在病因、证候特点、病理机制、治疗方法等多方面的重要区别已有全面而又深刻的认识。本条所论对后世温病学说的形成有着重要的启迪，奠定了后世温病学的基础。

伤寒、中风、温病、风温的鉴别

辨证
- 伤寒——脉浮紧——发热（或不发热），恶寒，无汗而喘，体痛呕逆，以脉浮紧无汗为特征——辛温发汗，宣肺平喘——麻黄汤。
- 中风——脉浮缓——发热、恶风、汗出，或鼻鸣干呕——以脉浮有汗为特征——辛温解肌，调和营卫——桂枝汤。
- 温病——脉动数——发热、口渴，不恶寒——以口渴，不恶寒（初起辨可能有恶寒）为特征。
- 风温——脉阴阳俱浮——身灼热，自汗出，身重，多眠睡，鼻息必鼾，语言难出——以脉阴阳俱浮，身灼热，自汗出为特征。

[**思索与探讨**] 张仲景在太阳病提纲下，分别列出中风、伤寒、温病三证。三者虽均属广义伤寒的范畴，但在病因上温病为感受温热病邪而起，中风和伤寒多因风寒而致。在脉证表现上，温病以发热，口渴，不恶寒（轻微

短暂），脉浮数为主；中风以发热，汗出，恶风，脉浮缓为主；伤寒，以恶寒，无汗，身痛，脉浮紧为主。三者以此为辨。

后世温病学家以本条定义为基础，在临床实践中不断扩展其理论，丰富其内容，逐渐形成了完整的温病学说。

温病的治法，论中虽有麻杏石甘汤、栀子豉汤、白虎汤等方的运用，但结合临床实际，方子数量远远不足，当参考清代叶（天士）、薛（生白）、吴（鞠通）、王（孟英）诸温病学家的著述，方为完备。

三、病发于阳与病发于阴

〖原文第7条〗病有发热恶寒者，发于阳也；无热恶寒者，发于阴也。发于阳，七日愈。发于阴，六日愈。以阳数七、阴数六故也。

[提要] 外感病初期辨阴阳的要点。

[条文释义及病机分析] 六经病可分为三阳病和三阴病两大类型，发热恶寒发于阳，无热恶寒发于阴，意在根据发病之初有无发热以分辨病属阳经还是阴经。

《素问·阴阳应象大论》说："夫善诊者，察色按脉，先别阴阳。"六经辨证，有表里、寒热、虚实等颇为繁杂，然首辨阴阳，便起到了提纲挈领、执简驭繁的作用。"发热恶寒"与"无热恶寒"对举，其关键是发热的有无。

发热表示正气不衰，能起而与邪气抗争，故多为阳经病表现，如太阳病发热恶寒，少阳病往来寒热，阳明病但热不寒。

无热恶寒表示正气不足，抗邪无力，故多属阴经病表现，如太阴病脾虚寒湿，无热恶寒，脉弱；少阴病心肾阳虚，无热恶寒，脉微细；厥阴病正虚邪实，正邪做最后的较量，厥热胜复是为特征，当阳气虚衰时，也是无热恶寒而厥。故曰"无热恶寒者，发于阴也"。

值得提出的是，以疾病初起发热之有无来辨外感病的阴阳类型，适用于一般情况，此仅言其常，还须知其变，如太阳伤寒证早期有"或未发热"的阶段，少阴病阴盛格阳，也有外见假热者，临证时还须具体分析，方能真正理解本条含意的真谛。

[思索与探讨] 六经辨证以辨阴阳属性为最要，而寒、热则是辨识阴阳的首要依据。《金匮玉函经》将该条置于全书之首，将其作为《伤寒论》六经辨证的总纲，可见本条在全书的重要地位。

本条文之"发于阳七日愈,发于阴六日愈"是对疾病愈期的一种预测。阳数七、阴数六之说,是依据伏羲氏河图生成数推演而来。病为阳证,当在阳数之期愈;病为阴证,当在阴数之期愈。这种预测方法是否可靠和科学,其实际意义尚待进一步研究。

四、辨太阳病传变与否

〖原文第4条〗伤寒一日[1],太阳受之,脉若静[2]者,为不传;颇欲吐,若躁烦,脉数急[3]者,为传也。

〖原文第5条〗伤寒二三日,阳明、少阳证不见者,为不传也。

[词解]

[1] 伤寒一日:一日,约略之辞,指患病初期。

[2] 脉若静:静,静止,未变之意。脉若静,指脉象与证候尚未发生变化。

[3] 脉数急:相对脉静而言,指脉象已经发生改变,脉来急促。

[提要] 论判断太阳病传变与否当以脉症为凭。

[条文释义及病机分析] 第4条所论乃据脉症辨太阳病是否传变之法。"伤寒一日,太阳受之",指外邪初犯人体,太阳首当其冲,即外感病早期阶段,其病势虽较轻浅,但变化多端,应密切注意是否发生传变。仲景提出其判断之法当据患者的脉症表现,不可拘于时日。

若患者脉象与太阳病的其他见证相符,均未发生变化,说明病证仍在太阳,尚未发生传变。

若患者出现恶心欲吐,或烦躁不宁,又见脉象数急等,则脉症均已不属太阳病范畴,尽管发病时间短暂,但已反映病邪入里,则知病证已发生传变。

第5条"伤寒二三日"是承上条"伤寒一日"而言,根据《素问·热论》计日传经之说,外感病二日当传阳明,三日当传少阳,若得病时日已到传经之期,但患者仍未见阳明、少阳病的见证,且太阳见证仍在,可由此判断病仍在太阳,未发生传变。

由第4条、第5条可以看出,太阳病是否发生传变,主要依据当时临床证候是否发生了变化,不得拘于发病时日,这对临证具有重要意义。

[思索与探讨] 第4条、第5条两条针对《素问·热论》的计日传经之说,反复强调辨六经病传变与否,必须以脉症为依据,而不可拘于患病时日的推演。这一方面昭示了《伤寒论》与《内经》的源流关系,另一方面也反

映出张仲景对《内经》学术的发展与创新。

【原文第8条】太阳病,头痛至七日以上自愈者,以行其经尽[1]故也。若欲作再经[2]者,针足阳明,使经不传则愈。

【原文第10条】风家[3],表解而不了了[4]者,十二日愈。

[词解]

[1] 行其经尽:指邪在太阳经之势已衰,未传他经。

[2] 欲作再经:指欲发生传经之变。

[3] 风家:感受风邪的患者,此处指患太阳病的人。

[4] 不了了:指病未彻底痊愈,身体尚有轻微不适。

[提要] 太阳病经尽自愈的机转及预防传经的方法。

[条文释义及病机分析] 第8条所论,是说太阳病病尚轻浅,在内脏腑未受损伤,若病邪不发生传变,可通过机体的自身调节,正气来复,抗邪外出,一般一周左右即可自愈,此即"行其经尽"之意。若太阳病七日以上,病证不愈,邪气有向阳明传经的趋势,则应针阳明穴位,疏通经络,振奋正气,增强抗病能力,防止传变的发生,以期正胜邪祛而痊愈,此即"针足阳明,使经不传则愈。为防传变,先安未受邪之地",属于已病防变的思想,与《金匮要略》"见肝之病,知旺传脾,当先实脾"的精神是一致的。

风家,即经常患太阳中风者,此处代指太阳病患者,若表邪已解,发热、恶寒、头痛等症已解除,但身体仍觉不适,尚未完全复原,这可能是正气未复,或是余邪不清,此时不必再服药,只需休息静养,待正气恢复,邪气渐去,自可康复。据古人经验,这一过程约十二天。

[思索与探讨] 风家表解不了了,不出治法,而言"十二日愈",强调了人体具有"阴阳自和"之本能,与《内经》"化不可代"的辨证思维一脉相承。

第二节 太阳病本证

一、太阳病经证

(一) 中风表虚证

1. 桂枝汤证

【原文第12条】太阳中风,阳浮而阴弱[1],阳浮者,热自发,阴弱者,汗自出,啬啬恶寒[2],淅淅恶风[3],翕翕发热[4],鼻鸣干呕者,桂枝汤主之。

【原文第13条】太阳病,头痛,发热,汗出,恶风,桂枝汤主之。

【原文第95条】太阳病,发热汗出者,此荣弱卫强,故使汗出,欲救邪风[5]者,宜桂枝汤。

桂枝汤方:桂枝三两(去皮)　芍药三两　甘草二两(炙)　生姜三两(切)　大枣十二枚(擘)[6]。

上五味,㕮咀[7]三味,以水七升,微火煮取三升,去滓,适寒温,服一升。服已须臾[8],歠[9]热稀粥一升余,以助药力。温覆[10]令一时许,遍身漐漐[11]微似有汗者益佳,不可令如水流漓,病必不除。若一服汗出病差,停后服,不必尽剂。若不汗,更服依前法。又不汗,后服小促其间[12]。半日许,令三服尽。若病重者,一日一夜服,周时[13]观之。服一剂尽,病证犹在者,更作服。若汗不出,乃服至二三剂。禁生冷、黏滑、肉面、五辛[14]酒酪、臭恶等物。

方义:桂枝汤为治疗太阳病中风证的主方。方中桂枝辛温,解肌祛风,温通卫阳,以散卫分之邪。芍药酸苦微寒,敛阴而和营。桂枝配芍药,一散一收,一开一阖,于发汗之中寓有敛汗之意,于和营之中又有调卫之功。生姜辛散止呕,佐桂枝发散风寒以解肌。大枣甘平补中,助芍药益阴而和营。桂芍相配,姜枣相得,顾及表里阴阳,和调卫气营血。炙甘草甘平,不唯调和诸药,且配桂、姜,辛甘化阳以助卫气,伍芍、枣,酸甘化阴以滋营阴。五药相合,共奏解肌祛风,调和营卫,敛阴和阳之效。本方用药精当,配伍严谨,发汗而不伤正,止汗而不留邪,故为治疗太阳中风证的经典要方。因为桂枝汤配合得宜,功用广泛,故既可用于太阳中风证,又可化裁施治于因误治失治的各种变证及杂病,所以后世尊为"群方之魁"。

本方后附的煎服法是保证疗效的重要内容。据桂枝汤方后注所论,可将服药与护理方法归纳为:①药后啜粥:服药须缀热稀粥一碗,一则借谷气以充汗源,二则借热力以鼓舞卫气,使汗出表和,祛邪而不伤正。②温覆微汗:服药啜粥之后,覆被保温,取遍身微似有汗为佳,切忌大汗淋漓。因汗多则伤正,邪反不去,病必不除。③见效停药:如一服汗出病愈,即应停服。意即中病则止,以免过剂伤正。④不效继进:如一服无汗,继进后服,又不汗,后服可缩短给药时间,半日内把三服服完。若病重服一剂汗不出者,须昼夜给药,可连服二至三剂。⑤药后禁忌:服药期间忌食生冷、黏滑、肉面等不易消化及刺激性食物，以防恋邪伤正。

[词解]

[1] 阳浮而阴弱：此以脉象示病机。脉轻取见浮，故称"阳浮"，示卫气浮于盛外；沉取见弱，示营阴不足于内。

[2] 啬啬恶寒：啬啬，畏缩怕冷之状。形容恶寒的严重程度。

[3] 淅淅恶风：淅淅，如冷水淋身，不禁其寒。形容阵阵恶风之深切。

[4] 翕翕发热：温和之意。形容如羽毛覆盖样的温和发热。

[5] 欲救邪风：救，指解除、治疗；邪风，即风邪。欲救邪风，指治疗风邪所引起的太阳中风证。

[6] 擘：用手把东西分开。

[7] 㕮咀：将药物破碎成小块。

[8] 须臾：很短的时间。

[9] 歠：同啜。原意是尝、饮、喝，此处指大口喝。

[10] 温覆：加盖衣被，取暖以助发汗。

[11] 漐漐（zhé）：形容微微汗出潮润之状。

[12] 小促其间：略微缩短服药间隔时间。

[13] 周时：一昼夜，即 24 小时。

[14] 五辛：《本草纲目》以小蒜、大蒜、韭、芸苔、胡荽为五辛。此泛指有香窜刺激性气味的食物。

[提要] 论太阳中风的脉症、病机、治法与方药。

[条文释义及病机分析] 第 12 条句首提出太阳中风，当与第 1 条、第 2 条互参。阳浮而阴弱，既指脉象之浮缓，又述病机之卫强营弱。风寒袭表，卫阳浮盛，故脉轻取显浮；由于汗出，营阴外泄，故脉沉取显弱。阳浮阴弱即脉浮缓之互称，是中风证的典型脉象。卫阳浮盛，故见发热，即所谓"阳浮者热自发"。中风证之发热，有似羽毛覆身而热势不盛，故原文用"翕翕发热"形容，为热在肌表之象。

风性开泄，卫阳失固，营阴外泄，故见汗出，汗出则营阴更伤，即所谓"阴弱者汗自出"。卫气为风寒所伤，失其"温分肉"之职，加之汗出而肌疏，故见恶风、恶寒。既言"啬啬恶寒"又言"淅淅恶风"，提示二者虽有轻重之别，又难截然区分。

肺合皮毛，其气上通于鼻，外邪犯表，肺气不利，故见鼻鸣，即鼻塞而呼吸不畅之谓。外邪于胃，胃气上犯，则见干呕。其治法为解肌祛风，调和营卫，当以"桂枝汤主之"。所谓"主之"，即见此证则用此方，有可信任施用之意。

第13条进一步论述桂枝汤证的证候。本条所述桂枝汤证的证候，虽已分别见于第2条、第12条，但以"太阳病"冠首，并直述桂枝汤的四个主症，重在示人运用桂枝汤应以证候为主，即凡见发热、恶风、头痛、汗出者，即可用桂枝汤主治。本条尚有示人头痛、发热、恶风是中风证与伤寒证所共有，唯汗出一症为两者鉴别要点之意。本条仅述症而未言脉，说明太阳中风证固然多见浮缓脉，但桂枝汤证却未必全是浮缓脉。因此，运用桂枝汤时必须脉症合参，全面分析。

第95条重点论述太阳中风的病因、病机及治疗。本条指出太阳中风证的主症是发热汗出，并进一步突出汗出一症的基本病机是营弱卫强。所谓卫强，并非指卫气的正常功能强盛，而是指卫气浮盛的异常亢奋状态，亦即"阳浮者，热自发"之意。所谓荣弱，也不是营阴真正的虚弱，而是指卫外不固，营阴外泄，汗出营伤，亦即"阴弱者，汗自出"之意。由于太阳中风证是因风邪偏胜，营卫失和所致，当用桂枝汤调和营卫，故曰"欲救邪风者，宜桂枝汤。"

[思索与探讨]

从桂枝汤可以看出，《伤寒论》对所载方剂从药物配伍、剂量、煎服法、起效反映到忌口等均有较详细的论述，这充分体现了该书的系统性与完整性。第95条则将仲景临证辨治思维展露无遗，其中"发热汗出"为临床主症，"荣弱卫强"言其病机，"欲救邪风者"点名治法。其桂枝汤，为其治方。可谓：辨症定证、法随证立、方从法出，一线贯穿。其理、法、方、药，不仅一线贯穿，而且丝丝相扣，逻辑严密。

[临证辨治要点]

主症：汗出，发热，恶风，头痛，脉浮缓。

病机：风寒外袭，卫阳浮盛以抗邪，卫外不固，营阴外泄，营卫失调。

治疗：解肌祛风，调和营卫——方用桂枝汤。

[桂枝汤方歌]

桂枝汤治太阳风，芍药甘草姜枣同，解肌发表调营卫，表虚有汗见其功。

[临床实际运用及其拓展] 桂枝汤常用于感冒、呼吸道炎症、胃炎、消化

性溃疡、慢性肠炎、心律不齐、痛经、冻疮、慢性疲劳综合征、过敏性鼻炎等，其病机属卫强营弱、营卫失调，或阴阳脾胃不和者。

【原文第 24 条】 太阳病，初服桂枝汤，反烦不解者，先刺风池[1]、风府[2]，却与桂枝汤则愈。

【原文第 42 条】 太阳病，外证[3]未解，脉浮弱者，当以汗解，宜桂枝汤。

【原文第 44 条】 太阳病，外证未解，不可下也，下之为逆，欲解外者，宜桂枝汤。

【原文第 45 条】 太阳病，先发汗不解，而复下之，脉浮者不愈。浮为在外[4]，而反下之，故令不愈。今脉浮，故在外，当须解外则愈，宜桂枝汤。

【原文第 15 条】 太阳病，下之后，其气上冲[5]者，可与桂枝汤，方用前法[6]。若不上冲者，不得与之。

【原文第 57 条】 伤寒发汗已解，半日许复烦，脉浮数者，可更发汗，宜桂枝汤。

[词解]

[1] 风池：足少阳胆经穴名。在枕骨粗隆直下凹陷处与乳突之间，于斜方肌和胸锁乳突肌凹陷处取穴。

[2] 风府：督脉经穴名。在后项入发际一寸，枕骨与第一颈椎之间。

[3] 外证：指证候的外在表现。此处指发热，恶风寒等太阳表证的表现。

[4] 浮为在外：从脉浮判断病证仍然属表。

[5] 气上冲：一作症状解，指病人自觉有气上逆；一作病机解，指太阳经气上冲，与邪抗争，表证仍在。

[6] 方用前法：指桂枝汤后的煎服法。

[提要] 桂枝汤在太阳病中的灵活运用。

[条文释义及病机分析] 本节 6 条原文均是论述桂枝汤在太阳病中的灵活运用。

第 24 条，是太阳病初服桂枝汤后，病非但不解，反增烦闷不舒，这是预示病情发生了传变，还是药不对证？仔细分析，除增烦闷外，其他证候如发热、汗出、恶风、头痛、脉浮缓等均在，可知并非发生传变，也不是治疗方法不当所致。之所以出现反烦不解，乃太阳中风邪气较重，服桂枝汤后，正气得药力相助，欲驱邪外出，但力尚不足，正邪相争，郁阳不宣所致。治疗之法宜先刺风池、风府，以疏通经脉，泄除风邪，再服桂枝汤解肌祛风，调和营卫。针药并施，两效相加，则祛邪之力倍增，可促使疾病尽快痊愈。此正合《素问·评热病论》"表里刺之，饮之服汤"。

第 42 条 "太阳病，外证未解" 当指太阳表证仍在，而脉见 "浮弱"，无论其有汗、无汗，均宜桂枝汤。若汗出、脉浮弱，属风寒袭表，营卫不和，桂枝汤为正用；若无汗、脉浮弱，提示正气不足，亦不可用麻黄汤峻汗，以免大汗伤正之变，也只宜桂枝汤滋阴和阳，解肌祛邪。

第 44 条所论乃表里同病，从 "外证未解，不可下也" 来看，此时当有不大便之症。然虽有不大便，但不甚急，治疗原则应先表后里，表解后方可治里，次序不可颠倒。若先下，损伤里气，易致病变，故曰 "不可下，下之为逆"。然此时解表，只宜桂枝汤缓发其汗，而不可用麻黄汤，以免其峻汗伤津，更增胃燥，故曰 "欲解外者，宜桂枝汤"。由此可知，凡表证不解，而兼里实不甚，见有不大便者，可用桂枝汤治疗。

第 45 条论太阳病误治后表证不解者，当以桂枝汤解之。太阳病理当发汗，然一汗不愈，细分析其因，是为汗不如法，还是病重药轻？从 "浮为在外，而反下之，故令不愈" 来看，汗后脉浮，诸症仍在，说明病仍在太阳，此时仍应发汗解表。但医者一见汗之不愈，即疑有变，误用下法。误下不仅表邪不解，且徒伤里气，致表邪内陷，发生变证。所幸虽其脉仍浮，说明病仍在太阳。病在表，仍当汗解，但因汗下之后，正气已先伤，虽应再汗，亦不可再用麻黄汤峻汗，只宜桂枝汤缓发其汗，以除在表未尽之邪。

第 15 条与第 45 条机理相似。太阳病本当汗解，但医者不察，误用攻下，则表邪不解，所幸患者正气充足，不因误下导致邪陷，病人自觉有气上逆，说明太阳经气仍有向上、向外抗邪之力，其发热、恶风寒、头痛、脉浮等太阳表证仍在，其治仍当解表。然毕竟正值误下后，正气受损之时，体质难于承受麻黄汤峻汗之力，只宜桂枝汤缓发其汗。相反，若误下后，正气受挫较重，体质无力抗邪，太阳表邪内陷，变证已成，则发汗解表法，不可再用，此时，即使桂枝汤自然亦不得与之。

第 57 条指出伤寒发汗后，余邪未尽，仍宜汗解的治法。太阳伤寒用麻黄汤发汗后，若脉静身和，为邪已解，病证向愈。但经过半天左右，病人又见"复烦"，即发热、恶风寒、脉浮数等脉证相继出现，说明余邪在表未尽，其治，仍可用发汗之法，故曰："可更发汗"。然，在前已经用过汗法，再而不堪峻汗，故只宜用桂枝汤，以解肌祛风，调和营卫为适。

第一章
辨太阳病脉证并治

[思索与探讨] 以上诸条在使用桂枝汤时均曰"宜""却与""可与",而不言"主之",其原因在于以上诸条均非典型的太阳中风证,此种用语意在示人需灵活权变,适当化裁,不可墨守成规。

【原文第53条】病常自汗出者,此为荣气和[1],荣气和者,外不谐[2],以卫气不共荣气和故尔。以荣行脉中,卫行脉外。复发其汗,荣卫和则愈。宜桂枝汤。

【原文第54条】病人藏无他病[3],时发热自汗出而不愈者,此卫气不和也,先其时[4]发汗则愈,宜桂枝汤。

[词解]

[1] 荣气和:荣气,即营气。和,平和,即正常。荣气和,即营气未受邪。

[2] 外不谐:指外在有常自汗出的病理表现。

[3] 藏无他病:即脏腑无病。

[4] 先其时:指在发热汗出之前。

[提要] 桂枝汤在杂病营卫不和中的应用。

[条文释义及病机分析] 第53条冠以"病"字,既包括外感也包括杂病。患者只有自汗出,而无恶寒、头痛、发热等症,则知非为外感,而是杂病之自汗。究其病机当为营卫不和所致。这从文中"营气和""外不谐""以卫气不共荣气谐和故尔"等可知。本证乃因卫气失其固外之职,致营不内守,漏泄于外,而发自汗之证。对这种营卫不和的自汗,治用桂枝汤可"复发其汗,营卫和则愈"。所谓复发其汗,既指病本有汗出,又用桂枝汤发汗之法。从"病常自汗出"到"复发其汗,提示自汗与发汗有根本的区别,诚如徐灵胎《伤寒论类方·桂枝汤类》云:"自汗乃营卫相离,发汗使营卫相合,自汗伤正,发汗驱邪。"

第54条紧承第53条而来,亦属杂病范畴。"病人",是泛指已病之人。"藏无他病",指里气调和,无内脏的病变,则其病在肌表可知。病人但见阵发性发热,自汗出,并无恶寒头痛等表证,且因循不愈,自非外感疾病。究其病机,乃因卫气失和,营卫不调所致。正常情况下,荣卫协和,阴阳制约。病理情况下,卫阳亢则发热,是阳不得阴制;卫不固则自汗,是阴不得阳护。治疗也应选用桂枝汤,和营卫而调阴阳。本条辨证的着眼点有二:一为"藏无他病",二为"卫气不和"。论治的要点在于,"先其时发汗"。先其时发汗的原因，一是在病将发作之前服药，可调和营卫于失调之先，有截断扭转之意；二是可防过汗之变。

[思索与探讨] 此两条提示桂枝汤不仅用于外感热病，还可用于内伤杂病，可见桂枝汤不仅可以解肌祛风，更重要的是能够调和营卫，故其临床应用并不拘于太阳中风表虚证，而可用于多种营卫调和引起的病证。本方巧妙地将发汗疗法用于病理性自汗之中，通过调和营卫，以实现矫过扶正的目的。

2. 桂枝汤禁例

〖原文第16条〗桂枝[1]本为解肌[2]，若其人脉浮紧，发热汗不出者，不可与之也。常须识[3]此，勿令误也。

〖原文第17条〗若酒客病，不可与桂枝汤，得之则呕，以酒客不喜甘故也。

〖原文第19条〗服桂枝汤吐者，其后必吐脓血也。

[词解]

[1] 桂枝：此处指桂枝汤。

[2] 解肌：解除肌表之邪。

[3] 识（zhì）：记住之意。

[4] 酒客：平素嗜酒之人。

[提要] 桂枝汤的使用禁例。

[条文释义及病机分析] 第16条指出太阳伤寒证禁用桂枝汤。桂枝汤本是解肌祛风、调和营卫之方。若病人发热、无汗、脉浮紧，为太阳伤寒表实证，治当用麻黄汤开泄腠理，逐邪外出。而桂枝汤中无开泄腠理之药，加之有芍药之酸敛，易致邪气郁闭而发生变证。故仲景告诫："常须识此，勿令误也。"

第17条以酒客为例，论内蕴湿热者禁用桂枝汤。平素嗜酒太过，多内蕴湿热，桂枝汤为辛甘温之剂，辛温生热，味甘助湿，故内蕴湿热之人，虽患太阳中风，亦当慎用。如投以桂枝汤，则湿热之邪得辛温甘甜之助，可使湿热更盛，壅滞脾胃，势必使胃气上逆而作呕。

第19条论阳热内盛者禁用桂枝汤。仲景以"其后必吐脓血也"示人里有实热者，当禁用桂枝汤。本条虽未直言桂枝汤的禁忌，但从服桂枝汤后"吐脓血"来看，里热壅盛者患太阳中风，应慎用桂枝汤。因辛温之药，服之则邪热更盛，热伤血络，肉腐为脓，而吐脓血。此条意在强调内热亢盛者禁用桂枝汤，条中之"必"字，只是预料之词，非必然之势，服桂枝汤后是否吐脓血，当灵活看待。

[现代临床实际运用及其拓展] 药理研究表明：本方具有：①双向调节作用（体温、汗腺、肠蠕动、免疫功能、心率、血压）；②抗病毒、抗炎、镇痛及镇静作用；③止咳祛痰作用；④抗过敏作用；⑤改善消化功能作用；⑥改善心血管功能作用等。故而其现代临床应用极为广泛，包括呼吸系统疾病如普通感冒、流行性感冒、上呼吸道感染等。循环系统疾病如心动过速、心动过缓、低血压或高血压等。运动系统疾病如颈肌、肩肌、腰肌劳损、急性腰肌扭伤、腰椎病等。神经系统疾病如失精、梦交、阳痿、失眠等。妇科疾病如痛经、月经延期、经期头痛等。儿科疾病如小儿厌食、营养不良、遗尿症等。皮肤科疾病如多形性红斑等。内伤发热、汗证、疲劳综合征等。

本方内证得之，不唯调和营卫，并因之而调和气血，燮理阴阳，疏通经络。更因肺主气属卫，故能上达清窍、外合皮毛；心主血属营，故内通于心，外及血脉，下关冲任。此机体固有之内在联系，亦本方证治广泛之渊薮。

合全书来看，桂枝汤禁忌证不仅仅限于伤寒表实证、酒客病或内有湿热者、内热而有痈脓者，还包括太阳病下之后，其气不上冲者，以及某些坏病。

[临床运用心得及典型验案举隅]

乔振纲论调和营卫法及其临床应用：

营气、卫气理论是中医基础理论的重要内容。调和营卫法是指导临床治疗的常用法则之一。然而，什么是调和营卫法？应怎样深入理解和怎样具体运用？现根据对《内经》及《伤寒论》有关内容的学习心得，结合临床实践的应用经验，谈谈粗浅体会：

"卫在脉外"，主卫外而属阳。其主要生理功能有：一、护卫体表，防御外邪；二、熏肤充身，温养皮毛；三、控制腠理开合，主司汗液排泄。如《灵枢·本藏》所说："卫气者所以温分肉，充皮肤肥腠理，司开合者也"，又"卫气和，则分肉解利，皮肤润柔，腠理致密矣。"卫气的生理特性及功能决定卫气宜"固"，宜"温"；"营在脉中"，主内守而属阴。其生理功能主要为：一、营养作用，如《素问·痹论》说"营者，水谷之精气也，和调于五脏，洒陈于六腑"；二、化生血液，如《灵枢·邪客》说"荣气者，泌其津液，注之于脉，化以为血。"营气的生理特性及功能决定，营气宜"养"，宜"敛"。"营""卫"二气虽各具阴阳的不同性质但又互恋互依，以相对位置言，二者相邻为伴，卫在最外层，乃人身之"藩篱"，而卫之后为营，是和卫近邻的较深层次。如果说"卫"属人体的第一道防线，那么营则属第二道防线。就功能而言，卫主温煦、卫外，是能量的表现，营主内守而富有营养，是物质的存在形式。卫气欲发挥其"卫外""温煦"功能，所耗散的物质基础即是营阴。而营阴必须以卫气作为屏障，才能不受外邪干扰，静谧内守，不致外泄。二者既矛盾对立，又相互为用，和谐共存，保持一定的平衡协调关系，如此才能维持正常的腠理开合，正常的体温及正常的防御外邪的功能，诚如《素问·阴阳应象大论》所云："阴在内，阳之守也，阳在外，阴之使也。"营、卫之间的生理关系既密切，病理上也就互相影响，一方受病必累及另一方而相兼为患。若外感风邪，卫气趋表抗邪，可致"卫强营弱"；或卫气素虚，易受邪内袭，必越卫扰营；或营阴内伤或营阴素虚，不能内敛内守，必越卫外泄，同时，因营弱不能助卫，使卫气随之而弱。凡此皆可形成营卫失和，如《伤寒论》所云"太阳病，发热汗出者，此为营弱卫强""病常自汗出者，此为营气和，营气和者外不谐，以卫气不共营气谐和故尔""病脏无他病"故发热自汗出而自愈者，此卫气不和也。以上指出了营卫失和的主证是发热汗出，其治"宜桂枝汤"。针对"营""卫"二气在病理上常相兼为患的发病特点，治疗营卫失和证，应在区分营、卫受病谁主谁次的前提下，注意双方兼顾，即固卫必兼养营，养营必先固卫。这种营卫并调而使卫固、营充，最终达到营卫和谐的治疗方法，即所谓调和营卫法。

  桂枝汤乃调和营卫的代表方。但我们在具体应用该法时，常以桂枝汤与玉屏风散合而化裁，名之曰"玉屏桂枝汤"。方中黄芪益气充卫以固表，白术健脾和中以养营，防风辛温达表以御寒；桂枝宣通卫阳，芍药敛阴和营，生姜辛温宣散，佐桂枝、防风以增强解肌祛风之功；炙甘草、大枣益气和中，助白术以实脾，助芍药以和营，有安内攘外之意。诸药共凑益气固卫，健脾养营，解肌祛风，调和营卫之功，尤具散中寓补，补中兼疏，营卫兼顾，调和阴阳之妙。"玉屏桂枝扬"作为桂枝汤的一个延展，可以说更全面，更集中，更典型地体现了调和营卫法的治疗宗旨，较之单纯应用桂枝汤，不仅疗效更加可靠，治疗适用范围亦大为拓宽。调和营卫法的应用绝不仅限于太阳中风证，据临床所见，许多外感、内伤及皮肤疾患，甚至一些疑难杂症，在其发展演变的某一阶段，（尤其是初始阶段），都可能出现营卫失和的病机，而只要出现营卫失和的病机，就都可应用调和营卫法进行治疗。如曾治孙某某，感冒2月余，经服速效伤风胶囊、感冒灵、抗感灵片等不效而求诊于余。刻诊：咳嗽阵作，昼轻夜重，鼻塞不通，清涕长流，动辄汗出，周身疼痛，微恶风寒，大便稀溏，舌质淡红、苔白，脉浮缓无力，证属营虚卫弱，寒邪袭肺。治以养营固卫为主，兼以温肺散寒。予玉屏桂枝汤化裁：生黄芪30克，桂枝7克，白芍20克，白术10克，防风15克，制附子5克，羌活9克，细辛3克，辛夷7克，杏仁9克，炙甘草6克，生姜2片，大枣3枚，三剂水煎服。服药一剂咳嗽即明显减轻，尽剂汗止，咳消鼻爽，唯身疲乏力，又予玉屏桂枝汤合四君子汤化裁三剂而愈。

又如：多汗不止案。王某某，女，51岁，1990年3月19日初诊。患者周身汗出月余，不分昼夜如沐如淋，湿透衣被，某中医院治以"养阴敛汗"法，服中药十余剂不效而求诊于余。刻诊：周身汗出，如泉之涌，畏风恶寒，乏力神疲，纳呆便溏，舌质淡红，苔白，脉沉无力。证属脾虚气弱，腠理疏松，卫外不固，营阴外泄。治宜益气健脾，充腠实卫，养营敛阴，涩汗止汗。予玉屏桂枝扬加减：生黄芪30克，白术10克，防风15克，桂枝5克，白芍30克，山茱萸10克，五味子9克，麦冬10克，陈皮10克，焦三仙各10克，山药15克，煅龙、牡各15克（先煎），麻黄根9克，当归15克，炙甘草15克，生姜2片，大枣3枚。服药三剂出汗即止，随访1个月未复发。

继如：冷水、冷空气"过敏"案：付某某，女，41岁，1989年12月18日初诊。1个月前因气温骤降，患者始觉周身疼痒，继之，每外出遇冷即周身发痒，尤其手触冷水后，周身疼痒不堪，抓搔后起红色疹团，伴全身麻木肿胀，乏力，气短。平素多汗，易感冒。查见舌质淡红，舌苔薄白，脉沉无力。证属营虚卫弱，阳不煦表，风邪淫于肌肤所致。治宜养营固卫，温经通阳，兼活血除风。予玉屏桂枝汤加减：生黄芪30克，桂枝7克，白芍20克，白术10克，防风15克，细辛3克，当归身15克，秦艽15克，全蝎9克，麻黄7克，制附子5克，甘草5克，生姜1片，大枣1枚。服药五剂病愈。次年秋后病又复发，诸症如前。因病机未变，治同前法，原方续服十余剂复愈，3个月后追访，虽经严冬未再复发。

再如：每受凉则感冒，腹泻案：闫某某，女，56岁，1990年9月11日初诊。患者7年前因牙痛服过量生石膏损及中阳，继此，每受凉或触及冷水则感冒、腹泻，屡经中西药治疗无效，十天前因洗澡受凉致病情复发。刻诊：鼻塞不通，恶风怕冷，纳呆腹胀，右少腹不断有凉气往上冲，至胃则呃逆，大便稀溏，每日2~3次，舌质淡红，苔白略腻，脉沉缓弱。证属中阳不振，脾胃虚弱，卫外不固。治宜温中散寒，健脾养营，益气固卫。予玉屏桂枝汤加减：生黄芪30克，桂枝12克，白芍30克，白术10克，炒防风20克，制附子7克，干姜3克，吴茱萸5克，姜半夏9克，茯苓30克，砂仁9克，厚朴9克，木香9克，炙甘草5克，生姜1片，大枣2枚。服药三剂腹凉腹胀减轻，感冒亦愈，又五剂大便转调，呃逆亦失，原方续进十剂，康复如常。

更如，乳癌化疗致白细胞显著减少案：吴某某，女，38岁，1991年元月19日初诊。患者1年前发现乳腺癌，1990年10月行乳房切除术，术后持续化疗致白细胞显著减少中西药治疗多时不效。刻诊：乏力，神疲，微恶风寒，稍动易汗，容易感冒，纳呆，便溏；舌质淡红，舌苔薄白，脉沉无力。证属中气不足，营虚卫弱。治宜补中益气，养营固卫。予玉屏桂枝汤合补中益气汤化裁：生黄芪30克，桂枝5克，白芍20克，白术10克，防风15克，升麻5克，陈皮9克，柴胡9克，当归15克，山药15克，薏苡仁15克，炙甘草5克，生姜1片，大枣2枚。上方为宗，随证出入，间或加鱼腥草、白花蛇舌草、猪苓、黄精、半枝莲、鸡血藤等，连服四十余剂，神疲乏力明显好转，感冒次数明显减少，白细胞显著升高，虽然坚持化疗，白细胞亦维持3500~4200/mm^3。

由上不难看出，临床运用调营和卫法，必须牢记以下三点：

①卫气宜固宜温，营气宜敛宜养。

②固卫必兼养营，养营必先固卫，即营卫兼顾，双方并调。

③营卫二气皆水谷精气所化，故调和营卫时应注意健脾补中，以旺生化之源。

此三者，亦为"玉屏桂枝汤"的组方原则。对此，若能深刻领会，"存乎一心"，就抓住了调和营卫法的应用要领。

刘渡舟医案

刘某，男，48岁。初夏患感冒，头痛、发热、汗出，在发热不堪时，而欲撤除衣被以自适，然稍一遇风，则啬啬汗出，渐渐而恶风更甚，于是又须着衣覆被以自卫，然恶风虽去，而发热汗出又来。切其脉浮缓，舌苔白润，辨为太阳病中风证。投桂枝汤温覆，啜粥取汗而病愈。（刘渡舟，聂惠民，傅世垣．伤寒挈要［M］．北京：人民卫生出版社，1983．）

2. 桂枝汤证的兼证

（1）桂枝加葛根汤证

【原文第 14 条】 大阳病，项背强几几[1]，反汗出恶风[2]者，桂枝加葛根汤主之。

桂枝加葛根汤方：葛根四两　麻黄三两（去节）　芍药二两　生姜三两（切）　甘草二两（炙）　大枣十二枚（擘）　桂枝二两（去皮）

上七味，以水一斗，先煮麻黄、葛根，减二升，去上沫，内[3]诸药，煮取三升去滓。温服一升，覆取微似汗，不须歠粥，余如桂枝法将息[4]及禁忌。

臣亿等谨按： 仲景本论，太阳中风自汗用桂枝，伤寒无汗用麻黄，今云汗出恶风，而方中有麻黄，恐非本意也。第三卷有葛根渴证，云无汗、恶风，正与此方同，是合用麻黄也。此云桂枝加葛根汤，恐是桂枝中但加葛根耳。

方义： 本方当依林亿之注，即桂枝汤加葛根而成。方中桂枝汤解肌祛风，调和营卫，葛根甘辛而平，在此方中，一则能升阳发表，解肌祛风，助桂枝汤发表解肌；二则可宣通督脉之经气，解经脉气血之郁滞；三则生津液，起阴气，以缓解经脉之拘急。

[词解]

[1] 项背强几几：几几（jī），南阳方言，有拘紧、固缩之意。几，亦有读作殊（shū）者。项背几几，形容项背拘紧不适，转动俯仰不利之状。

[2] 反汗出恶风：反，反而。太阳病项背强几几，多无汗恶风，今见汗出，故曰"反"。

[3] 内：音义均同"纳"，"加入"之意。

[4] 将息：调理休息，即服药后进一步养护调理。

[提要] 太阳中风兼经气不利的证治。

[条文释义及病机分析] 太阳病，汗出，恶风是太阳中风证。太阳病本有头项强痛，而本条特意提出"项背强几几"，乃强调项强更重。其表现有二：一是程度重，拘紧僵硬，转动不灵；二是范围较大，由项而及背。其病机为风寒外束，经输不利，加之津液不能敷布，导致经脉失于濡养，二者相合，则项背强几几。太阳病兼项背强几几者多表现为无汗恶风，本证有汗出，故曰"反"。

[临证辨治要点]

主证：大阳病，项背强几几，反汗出恶风者。

病机——风寒外束，营卫不和，经气不利，筋脉失养；

治疗——当解肌祛风，调和营卫，升津疏经——方宜桂枝加葛根汤。

[桂枝加葛根汤歌诀]

葛根四两走经输，项背几几反汗濡，桂枝汤用调营卫，加入葛根妙相须。

[临床实际运用及其拓展] 桂枝加葛根汤可以应用于感冒、颈椎病、落枕、肩周炎、病毒性痉挛性斜颈、菱形肌综合征、颈心综合征、冠心病、脑动脉硬化、脑震荡、血管神经性头痛、雷诺综合征等疾病之辨证属于营卫失和，气血阻滞，筋脉失养者。

[临床应用典型验案举隅]

颈椎病合并肩周炎治愈案：患者周某某，男，56岁，洛阳轴承厂车床操作工，2003年11月7日初诊。该患者，素患颈椎病20多年，半月来因连续加班，复因路途受寒，致病情陡然加重，西医诊断为颈椎病合并肩周炎，予发汗、止疼药，服用一周，可暂时获效，停药后，诸症依旧，特转诊于余。刻诊：颈部僵硬，后头胀疼、闷疼，累及左肩胛痉挛样紧疼、抽疼，左上肢抬举受限，活动时其痛加重。其脉，沉迟而弦紧；舌苔薄白。中医辨证为：太阳经俞不利，督脉瘀阻，复加寒邪外束，营卫失和，气血及阳气运行受阻，脉络痹阻不通，故现诸症。治宜：通督脉，疏经俞，调和营卫，行气血，散寒温阳，除痹阻。处方：生黄芪30克，桂枝13克，白芍30克，葛根30克，川芎13克，羌活13克，当归10克，防风15克，片姜黄10克，蔓荆子13克，辽细辛4克，生麻黄7克，生姜三片、葱白一段（后下）为引，服七剂，后头疼痛渐消，左肩疼痛显减，又服七剂，诸症皆失。（乔振纲医案）

（2）桂枝加厚朴杏子汤证

【原文第43条】太阳病，下之微喘者，表未解故也，桂枝加厚朴杏子汤主之。

桂枝加厚朴杏子汤方：桂枝三两（去皮）　甘草二两（炙）　生姜三两（切）　芍药三两　大枣十二枚（擘）　厚朴二两（炙，去皮）　杏仁五十枚（去皮尖）。

上十味，以水七升，微火煮取三升，去滓，温服一升，覆取微似汗。

方义：桂枝加厚朴杏子汤即桂枝汤加厚朴、杏子而成。以桂枝汤解肌祛风，调和营卫。炙厚朴苦辛而温，下气消痰，降逆平喘。杏仁苦温，止咳定喘。全方表里同治，标本兼顾，为治疗太阳中风兼肺气上逆喘息之良方。

【原文第18条】喘家[1]作，桂枝汤，加厚朴杏子佳。

[词解]

[1] 喘家：素患喘疾的人

[提要] 太阳中风兼肺气不利的证治。

[条文释义及病机分析] 第43条为太阳病下后表不解兼喘的证治。太阳病，当用汗法解表，此用攻下，显属误治。本条下后，表证仍在，又见微喘，是因误下伤肺，肺气上逆使然。综合本证，乃外有风寒束表、内有肺气上逆，为表里同病，故以桂枝加厚朴杏子汤，外则解肌祛风，内则降肺气以平喘。

第8条为外感风寒引发喘息宿疾的证治。患者素有咳喘，又复感风寒之邪，引动宿疾，致咳喘发作。从用桂枝汤为主治疗来看，其证除见喘息外，又当有头痛发热，汗出恶风，脉浮缓等太阳中风必具之证。其喘属风寒迫肺，肺寒气逆，宣降失常，故必无热象，是以用桂枝汤解肌祛风，以治新感，加厚朴、杏子降气平喘，以治宿疾。

桂枝加厚朴杏子汤证为风寒外袭，营卫不和，肺气上逆而成，故治宜解肌发表，调和营卫，降气定喘。

[类证类方鉴别] 第43条与第18条的比较：

第43条——下后微喘（此为新喘）——其病机为表不解而兼喘——治宜表里兼顾——属对症施治——故曰"桂枝加厚朴杏子汤主之"

第18条——喘家新感（此为宿喘）——其病机为宿喘为本，中风新感为标——治当疏风解表为主为急，兼治素喘，属急则治标法——加厚朴杏子可视为权宜之计——故曰"作桂枝汤加厚朴杏子佳"。

[临证辨治要点]

主症：发热恶风，汗出头痛，咳喘气逆。

病机：风寒在表，营卫不和，肺气上逆。

治疗：解肌发表，降气平喘——方用桂枝加厚朴杏子汤。

[桂枝加厚朴杏子汤歌诀]

风邪外袭气上逆，营卫不和肺喘息，桂枝汤外细斟酌，另加厚朴杏子宜。

[现代临床实际运用及其拓展] 现多用于急慢性支气管炎、肺炎、过敏性哮喘、过敏性鼻炎等出现太阳中风证，兼肺气不利者。

[临床应用典型验案举隅] 乔振纲医案

①咳喘（支气管炎合并哮喘）案

唐某某，男，36岁，洛阳市第一人民医院职工，2011年11月16日初诊。

咳嗽伴气喘20余日，经西医检查、输液，花费近500元无明显效果，特转求中医。刻诊：咳嗽频作，伴胸闷气喘，甚则胸部憋闷，伴鼻塞，痰多色白，大便不畅。舌质淡红，苔白滑腻；脉虚浮。证属风寒犯肺，痰湿内蕴，宣肃失常。治宜外散风寒，温肺化痰，宣肺平喘。方选玉屏风散与桂枝加厚朴杏子汤、三子养亲汤等融合化裁：生黄芪15克，桂枝9克，白芍30克，防风15克，炙麻黄9克，杏仁9克，苏子9克，炙冬花13克，陈皮13克，云苓30克，白术9克，白芥子9克，炒卜子9克，川厚朴，蝉衣9克，前胡9克，炙甘草9克。五剂，每日一剂，水煎服。

一周后患者到诊室面谢，言曰："西药输液半个多月花了近五百元也没治好，中药仅服四剂，花费仅几十块咳喘就治好了。"

按：本案脉证合参，显系外感咳嗽，乃因"风寒犯肺，痰湿内蕴"所致。方选玉屏风散合桂枝加厚朴杏子汤、三子养亲汤化裁。以玉屏风散益气固卫，抵御外邪，寓"正气存内，邪不可干"之意，图求本论治之功；其桂枝加厚朴杏子汤配以三子养亲汤温肺化饮，降气平喘；风寒得散，肺不受邪，痰饮得化，则肺脏清净，宣肃复常，咳喘速止。

②咳喘（慢性支气管炎急性发作）案

何某某，男，69岁，川籍民工，2012年3月27日初诊。患慢性支气管炎50多年，屡经中西药治疗未能根治，不分季节常年咳嗽，五天前因劳累复因气候乍寒乍热复发加重。现频繁干咳，自觉痰在深部，难以咯出，伴乏力、心悸，胸闷、气喘。舌质淡红，少苔乏津，脉沉无力。证属心气虚弱，肺阴不足，外受寒邪，老痰深藏，肺失宣肃。治宜益心气，养肺阴，散外寒，化老痰，宣肺气。处方：西洋参10克，辽沙参13克，麦冬13克，辽五味9克，桔梗9克，防风15克，辽细辛4克，炙冬花15克，前胡9克，杏仁9克，苏子9克，炙麻黄7克，全瓜蒌9克，降香6克（后下），川厚朴13克，云苓30克，蝉衣9克，陈皮9克，姜半夏9克，炙甘草15克。每日一剂，水煎服。

2012年4月9日诊：服上方10剂，干咳渐止，胸闷、气喘、心悸均失，精神转佳，现有少量白痰。再治以补气养心，健脾化痰，温宣肺气为主：生黄芪15克，西洋参10克，陈皮10克，姜半夏9克，云苓30克，桔梗9克，白术12克，炙冬花15克，川贝7克，杏仁9克，苏子9克，川厚朴13克，桂枝9克，白芍15克，炙麻黄7克，干姜5克，细辛4克，鱼腥草15克，炙甘草15克。5剂，每日一剂水煎服。

2012年7月16日荐领其川籍老乡患者来诊，喜告服完上药，病即痊愈，至今未复发。

按：本案首诊时，证以干咳为主，兼以乏力、心悸、胸闷、气喘，说明其疾日久，由肺及心，心肺两虚。脉证合参，中医辨证为："心气虚弱，肺阴不足，外受寒邪，老痰深藏，肺失宣肃。"治用参麦饮合二陈汤、桂枝加厚朴杏子汤、止嗽散等化裁。其西洋参、炙甘草补益心气；辽沙参、麦冬、辽五味养阴润肺；炙麻黄、辽细辛、防风、蝉衣温宣肺气，祛风散寒；陈皮、姜半夏、前胡、全瓜蒌、炙冬花、云苓等配细辛、麻黄之辛温，温化深藏之老痰（"病痰饮者当以温药和之"）；桔梗、苏子、降香、川厚朴、杏仁等宣降肺气。如是，心气得补，君主振作，则乏力、心悸、胸闷、气短诸证皆失；风寒被驱，肺不受邪，老痰得化，肺气得宣，加之肺阴得滋，肺气得降，宣肃复常，则干咳、喘促自止。

③呼吸不畅伴胸闷压气（支气管哮喘）案

李某某，男，42岁，洛阳市高新技术开发区居民，2014年8月7日诊。患者两月来无明显原因出现呼吸困难，伴胸闷、压气，先后在两家三甲医院住院，均按支气管哮喘，治疗日久不效，特转求中医。刻诊：喘促呼吸，气难吸入，深吸为快，伴胸闷、压气、心悸，活动量大时诸证尤甚，口干，大便不畅。心肺检查未发现实质问题；舌苔薄白，舌质略紫暗；脉沉无力，尺脉尤弱。证属心气虚弱，肺气虚馁，肾气亏虚。治宜益气强心，补土生金，宣达肺气，补肾固本。处方：生黄芪30克，西洋参10克，麦冬13克，辽五味9克，桔梗9克，郁金10克，佛手9克，全瓜蒌9克，桂枝9克，炙麻黄7克，杏仁9克，苏子9克，川厚朴13克，山药10克，山萸肉10克，百合10克，白术10克，沉香5克（冲服）炙甘草9克。7剂，每日一剂水煎服。

2014年8月28日诊：上方一剂即效，至三剂，胸闷气短明显减轻，呼吸较前明显通畅，尽剂，诸证基本消失。近三天因劳累病情复发，现喘促，气短，胸闷，吸气困难，食可，便调；舌苔薄白，舌质略紫；脉沉无力，尺脉尤弱。治仍以益气养心，宣肺定喘，补肾纳气为主。处方：生黄芪30克，西洋参10克，丹参13克，麦冬9克，辽五味9克，郁金9克，佛手9克，全瓜蒌9克，炙麻黄7克，杏仁9克，苏子9克，山药9克，山萸肉10克，百合9克，白术10克，沉香5克（另包，冲服），川朴13克，炙甘草9克。7剂，每日一剂水煎服。另蛤蚧三对（撕碎，分作七份，每日取七分之一，单独炖服）。2014年8月28日诊：上方尽剂，胸闷即失，喘促亦平，两日前洗浴时受凉，喘促复作，但较前轻微。治在前方基础上，加温肺之品一、二味可矣。处方：生黄芪30克，西洋参10克，丹参9克，麦冬9克，桔梗9克，桂枝9克，白芍15克，炙麻黄7克，全瓜蒌9克，郁金9克，佛手9克，云苓30克，炙冬花15克，苏子10克，百合10克，白术10克，山萸肉10克，川朴9克，炙甘草13克。4剂，每日一剂水煎服。蛤蚧两对（撕碎，分作四份，每日用四分之一，单独炖服）。三个月后追访，得知上药尽剂，其疾痊愈，一直未复发。

按：本案以呼吸困难，伴胸闷、压气、心悸为主诉，心肺检查未发现实质问题，先后经解放军某医院和洛阳市某三级甲等医院住院，均按支气管哮喘，用西药治疗日久不效，而转求于中医。中医认为心主供血，肺主呼吸，肾主纳气。根据症状及舌脉，辨证为心气虚弱，肺气虚馁，肾气亏虚。心气虚弱，供血不足，加之肺气虚馁，宣肃失常，故呼吸困难，伴胸闷、压气、心悸；肾气亏虚，不能纳气下达，故深吸为快。治宜益气养心，补土生金，宣达肺气，补肾助纳。方用参麦饮、瓜蒌薤白汤、百合固金汤、桂枝加厚朴杏子汤等融合化裁，其中黄芪为君配以西洋参，旨在益气扶正，强化心、肺、肾之功能；郁金、佛手配瓜蒌、炙麻黄、杏仁、苏子、厚朴等，旨在宽胸理气，宣肺平喘，改善呼吸功能；用沉香，旨在配山药、山萸肉补肾纳气之功，促使气之下达。药切病机，一剂即效，三剂显效，尽剂证消。再诊因劳累而复发，充分暴露了"虚"的病理本质，故在首诊益气养心、配土生金，补肾助纳配伍思想的基础上，增入蛤蚧，用其肺肾双补之功，加强补虚之力。由于辨证准确，求本论治，组方缜密，用药精当，故获效神速，十数剂即愈。

（3）桂枝加附子汤证

【原文第20条】 太阳病，发汗，遂漏不止[1]，其人恶风，小便难[2]，四肢微急[3]，难以屈伸者，桂枝加附子汤主之。

桂枝加附子汤方：桂枝三两（去皮）　芍药三两　甘草三两（炙）　生姜三两（切）　大枣十二枚（擘）　附子一枚（炮，去皮，破八片）

上六味，以水七升，煮取三升，去滓，温服一升。本云桂枝汤今加附子。将息如前法。

方义：桂枝加附子汤即桂枝汤加附子而成。其桂枝汤调和营卫，附子温经复阳，固表止汗。桂、附相合，温煦阳气，卫阳振奋，则漏汗自止，恶风亦罢。阳复汗止则阴液始复，小便自调，四肢亦柔，诸症自愈。

[词解]

[1] 遂漏不止：遂，因而，于是。漏，渗泄不止。全句指不间断地小量汗出。

[2] 小便难：小便量少而且不畅。

[3] 微急：轻度拘急。

[提要] 太阳病发汗太过致阳虚漏汗的证治。

[条文释义及病机分析] 太阳病发汗后，其人恶风不除，以桂枝汤为主治疗，当知其表邪未解，头痛发热等仍在。恶风本是太阳中风之症，今复提出"其人恶风"，说明其程度较前为重。此时之恶风，一则为表邪未解，再则为过汗伤阳，腠理不固，不耐风袭之故。病人发汗后见"汗漏不止"，乃发汗太过，阳气受损，卫外不固所致。发汗不唯伤阳，亦复伤阴，更加以汗漏不止，津液亡失，故成阴阳两虚之证。阴虚膀胱津少，则小便少而不畅，故曰"小便难"。阳气虚不能温煦，阴伤津亏，筋脉失于阴津润养，故见四肢拘急，难以屈伸。是证虽有阳虚阴亏的双重病理机制，但主要矛盾，在阳虚不固，故治疗之法，当以扶阳解表为主。药后阳气得复，一则汗漏止，津不外泄，去除了阴耗之因；二则阳生阴长，气化功能恢复，自可化气生津，故主以桂枝加附子汤。

[思索与探讨] 本证属表阳虚汗漏不止，有亡阳之虞，绝非黄芪、浮小麦、龙骨、牡蛎之类所能解决，故急当用附子扶阳固表。桂枝加附子汤不是随证加味，而是变发汗解肌之剂，为扶阳固表之方，一则防亡阳于未然，二则也寓回阳救逆之意。

[临证辨治要点]

主症——恶风发热，头痛，汗漏不止，四肢拘急不适，小便不利等。

病机——表证未除，阳气虚弱，阴亦不足。

治疗——扶阳解表——方用桂枝加附子汤。

[桂枝加附子汤歌诀]

桂枝本是调营卫，另加附子补阳气。漏汗不止四肢拘，发热头痛此方宜。

[临床实际运用及其拓展] 桂枝加附子汤现多用于阳虚感冒以及由阳虚所致的精、津、血的外泄，如遗精、遗尿、鼻衄、带下等；也可用于阳虚→气血

运行不畅→心悸（室性期前收缩、病态窦房结综合征、更年期综合征）、痹证等。

[临床应用典型验案举隅] 乔振纲医案（摘自：乔俭，郭海涛. 乔振纲医案医论精编［M］. 北京：学苑出版社，2016.8）

①命火衰微阳不敛阴致凉汗淋漓案

曾治潘某某，女，61岁，1991年12月6日诊。3年来，每身冷时头项汗出，冬季尤甚，近月来气候寒冷，整日身冷，头项汗出不止，汗凉且黏，伴心慌神疲，便溏乏力，晨起即泻。舌质淡红、舌苔薄白，脉沉无力。证属命火衰微，阳失固摄，阴不敛藏。治宜温阳敛阴，兼以健脾宁心。方以桂枝附子汤为主，合玉屏风散等化裁治之：制附子、五倍子各7克，桂枝5克，白芍、茯苓各30克，白术、防风、山茱萸各10克，生黄芪、补骨脂、炙百合、炙甘草各15克，麦冬13克，五味子9克，炒酸枣仁20克。前后服药20余剂病愈。

②心阳不足阴液妄泄致严重盗汗案——治当以扶阳敛汗为主，使阳气振奋，能固摄阴津，则盗汗自止。

曾治赵某某，男，44岁。1991年12月6日初诊。七年来经常盗汗，伴乏力倦怠，腰酸便溏，失眠。舌质淡红，苔薄白，脉沉细无力。前医以盗汗属阴虚，从肾阴论治，方用六味地黄汤加味，先后用药达20余剂，未见好转，盗汗益甚。乃细询病情，详加辨证，发现其盗汗仅见于心窝部，汗出后即醒，醒即心慌，后背冷楚，且平素畏寒肢冷，不独阴虚，阳亦虚也。治宜益心养营，温阳敛阴。方用桂枝附子汤为主加减化裁：制附子、桂枝各5克，白芍、炒酸枣仁、茯苓各30克，当归15克，生地、熟地、炙甘草各10克，五味子、浮小麦各9克，五倍子、龙眼肉各7克，生姜3片，大枣5枚。药用10剂后，盗汗渐止。又以《金匮要略》肾气丸为主，调理月余，疗效得以巩固。

按：本证属表阳虚汗漏不止，有亡阳之虞，绝非一般益气固表，收涩敛汗之品（如黄芪、浮小麦、龙骨、牡蛎之类）所能解决，此时，必须急用附子扶阳，只待阳气充盈，才能固表止汗。桂枝加附子汤不是随证加味，而是变发汗解肌之剂，为扶阳固表之方，一则防亡阳于未然，二则寓回阳救逆之意。

（4）桂枝去芍药汤证

【原文第21条】 太阳病，下之后，脉促[1]胸满者，桂枝去芍药汤主之。

桂枝去芍药汤方：桂枝三两（去皮） 甘草二两（炙） 生姜三两（切） 大

枣十二枚（擘）

上四味，以水七升，煮取三升，去渣，温服一升。本云桂枝汤，今去芍药。将息如前法

方义：桂枝去芍药汤即桂枝汤去芍药而成。桂枝合甘草辛甘化阳，为温通心阳之佳品；生姜合桂枝，辛温发散，以除表邪；大枣佐甘草以补中州，益中气。四药合用，辛甘发散助阳，既可解表邪，又可通心阳；芍药阴柔，有碍宣通阳气，故去之。

[词解]

[1] 脉促：此处指脉来急促，非数而中止之谓。

[提要] 太阳病误下后胸阳不振的证治。

[条文释义及病机分析] 太阳病误下有可能引起表邪内陷发生变证的不良后果。本条太阳病误下后，除脉促胸满外，未发生其他变证，且表证未解，此属下后胸阳受损所致。然胸阳虽伤，但未致大虚，仍能与邪相争，邪未全陷，仍有欲求伸展之势，其脉来急促即是明证，脉促一则反映邪气由表入里，人体阳气尚能抗邪，正邪相争，僵持不下；二则反映胸阳之抗邪能力受挫，不能鼓邪外出。其证乃表邪不解，邪陷胸中，胸阳受挫，治当解肌祛风，兼通心阳，方以桂枝去芍药汤。

[思索与探讨] 对本条之脉促，多数注家认为促脉仅是脉来急促，并无数而中止之意。此处脉来急促，是表邪内陷，郁而不伸，正邪相争之势的反映，并非后世所谓之阳盛热结征象。

[临证辨治要点]

主症：胸满，脉促，恶风寒，发热，汗出或不汗出等。

病机：胸阳不振，表邪未解。

治疗：解肌祛风，宣通阳气——方用桂枝去芍药汤。

[桂枝去芍药汤歌诀] 胸阳不振表未解，发热汗出恶风寒，桂枝汤用去芍药，只因主证是胸满。

[临床实际应用及其拓展] 桂枝去芍药汤现多用于心、肺、脾阳不足之呃逆、水肿、咳嗽、呕吐、哮喘、痞证、心悸、鼓胀、心痹、胁痛等多种内科杂证，还有用本方治疗胃下垂、支气管哮喘伴肺心病、肺源性心脏病、扩张型心肌病等，其辨证属心、肺、脾阳不足，胸阳不振而又兼表邪未解者。

[临床应用典型验案举隅] 崔章信医案（摘自：崔章信. 《伤寒论》[临

证实践录]. 北京：人民卫生出版社，2018.4)

武某，男，30岁。患者下地窖去取地瓜，感寒湿之邪而感冒，胸中满闷，心跳急促，头沉身痛，小便不利。吃解热镇痛药，感冒已愈，头身疼痛等已轻，而胸中满闷，心跳急促不去，久治不愈，缠绵月余。后来，经朋友介绍，来我处看中医。

中医检查：苔薄舌质淡，脉沉而弱。证乃太阳中风兼胸阳被遏，与《伤寒论》第21条相同，予桂枝去芍药汤三剂。其芍药，因其性寒阴柔，酸敛邪气，故而去之。似以桂枝辛甘温振胸阳为治较妥。选方：桂枝去芍药汤加味：桂枝10克、生姜6克、大枣3枚、甘草6克、党参15克。三剂，胸中满闷已瘥，四剂，心跳已平。

心语：涉及胸阳被遏，多与心痛有关，可做心电图，定位定性，治疗把握好方向。

（5）桂枝去芍药加附子汤证

【原文第22条】若微寒[1]者，桂枝去芍药加附子汤主之。

桂枝去芍药加附子汤方：桂枝三两（去皮）　　甘草二两（炙）　　生姜三两（切）　　大枣十二枚（擘）　　附子一枚（炮，去皮，破八片）

上五味，以水七升，煮取三升，去滓，温服一升。本云桂枝汤，今去芍药加附子，将息如前法。

方义：桂枝去药加附子汤即桂枝去芍药汤加附子而成，加附子意在温经复阳。

[词解]

[1] 微寒：此处应为脉微而恶寒。

[提要] 太阳病误下致胸阳损伤的证治

[条文释义及病机分析] 此条系承上条而来，太阳病误下后，表证仍在，同时，因误下损伤胸阳，致邪气欲陷，正邪相争而见胸满，此与上条类似。但上见脉促，说明正气抗邪有力，此条脉微，说明阳虚程度较重，故见恶寒加剧。总而言之，本条为太阳病兼胸阳不足胸满证，其治当解肌祛风兼温经复阳，方以桂枝去芍药加附子汤。

[思索与探讨] 桂枝去芍药加附子汤证与桂枝加附子汤证，药味组成相似，其鉴别要点在于，两证均有表邪不解，阳气不足，但：

桂枝加附子汤证——以汗漏不止为主症，反映了营卫不和，卫虚不固的病理机制——治疗以调和营卫，复阳固表为主；

桂枝去芍药加附子汤证——以胸满为主症，为胸阳被遏，阳气不足之证——治疗重在畅通胸阳，温经复阳，故去芍药。

[临证掌握要点]

主症：脉微、恶寒、胸满。

病机：表邪不解，胸阳损伤。

治疗：解肌祛风，温经复阳——方用桂枝去芍药加附子汤。

[桂枝去芍药加附子汤歌诀]

桂枝去芍为哪般，只因主证是胸满。若见恶寒阳不振，更用附子温阳先。

[临床实际应用及拓展] 本方因其配伍巧妙，有表可解，无表可温通调补心胸阳气，故临床上无论是否有表证，只要辨证为胸阳不足、阳虚阴结者俱可应用，现多用于治疗胸痹、心悸、哮喘、痹证、胃脘痛、呃逆、呕吐、水肿、疝气等。

[临床应用典型验案举隅] 乔振纲医案

桂枝去芍药加附子汤验案：患者孙某某，男，21 岁，某中医大学大二学生，2023 年 9 月 2 号来诊。两周前，在洛河游泳，因水性较差，游时多次被迫喝下不洁河水，次日出现腹泻，一日 3～5 次，经服左氧氟沙星及蒙脱石散等西药治疗，腹泻得止。继之出现头重如裹，身重如铅，伴胸部满闷，呼吸急促，心悸频作，特转求中医诊治。刻诊：其舌质暗淡，舌苔薄白；脉沉无力，略显濡弱；证因寒湿内犯，损及脾阳，则腹泻；伤及心阳，则心悸频作；阻滞胸阳，则肺气不宣，胸阳不展，则呼吸不畅，胸部满闷。遂以桂枝去芍药加附子汤为主，加减化裁：生黄芪 25 克，太子参 13 克，桂枝 13 克，制附子 10 克（先煎），桔梗 9 克，薤白 10 克，辽细辛 3 克，生姜 5 克，炙甘草 9 克。取其温振心阳，宣通胸阳之功。服五剂，胸部满闷及心悸均消失殆尽。

(6) 桂枝加芍药生姜各一两人参三两新加汤证

【原文第 62 条】发汗后，身疼痛，脉沉者，桂枝加芍药生姜各一两，人参三两新加汤主之。

桂枝加芍药生姜各一两，人参三两新加汤方：桂枝三两（去皮）　芍药四两　甘草二两（炙）　人参三两　大枣十二枚（擘）　生姜四两。

上六味，以水一斗二升，煮取三升，去滓，温服一升。本云桂枝汤，今加芍药、生姜、人参。

方义：桂枝新加汤为桂枝汤加重芍药、生姜用量，再加人参而成。方以桂枝汤调和营卫，重用芍药以增加和营养血之功；加重生姜用量，外则协桂枝有宣通阳气之用，内则和畅中焦，以利气血生化之源；人参味甘微苦，益气生津，以补汗后之虚。诸药合用，在益气血、扶正祛邪前提下，调营卫，除身痛，故有无表证皆可用之。

[**提要**] 汗后气营不足身痛的证治。

[**条文释义及病机分析**] 身疼痛为太阳病常见症状之一，为风寒束表所致。一般而言，此种身痛，每随发汗解表而减，甚或消失。今发汗后其身疼痛不减，反增剧，说明已不单是表证的反映。察病人脉象沉迟无力，此属气血不足，营阴耗伤，故知其身疼痛之因主要为气血不足，经脉失养所引起。此条身疼痛的辨证着眼点有二：一是"发汗后"，以区别单纯表证之身痛；二是"脉沉迟"，反映在里，气营亏虚。

[**思索与探讨**] 经方贵在灵活加减，桂枝汤证兼证中，各主治之方皆从桂枝汤化裁，这充分反映了张仲景辨证论治、随证用方的治疗思想。病证动态发展，病机随时演变，原有方剂功效不能与病机契合时，自当随机应变寻求新方。围绕风寒外袭、营卫不和之核心，病机在外围可有诸多变化，因此桂枝汤灵活变化、轻巧化裁为各个类方以与病证相应。另外，在论中尚有更多桂枝汤加减法，通过众多的加减法，也可以看出桂枝汤经加减化裁，可以应对十分广泛的治疗领域。

[**临证辨治要点**]

主证：身疼痛，汗后身痛不减，甚或加重，脉沉迟，可伴有发热，汗出等。

病机：营卫不和，气营不足，经脉失养。

治疗：调和营卫，益气和营，通经活络——方用桂枝新加汤。

[**桂枝新加汤方歌诀**]

汗后身痛或沉重，桂枝汤用调营卫，重用芍药和生姜，益气莫忘加人参。

[**临床实际运用及其拓展**] 桂枝新加汤可调和营卫，益气养营，有无表证均可应用，临证不仅可治疗体虚感冒、自汗及多种虚性身痛之证，而且可治疗缓慢性心律失常、消化性溃疡、糖尿病周围神经病变、肩关节周围炎、失血性贫血及不安腿综合征等，其辨证属营卫不和兼气营两虚者。

[临床应用典型验案举隅] 乔振纲医案

患者蔡某某，女，38岁，洛阳市瀍河区小学教师，2006年10月9日初诊。素体质虚弱，多汗怕风，两个月前驾车外出旅游途中，汗中受风，当即出现鼻塞、流涕，次日咳嗽频作，伴发热、头身疼痛，经西药治疗三天，鼻塞、咳嗽显减，发热渐退，唯头身疼痛依然，特转求中医诊治。刻诊：头项僵硬疼痛，肢体困疼，伴乏力，深重，懒动，纳呆。其舌质淡嫩，舌苔薄白略腻；脉沉迟而紧。脉证合参，其中医病机为：正气不足，抗力低下，又因脾虚湿蕴，影响气血运行，加之风寒袭扰，更使营虚卫弱，脉络不通，故周身疼痛。治宜益气健脾，养营固卫，疏风散寒，温经通络。方用桂枝新加汤加减化裁：生黄芪30克。桂枝13克，白芍25克，党参13克，白术10克，薏苡仁13克，防风13克，羌、独活各13克，川芎13克，焦三仙各10克，辽细辛3克，生姜3片，红枣5枚，葱白一段。每日1剂，水煎服。连服5剂，诸症显减，又5剂，诸症皆失。

（二）太阳伤寒表实证

1. 风寒表实证（麻黄汤证）

【原文第35条】太阳病，头痛发热，身疼腰痛，骨节疼痛，恶风，无汗而喘者，麻黄汤主之。

麻黄汤方：麻黄三两（去节）　桂枝二两（去皮）　杏仁七个（去皮尖）　甘草一两（炙）

方义：方中麻黄为主药，微苦辛温，发汗解表，宣肺平喘；桂枝辛甘温，解肌祛风，助麻黄发汗；杏仁宣肺降气，助麻黄平喘；炙甘草味甘性温，一可调和诸药，二可缓麻、桂之性，防麻桂过汗伤正。

柯韵伯曰"此为开表逐邪发汗之峻剂也"为治太阳伤寒之主方。

[提要] 太阳伤寒的证治。

[条文释义及病机分析] 太阳伤寒，头痛发热，身体痛，腰与骨节皆疼痛，怕风，无汗而作喘的，用麻黄汤主治。

寒邪外束，太阳之经气不能畅行，气郁于上则头痛；阳气浮与外，与邪相抗争则发热；寒束于表，表气被郁，血行不畅，郁滞不通，不通则痛，如《内经》所云："通则不痛，痛则不通"病由风寒邪气所致，人体出于对致病因子的本能的抵抗故而恶风；另因风寒邪气外束，阳气被遏于内，肌表失于温煦则恶风。寒邪外束，腠理闭塞，故无汗；肺合皮毛，毛窍闭塞，致肺气不宣，呼吸不畅，故而发喘。

本条虽未明言脉象，但参阅第 3 条"太阳病，或已发热，或未发热，必恶寒，体痛，呕逆，脉阴阳俱紧者，名曰伤寒"之文，其脉应浮紧——寒邪外束，气血外浮，与邪抗争，故脉应之而浮；寒为阴邪，其性收引，外表的络脉收到约束，故脉现紧象。

[思索与探讨] 太阳伤寒与太阳中风是太阳表证的两个主要证型，均以发热、头痛、恶风寒、脉浮为基本证候，皆为风寒袭表，营卫失调所致。但中风证基本病机为卫阳不固，营阴失守，以汗出、脉浮缓为特点，唯其汗出，故又称表虚证，治以调和营卫，解肌祛风，方用桂枝汤；伤寒证的基本病机为卫阳被遏，营阴郁滞，以无汗、脉浮紧为特点，唯其无汗，故又称表实证，治以辛温发汗，宣肺平喘，方用麻黄汤。

[临证辨治要点]

主证：头痛发热，身疼腰痛，骨节疼痛，恶风，无汗而喘者。

病机：寒邪外束，经气不通，卫阳被遏，肺气不宣。

治疗：发汗解表，宣肺平喘——方用麻黄汤。

[麻黄汤歌诀]

麻黄汤中用桂枝，杏仁甘草四般施。头身疼痛卫阳郁，解表平喘此方宜。

[类证比较及鉴别] 太阳伤寒与太阳中风是太阳表证的两个主要证型，均以发热、头痛、恶风寒、脉浮为基本证候，皆为风寒袭表，营卫失调所致。但：

太阳中风证——卫阳不固，营阴失守——以汗出、脉浮缓为特点——唯其汗出——故称谓表虚证，治以调和营卫，解肌祛风，方用桂枝汤。

太阳伤寒证——卫阳被遏，营阴郁滞——以无汗、脉浮紧为特点——唯其无汗——故称谓表实证，治以辛温发汗，宣肺平喘，方用麻黄汤。

[现代临床实际应用及其拓展] 现代临床除将麻黄汤应用于呼吸道系统疾病如上呼吸道感染、急性支气管炎、支气管哮喘外，还广泛应用于其他疾病：如无汗证、类风湿关节炎、缓慢型心律失常、肾病综合征及其腹水等。

[临床应用验案举隅] 乔振纲医案

①慢性支气管炎急性发作案

陈某某，男，63 岁，洛阳市洛南区居民。2004 年 11 月 6 日初诊。该患者抽烟史 30 余年，慢性气管炎 10 多年；半月前劳作时大汗淋淋，汗后洗浴受凉，次日头疼、发烧，咳嗽频作，伴胸闷气短，呼吸喘促当地乡医院予阿司匹林等，服三天烧退疼息，但咳嗽更剧。特转求中医诊治。刻诊：咳嗽剧烈，干咳无痰，胸部憋闷，气短喘促；其舌质紫暗，舌苔薄白；脉浮而迟。其中医病机为：卫阳郁闭，肺失宣肃，胸气不展。治宜辛温发汗，润肺宣肺，宽胸理气，降逆平喘。方以麻黄汤为主加减：辽沙参13克，麦冬10克，辽五味10克，麻黄9克，杏仁9克，桂枝10克，全瓜蒌10克，前胡13克，炙冬花10克，川厚朴13克，炙甘草9克。服7剂，诸症显减，又5剂，咳消喘息。

②肾病综合征伴感冒诸症加重案

患者王某某，男，13岁，中山市东风镇初中学生。1999年3月7日初诊。该生患肾病综合征两年余，经西医利尿消肿、降蛋白、降血压及免疫拟制剂等常规治疗，病情一度明显好转，一个月前因感冒诸症复发加重，特转中医诊治。刻诊：阵发性咳嗽，咽部疼痛，胸闷，憋气；眼睑及下肢浮肿；小便淋漓不畅，伴尿道灼热；腰部酸困；发力、神疲；舌质紫暗，舌苔前白后黄；脉虚浮略数；血压158/105mmHg；尿蛋白＋＋＋＋；脉证合参，本虚标实为其基本病机。本虚，责之脾肾两虚，因脾虚，加之肾虚气化无力，水湿不运而内蓄，故现浮肿；因肾虚，封藏失职，精微物质随尿漏泄，故呈现严重蛋白尿；其标实表现在风寒犯肺，宣肃失常，胸气不展，且风寒之邪有化热趋势，故见咳嗽、胸闷、憋气诸症；而肺又为水之上源，今肺气壅遏，肃降失职，影响水道排泄，故而小便淋漓不畅；治用金匮肾气汤与知柏地黄汤融而化裁，补肾固精，清降下焦郁热；另用麻黄汤宣达肺气，以收提壶揭盖、疏通水道之功，依此处方：生黄芪45克，山药13克，山茱肉13克，生、熟地各15克，补骨脂13克，金樱子15克，白术10克，猪苓30克，知母10克，黄柏10克，栀子9克，麻黄9克，杏仁9克，桂枝7克，桔梗9克，瓜蒌9克，甘草9克。每日一剂水煎服。服10剂，咳嗽渐失，胸闷显减，尿道灼热感基本消失，排尿较前明显通畅，眼睑及肢体浮肿明显消退；又加减服20余剂，诸症基本消失，尿蛋白降至＋～＋＋之间，血压亦随之明显下降。继之，宗上基本方，随证加减，坚持服用半年余，诸症皆失，尿蛋白及血压均降至正常，病告痊愈。

【原文第51条】脉浮者，病在表，可发汗，宜麻黄汤。

【原文第52条】脉浮而数者，可发汗，宜麻黄汤。

【原文第37条】太阳病，十日已去，脉浮细而嗜卧[1]者，外已解也。设胸满胁痛者，与小柴胡汤。脉但浮者，与麻黄汤。

【原文第36条】太阳与阳明合病，喘而胸满者，不可下，宜麻黄汤。

[词解]

[1] 嗜卧：嗜，喜爱之意。形容病情初愈，精神疲乏，而喜安舒静。

[提要] 麻黄汤在外感病中的灵活应用。

[条文释义及病机分析] 此4条不曰"麻黄汤主之"，而是"宜麻黄汤"或"与麻黄汤"，其意在说明以上这几条均不是典型的麻黄汤证，并以此为例说明其灵活运用的方法。

第51条曰"病在表，可发汗"，当有表实可汗之症，如发热、恶寒、无汗、头痛、身痛等。但此时其脉只浮而未见紧象，可否用麻黄汤？仲景明确指出，可用。此条提示医者，临证不可将浮紧脉作为太阳伤寒证唯一的脉象，而是当脉症合参，伤寒证备，其脉不紧者，也可用之。

第52条承前条，继续讨论太阳伤寒脉象之变。太阳伤寒证有感邪较重，卫闭营郁，发热执其高者，脉象必见浮数，而未必便是浮紧。其要在脉症合参，不可执一而论。总之，浮数之脉，必与发热恶风寒、头痛、无汗并见，方为麻黄汤证。假使脉浮或浮数是表邪已经化热，或者病为在里，自不可再用麻黄汤。既有规矩准绳，亦可灵活权变，此正是《伤寒论》之精髓所在。

第37条讨论了太阳病十日以上的三种转归：

其一，脉象由浮而有力转变为浮细，即脉象趋于和缓，是表证已愈的佳象，此时只是病程较久，患者正气尚未完全恢复，所以精神疲倦、嗜卧，此和第10条"风家表解而不了了"同义，故曰"外已解也"；

其二，病人出现胸满痛，胸胁为少阳经脉之分野，说明太阳证罢，少阳证起，治应与小柴胡汤和解少阳；

其三，"脉但浮者"，以脉代证，指明脉症未发生其他变化，表证仍在，故不论时日久暂，仍可与麻黄汤发汗解表。

第36条论太阳阳明合病、喘而胸满的证治。合病，即两经或两经以上证候同时出现。本条云"太阳与阳明合病"，且有"不可下，宜麻黄汤"的字样，是知此属太阳伤寒与阳明同时发病。然其中证候之孰轻孰重，孰主孰次，又当仔细分析。条文明确揭示"喘而胸满"，而对阳明病则戒之以"不可下"，说明病证以太阳伤寒为主，而阳明病次之。肺主宣降，肺气上逆则喘，肺气壅滞则胸满，皆因风寒袭表，不唯皮毛受邪，且内合于肺使然。病之重心既然在表，自可据无汗而喘之例，主用麻黄汤以发汗解表。"宜麻黄汤"句，是谓宜从麻黄汤解表之法，而具体运用，仍需视病情实际，灵活变通。本证虽偏重于太阳，但毕竟涉及阳明，故不可拘泥其方。宜斟酌化裁。

[思索与探讨] 第51条文字虽简，但具有临床见症、辨证、治法和用方等内容，述证相对完整，体现了理、法、方、药的连贯性。第52条脉浮数发生于伤寒表实证中，是符合临床实际的。临床上无论伤寒还是温病，体温升高，均会伴随脉率增快，此时切不可因脉浮数而辨为风温表证。

【原文第46条】太阳病，脉浮紧，无汗、发热、身疼痛，八、九日不解，表证仍在，此当发其汗，服药已微除，其人发烦目瞑[1]，剧者乃衄[2]，衄乃解。所以然者，阳气重[3]故也。麻黄汤主之。

[词解]

[1] 目瞑：闭眼有畏光表现或昏花迷离的感觉。

[2] 衄：此处指鼻出血。

[3] 阳气重：受外邪束缚，阳气郁闭较重。

[提要] 太阳病，病期虽久，只要表证续在，仍可用麻黄汤。

[条文释义及病机分析] 此条可分段理解：

① "太阳病……此当发其汗，……麻黄汤主之"。

本条末尾之"麻黄汤主之"，按文义应放在"此当发其汗"语后，所以置于末尾，属古文中常用的倒装文法。

脉浮紧、无汗发热、身疼痛——表证仍在——风寒表实——当辛温发汗——麻黄汤主之。

② "服药已微除……阳气重故也"。病邪在表（脉浮、无汗），服麻黄汤开腠理发汗逐邪，本可一汗而解，可本证服药后虽病情稍减，却又出现心中烦乱，目不欲睁，昏花迷离，甚至鼻衄的症状，所以然者，乃因热于营与肺，阳气重盛，表散之药与之相搏所致。分而析之。

A. 发烦

·煎法不当，原经文有麻黄先煮，去上沫，然后纳诸药，若不去沫会令人发烦。

·阳热之体感受风寒，又服麻黄汤，麻黄乃辛温助阳之药，服之二阳相并，阳热内郁，扰及心神则发烦。

・病久不解，外邪郁闭较重，郁而化热，得麻黄辛温助阳之品，更助阳热之势，阳热内扰心神故心烦。

B. 目不欲睁——目得血而能视，今阳郁于里，扰及血分，血中蕴热，则畏光怕热，故目瞑不欲睁。

C. 衄血——阳气怫郁，血热过甚，又得麻黄汤之辛温，麻黄入肺，服之，肺经郁热上蒸，冲盈鼻窍，灼伤血络而鼻衄。（血汗同源，衄血之后，热邪随之尽泄于外，疾病诸症因而得到解除，故经文曰："衄乃解"；热病鼻衄，后世又红汗之说）

【原文第47条】太阳病，脉浮紧，发热，身无汗，自衄者，愈。

【原文第55条】伤寒脉浮紧，不发汗，因致衄者，麻黄汤主之。

[提要] 论太阳伤寒证衄血的不同成因与转归。

[条文释义及病机分析] 第47条论伤寒表实证可自衄而解。"大阳病，脉浮紧，发热，身无汗"，为太阳伤寒表实证。太阳伤寒，由于表邪外束，玄府郁闭，若不得汗解，邪无出路，郁于经络，重者可损伤阳络而衄血。由于血汗同源，衄后邪随衄出而解，故有衄后自愈的机转。

第55条论伤寒表实失汗致衄仍须汗解。"伤寒脉浮紧"，是以脉代证，概言太阳伤寒表实证，属省文笔法。太阳伤寒，本应汗解，当汗而失汗，则表邪闭郁，邪无出路，损伤阳络而致衄。体质壮实者，有邪从衄解之机。若衄后表不解，可能衄血不多，达不到载邪外出的目的，此与汗出不彻而表不解机理相同。衄后证未变，伤寒表实证仍在，故仍与麻黄汤发汗。衄后再汗需注意：一是衄血量不多；二是无内热烦躁之征；三是无热入营血表现。否则辨证不确，将招致不良后果。

[思索与探讨] 上述三条（包括第46条），皆为太阳伤寒证之衄血，但病情、转归均有不同。

第46条为衄在汗后——虽已服麻黄汤，因阳郁过甚而致衄，汗不解，衄乃解；

第47条为不汗而衄——患者未经服药，失汗致衄，邪随衄解，当属自愈；

第55条为衄在汗前——虽邪重致衄，但衄而邪不解，仍须与麻黄汤发汗。虽有"衄以代汗"与"汗以代衄"之别，但"血汗同源"之理则一。

2. 麻黄汤禁例

〖原文第83条〗咽喉干燥者，不可发汗。

〖原文第84条〗淋家[1]不可发汗，发汗必便血[2]。

〖原文第85条〗疮家[3]，虽身疼痛，不可发汗，汗出则痓[4]。

〖原文第86条〗衄家[5]，不可发汗，汗出必额上陷脉急紧[6]，直视不能眴[7]，不得眠。

〖原文第87条〗亡血家[8]，不可发汗，发汗则寒栗而振[9]。

【原文第88条】汗家[10]，重发汗，必恍惚心乱[11]，小便已阴疼[12]，舆禹余粮丸本方阙。

〖原文第89条〗病人有寒，复发汗，胃中冷，必吐蚘。

[词解]

[1] 淋家：淋，指小便淋沥不尽，尿频量少、尿道涩痛之症。淋家，指久患淋证之人。

[2] 便血：此处指尿血。

[3] 疮家：久患疮疡之人。

[4] 痓（zhi 至）：《金匮玉函经》《脉经》作"痉"，可从之。痉，筋脉拘急之意。

[5] 衄家：经常鼻出血之人。

[6] 额上陷脉急紧：指额部两旁凹陷处（太阳穴）的动脉拘急。

[7] 眴（shun 顺）：目动也，即目睛转动。

[8] 亡血家：指平素经常失血之人。

[9] 寒栗而振：即寒战。

[10] 汗家：指平素多汗之人。

[11] 恍惚心乱：神识昏惑模糊，心中慌乱不安。

[12] 小便已阴疼：小便后尿道疼痛。

[提要] 论辛温发汗的禁例。

[条文释义及病机分析] 第83条论阴虚咽燥者禁用发汗。咽喉乃肺胃之门户，三阴经所循之处。生理情况下，咽喉必赖肺、肾的滋养。若咽喉干燥，是为阴液不足之象，尤其是肺肾阴亏，此时虽有太阳表证亦不可辛温发汗。因阴液不足，发汗无源，强行发汗，不仅伤阴，更助阳热，以致阴伤热炽变证蜂起，不可不戒。

第84条论淋家禁用发汗。久患淋病之人，多属湿热下注，久则伤阴，虽有太阳表证，亦不可径用辛温发汗。若误发其汗，不仅助膀胱湿热，耗肾中之阴，而且阴伤热炽，迫血妄行，损阴络，可发生尿血之证。

第85条论疮家气血两虚者禁用发汗。久患疮疡之人，因脓血流失而致气血两伤。"虽身疼痛，不可发汗"，是说疮家复感外邪而致身疼痛者，不可发汗。因血汗同源，发汗必伤营血，疮家已有气血两虚，复加发汗，则营血更伤。营血伤，不能濡养筋脉，则导致筋脉强直，肢体拘挛的变证。

第86条论衄家阴血不足禁用辛温发汗。素患鼻衄之人，阴血亏虚者居多。虽有表证，亦不可径用发汗。若强发其汗，势必更加损伤阴血。血不濡养筋脉，则额两旁陷中之脉紧急；血虚不能上注于目，则目直视而睛不能转动；血虚不养心，神不守舍，则不得眠。本条言衄家不可妄汗，第55条则言"伤寒脉浮紧，不发汗，因致衄者，麻黄汤主之"，两者虚实有别，病机不同，当注意区别。彼条是伤寒表实证失汗而致衄，其衄血量不多，且衄后表实证仍在，故仍与麻黄汤发汗；本条是素日即多衄血之人，阴血素亏，又患外感，故治疗时必虑其虚，不可单纯使用发汗之法。

第87条论亡血家气血虚弱，禁用发汗。亡血家，指平素经常失血之人，其阴血必虚，且气无所依附，其阳气亦显不足。亡血家气血俱虚，即使患有伤寒表证，也不可妄用辛温发汗。盖血汗同源，夺血者无汗，夺汗者无血。若强行发汗，必致气血更虚。血伤无以濡养筋脉，气伤阳虚，无力温煦肌肤，故寒栗而振。

第88条论平素多汗禁用发汗。汗乃心之液，系阳气蒸化津液而成。平素常多汗出，无论自汗盗汗，均有阴血阳气之伤。若再与发汗，不唯伤阳，亦必损阴，以致阴阳两虚。心失所养，心神浮越，故恍惚而心乱。汗家重发汗，阴津受伤，阴津滞涩，故小便后阴疼，治用禹余粮丸。此方已佚。但从主药禹余粮推断其大法是敛阴止汗，重镇固涩，既救其急，亦补其虚。

第89条论中焦虚寒者禁用发汗。病人有寒，指病人中焦脾胃虚寒。素有中寒，复感外邪，法当温中解表，切不可强发其汗。误用发汗，使脾胃已虚之阳更伤，必然导致"胃中冷"。胃寒气逆者，可见呕吐，若平日有蛔虫寄生者，则可吐蛔。

以上7条，从不同角度阐述峻汗禁例及机理。"阳加于阴谓之汗"，且血汗同源，气血互根，峻汗必伤及气血阴阳，故虚人外感不可用汗法，由于麻黄汤为辛温解表之剂,辛温能发热,故火旺阳亢、风热外感者亦不可用。

【原文第49条】**脉浮数者,法当汗出而愈,若下之,身重,心悸者不可发汗,当自汗出乃解。所以然者,尺中脉微,此里虚,须[1]表里实,津液自和,便自汗出愈。**

[词解]

[1] 须:等待之意。

[提要] 在表证误下后,出现身重、心悸,尺脉微弱的,不能再用汗法,可待患者本体自汗出而愈。

[条文释义及病机分析] 脉象浮数的,理应使邪气从汗出而解,如因误用下法,而出现身体重,心悸动的,就不能再用发汗的方法。应当由自动汗出,病情可自然缓解。所以是这样,因为尺脉微弱,这是里气不足的表现,若能自动汗出,说明表里之气已恢复调和,营津通和,故以自汗出为标志,病的症状已经解除。

①表热证当以汗解——脉浮数(浮,主表;数,主热盛)——《内经》云:"诸脉浮数,当发热而洒淅恶寒。"——由正邪交争或在表之邪热重所致——法当汗出而解,宜麻黄汤。

②表证误下必损其里。

太阳病脉浮数——本表证不解,当从表论治——若误以为邪热在里,以下法治之,不仅表证不解,且徒伤里气,出现身重、心悸,脉数等证——此时不可发汗。

表热误下 { 身重、心悸——此时不可发汗
尺中脉数——尺以候内,微为阳弱——里阳不足

＞里气虚馁,中阳不足——若再行发汗,必致表里俱虚,而致大汗亡阳之变。

③表虚里实的正确治疗。

和表实里 { 和表实里——宜小建中汤
温中健脾——促使里气康复—以治心悸、身重。
调和营卫——使自汗出——以治表证不解。 }

＞顾尚志曰:"不可发汗者,言不可用麻黄汤大发其汗,非坐视而待其自愈也。用小建中汤以和其津液,则自汗而解也。"

【原文第50条】**脉浮紧者,法当身疼痛,宜以汗解之。假令尺中迟者,**

不可发汗，何以然者？以营气不足，血少故也。

[词解]"尺中迟者"——"迟"，是脉搏至数减少。整句指的是尺部的脉搏减少。

[提要] 荣血虚者，虽有表证，不可发汗。

[条文释义及病机分析] 脉象浮紧，是太阳伤寒的征象，应有身体疼痛，可用发汗法解表祛邪。但是，假令尺部的脉搏出现迟象时，就不能用发汗法，这是因为荣血虚少的缘故。

证实体实 { 脉浮紧——为伤寒之脉 / 身痛无汗——为伤寒之证 } 发汗则身痛自止，脉趋和缓。

证实表虚 { 脉尺中迟——尺以候内 / 迟主不足——气虚血少之体 / 身疼痛——表证不解 }

＞汗之则更伤营血，不仅不能作汗反更损正气，不仅身痛不除，且有亡血亡津之虞（血汗同源，"夺血者无汗"）。

按：本条虽未言明治疗，但后世养血解表法可酌情选用。

【原文36条】太阳与阳明合病，喘而胸满者，不可下，宜麻黄汤。

[提要] 太阳与阳明合病，病情偏重于太阳者，仍宜解表。

[条文释义及病机分析] 太阳病与阳明病合病，出现呼吸喘促而又胸部胀满的症状，这是由于寒邪外束肌表，内袭于肺，肺气不得宣达所致，其邪在上，不可攻里，仍宜用麻黄汤发汗解表。

表寒外束 { *卫气被遏，太阳经气不布——发热恶寒头项强痛，无汗——太阳表证——宜麻黄汤发汗解表 / *肺气不宣——呼吸喘促似阳明证，而又不同于阳明内实 / *腹满而喘——不可下 / *肺气壅遏，胃气不降——胸满 }

＞病情偏重于表——宜麻黄汤发汗宣肺，表解里自和。

3. 风寒表实兼证：

①兼项背强几几证：

【原文第31条】太阳病，项背强几几，无汗恶风者，葛根汤主之。

葛根汤方：葛根四两　麻黄三两（去节）　桂枝二两（去皮）　生姜三两（切）　甘草二两（炙）　芍药二两　大枣十二枚（擘）

（注：据有关专家考证，原计量一两约合今制 3 克，一斗为十升，一升为十撮；一斗为 2000 毫升，一升为 200 毫升，一合为 20 毫升，一撮为 4 刀圭，一刀圭为 0.5 毫升，一方寸匕为 10 刀圭等于 5 毫升。）

方义：本方既言葛根汤，可知葛根为本方之主药，是药，味甘辛，性偏寒凉，功擅解肌退热；桂枝汤调和营卫，发汗解表；麻黄发汗祛邪，开玄府腠理之闭塞，祛风寒；葛根性味甘辛，升津液而濡筋脉，为君药。

柯韵伯云："葛根味甘气凉，能起阴气而生津液，滋筋脉而舒其牵引。"

[**提要**] 表实兼项背强的证治。

[**条文释义及病机分析**] 患太阳病，颈项及肩背部拘急强直，俯仰不能自如，没有汗又怕风者，用葛根汤主治。

太阳病，无汗恶风，当属太阳伤寒表实证，既言太阳病，当有发热、头痛、脉浮紧等。此处省略，乃省文之法，恶风乃恶寒之互词。感于风寒者，一般皆恶风寒。

项背强几几——由寒邪侵入太阳经输（足太阳经脉，起于目内眦，上额交巅，络脑下项，挟脊抵腰），经气不利，筋脉失养所致——治宜葛根汤发汗解表，升津液而舒经脉。

[**类证类方鉴别**] 本证（葛根汤证）与麻黄汤证，其发病皆风寒外束所致，但发病后的病机、病证及治法各异。

麻黄汤证——病机重在肺气失宣——其症无项背强几几而有喘——其治重在发汗定喘——用药以麻黄为主佐以杏仁。

葛根汤——病机重在经输不利——其证项背强几几为主，而无喘——其治重在发汗生津——用药以葛根为主，佐以麻黄和桂枝。

＞同中有异

本证与桂枝加葛根汤证均有项背强几几，其不同点在于：

葛根汤证——无汗——属风寒表实而兼经输不利——方中有麻黄

桂枝加葛根汤证——有汗——属风寒表虚兼经输不利——方中无麻黄

＞汗出与否是鉴别二证的要点。

[**临证辨治要点**]

主症：恶寒（风），发热，头痛，无汗，项背拘急不舒，脉浮紧。

病机：风寒之邪束表，太阳经输不利。

治疗：发汗解表，升津舒筋——方用葛根汤。

[葛根汤歌诀]

葛根四两麻二两，另加桂芍和生姜，发热无汗和头痛，升津舒筋治项强。

[临床实际运用及其拓展] 葛根汤现代应用涉及多个系统、多个病种，包括流行性感冒、急性支气管炎、肺炎、过敏性鼻炎、慢性副鼻窦炎、痢疾、肠炎、胃肠型感冒、颈椎病、肩周炎、周围面神经麻痹、各类神经性疼痛、纤维性肌痛、紧张性头痛、急性腰扭伤、踝关节扭伤、腰肌劳损等。

[临床应用典型验案举隅] 乔振纲医案

①葛根汤为主治风寒感冒合并落枕案

冯某，男，56岁，洛阳市瀍河区个体货运司机。2007年12月6日初诊。患者一周前长途运输途中，车中午睡时落枕，并感受风寒，继而头项僵硬疼痛，经针灸治疗，头痛有所好转，颈项僵硬如故。特转诊与余。刻诊：自诉项部僵硬，难以转动和伸屈，勉强为之则困痛、僵痛难忍，伴鼻塞，时流清涕，肩背酸困；其舌质黯淡，舌苔薄白；脉浮紧。其中医病机为：落枕伤及颈项肌肉、脉络，加之感受风寒，督脉阳气受损，督脉阳气受损，项部脉络不通，太阳经输不利，故诸症作矣。治用葛根汤（为主）与川芎茶调散融而化裁：葛根30克，桂枝9克，麻黄9克，川芎13克，荆芥13克（后下），防风13克，羌活13克，白芍30克，辽细辛4克，当归10克，辛夷9克，白芷10克，干姜5克，炙甘草9克。七剂，每日一剂水煎服。七天后得知，服上药3剂，诸症渐减，尽剂，诸症皆失。

②葛根汤合肾气丸治眩晕、耳鸣案

樊某某，男，72岁，洛阳市矿山厂退休工人。2012年3月11日初诊。

该患者因职业（车工）原因，患颈椎病30多年，经常头晕，三年前又增耳鸣疾患，屡经中西医治疗，病情时轻时重，一月前因玩手机时间过长致头晕猝然复发加重，由他人推荐予我诊治。刻诊：头晕目眩，每转头或低头时头晕尤为明显，甚者如坐舟船，耳鸣亦随之加重，伴头项僵硬、恐惧、恶心，纳呆、乏力；其舌质紫暗，舌苔黄而厚腻；脉弦滑略数。中医辨证：年过七旬，天癸竭绝，肾精亏虚，水不涵木，肝阳上扰，加之督脉瘀阻，精血不能上奉，清宫失养，故头晕目眩，颈项僵直；肝失疏泄，气机逆乱扰及脾胃，故恶心、纳呆；扰及心神，故恐惧。其基本病机为本虚标实。肝肾阴虚为本，督脉瘀阻为标。治用葛根汤与地黄汤融合化裁，柔颈通督，滋肾涵木，处方：葛根45克，桂枝9克，白芍30克，天麻15克，羌活13克，丹参13克，泽泻 30 克，山药 10 克，山芋肉 13，熟地 13 克，陈皮 9 克，半夏 9 克，云苓 30 克，焦三仙各 13 克，女贞子 13 克，旱莲草 15 克。七剂，每日一剂水煎服。

服上方三剂，恶心、恐惧俱失，食量显增，头晕有减；

服尽七剂，头晕明显减轻，耳鸣亦减。遂宗上方，去焦三仙，加白芷、蝉衣各 10 克，又服近二十剂，诸症皆失，病告痊愈。

（2）葛根汤证与葛根加半夏汤证

【原文第 32 条】太阳与阳明合病[1]者，必自下利[2]，葛根汤主之。

[词解]

[1]"合病"，二经俱受邪，同时出现相应症状，谓之合病。

[2]必自下利：必，假设连词，作"如果"解；自下利，指未经误治而自然发生的下利。

[提要] 外邪不解，内迫阳明而下利的证治。

[条文释义及病机分析] 太阳、阳明二经同时患病，必定有下利的症状，要用葛根汤主治。

太阳阳明合病 { 既有发热恶寒，头项强痛， 无汗——太阳表证 又有下利——阳明里证 }

＞二者同病，不分先后——由于邪郁肌表，水寒之气不从汗解，致水谷不别，而形成下利。

本条文所言自下利，非误治所致，亦有别于三阴里虚寒之下利，而是表热无汗，太阳之邪不得外解，内迫阳明，下走大肠，使大肠传导失职，水谷不别，于是泄利自然而作——故不需治里，只需解表可矣。——用葛根汤解肌发汗，双解二阳，肌表之邪得以外泄，自利也就应手而愈了。正所谓"表解而里自和"。

【原文第 33 条】太阳与阳明合病，不下利但呕者，葛根加半夏汤主之。

葛根加半夏汤方：葛根四两　麻黄三两（去节）　甘草二两（炙）　芍药二两　桂枝二两（去皮）　生姜二两（切）　半夏半升（洗）　大枣十二枚（擘）。

上八味，以水一斗，先煮葛根、麻黄，减二升，去白沫，内诸药，煮取三升，去滓，温服一升。覆取微似汗。

[条文释义及病机分析] 太阳与阳明同时为病，不腹泻而有呕吐症状者，以葛根加半夏汤主之。

太阳之邪不解，内迫阳明，上逆于胃而发生呕逆——用葛根汤发汗解表，以驱邪外出；加半夏以降逆止呕针对其标。

本条与第32条之比较：

第32条——外邪不解，内迫阳明，下走大肠——必自下利——治宜葛根汤——解表而里自和。

第33条外邪不解，内迫阳明，上逆于胃——不下利而呕——治宜葛根加半夏汤——解表同时，加半夏和胃降逆止呕。

> 呕、利虽有上下之殊，但病变偏重在表则一——均以葛根汤解表，以除其因。

(3) 兼内热烦躁（大青龙汤）证

【原文第38条】太阳中风，脉浮紧，发热恶寒身疼痛，不汗出而烦躁者，大青龙汤主之。若脉微弱，汗出恶风者，不可服之，服之则厥逆[1]，筋惕肉瞤[2]，此为逆也。

【原文第39条】伤寒脉浮缓，身不疼但重，乍有轻时[3]，无少阴证者，大青龙汤发之[4]。

大青龙汤方：麻黄六两（去节）　桂枝二两（去皮）　甘草二两（炙）　杏仁四十枚（去皮尖）　生姜三两（切）　大枣十枚（擘）　石膏如鸡子大（碎）

上七味，以水九升，先煮麻黄，减二升，去上沫，内诸药，煮取三升，去滓，温服一升，取微似汗。汗出多者，温粉[5]粉之。一服汗者，停后服。若复服，汗多亡阳遂虚，恶风烦躁，不得眠也。

方义：大青龙汤由麻黄汤倍用麻黄，减杏仁剂量，加石膏、姜、枣而成。方中麻黄六两，较麻黄汤增一倍，故为发汗重剂。重用麻黄，佐桂枝、生姜辛温发汗，外散风寒，以开祛邪之路；加石膏辛寒，以清郁闭之热，使郁热除，则烦躁止；炙甘草、大枣，和中养营，以滋汗源；诸药合之，既能发汗解表，又可清热除烦，为表里双解之剂。药后，当以汗出表解而效，犹如龙升雨降，郁热顿除之意，故名为大青龙汤。

[词解]

[1] 厥逆：手足冷。

[2] 筋惕（tì）肉瞤（shùn）：惕、瞤义近，皆指抽动。即筋肉不自主的跳动。

[3] 乍有轻时：身重忽而有所减轻。

[4] 发之：发散解表。

[5] 温粉：关于温粉的成分，《伤寒论》未明确记载，后世医家的理解也不尽相同。如唐孙思邈《备急千金要方》记为：煅牡蛎、生黄芪各三钱，粳米粉一两，共研细末，和匀，以稀疏绢包，缓缓扑于肌肤。

[提要] 论太阳伤寒兼阳郁内热的证治。

[条文释义及病机分析] 第38条"太阳中风"是病因概念，系指风寒之邪伤人肌表，非太阳中风证。根据脉浮紧、发热恶寒、身疼痛、不汗出分析，证属典型的太阳表实，病机为风寒外束，卫阳被遏，营阴郁带，与第35条无异。然本证除伤寒表实的症状之外又见"烦躁"，故与伤寒表实证有别。条文中云"不汗出而烦躁"，"不汗出"既为症状，又成为"烦躁"之因。太阳表实，汗孔闭塞特甚，阳气无从发越，则阳气内郁益甚，郁热内扰心神，则见烦躁。此即本证兼内热扰攘，烦躁不宁之由来。

本证和麻黄汤证均为伤寒表实证——其病机，均由风寒外束所致，都有卫阳闭郁，营阴郁滞的病理特点，皆有脉浮紧、发热、恶寒、身疼痛、不汗出等症状。不同之处在于：

大青龙汤证——感寒更重，肌表郁闭更甚，并郁热内生，邪热扰心，——其症状的突出之处是有烦躁表现；

麻黄汤本系发汗峻剂，大青龙汤又在其基础上倍用麻黄——使其辛温发汗之力更猛。若审证不确，不可轻投。

所以仲景在文中特别提出"脉微弱，汗出，恶风者，不可服之"。"脉微弱"示其里虚，"汗出恶风者"又为表虚，表里俱虚，则为大青龙汤之禁例。如不慎而误用之，必大汗亡阳损阴，四肢筋脉失于温养，或手足逆冷，筋肉跳动，或恶风，烦躁，失眠，种种变化，不一而足。

第39条指出大青龙汤证的非典型脉症。由于感邪有轻重，体质有强弱，临床表现有典型者，也有不典型者，医者临证当注意鉴别。本条首言"伤寒"，并主以"大青龙汤发之"，说明病机同前。上条曰"太阳中风"，本条曰"伤寒"，是互文见义，总属风寒之邪侵袭人体。伤寒表实证本为浮紧之脉，应见身疼痛之症，身疼痛反映了寒为阴邪，其性收敛凝闭的特性。但寒邪闭郁于表，阳气不得发越而郁闭，则阳郁渐趋化热，其脉也必由寒邪收引所致之紧脉，而渐渐变为和缓，此即本条脉浮缓之意。实际上，此处之浮缓是与浮紧对比而言，反映了阳气内郁化热之机转。同时，营阴郁滞所致的身疼痛也因阳郁化热，热壅经气不利而变为身重之症。此与第6条"风温为病，脉阴阳俱浮，身重，多眠睡，鼻息必鼾，语言难出"之身重，机理有相似之处，但程度有别。其身重乍有轻时者，是因邪气有传入之势，进退于表里之间，故身重常见乍有轻时。本条之脉症虽不似上条之典型，但却与上条相互补充，同样反映了表寒郁闭，内有郁热之病机。然而，本条所论毕竟为非典型脉症，因此必须与上条联系理解，即亦应有发热恶寒，无汗烦躁等症，方可确诊。亦只有如此，才可用大青龙汤发散表邪，兼清内热。

"无少阴证者"，是说本条之身重、烦躁应与少阴病之身重、烦躁相鉴别。

辨 { 少阴病身重——是由于阴盛阳衰，气血不足所致故身重无休止之时，且必伴有脉微细，恶寒肢冷，但欲寐等阴之象。
大青龙汤证之身重——属汗不得出，阳郁化热，热壅经气不利所致故其身重有轻时，且必伴有表实证和内热之象。

> 二者显然有别。

辨 { 少阴病之烦躁——多为正气大虚，阴盛阳衰，阴阳离决所致——故其辨证多伴有阴寒内盛，阳气大虚之证。
大青龙汤之烦躁——属风寒束表，郁热内扰所致——与发热恶寒，无汗等表实并见，且多呈现一派正盛邪实之证。

> 故二者不难区分。

[思索与探讨] 大青龙汤证第38条、第39条两条分言"大阳中风脉浮紧""伤寒脉浮缓"，语义交互错综，提示风寒之邪，难以凿分，同时体质有强弱，感邪有轻重，而脉象每随各种因素而有变例，临证之时，切不可因循常规而失其大局。

大青龙汤为发汗之峻剂，临床应用时，要注意得汗即止，不可大汗、过汗，否则可招致大汗亡阳、阴寒内盛之祸端，继而产生恶风、烦躁不得眠等证。尤其，若脉微弱，汗出恶风者不可服之。汗出恶风者，其表本虚，若强发其汗，使表更虚，可致大汗亡阳，引起厥逆、筋惕肉瞤的逆证。故临床运用应慎之为妥。

风寒袭人有轻有重，正气抗邪有缓有急。

若感邪较轻，正邪相争较剧——多见脉缓、身疼；

若感邪较轻，正邪相争不剧——多见脉缓、身重。

若与发热、恶寒、不汗出同时出现——病机则一：外有风寒束表，内有邪热郁闭——可与大青龙汤外散风寒，内清里热。

[类证对比] 第39条之身重与第38条之烦躁，均需与少阴证鉴别：

*辨身重：

大青龙汤证——属汗不得出，寒郁气滞，内热相扰而成——虽身重乍有轻时，又伴一系列表证。

少阴证——乃气血虚衰，阴寒内盛所致——身重无休止时，伴见一系列阴寒症状。

*辨烦躁：

大青龙汤证——与不汗出、发热、恶寒、身痛等并见——乃表实兼内热之像；

少阴病——与无热恶寒、脉微四肢厥冷、下利清谷等并见——乃阳衰阴盛所致。

＞无少阴证者，大青龙汤发之。

[临证辨治要点]

主证：太阳病而见脉浮紧，发热恶寒，身疼痛，不汗出、烦躁。

病机：外有风寒束表内有邪热郁闭。其烦躁与不汗出有十分密切的关系。邪热郁闭且无宣泄之路，热郁于内则烦躁。不汗出、烦躁是辨证要点。

治疗：外散风寒，内清郁热——方用大青龙汤（其中之麻黄汤倍加麻黄，配桂枝、生姜辛温发汗，以外散风寒之邪；加生石膏，其辛寒之性，善清里热，并借麻黄宣肺之能，使内郁之热向外透解；其姜、枣一则克制石膏寒凉伤中之弊，二则甘平和中，以资汗源）

[大青龙汤歌诀]

大青龙汤桂麻黄，杏草石膏姜枣藏，太阳无汗兼烦躁，清热宣肺此方良。

[临床实际运用及拓展] 现代临床主要将大青龙汤应用于流感发热、支气管哮喘、慢性支气管炎合并肺部感染、汗腺闭塞症、荨麻疹、痤疮等，其辨证属"外有表寒，里有郁热"者，皆可用之。

[临床应用典型验案举隅] 乔振纲医案

咳嗽伴高烧（急性支气管炎）案

马某某，男，42岁，洛阳市瀍河区小学教师，2009年10月23号初诊。患者十天前因感冒，咳嗽伴发烧，经用西药口服及输液，诸症短暂好转，三天前，因洗浴时着凉，诸症陡然加重，特转求中医诊治。刻诊：咳嗽频作，咯吐白色稀痰，伴以发烧、头身疼痛，恶寒无汗；舌质暗淡，舌苔黄腻；测体温39.8℃；脉虚浮、滑数。证属寒邪外束，肺有郁热。治当辛温发汗，解表散寒，清热化痰，宣肺止嗽；方以大青龙汤为主，合玉屏风散、止嗽散化裁：生黄芪25克，白术10克，白芍20克，桂枝9克，防风13克，荆芥10克，老陈皮9克，炙麻黄9克，杏仁10克，生石膏25克，前胡13克，炙甘草9克。7剂，每日一剂水煎服。服三剂烧退，五剂嗽止，尽剂诸症皆失，病告痊愈。

（4）兼水饮咳喘（小青龙汤）证

【原文第40条】 伤寒表不解，心下有水气[1]，干呕发热而咳，或渴，或利，或噎[2]，或小便不利、少腹满[3]，或喘者，小青龙汤主之。

【原文第41条】 伤寒心下有水气，咳而微喘，发热不渴。服汤已渴者，此寒去欲解也。小青龙汤主之。

小青龙汤方：麻黄（去节） 芍药 细辛 干姜 甘草（炙） 桂枝各三两（去皮） 五味子半升 半夏半升（洗）

上八味，以水一斗，先煮麻黄，减二升，去上沫，内诸药，煮取三升，去滓，温服一升。若渴，去半夏，加栝楼根三两；若微利，去麻黄，加荛花，如一鸡子，熬[4]令赤色；若噎者，去麻黄，加附子一枚，炮；若小便不利，少腹满者，去麻黄，加茯苓四两；若喘，去麻黄，加杏仁半升，去皮尖。且荛花不治利，麻黄主喘，今此语反之，疑非仲景意。臣亿等谨按：小青龙汤，大要治水。又按《本草》，荛花下十二水，若去水，利则止也。又按《千金》，形肿者应内麻黄，乃内杏仁者，以麻黄发其阳故也。以此证之，岂非仲景意也。

[方义] 小青龙汤由麻黄汤、桂枝汤合方去杏仁、生姜，加干姜、细辛、半夏、五味子而成。方中麻黄发汗、平喘、利水，配桂枝则增强通阳宣散之力；芍药与桂枝配伍，调和营卫；干姜大热，合细辛性温，散寒温肺，化痰涤饮；五味子味酸性温，敛肺止咳；半夏味辛性温，降逆止呕，燥湿去痰；炙甘草调和诸药。本方为解表化饮，表里双解之剂。

[词解]

[1] 心下有水气：心下，即胃脘部。水气，即水饮之邪。

[2] 噎（yē）：指咽喉部有气逆梗阻感。

[3] 少腹满：指小腹或下腹部胀满。

[4] 熬：《说文·火部》："熬，干煎也。"与烘、炒、焙近意。

[提要] 论太阳伤寒兼水饮内停的证治。

[条文释义及病机分析] 伤寒表证未除，心胸之下又有水气，证见干呕、发热而咳，或有口渴、下利、噎塞以及小便不利，小腹胀满或喘等，用小青龙汤主治。

第40条"伤寒表不解"，除条中所载发热外，应见恶寒、无汗、脉浮紧等；"下有水气"，具水饮停蓄于心下胃脘部。此处内近肺胃，水饮扰胃，胃气上逆则呕；水寒射肺，肺气失宣则咳。自"或渴"以下，皆为或然症。由于水饮之邪流动不居，可随三焦气机升降出入，或壅于上，或积于中，或滞于下，故其症状也多有变化。水停为患，一般不渴，但饮停不化，津液不滋，也可口渴，但多渴喜热饮，或饮量不多；水走肠间，清浊不分则下利；水寒滞气，气机不利，故小便不利，甚则少腹胀满；水寒射肺，肺气上逆则喘。诸或然症，并非必然出现，但病机关键为水饮内停。本证外有表寒，内有水饮，故以小青龙汤发汗蠲饮，表里同治。

第41条补述太阳伤寒兼水饮内停的证治及药后寒去欲解的表现。"小青龙汤主之"一句，应接在"发热不渴"之后，此属倒装文法。"伤寒，心下有水气"，说明外为表邪未解，内有水饮停留，与上条相同。上条言干呕、发热而咳，本条补述咳而微喘，突出咳喘是小青龙汤证的主症。表不解自有发热，水饮内停，多不见渴。服小青龙汤后，由"不渴"转为"渴"者，表明寒饮已消，是病欲解之佳兆。此因发热之后，温解之余，津液一时不足之故。此时虽渴而不甚，可少少与饮之，令胃气和，水津布则愈。上条渴见于服药之前，是水气不化，津不上承之或然症；本条渴见于服药之后，是寒饮消解的反映，两者机理不同，不可混淆。

[类方类证对比] 辨大、小青龙汤证与桂枝加厚朴汤证：

﹡大青龙汤证——外有风寒束表，内有邪热郁闭——以不汗出为辨证之要点。

﹡小青龙汤证——外有风寒束表，内有水饮内停——以咳喘、呕逆为主。

＞二者均属表里同病。

﹡桂枝加厚朴杏子汤证——表虚兼喘——有汗而无水饮内停。

[临证辨治要点]

主证：发热、恶寒、咳嗽、气喘、呕恶、脉浮紧（或浮滑），或兼见其他水饮内停的症状。

　　病机：风寒外束，水饮内停。

　　治疗：辛温解表，温化水饮——方用小青龙汤

[小青龙汤歌诀]

　　小青龙汤桂芍麻，干姜辛草夏味加，外束风寒内停饮，散风蠲饮效堪嘉。

[临床中的实际运用及其拓展] 现代临床主要将小青龙汤应用于呼吸系统疾病：如慢性气管炎、肺气肿、肺心病、咳嗽变异性哮喘、支气管哮喘、支气管炎、支气管肺炎、大叶性肺炎、结核性胸膜炎、慢性鼻炎，也应用于水邪内停所引起的胃病、肠易激综合征、病态窦房结综合征、类风湿性关节炎、红斑狼疮及其他过敏性疾病。

[临床应用典型验案举隅] 乔振纲医案（摘自《乔振纲医案医论精编》）

①咳嗽（急性支气管炎）案

　　孙某某，女74岁，北京地质科学院职工，2013年10月7日初诊。半月前感冒发烧并咳嗽，西医诊为急性支气管炎，经用阿莫西林、克拉霉素、阿奇霉素、氨溴索等发烧已退，但咳嗽不减。现阵发性剧烈咳嗽，夜晚尤甚，痰多色白夹带泡沫，咯吐不利，伴乏力、神疲、气短舌质淡红，舌苔白而滑腻；脉浮，略带滑象。证属寒痰壅肺，宣肃失常。治宜温化寒痰，宣肺止嗽。方用小青龙汤合二陈汤化裁：

　　陈皮13克，半夏9克，云苓30克，桂枝9克，炙麻黄7克，干姜5克，辽细辛4克，桔梗9克，辽味9克，川贝7克，炙冬花15克，杏仁9克，苏子9克，蝉衣9克，前胡10克，白芍30克，鱼腥草15克，炙甘草9克。5剂，每天一剂水煎服。

　　2013年10月9日下午，患者返京前专程登临诊室道谢，告知药仅两剂病即明显减轻，10月12日病愈返京。

　　按：本案咳嗽，起因于感冒，屡经多种抗生素治疗不效（此案简直可视为滥用抗生素的典型）。恰恰因为多种抗生素的大量长时间不当应用，致正气受损，使病情由当初的实证、热证变为虚寒证。就诊时咳嗽剧烈，夜晚尤甚，伴乏力、神疲、气短。结合咯吐白色泡沫痰液，舌苔色白腻滑，脉浮而带滑象等体征，充分说明了其病机的虚寒本质。治疗用小青龙合二陈汤化裁，方中以桂枝、麻黄、干姜、细辛等辛热药温宣肺气，散寒化饮；用陈皮、半夏、云苓、杏仁、苏子、川贝、桔梗、前胡等化痰宣肺止嗽；用辽味收敛肺气，

使之不过于耗散；择鱼腥草，取其寒凉之性，一用作温热药的反佐，二用于防止余热"死灰复燃"；其蝉衣，与白芍、炙甘草共伍，起解痉作用，用于解除剧烈咳嗽引起的气道痉挛，从而缓解症状。综观全方，不仅方切病机，配伍严密，而且用药精当，神机妙算，故数剂即愈。

②咳喘（慢性支气管炎急性发作）案

赵某某，女，61岁，洛阳市老城区居民，2012年2月3日初诊。素患慢性支气管炎已30余年，屡治未根除，半月前因受凉复发加重。刻诊：咳嗽频作，痰多，呈泡沫状，伴频频喘促，呼吸不畅，不能平卧，影响睡眠，饮食尚可，大便不爽。舌质暗红，苔白腻；脉沉滑。证属肺气虚馁，寒邪内袭，痰湿内蕴，肺失宣肃，气道不利。治宜益气补肺，温肺化痰，宣降肺气，通利气道。处方：

生黄芪30克，陈皮13克，半夏9克，白术15克，云苓30克，桔梗9克，川贝7克，百合9克，全瓜蒌9克，细辛4克，干姜7克，桂枝9克，炙麻黄7克，五味子9克，车前子15克（单包），杏仁9克，白芥子9克，炒卜子9克，苏子9克，川厚朴13克，炙甘草9克。五剂，每日一剂水煎服。

2012年2月8日诊：上方尽剂，咳嗽及喘促次数明显减轻，痰量减少，已能平卧，仍咽部不利。治仍宗上方化裁：生黄芪30克，桂枝9克，炙麻黄7克，白芍15克，干姜7克，陈皮13克，半夏9克，云苓30克，白术13克，川贝7克，炙冬花15克，炙紫菀9克，荆芥9克，白芥子9克，炒卜子9克，杏仁9克，苏子9克，川厚朴13克，蝉衣9克，桔梗9克，前胡9克，炙甘草9克。五剂，每日一剂水煎服。

2012年2月13日诊：咳止，痰消，气道通利，病近痊愈，再予上方五剂收尾巩固。

按：素患者慢性支气管炎30年之久，肺气虚馁可知。肺虚日久，一方面卫外不固，抗力低下，易致外感；另一方面子盗母气，必致脾虚。而脾"为生痰之源"，"肺为储痰之器"，痰湿内蕴，蓄积于肺，复加寒邪内袭，宣肃失常，气道不利，故咳嗽作矣。其病机显而易见，以气虚、肺虚、脾虚为本，而以痰湿内盛、寒邪内袭为标。其治在重用黄芪补益肺气，重用白术、云苓健脾的基础上，方选小青龙汤（其桂枝、麻黄、干姜、细辛等）温宣肺气，化饮祛湿，以二陈汤与三子养亲汤合而化裁，化痰宣肺，通利气道，降逆止咳。如是，肺气得补，卫外及气化功能增强；脾气得健，根绝生痰之源；加之饮邪得温，湿邪得运，痰邪得化，气道通利，肺得清肃、宣降功能恢复正常，咳嗽得以速止。

(三) 表郁轻证

1. 表郁不解（桂枝麻黄各半汤）证

【原文第23条】太阳病，得之八九日，如疟状[1]，发热恶寒，热多寒少，其人不呕，清便欲自可[2]，一日二三度发。脉微缓[3]者，为欲愈也；脉微而恶寒者，此阴阳俱虚[4]，不可更发汗、更下、更吐也；面色反有热色者，未欲解也，以其不能得小汗出，身必痒，宜桂枝麻黄各半汤。

桂枝麻黄各半汤方：桂枝一两十六铢（去皮）　芍药　生姜（切）　甘草（炙）　麻黄（去节）各一两　大枣四枚（擘）　杏仁二十四枚（汤浸，去皮尖及两仁者）

上七味味，以水五升，先煮麻黄一两沸，去上沫，内诸药，煮取一升八合，去滓，温服六合。本云桂枝汤三合，麻黄汤三合，并为六合，顿服。（臣亿等谨按：桂枝汤方，桂枝、芍药、生姜各二两，甘草一两，大枣十二枚。麻黄汤方，麻黄三两，桂枝二两，甘草一两，杏仁七十个。今以算法约之，二汤各取三分之一，即得桂枝一两十六铢、芍药、生姜、甘草各一两，大枣四枚，杏仁二十三个零三分枚之一，收之得二十四个，合方。详此方乃三分之一，非各半也，宜云合半汤。）

方义：桂枝麻黄各半汤方，由桂枝汤与麻黄汤各取1/3量，按1:1比例合方，或将两方各三合煎而成。两方为小剂组合，旨在使桂枝汤调和营卫而不留邪，麻黄汤解表发汗而不伤正。刚柔相济，剂量虽小，实为发散邪气，扶助正气，属发汗轻剂。

[词解]

[1] 如疟状：指发热恶寒，呈阵发性，发无定时，似疟非疟；

[2] 清便欲自可，清，同"圊"，厕所之古名，此处作动词用；自可，如常之意，清便欲自可，指大小便尚属正常。

[3] 脉微缓：微，乃稍微，略微之意。脉微缓，指脉不浮紧，而稍偏和缓。

[4] 阴阳俱虚：此阴阳，指表里而言。阴阳俱虚，即表里皆虚。

[5] 热色：即发热时的红色。

[提要] 论太阳病日久不愈的三种转归及表郁轻证的证治。

[条文释义及病机分析] 患太阳病已经八九天，有发热恶寒等症状，好像

疟疾发作一样。发热多时间较长,恶寒的时间较短,一天之中有二三次发作,病人不呕吐,大小便也正常,如果脉象柔和的,就是将要痊愈的表现;假使脉象微弱,并有恶寒表现的,那是表里都虚,就不能再用发汗、攻下、催吐的方法来治疗了;如果面部反现红色的,说明病势还未解除,这是因为未得到轻微的出汗,病人身体必定有瘙痒的感觉,可用桂枝麻黄各半汤治疗。

本条宜分两段加以理解:第一段自"太阳病",至"一日两三度发",所述的基本证候,具有三方面的特点,其一,"太阳病得之八九日"说明患太阳病时日较久而不愈的病史;其二,"如疟状,发热恶寒,热多寒少","一日二三度发",即阵发性恶寒发热同时并见,且发热重恶寒轻;其三,"其人不呕",外邪未传少阳,"清便欲自可",大小便尚属正常,邪未传阳明。综上所述,虽患病多日,但病仍在表。

然病在太阳,何以寒热一日二三度发?此为病久邪微,正气欲抗邪外出,而邪郁不解,正邪交争较为轻微所致。

第二段自"脉微缓者"至"宜桂枝麻黄各半汤",太阳病日久不愈,邪郁不解可能出现三种转归:

其一,"脉微缓者,为欲愈",即脉象由浮紧而渐趋和缓,反映了外邪渐退而正气抗邪外出,表里气和,故为欲愈之兆。

其二,"脉微而恶寒,此阴阳俱虚,不可更发汗、更下、更吐也",脉微为正衰里虚,恶寒为表阳不足,表里阳气皆虚,故称"阴阳俱虚",治当急扶其阳,切不可再用汗吐下之法伤伐正气。

其三,若病人见"面色反有热色者,未欲解也""其身必痒",为当汗失汗或汗出不彻,病邪不解,邪郁日久,不得宣泄之表郁轻证。此虽为转归之一,但其内容是遥承第一段而加以补充。由于太阳表邪不解,阳气怫郁不伸,故病人面色发红;邪郁在表,气血周行不利,汗欲出而不得出,故身痒。治当小发其汗,宜桂枝麻黄各半汤。

[临证辨治要点]

主证:表证日久,发热恶寒如疟状,一日二三度发,或伴面红、身痒。

病机:表郁日久,邪轻证轻。

治疗:辛温解表,小发其汗——方用桂枝麻黄各半汤。

[桂枝麻黄各半汤歌诀]

太阳病得八九日,症状如疟面红赤,桂麻各半小发汗,表郁邪轻速能愈。

[**现代临床实际运用及其拓展**] 现代临床桂枝麻黄各半汤多用于治疗迁延不愈的外感病、长期低热、过敏性鼻炎、皮肤瘙痒症、急慢性荨麻疹、湿疹、异位性皮炎、腹型过敏性紫癜、变应性血管炎等疾病。

[**临床应用典型验案举隅**] 陈瑞春医案

王某某，男，41岁，农民。劳作不休，体力疲倦。前几天淋雨受寒，自行喝生姜汤，身体亦无明显不适，继续工作。昨因洗冷水澡后，全身起疙瘩，瘙痒渐次加重，搔破后皮肤出现一条条红色痕迹，自觉皮下烧灼，郁热不舒，微汗不多，烦躁不安。脉浮数有力，舌苔薄白而润。其他无明显体征。拟桂枝麻黄各半汤加味：桂枝6克，麻黄6克，杏仁10克，赤白芍各5克，防风10克，僵蚕10克，路路通15克，炙甘草5克，生姜3片，大枣3枚，桑白皮15克。每日1剂，水煎分2次服。服前方2剂，瘙痒明显好转，搔破后皮肤痕迹减轻，皮下郁热感亦显著减轻，二便通畅，饮食正常，脉缓有力，舌苔白润，嘱再服2剂，以资巩固。半月后偶遇，询及身痒是否痊愈时，病者告谓服4剂药后，一切正常，未复发病。（陈瑞春. 伤寒实践论［M］. 北京：人民卫生出版社，2003.）

2. 桂枝二麻黄一汤证

【原文第25条】服桂枝汤，大汗出，脉洪大者，与桂枝汤如前法。若形似疟，一日再发[1]者，汗必解，宜桂枝二麻黄一汤。

桂枝二麻黄一汤方：桂枝一两十七铢（去皮）　芍药一两六铢　麻黄十六铢（去节）　生姜一两六铢（切）　杏仁十六个（去皮尖）　甘草一两二铢（炙）　大枣五枚（擘）

上七味，以水五升，先煮麻黄一二沸，去上沫，内诸药，煮取二升，去渣，温服一升，日再服。本云：桂枝汤二分[2]，麻黄汤一分，合为二升，分再服。今合为一方，将息如前法。

（臣亿等谨按：桂枝汤方，桂枝、芍药、生姜各三两，甘草二两，大枣十二枚；麻黄汤方，桂枝三两，甘草一两，杏仁七十个。今以算法约之，桂枝汤取十二分之五，即得桂枝、芍药、生姜各一两六铢，甘草二十铢，大枣五枚；麻黄汤取九分之二，即得麻黄十六铢，桂枝十铢三二絫之二，收之得十一铢，甘草五铢三分铢之一，收之得六铢，杏仁十五个九分枚之四，收之得十六个。二汤所取相合，即共得桂枝一两十七铢，麻黄十六铢，生姜、芍药各一两六铢，大枣五枚，杏仁十六个，合方。）

方义：桂枝二麻黄一汤为桂枝汤与麻黄汤按2∶1比例组方，与桂枝麻黄各半汤药味相同，但药量更轻，系桂枝汤取原剂量 5/12，麻黄汤取原剂量 2/9。由于桂枝汤量较桂枝麻黄各半汤的比例增加，麻黄汤用量较之减少，故其发汗力量更小，可谓微发其汗即可。

[词解]

[1] 一日再发：一天发作两次。

[2] 分：指份。

[提要] 服桂枝汤大汗出后的两种不同转归与治疗。

[条文释义及病机分析] 太阳病服桂枝汤，应遵"微似有汗者益佳，不可令如水流漓"之旨，如汗不得法，汗出太过者，则可发生种种变化。本条列举了两种情况：

其一，大汗出，脉由浮缓变为洪大者，此时应鉴别是否邪传阳明。若虽脉洪大，但不见大热、烦渴等里热之象，且恶寒发热、头痛项强仍在，表明邪仍在表，故从太阳论治，可用桂枝汤解肌祛风，调和营卫，其将息调理之法如桂枝汤方后所注。此洪大之脉，实为药后大汗，阳气浮盛于外，正邪交争的反映。此时，切不可认为脉洪大为病已转入阳明而误用白虎汤，以免凉遏表邪，致病不解，甚至导致它变。

其二，病人服桂枝汤后，"形似疟，一日再发"即恶寒发热，一天发作两次。此与前条"如疟状，发热恶寒，热多寒少，一日二三度发"病机相同，其症略轻，为太阳病发汗后，大邪已去，余邪犹存，属太阳表郁不解之轻证，治之予桂枝二麻黄一汤，辛温轻剂，微发其汗。

[临证辨治要点]

主症：恶寒发热如疟状，一日发作两次，或伴汗出、身痒。

病机：表郁日久，证轻邪微。

治疗：辛温轻剂，微发其汗——方用桂枝二麻黄一汤。

[桂枝二麻黄一汤歌诀]

恶寒发热病如疟，表郁日久证轻微，辛温发汗用轻剂，桂二麻一足可矣。

[临床应用典型医案举隅] 俞长荣医案

李某，49岁。恶寒战栗，发热，热后汗出身凉，日发1次，已病3日。伴见头痛、肢楚、腰痛、咳嗽痰少、食欲不振，二便自调，脉浮紧，舌苔白厚而滑。治宜辛温解表轻剂，与桂枝二麻黄一汤。处方：桂枝9克，白芍9克，杏仁6克，炙甘草6克，生姜6克，麻黄4.5克，大枣3枚。3日后复诊，药后寒热已除，诸症悉减，现唯心悸少气，昨起腹中微痛而喜按，大便正常，脉转弦缓。此因外邪初解，营血不足，气滞使然。遂与小建中汤，1剂而安。（俞长荣．伤寒论汇要分析［M］．福州：福建科学技术出版社，1985．）

3. 桂枝二越婢一汤证

【原文第27条】太阳病，发热恶寒，热多寒少，脉微弱者，此无阳[1]也，不可发汗。宜桂枝二越婢一汤。

桂枝二越婢一汤方：桂枝（去皮）　芍药　麻黄　甘草各十八铢（炙）　大枣四枚（擘）　生姜一两二铢（切）　石膏二十四铢（碎，绵裹）

上七味，以水五升，煮麻黄一二沸，去上沫，内诸药，煮取二升，去滓，温服一升。本云当裁为越婢汤、桂枝汤合之，饮一升。今合为一方，桂枝汤二分，越婢汤一分。

（臣亿等谨按：桂枝汤方，桂枝、芍药、生姜各三两，甘草二两，大枣十二枚；越婢汤方，麻黄、生姜三两，甘草二两，石膏半斤，大枣十五枚。今以算法约之，桂枝汤取四分之一，即得桂枝、芍药、生姜各十八铢，甘草十二铢，大枣三枚。越婢汤取八分之一，即得麻黄十八铢，生姜九铢，甘草六铢，石膏二十四铢，大枣一枚八分之七，弃之。二汤所取相合，即得桂枝、芍药、甘草、麻黄各十八铢，生姜一两三铢，石膏二十四铢，大枣四枚，合方。旧云，桂枝三，今取四分之一，即当云桂枝二也。越婢汤方，见仲景方中，《外台秘要》一云越婢汤。）

方义：桂枝二越婢一汤为桂枝汤与越婢汤之合方。取桂枝汤原方剂量的1/4，越婢汤原方剂量的1/8而成，两方之比为2∶1。越婢汤载于《金匮要略》，由麻黄、石膏、生姜、大枣、炙甘草组成，为辛凉之剂。本方组方之意，系以桂枝汤外散风寒，越婢汤发越郁热。二者合方，量小而力轻，为解表清里之轻剂，属小汗范畴。

［词解］

［1］无阳：指阳气虚。

［提要］论表郁内热轻证的证治。

［条文释义及病机分析］本条"宜桂枝二越婢一汤"应在"热多寒少"句后，此为倒装文法。由于原文述证甚简，故须以方测证，以明其机理。原文提出"太阳病，发热恶寒，热多寒少"，说明太阳之邪未解，与第23条、

第 25 条表郁轻证相似。从方中用辛寒之石膏分析，本证应有轻度内热之证，如心烦、口微渴等。其病机为表郁内热，与大青龙汤证相似，然病情程度尚轻。故以桂枝二越婢一汤微发其汗，兼清里热。"脉微弱者，此无阳也，不可发汗"，是说上证如脉微弱，属阳气不足，故不可发汗，虽发汗轻剂亦不可轻易使用，此与第 38 条"若脉微弱，汗出恶风者，不可服之"，有异曲同工之处。

[思索与探讨] 桂枝麻黄各半汤证、桂枝二麻黄一汤证及桂枝二越婢一汤证均为表郁邪微，症状均有发热恶寒，热多寒少，治用辛温微汗。三者不同点在于：

桂麻各半汤证——为表郁稍重，表现为寒热一日二三度发，治宜小发其汗；

桂枝二麻黄一汤证——表郁较轻，表现为寒热一日再发，治以微发其汗；

桂枝二越婢一汤证——属表郁兼内热，除寒热并见外，尚有轻微里热烦躁，治以辛温小汗，兼清郁热。

*辨桂枝二越婢一汤证与大青龙汤证——其病机均为外寒兼内热，均系麻黄汤合桂枝汤加石膏衍化而成。其不同点在于：

前者——为外寒内热之轻证，治以小汗；

后者（大青龙汤证）——为外寒内热之重证，治以峻汗。

表郁轻证三方均为两方相合而成之新方，仲景首创合方，开后世合方应用之先河，将单方衍化为合方，而功效主治也相应变化，反映了仲景辨证论治、随证加减的临床技巧。此类合方，作为仲景组方的一大特色，对启迪经方在现代临床中的应用，具有启迪思路，在继承中发扬，在发扬中创新的重要指导意义。

[临证辨治要点]

主症：发热恶寒如疟状，发热多，恶寒少，口微渴、心悸。

病机：表郁邪轻，外寒内热。

治疗：微发其汗，兼清郁热——方用桂枝二越婢一汤。

[桂枝二越婢一汤歌诀]

太阳恶寒病如疟，热多微寒口微渴，方用桂二越婢汤，微发其汗清郁热。

[现代临床中的实际运用及其拓展] 现代临床中，主要将桂枝麻黄各半汤、桂枝二麻黄一汤及桂枝二越婢一汤（此表郁三方）应用于外感病之风寒

外感，日久邪微，表郁不解者，也可加减应用于杂病之皮肤瘙痒，荨麻疹、变态反应性微血管炎症性疾病、甲状腺炎、便秘、神经官能症等。其临证应用，以《伤寒论》中所述寒热如疟、身痒为辨证要点，以外邪不解、表闭邪轻为病机。抓住这一关键，可灵活运用于各种疾病。

[临床应用典型验案举隅] 刘渡舟医案

刘某，女，10岁。深秋感受寒之气，发热恶寒，每日发作好几次，拖延数月未愈。脉浮无力，舌质红，苔薄白。饮食及大小便基本正常。此为风寒郁表，日久不解，寒将化热之轻证。治用桂枝二越婢一汤：麻黄3克，桂枝5克，芍药5克，生姜3克，大枣4个，石膏6克，炙甘草3克，玉竹3克。共服2剂，得微汗出而解。（陈明，刘燕华，李芳．刘渡舟临证验案精选［M］.北京：学苑出版社，1996.）

〖原文第48条〗二阳并病[1]，太阳初得病时，发其汗，汗先出不彻，因转属阳明，续自微汗出，不恶寒。若太阳病证不罢者，不可下，下之为逆，如此可小发汗。设面色缘缘正赤[2]者，阳气怫郁[3]在表，当解之熏之[4]。若发汗不彻，不足言[5]，阳气怫郁不得越，当汗不汗，其人躁烦，不知痛虚，乍[6]在腹中，乍在四肢，按之不可得，其人短气。但坐[7]"以汗出不彻故也，更发汗则愈。何以知汗出不彻？以脉涩故知也。

[词解]

[1] 二阳并病：太阳病证未罢，又出现阳明病证候。

[2] 面色缘缘正赤：缘缘，持续不断之意。正赤，大红色。即满面持续发红。

[3] 阳气怫郁：阳气，指卫阳之气。怫，郁也。怫郁，双声同义，郁滞、郁遏之意。阳气怫郁，指阳气为外邪所郁遏。

[4] 解之熏之：发汗解表和以药物熏蒸取汗。

[5] 不足言：不足以言，不值得一说。

[6] 乍：有时，一会儿。

[7] 但坐：坐，责，归咎。但坐，只是归咎。

[提要] 论太阳病发汗不彻的转归与证治。

[条文释义及病机分析] 本条可分为三段理解。第一段从开始至"续自微汗出，不恶寒"，论述二阳并病的原因及转属阳明的病机与临床表现。太阳病初得病时，本应发汗解表，但若因病重药轻，或药不对证，或服药不如法，

以致发汗不彻底，汗出不透，则达不到驱邪外出的目的，表邪不得外泄，阳气怫郁于表，则有化热之机；若太阳表证未罢，而阳明里热之证已现，则为二阳并病；若病情进一步发展，由太阳表证的无汗变为持续不断地自汗出，由发热恶寒变为不恶寒但发热，则已不是二阳并病，而是已转属阳明，故原文中说："因转属阳明，续自微汗出，不恶寒。"此应视为第一种转归，即太阳病发汗不彻而转属阳明，当用清下之法以治之。

第二段从"若太阳病证不罢者"至"当解之熏之"，是紧承第一段"太阳初得病时，汗先出不彻"，论述太阳、阳明并病的证候和治则。若太阳病发汗不彻，阳明病证候已现，而太阳表证未罢，则为"二阳并病"。其治法宜先表后里，切不可贸然功下，否则，若下之过早，则易引起表邪内陷，故文中云"不可下，下之为逆"。然，此时之解表，宜小发其汗。若误用大汗之法，耗伤阴津，难免导致阳明燥热，出现"阳气怫郁在表""面色缘缘正赤"的二阳并病的症状，即由太阳表邪未罢，邪气又入阳明所致。其治，当小发其汗，不可辛温过汗反助热伤津。论述至此，虽未道明论治的处方，但名言者，稍加揣摩即知——桂枝二越婢一汤当为首选之方。

第三段从"若发汗不彻"至文末，继第二段补述二阳并病的脉证及病理机转，太阳病初得病时，发汗不彻，汗出太少，谓之"不足言"。汗出不彻，不仅表邪不散，而且导致阳气为外邪郁闭而不得发越。阳郁过甚，郁阳内扰，则其人烦躁；阳气怫郁不解，营卫之气涩滞不利，故有周身不适之感。"不知痛处，乍在腹中，乍在四肢，按之不可得"，是对病人周身不适之感、似有所苦而难以描述，因而烦躁不安的形象描述。邪郁肌表，内迫于肺，肺气不利则"短气"。以上诸证皆因汗出不彻所致，治疗之法当"更发汗则愈"，以使在表之邪随汗出而解，怫郁之阳气随汗出而发。但此处之发汗，亦即上文"解之熏之"之互文，只宜以小汗法解之，不可辛温过汗而伤津助热。文中最后提出，判断汗出不彻的依据，在于，"脉涩"，因为脉涩是外邪闭郁，气血郁滞不畅的反映，故其涩当为涩而有力。《素问·脉要精微论》所说"诸过者切之，涩者阳气有余也……阳气有余为身热无汗"，正与此合，可供参考。

[思索与探讨] 此条蕴含三要义：一是以二阳并病为例，揭示"并病"之内涵；二是强调"表证不罢者，不可妄用下法"之治则；三是揭示阳气怫郁在表的症状及治法。

二、太阳病腑证

（一）蓄水证

（1）五苓散证

【原文第71条】 太阳病，发汗后，大汗出，胃中干[1]，烦躁不得眠，欲得饮水者，少少与饮之，令胃气和愈。若脉浮，小便不利，微热消渴[2]者，五苓散主之。

【原文第72条】 发汗已，脉浮数，烦渴者，五苓散主之。

【原文第74条】 中风发热，六七日不解而烦，有表里证[3]，渴欲饮水，水入则吐者，名曰水逆[4]，五苓散主之。

五苓散方：猪苓十八铢（去皮） 泽泻一两六铢 白术十八铢 茯苓十八铢 桂枝半两（去皮）

上五味，捣为散，以白饮[5]和服方寸匕[6]，日三服。多饮暖水，汗出愈。如法将息。

方义：五苓散由猪苓、泽泻、白术、茯苓、桂枝组成。制成散剂，旨在取其发散之义。猪苓、茯苓、泽泻，淡渗利湿，通利小便；白术健脾运湿；桂枝辛温，通阳化气以行水，并兼以解表。五味合方，外解表邪，内通水腑，助膀胱气化，使水有出路，对于水湿内停而病兼有表证者，可加减使用。五药合用，共奏化气利水、通里达表之功。本方既可作为散剂，也可作为汤剂服用。"以白饮和服"，含有"服桂枝汤啜热粥"之义；"多饮暖水，汗出愈"，意在助药力且行津液而散表邪。此外，凡病机属膀胱气化不利之蓄水证，不论有无表证，皆可用本方治疗。

[词解]

[1] 胃中干：指胃中津液不足。

[2] 消渴：非病名，指口渴而饮水不解的症状。

[3] 有表里证：指既有太阳表证，又有蓄水里证。

[4] 水逆：是水邪停蓄于膀胱，气不化津，而致口渴引饮，入即吐的一种症状是蓄水重证的表现。

[5] 白饮：即米汤，又作白米饮。

[6] 方寸匕：古代量取药末的器具。外形如匕，一寸见方有柄，容量约合今之5毫升。

[提要] 论蓄水证的脉症、病机、治法与方药。

[条文释义及病机分析] 第71条论汗后伤津，胃中干与蓄水证的区别及蓄水证的证治。太阳病用汗法，本属正治，但若汗出太多，当属汗不如法。本条文所说"大阳病，发汗后，大汗出"，便是汗不如法。汗出太多可产生两种变化，一是汗后外邪虽解，却因汗出太多，损伤津液，出现了"胃中干"。从后文"欲得饮水者，少少与饮之"来看，此证当属一时性的津液不足，胃中干思水滋燥。则见口渴欲饮之症状。胃失津液之滋而不和，胃不和则卧不安，故可见烦躁不得眠。此时的救治之法是"欲得饮水者。少少与饮之"来看，"少少与饮"，即少量频饮，这既是为了滋其胃燥，复其津液，又是为了防止过饮停水，发生他变。二是汗后见脉浮、小便不利、微热、消渴等证。脉浮、微热者，是汗虽大出，但表证未解，另从"微热"可知其证当有所减轻。小便不利、消渴，原非太阳表证的症状，今见之于汗后者，是太阳表邪不解，循经入腑，影响膀胱气化功能，水蓄下焦所致。气化失司，水不下排，则小便不利，由于水停于内，故多兼少腹胀满；水停下焦，津不上承，则见渴欲饮水。但因气化不利，饮水后津液不能布达，口渴不除，因此形成所谓的"消渴"。本证是外有太阳表邪不解，内有膀胱蓄水，故用五苓散化气行水，两解表里。

第72条承接前条补述蓄水证的脉证。发汗后，脉见浮数，为表邪不解之象。"烦渴"乃心烦、口渴之谓。因汗后表邪随经入里，膀胱气化失职，下焦蓄水，津液不能上承而致。"烦渴"亦可释作口渴之甚。证属蓄水，故必有小便不利之主症。其治仍以五苓散解表而利水。上条蓄水证言脉浮，本条言脉浮数；上条谓消渴，本条谓烦渴。两者互相补充，揭示同一病机。

第74条论蓄水重证而致水逆的证治。此条与前二条比较，不同在于，一是与前两条太阳病发汗后所引起的表邪内传不同，本条"中风发热，六七日不解而烦，有表里证"，即太阳病未经发汗而表邪内传，形成既有脉浮、发热，又有心烦、小便不利、渴欲饮水、水入则吐的表里同病之证；二是与前两条消渴或烦渴不同，一是与前两条消渴或烦渴不同，本条"渴欲饮水，水入则吐"，即口渴能饮，水入则吐，吐后仍渴，再饮再吐，此称为"水逆"。乃因气不化津而渴，饮入被拒而吐，此证较前述"消渴""烦渴"为重，故属于蓄水之重证。此时，虽饮水不能解其口渴，虽呕吐不能除其水饮。析其病机，其标在于胃，其本责之气化不利所致。故仍用五苓散化气行水论治。

[思索与探讨] 从五苓散诸条所列之脉症，以及方后所注"多饮暖水汗出愈"，可以感悟太阳之表与太阳之腑在生理、病理以及治疗上的相互联系。

[临证辨治要点]

主症：小便不利，少腹硬满，渴欲饮水，饮不解渴，甚则饮入即吐，苔白滑。

病机：水蓄膀胱，气化不利，兼有表证未除。

治疗：通阳化气利水，兼以解表——方用五苓散。

[五苓散方歌诀]

五苓散方茯苓施，猪苓泽泻术桂枝，小便不利少腹满，促使气化利水饮。

[临床实际运用及其拓展] 五苓散临证主要用于治疗：①泌尿系统疾病，如急性肾炎、肾性高血压、遗尿、输尿管结石、肾盂肾炎等病证，其病机属阳虚气化不利，伴见小便不利、口渴欲饮者；②生殖系统疾病，睾丸鞘膜积液、卵巢囊肿、乳腺小叶增生、闭经、带下等；③神经精神性疾病，用本方加减可以治疗脑积水、顽固性偏头痛、精神性尿频等；④五官科疾病，用本方加减可以治疗中耳炎、过敏性鼻炎、假性近视、中心性视网膜炎等；⑤心血管疾病，用本方合麻黄附子细辛汤，加椒目、石菖蒲、牛膝等治疗心包积液有效。

[临床应用典型验案举隅] 乔振纲医案（摘自《乔振纲医案论精编》）

①五苓散为主治疗心悸、水肿（风湿性心脏病术后心悸、水肿）案

张某某，女，68岁，伊川县周村乡农民，2014年10月11日初诊。患风湿心脏病6年，2012年10月曾于洛阳市某三甲医院行瓣膜更换并搭桥手术。手术半年后常胸闷、气短、心悸，活动后诸证加重，伴乏力、口干、下肢水肿，时出虚汗；舌质紫暗，舌苔薄白略腻；脉沉细数；心电图提示：心动过速（心率103次/分）。证属心气虚弱，供血不足，脾虚湿蕴，血脉瘀阻。治宜益气强心，改善供血，活血通脉，健脾化湿。处方：生黄芪30克，西洋参13克，丹参15克，麦冬13克，辽味9克，白术15克，云苓30克，车前子25克，泽泻15克，桂枝7克，远志13克，火麻仁9克，生地15克，葛根30克，元肉7克，红花10克，三七粉7克（冲服），生龙牡各15克（先煎），炙甘草15克。三倍量，经超微粉碎加工成极细面，每日取15克，凉水和匀，在小奶锅中煮沸15分钟，凉置后，分两次（上下午）口服。2014年11月16日诊：经服上药，胸闷、气短、心悸均明显减轻，下肢水肿渐退，乏力明显

改善，近几天因咽部发痒，导致间断咳嗽；舌质暗淡，略紫，舌苔薄黄有津；脉沉细略数。心电图提示：心率82次/分。治仍以益气养心、活血通脉为主，兼以清热利咽。处方：西洋参13克，丹参10克，玄参9克，麦冬13克，桔梗9克，郁金9克，佛手9克，二花15克，木蝴蝶9克，云苓30克，生地15克，火麻仁10克，三七粉7克（冲服），元肉7克，车前子25克（单包投入），泽泻30克，生龙牡各15克（先煎），炙甘草15克。此方四倍量，经超微粉碎加工成极细面，服法同前。

2015年元月15日诊：经服上药一月余，胸闷、气短、心悸基本消失，下肢水肿完全消退，精神状态明显好转，较之初诊判若两人。心电图检查：心率76次/分。现唯觉腰部酸困。舌质暗红，舌苔薄黄；脉沉弦。治仍以益气养心为主，兼以活血通脉，状腰健肾。处方：生黄芪30克，西洋参13克，丹参15克，麦冬15克，辽味9克，川芎13克，川断15克，狗脊15克，生地15克，三七粉7克（冲服），郁金10克，远志10克，连翘15克，云苓30克，火麻仁10克，当归13克，鸡血藤30克，炙甘草15克，小茴香7克（后下）。此方三倍量，经超微粉碎加工成极细面，服法同前。

2015年5月31日，患者引领他人来诊时得知，服尽上药，诸证皆失，已恢复正常劳动。

按：本案患者素患风心，加之心脏手术，心之元气受损可知。由于心气虚弱，供血不足，故乏力、气短、胸闷心悸，活动后加重；心主血，其搏动力可推动血液运行，今心之元气受损，搏动无力，血液循环不畅，同时心阳虚嫩，气化无力，加之脾失温煦，水湿潴留，故下肢水肿；"汗为心之液"，心气虚弱，心阳虚馁，不能敛藏心之阴津，外泄而为汗；脉沉微细数，乃气血两虚之象，舌质紫暗，乃瘀血之征。由上分析不难看出，心之元气受损，心阳虚馁乃本病病机之本；脾虚湿蕴，血脉瘀阻俱为本病病机之标。治用炙甘草汤、五苓散、血府逐瘀汤等融合化裁，共奏益气复元，养心、强心，温阳化气，健脾运湿，活血通脉之功，可谓方切病机，药证相符。尤其是，将煎剂改为超微粉碎剂，这一举措，不仅大大降低了费用，减轻了患者的经济负担，而且，由于超微粉剂的药物吸收度和利用度较高，疗效也显著提高，值得临床中大力推广。

②五苓散鼎力相助，治疗心悸、喘促（急性心力衰竭）案

朱某某，男，72岁，梅州客家人，2012年4月17日诊。患者素有慢性支

气管炎合并支气管哮喘15年余，经常咳喘，近半月来心悸频发，伴喘促、呼吸困难，两天前求诊于深圳某大医院，诊断为急性心力衰竭，劝其住ICU采取急救措施，客家人风俗，怕病逝他乡，因而拒绝住院，欲返老家安排后事，恰逢余广州出诊之际，其外甥担心舅父病情重笃，恐危及生命，特邀余前往诊治。刻诊：自觉胸闷、心悸，喘促，端坐呼吸，不能平卧，不时咳嗽，痰黏稠，难以咯出，小便较少，大便不畅。检查：下肢高度浮肿，按之凹陷不起；舌质暗红，舌苔滑腻；脉沉细数，频显间歇。证属心气虚弱，血行受阻，痰饮蓄肺，宣肃失常，气化不利，水湿潴留。治宜益气强心，化痰宣肺，利湿逐饮，宽胸理气。处方：白人参、陈皮各10克，沙参13克，丹参12克，云苓、猪苓、泽泻、车前子各30克，白术、炙冬花、炙甘草各15克、制附子、杏仁、苏子、佛手各9克，炙麻黄6克，降香5克（后下），生姜五片。3剂，每天一剂，上、下午各煎两次，每次水煎至160毫升，每服80毫升，上、下午各服两次。鉴于病情较重，嘱家属提高警惕，密切观察，限制饮水，预防感冒，并嘱三天后定汇报病情。

2012年4月20日电话告知，经服上药，尿量大增，下肢浮肿消退，随之，咳喘及心悸、胸闷、呼吸困难均明显减情，已能平卧睡眠。疗效既佳，嘱其原方继服4剂。

2012年4月25日患者儿子发来信息告知："我父亲现在好多了，基本恢复病前的状况，只是偶尔还气喘"，要求继续中药治疗。遂调方如下：红参、丹参、红花各10克，麦冬13克，辽味、全瓜蒌、杏仁、苏子、郁金、薤白各9克，云苓30克，降香5克（后下），白术12克，猪苓、车前子各30克（纱布单包），三七粉6克（冲服），桃仁7克，炙冬花、炙甘草各15克。10剂水煎服。

3个月后电话随访得知，上药尽剂，诸证皆失，已能到处走动。

按：本案根据主证（心悸、喘促、胸闷、呼吸困难，不能平卧，下肢高度浮肿），结合脉象、病史，疑为肺心病之心力衰竭。从中医角度分析，当属本虚标实之证。心力衰竭，肺气虚馁为本；痰饮内蓄，水湿潴留，血行不畅，循环受阻为标。心主血，由于心力衰竭，泵血不及，血行不畅，循环受阻，血瘀于肺，加之痰饮内蓄，肺失宣降，故咳嗽、喘促、胸闷、呼吸困难；肺主气，为水之上源，由于肺气虚馁，加之痰饮内蓄，影响气化，水湿不能正常宣布、运化，故下肢高度浮肿。而水湿潴留日久，必水气凌心，更损心之阳气，影响心之功能，如此形成恶性循环。其治疗必须标本兼治，用人参、沙参、炙甘草等补益心、肺之气，以固其本；用丹参活血化瘀，配合人参之益气，改善血液循环；用陈皮、姜半夏温化痰饮；用制附子、白术、云苓、猪苓、生姜等，共奏"真武汤"温阳利水之功；用炙麻黄、杏仁、全瓜蒌、苏子、佛手等，旨在宣肺理气，使肺气得宣，胸气得展，则痰浊易化，水湿易布、易排，有助于心功能之恢复。

③参附汤合五苓散，治愈心悸、喘促并全身高度浮肿（全心衰竭）

李某某，男，82岁，洛阳市宜阳县盐镇乡农民，2009年2月19日初诊。患者素患高血压及慢性支气管炎数十年，两月前感冒合并右下肺感染，经西药输液治疗，烧退咳止。但继之，全身浮肿，伴心悸、胸闷、气短、喘促，又经西医治疗月余，未获显效，特邀余前往诊治。刻诊：自觉乏力、心慌，稍动即剧，胸闷、气短，不能平卧，卧则喘促不息，呼吸困难，纳差，便溏，畏寒肢冷。查体见脸面及下肢高度浮肿，按之凹陷不起；舌体胖大，质紫暗，舌苔白厚腻；脉沉细濡弱。X线胸片提示：全心扩大；心电图提示：心肌缺血；BP160/105mmHg。证属心气衰弱，脾气不健，肺气不宣，胸气不展，阳不化气，水湿潴留。治宜益气强心，补脾健运，宣达肺气，舒展胸气，温阳化气，利水消肿。处方：红参8克，西洋参8克，制附子9克，麦冬13克，五味子9克，陈皮9克，降香5克（后下），郁金9克，云苓30克，桂枝9克，白术15克，炙麻黄7克，杏仁9克，苏子10克，干姜7克，车前子30克（单包），葶苈子9克，猪苓30克，炙甘草15克。七剂，另蛤蚧3对分作七份，加入主方中，每日一剂水煎服。

2009年3月2日诊：经上治疗，浮肿完全消退，饮食大增，心悸、胸闷、气短明显好转，喘促渐平，已能平卧休眠，大便转调。治以益气强心为主，兼以温肺化饮，利水祛湿：红参9克，辽沙参10克，麦冬13克，辽味9克，云苓30克，桂枝9克，猪苓30克，葶苈子9克，车前子15克（单包），陈皮13克，苏子9克，炙甘草15克。七剂，另蛤蚧3对，剪碎分七份，加入主方中，每日一剂水煎服。上方尽剂，诸证皆除，能自主活动。

按： 本案根据就诊时的临床表现及各种体征，结合影像检查，参考既往史，诊为全心衰竭无疑。脉症合参，其中医病机为"心气衰弱，脾气不健，肺气不宣，胸气不展，阳不化气，水湿潴留"。针对病机分析，确立"益气强心，补脾健运，宣达肺气，舒展胸气，温阳化气，利水消肿"的治疗原则。

在此原则指导下，缜密组方，精心择药，方用参附养心汤与真武汤、小青龙汤、二陈汤、五苓散等融合化裁。通过用药，使心气得补，搏动强劲，脾气健运，肺气宣达，胸气舒展，阳气旺盛，气化有力，水湿得排，则诸证皆失，病速获愈。本案之治再次证明，面对急危重症，作为一名中医，首先要临危不惊，知难而上，更要站稳中医立场，坚定中医治疗的信心，立足中医辨证，准确分析和把握病机，只要辨证准确，识透证，组好方，用对药，即使危急重症，也会挽危逆于顷刻。

④五苓散为主治愈子肿（妊娠）高血压（摘自《乔振纲医案论精编》）

何某某，女，34岁，中山市东凤镇居民，1998年12月9日初诊。患者怀孕已8月余，近月来下肢高度浮肿，伴头晕、头痛，一周前经西药治疗血压稍降，头痛有减，但浮肿依然，遂转求中医诊治。刻诊：下肢严重浮肿，按之凹陷不起，自觉气短、乏力、纳呆、头晕，大便稀溏。测血压：180/120mmHg，脉弦滑，舌质红，舌苔薄黄。证乃脾虚湿阻，肝阳上亢。治宜健脾利湿，补肾平肝，兼以和胃安胎。处方：生黄芪、云苓、泽泻各30克，白术、黄芩、砂仁、桑寄生各10克，天麻、杜仲、女贞子、车前子各15克，桂枝7克，羚羊角粉1.5克（另包冲服）。每日一剂水煎服。

1998年12月16日诊：服上方6剂，尿量大增，浮肿明显消退，血压降至140/95mmHg，随之食欲好转，精神倍增，唯口干且苦，舌质红，舌苔薄黄。治宗上方，去桂枝，减黄芪用量至15克，加菟丝子15克，甘草6克。每日一剂水煎服。

一周后电话随访得知，上方继用6剂，浮肿完全消退，自觉症状消失。1个月后来我院（中山市广济医院）产科住院分娩，顺产一男婴。

按：本案病机责之脾肾两虚。脾虚，水湿潴留，水性下趋，故下肢浮肿；肾虚，气化无力，水湿不化，亦可促使水肿，同时因脾虚不能升清，脑失所养，加之肾阴不足，肝阳上亢，故而头晕。其治，一面益气健脾利水，一面滋肾平肝潜阳，方用黄芪五苓散合羚羊天麻汤化裁而效。其中用少量桂枝者，旨在温阳化气，促使利水；用黄芩、砂仁者，旨在清热和胃安胎。

⑤五苓散加味治疗孕妇尿路结石致肾绞痛案

张某某，女，34岁，洛阳市老城区新街居民，2014年11月4日初诊。患者怀孕已8个月。近两个月少腹及后腰部间断疼痛，我院妇科检查后怀疑泌尿结石，因处孕期，不敢妄用西药（恐伤及胎儿），特转诊于中医。刻诊：左少腹及后腰部绞痛难忍，痛苦异常，伴小便困难。舌质暗淡，舌苔薄白滑腻；脉弦紧滑数。彩色 B 超检查提示：1. 左输尿管上端结石（5mm×7mm）；2. 左肾积水。证属结石下阻，水道不通，水湿潴留，气化不利。治宜益气温阳，促使气化，利水排石，通利水道。处方：生黄芪 30 克，桂枝 9 克，猪苓 30 克，车前子 30 克（单包），泽泻 25 克，鸡内金 15 克（先煎 15 分钟），石韦 15 克，金钱草 30 克，炒白芍 45 克，炙甘草 9 克。5 剂，每日一剂水煎服。嘱患者家属，每日排尿在痰盂中，随时观察有无结石排出；密切观察病情，每日定时报告服药后的反应，如有异常情况，随时住院处理。2014 年 11 月 5 日晚 8 时电话告知，服上药一剂，小便较前通畅，尿量亦明显增加，少腹及后腰疼痛稍有好转。2014 年 11 月 6 日晚 8 时电话告知，服上药两剂，尿道明显通畅，尿量大增，少腹及后腰疼痛明显减轻。2014 年 11 月 7 日 8 时电话告知，服上药 3 剂，至下午 3 时许，排尿时突然自觉尿道口一阵刺疼，尿完后疼痛消失，遂留意观察，在痰盂中发现黄豆大小结石一块。2014 年 11 月 8 时电话告知，服上药 4 剂，尿道通畅，排尿通畅无比，少腹及后腰疼痛完全消失。2014 年 11 月 8 日上午 9 时来我院 B 超复查，证实结石排出，左肾积水消失。2015 年元月 16 日，顺产一男婴。

按：本案诊断十分明确，病因泌尿系结石而引起"肾绞痛"。对于平常人而言，无论中西医治疗起来并不困难。而现患者是一个孕已 8 个月，临产在望的孕妇。对此病例，用药稍有不慎，伤及胎儿，即是用药无碍，如若其他原因产后胎儿异常，亦可招致医疗纠纷，甚至吃官司。为医者多有"惧怕"心理。面对这样一个患者，吾师没有推辞，没有退缩，而是毫无顾忌地迎"难"而上，抓住关键，缜密组方，在不影响胎气的前提下，治之予"益气温阳，促使气化，利水排石，通利水道"之法，服药四剂，结石排出，病告痊愈。此例的亮点，值得总结、宣扬的不仅在于医术的有胆有识，而在于一种精神，一种全心全意为病人，一种为解除病人痛苦而毫不顾己的"忘我"精神！

⑥五苓散加味治疗臌胀（肝硬化肝腹水）案

刘某某，女，71 岁，洛阳市机车厂退休工人，2012 年 2 月 25 日诊。出生即患乙型肝炎，久治未愈，四天前出现腹水，患者一向信赖中医，特求诊于师。刻诊：自觉腹胀、乏力、纳呆、呕恶，目睛稍黄，小便少而微黄；舌质暗红，苔薄黄；脉沉弦滑。彩超检查所见：左肝厚 6.2cm，上下径 6.1cm，右肝厚 8.0cm，最大斜径 109cm，肝表面凹凸不平呈锯齿状，实质回声增粗增强。门静脉内径 1.3cm，脾厚 4.2cm；腹腔内液性暗区，仰卧位最大深度 7.7cm。提示：1. 肝硬化腹水；2. 腹腔积液（大量）。肝功检查：ALT53，AST66，ALP152，ALB31.2，TBIL27，DBIL14.4，A/G0.8，TBA38.1。证属肝气郁滞，脾气虚弱，水湿潴留。治宜疏肝理气，益气健脾，祛湿利水，兼以退疸和胃。处方：生黄芪 30 克，太子参 10 克，桂枝 9 克，白术 25 克，云苓 30 克，猪苓 30 克，车前子 30 克（单包），泽泻 30 克，郁金 10 克，柴胡 7 克，鳖甲 15 克（打粉冲服），苡仁 10 克，大黄 9 克，茵陈 15 克，佛手 9 克，陈皮 9 克，砂仁 9 克（后下），桑白皮 9 克，通草 1.5 克。生姜三片，红枣 5 枚。七剂，每天一剂，每剂煎一次，每次加水 1000 毫升，至少煎 1 个多小时，浓煎至 200 毫升，一天内分四次（每次 50 毫升）喝完。

2013 年 3 月 4 日诊：显效，服上方首剂，尿量即明显增多，服至 3 剂腹水即退，腹胀亦失，精神转佳，现唯觉纳差。既获显效，仍宗上方出入：生黄芪 15 克，太子参 10 克，桂枝 9 克，白术 25 克，猪苓 30 克，车前子 15 克（另包），泽泻 25 克，鳖甲 9 克（打粉冲服），郁金 10 克，佛手 9 克，砂仁 9 克（后下），焦三仙各 13 克，陈皮 9 克，桑白皮 9 克，大腹皮 9 克，金钱草 30 克，炙甘草 9 克。每天一剂，服法同前。

2013 年 3 月 15 日诊：服上方七剂诸证皆失，食量大增，精神转佳，病告痊愈。为巩固疗效，拟下方七剂收尾：生黄芪 15 克，桂枝 9 克，白术 9 克，云苓 30 克，猪苓 30 克，车前子 15 克，泽泻 15 克，当归 13 克，川芎 9 克，砂仁 9 克（后下），薏苡仁 10 克，郁金 9 克，佛手 9 克，鳖甲 15 克（先煎），焦三仙各 13 克，牛膝 13 克，川木瓜 15 克，杞果 9 克，白花蛇舌草 30 克。每日一剂水煎服。

按：基本病机，本虚而标实。其本虚，责之气虚、脾虚、肾虚。其标实表现为气机郁滞、水湿潴留、胃气失和。其治，重用生黄芪益气扶正，一则使正气亢旺，振奋脏腑功能，再者取气行则水行之意，加强水液代谢；间或加杞果以补肾固本；融五苓散（桂枝、白术、猪苓、车前子、泽泻）配薏苡仁、桑白皮等，温阳化气，健脾运水；选鳖甲、柴胡、郁金、佛手等软肝、疏肝、理气；择茵陈大黄清热通腑，退疸除黄；配陈皮、砂仁调和胃气。综观整个疗程，在益气补肾，强体固本的基础上，组方始终以五苓散为核心，旨在促使气化，使气能化水，脾能运水，加之疏肝气，以通调水道，和胃气，以安抚中州。用药无一峻猛之品，但化气运水之力不可小觑，在平和稳健之中，腹水消，诸证除，病获速愈。

（2）茯苓甘草汤证

【原文第73条】伤寒汗出而渴者，五苓散主之；不渴者，茯苓甘草汤主之。

茯苓甘草汤方：茯苓二两　桂枝二两（去皮）　甘草一两（炙）　生姜三两（切）

上四味，以水四升，煮取二升，去滓，分温三服。

方义：茯苓甘草汤由茯苓、桂枝、甘草、生姜四味药组成。方中茯苓淡渗以利水，桂枝通阳化气、生姜温散胃中水饮，炙甘草和中以补虚，四药合用温阳以行水。

〖原文第127条〗太阳病，小便利者，以饮水多，必心下悸；小便少者，必苦里急[1]也。

[词解]

[1] 里急：指小腹部有硬满而急胀不舒的感觉。

[提要] 辨水蓄下焦与水停中焦。

[原文释义及病机分析] 73条以对比鉴别的方法，论述水蓄下焦与水停中焦之不同：

前半段"伤寒汗出而渴者，五散主之"——乃承第71条、第72条论述汗后太阳之气被伤，膀胱气化不利，水蓄下焦，津液不布，故必见口渴，小便不利等症——治以五苓散。

后半段"不渴者，茯苓甘草汤主之"，——论述汗后胃阳被伤，胃失腐熟之权，以致水停中焦之证——因其无关于下焦气化，故口不渴而小便自利——治应以茯苓甘草汤温胃化饮。

第127条指出在外感病过程中，若患者饮水过多，可导致水饮停蓄，然有水停中焦与水停下焦之不同：

如若膀胱气化功能尚好，小便通利，而脾胃运化机能较差，——则饮水过多，每易导致中焦停水——证见心下悸动不安等——当以茯苓甘草汤主治。

如果膀胱气化功能低下，小便少而复被水伤，易致下焦蓄水——证见少腹胀满而有急迫感，所谓"必苦里急"也——当以五苓散主治。

第73条对茯苓甘草汤证叙述过简，当与第127条及第356条"伤寒，厥而心下悸，宜先治水，当服茯苓甘草汤"合参，可知此证当有四肢不温，"心下悸"等症。另据临证观察，若点按病人的上腹部，可听到"振水音"者对本证有特殊的诊断意义。

茯苓甘草汤证——属于太阳病过程中，发汗不当或饮水过多，损伤胃中阳气，致使水饮不化、停蓄为患，证属胃阳虚，水停中焦——治宜温中化饮，通阳利水，方用茯苓甘草汤。

[思索与探讨] 五苓散证与茯苓甘草汤证均为水饮内停之证，而病位有中、下之别。综合第73条、第127条文内容，水停中焦与水蓄下焦之辨别要点可归纳为以下三个方面：

一为口渴与不渴——渴为水停下焦，不渴为水停中焦；

二为小便利与不利——小便利为水停中焦，小便量少或不利者为水停下焦；

三为疾病部位：

症在心下——为水停中焦——为汗后胃阳受伤所致，治宜温胃散饮水，化气蠲饮——方用茯苓甘草汤。

症在小腹——为水停下焦——为表邪循经入腑，膀胱气化失职所致，治宜通阳化气利水——方用五苓散。

[类证鉴别] 五苓散证与茯苓甘草汤证均为水饮内停之证，而病位有中、下之别。综合第73条、第127条文内本，水停中焦与水蓄下焦之辨别要点可归纳如下：

五苓散证——口渴，渴为水停下焦，症在小腹——兼有小便量少或不利者——为表邪循经入腑，膀胱气化失职所致——治宜通阳化气利水。

茯苓甘草汤证——口不渴——为水停中焦，症在心下——水停中焦为汗后胃阳受伤所致——治宜温胃散饮水，化气蠲饮，方用茯苓甘草汤。

[临证辨治要点]

主症：心下胃脘部悸动不宁，推按之可闻及水声，口不渴，脉弦而舌苔白滑。

病机：胃阳不足，水停中焦。

治疗：温胃阳，散水饮——方用茯苓甘草汤

[茯苓甘草汤方歌诀]

茯苓甘草汤四味，主证心下胃脘悸，推按可闻振水声，温补中阳散水饮。

[**现代临床实际运用及其拓展**] 茯苓四逆汤现在临床主要用于心力衰竭、心肌病、冠心病、风湿性心脏病、难治性雷诺综合征、血栓闭塞性脉管炎、急性单纯性胃炎、即刻型倾倒综合征、肠道易激综合征、慢性腹泻、肾盂肾炎；也有报道使用本方治疗急性脑血管病、交通事故后遗症、肺心病、震颤性麻痹、急性胆囊炎、癫痫、尿路结石等，均取得满意疗效。

[**典型验案举隅**] 刘绍武医案

齐某，男，49岁，1988年10月26日就诊。3个月前，因天气炎热而服生冷，致泄泻，腹痛，曾用中药治疗后痊愈。后又食生冷，再度出现泄泻。经用中西药治疗，无明显疗效，病程迁延至今。证见泻下清水，每日4～6次，脐周疼痛，喜温喜按，畏冷，气短，口干，唇舌色淡，苔薄白，六脉沉弱。证属肾阳虚弱兼气液不足。治宜温补肾中元阳，兼养气液。方药：茯苓12克，条参、制附片（先煎）各15克，炮姜6克，炙甘草10克，水煎服。服5剂泄止，继服10剂而愈。（刘绍武，刘含堂．茯苓四逆汤的临床新用[J]．陕西中医，1990，11（8）：361．）

（3）真武汤证

【**原文第82条**】太阳病发汗，汗出不解，其人仍发热，心下悸，头眩，**身瞤动，振振欲擗地**[1]**者，真武汤主之。**

真武汤方：茯苓　芍药　生姜各三两（切）　　白术二两　附子一枚（炮，去皮，破八片）

上五味，以水八升，煮取三升，去滓，温服七合，日三服。

方义：真武汤中炮附子辛热，温补肾阳，使水有所主；白术甘温，健脾燥湿，使水有所制；生姜辛温，宣发肺气，使水有所散；茯苓淡渗，走膀胱，佐白术健脾，是于制水中有利水之用；芍药活血脉，利小便，是于制水之中有利水之法，且芍药有敛阴和营之用，可制姜附的刚燥之性。全方从三脏二腑着眼，尤以芍药利肌腠间水气为妙，既能活血以利水，又能开痹以泄络，如此三焦上下脏腑之水，肌腠表里内外之水，皆可一役而去。

[**词解**]

[1]振振欲擗地：擗同躄和躃，跌倒。指肢体颤动欲仆倒于地。

[**提要**] 论阳虚水泛的证治。

[**条文释义及病机分析**] 太阳病本应汗解，若表证不因汗解，究其因或为汗不得法，过汗伤阳；或为素体阳虚，汗后阳损更甚。因太阳少阴相表里，

故发汗伤阳,太阳表邪不去,常会伤及少阴,肾阳被伤,虚阳外越,所以其人仍发热。少阴肾阳不足,不能化气行水,可见水气泛溢。水气上凌于心则心下悸,上于清阳则头眩,水饮浸渍,筋骨肌肉失养则身眴动而振振欲擗地。证属阳虚水泛,故治以真武汤温阳利水。

[类方类证鉴别] 真武汤证与五苓散证均属下焦水邪为患。但二者病机及功用有所差异。

*辨真武汤证与五苓散证:

五苓散证——为太阳表邪不解,随经入腑,邪与水结,膀胱气化失职,水蓄膀胱之腑——证以小便不利、口渴欲饮、少腹里急为主,治宜化气行水,兼以解表。

真武汤证——由肾阳虚衰,不能制水,水邪泛溢而成——证以下利、腹痛、四肢沉重、疼痛,小便不利为主,兼见阳虚寒盛之象——治当温阳化气行水。

真武汤证与苓桂术甘汤证皆属阳虚水停为患,两方用药皆有茯苓、白术,但二者病变部位与疾病程度不同:

*辨真武汤证与苓桂术甘汤证:

苓桂术甘汤证——以心脾阳虚为主,水饮停聚中焦——证见心下逆满,气上冲胸,起则头眩,其病为轻——治宜温脾化饮,用桂枝甘草温补心脾之阳。

真武汤证——以肾阳虚为主,水寒之气泛溢周身——证见心下悸、头眩、身眴动、振振欲擗地、腹痛、小便不利、四肢沉重疼痛、自下利,或咳,或小便利,或下利,或呕等,其病为重——治用附子温补肾阳,并用生姜散水通阳,用芍药利水敛阴和营。

[临证辨治要点]

主症:心悸,头眩,身眴动,振振欲擗地,或水肿,小便不利,苔白,脉沉。

病机:肾阳虚衰,水邪泛溢。

治疗:温阳利水——方用真武汤。

[真武汤方歌诀]

真武消阴壮肾阳,茯苓术附芍生姜。心悸头眩身眴动,镇水消肿此方良。

[真武汤临床实际运用及其拓展] 本方可广泛用于呼吸系统、循环系统、

泌尿系统等多系统疾病，其病以发热、恶寒、肢体浮肿、心悸、眩晕等主要临床症状，经辨证属脾肾阳虚，水气泛溢者。

[临床应用典型验案举隅] 乔保钧医案（摘自：乔振纲．乔保钧医案[M]．北京：科技出版社，1998.8）

石淋（肾石术后复发）案

刘某，女，37岁，干部，1978年8月9日初诊。9年来，患者常感腰痛、乏力，时轻时重，1969年6月肾盂造影及摄片检查，发现右肾结石超过2厘米，左肾结石超过1厘米，其后不久在上海某医院手术取出右肾结石，并切除右肾1/2，欲择机二次手术取其左肾结石，终因体弱而未如愿，经药物保守治疗多时效果欠佳，近月来症状加重，X线片复查：不仅左肾结石仍在，而且右肾又出现点状及块状结石阴影，特经他院推荐求诊于余。刻诊：两侧腰脊疼痛，阵发性加剧，甚则绞痛难忍，伴自汗、乏力、畏寒肢冷，常易感冒，食欲不振，口干不欲饮水，大便溏泄，日行3次，小便频数，淋沥不畅。检查：全身浮肿，下肢按之如泥，经久不起；舌淡、体胖，苔白润；脉沉迟无力；两肋脊角部叩击痛明显，左侧尤甚。尿检：蛋白（+++）、红细胞（++）、管型（+）、上皮细胞（+）。病为石淋。证因脾肾阳虚，气化无力，湿郁化热，蕴结下焦，郁积日久，凝而成石。治宜益气健脾、温肾壮阳为主，兼以淡渗利湿和胃。处方：生黄芪30克，附子10克，白芍药21克，白术15克，车前子15克，陈皮10克、川厚朴10克、法半夏9克、砂仁9克、炙甘草6克、生姜3片，大枣3枚，7剂水煎服。

二诊：精神好转，恶寒、自汗、浮肿均减，食欲略增，小便增多，大便次数减少，舌脉同上，原方续服7剂。

三诊：恶寒失，出汗止，浮肿、腰痛均明显减轻，饮食复常，大便成形，每日一行，小便多色黄，脉沉弦细，两尺较前有力。脾肾之阳渐复，但有化热趋势，再治应减温肾壮阳药量，增清热利湿排石之品。处方：生黄芪30克、白术10克、云茯苓30克、猪苓30克、黄柏10克、石韦15克、金钱草30克、内金10克、滑石9克（包煎）、白茅根30克、生甘草6克，每日一剂水煎服。

四诊：精神复常，浮肿消退，但腰部绞痛时作，舌体略胖，苔薄黄，脉沉弦数。尿检：蛋白（+），红细胞（+）。脾肾气化康复，下焦湿热尚存，去益气温阳之品，以防化燥伤阴。治以淡渗利湿，清热排石为主。处方：桂枝6克、白术10克、云茯苓30克、猪苓15克、泽泻10克、车前子15克、金钱草30克、火硝5克、鸡内金10克、盐黄柏10克、白茅根30克、生甘草6克。

服10剂后，腰部绞痛发作之际，排出砂石样结石多粒，又服5剂，诸症悉瘥。经摄片、化验检查均正常，5年后随访从未复发。

按：本案虽有小便色黄、淋沥不畅之实候，但脾肾阳虚尤为突出。此时若独求利水，通淋排石，则肾阳愈伤，故先用真武汤化裁，药用附子、生黄芪、白术、炙甘草温肾健脾，促使气化，兼用车前子、川厚朴、陈皮、法半夏、砂仁等品除湿消肿和胃，待至四诊，脾肾气化已复，易黄芪、附子之辈，增云茯苓、猪苓、泽泻、金钱草、鸡内金、盐黄柏、白茅根诸品，加强利湿排石之功，使石出正复而病愈。

(二) 太阳蓄血证

1. 桃核承气汤证

【原文第106条】太阳病不解，热结膀胱[1]，其人如狂[2]，血自下，下者愈。其外不解者，尚未可攻，当先解其外；外解已，但少腹急结[3]者，乃可攻之，宜桃核承气汤。

桃核承气汤方：桃仁五十个（去皮尖）　大黄四两　桂枝二两（去皮）　甘草二两（炙）　芒硝二两

上五味，以水七升，煮取二升半，去滓，内芒硝，更上火，微沸下火，先食[4]温服五合，日三服，当微利。

方义：桃核承气汤由桃仁、桂枝、大黄、芒硝、炙甘草五药组成。方中桃仁活血化瘀为主药；桂枝温通经脉，辛散血结，助桃仁活血；大黄苦寒清泻热邪，祛瘀生新；芒硝咸寒，软坚散结；炙甘草调和诸药，诸药合用为泻热逐瘀轻剂。本方应在空腹时服用，因本证病位在下焦，先服药后进食，有利于药达病所。关于本方的煎服法，有三点需要注意：一是先煎诸药，后下芒硝；二是饭前服用，即所谓"先食温服"；三是每次五合，每日三次，其每次服用量仅为每次煎出量的五分之一，可谓是小量服用。

[词解]

[1] 热结膀胱：膀胱在此代指下焦部位。热结膀胱，指邪热与瘀血结于下焦部位。

[2] 如狂：指神志失常，似狂非狂。

［3］少腹急结：指少腹部拘急硬痛。

［4］先食：指饭前空腹之时。

[提要] 论蓄血轻证的证治。

[条文释义及病机分析] 太阳，为膀胱经之冠名。所谓"太阳病不解"，指发热恶寒头痛等表证尚未外解，其邪热随经入腑，热与血相结于下焦。热在血分，扰乱心神，而见躁动不安，如狂非狂。热与血相搏，血难于为蓄，且受热邪所迫，外排自下。此时邪热与血初结，血结不坚不深，病势尚浅，所以邪热随瘀血自下而外泻，病证随之自愈。

若血不自下者，则血与热相结相搏，蓄积于下，故而出现小腹疼痛，胀满，拘急不舒等"少腹急结"的太阳蓄血证，此为热瘀互结于下焦，气血凝滞，腑气不通所致。当以核桃承气汤"活瘀软坚，通腑泄热"治之。

[类方类证比较] 桃核承气汤与调胃承气汤之比较：

桃核承气汤与调胃承气汤均用了大黄、芒硝、炙甘草。但：

桃核承气汤中芒硝用量仅为调胃承气汤中芒硝用量的四分之一，而且加入桃仁与桂枝——功以泻血热，散血结为主。

调胃承气汤——药仅大黄、芒硝、炙甘草，其中之芒硝，较（桃核承气汤）明显量大；——主要功能为泻热通便。

> 二方作用侧重点不同。

[思索与探讨] 关于"热结膀胱"血蓄部位，历代医家争议较大，如沈芊绿主张血蓄膀胱，钱天来主张血蓄于回肠，柯韵伯主张血蓄于少腹，唐容川主张血蓄血室，近代人也有血蓄子宫、血蓄消化道、或血蓄肠间之争。从临床上看，蓄血证尿血者有之，大便下血者有之，阴道下血者有之，故可以"血蓄下焦"笼统概之。

桃核承气汤中在诸寒凉药中用桂枝，其意不在解表，而在理气通阳，通阳即可行阴，理气则能行血，血行结散则病自解。在寒凉药中酌加温热药，在血分药中酌加气分药，确实有其妙用。

[临证辨治要点]

主症：少腹急结，小便自利，其人如狂，或发热，以午后或夜间为甚，舌红苔黄或有瘀斑，脉沉涩。

病机：血热互结于下焦。

治疗：活瘀软坚，通腑泄热——方用桃核承气汤。

[桃核承气汤歌诀]

桃核承气用大黄,桂枝甘草和硝芒。血热互结于下焦,腑气不通病发狂。

[现代临床运用及其拓展]

现代临床用本方治疗周期性精神分裂症、脑外伤后遗症、缺血性脑中风、慢性肾炎、慢性盆腔炎、糖尿病、高脂血症、前列腺炎等,凡具有少腹急结,神志异常,小便自利,舌质紫暗或有瘀斑,脉沉涩诸症,其辨证病机属血热互结于下焦者,皆可用此方治之。

[临床应用典型验案举隅] 曹颖甫医案——桃仁承气汤治愈妇人受惊吓病精神发狂案

沈石顽之妹,年未二十,体颇羸弱。一日出外市物,骤受惊吓,归即发狂,逢人乱殴,力大无穷。石顽亦被击伤腰部,因不能起。数日后,乃邀余诊。病已七八日矣,狂仍如故。石顽扶伤出见。问之,方知病者经事两月未行。遂乘睡入室诊察,脉沉紧,少腹似胀。因出谓石顽曰,此蓄血证也,下之可愈。遂疏桃核承气汤与之。桃仁30克,生军15克,芒硝6克,炙甘草6克,桂枝6克,枳实9克。翌日问之,知服后下黑血甚多,狂止,体亦不疲,且能啜粥,见人羞避不出。乃书一善后之方与之,不复再诊。(曹颖甫. 经方实验录 [M]. 北京: 学苑出版社, 2008.)

崔章信医案——核桃承气汤治愈前列腺肥大案

张某,男,73岁。患者前列腺肥大3年,医院做B超证实前列腺肥大,久治不愈。病情一年比一年严重,小便非常困难。有时,蹲厕一个小时,也解不下来,尿液点点滴滴,癃闭不通,小腹拘急疼痛。不敢饮水,害怕小便。医院大夫劝其手术,病人惧怕导尿、开刀手术,寻我看中医。

中医检查:小腹拒按,舌苔薄,舌质红,脉沉数。证乃瘀热互结,治予活血化瘀,通下瘀热。选方:桃核承气汤加味。拟方:桃仁12克、熟大黄10克、芒硝4克(冲服)、桂枝10克、白芍12克、甘草6克、车前子30克(包煎)、三七粉3克(冲服)。服三剂见效,又服四剂,小便已通。2个月后又犯病,服中药仍有效。

心语:桃核承气汤,应说它是"活血化瘀,通下瘀热"方剂的先河,后世有关活血化瘀的方剂,皆由此而来。

2. 抵当汤证

【原文第124条】太阳病六七日,表证仍在,脉微而沉,反不结胸[1],其人发狂者,以热在下焦,少腹当硬满,小便自利者,下血乃愈。所以然者,以太阳随经,瘀热在里[2]故也,抵当汤主之。

【原文第125条】太阳病身黄,脉沉结,少腹硬,小便不利者,为无血[3]也。小便自利,其人如狂者,血证谛[4]也,抵当汤主之。

抵当汤方:水蛭(熬)　　虻虫各三十个(去翅足,熬)　　桃仁二十笛(去皮尖)
大黄三两(酒洗)

上四味,以水五升,煮取三升,去滓,温服一升。不下更服。

方义:抵当汤由水蛭、虻虫、大黄、桃仁四药组成。大黄、桃仁为植物药,大黄入血分,泻热逐瘀,推陈致新;桃仁活血化瘀。水蛭、虻虫为虫类药,药性峻猛,善于破瘀积而除恶血。四药相合为破血逐瘀之峻剂。

[词解]

[1] 结胸:病证名。指痰水等实邪结于胸膈脘腹,以疼痛为主要临床表现的一种病证。

[2] 太阳随经,瘀热在里:指太阳之邪在表不解而化热,随经脉入里,深入下焦血分,与瘀血结在里。

[3] 无血:无蓄血证候。

[4] 谛:确实无误的意思。

[提要] 论蓄血重证的辨证治疗及蓄血证和蓄水证的异同。

[条文释义及病机分析] 124条运用了倒装文法,"抵当汤主之"一句,应接在"下血乃愈"之后。"所以然者,以太阳随经,瘀热在里故也"为作者的自注句,指出太阳蓄血形成的病因病机。

太阳病六七日为表邪入里之期,表证仍在者,其脉不浮而转为沉者,是外邪已经开始内陷入里。内陷之邪,若结于胸,则可形成结胸证;若不结胸,邪陷不在中上二焦,而是陷入下焦血分,血热互结则形成太阳蓄血证。仲景在文中明确指出:"以热在下焦""以太阳随经,瘀热在里故也"。若此时表证仍在,且血蓄下焦,证属表里同病,其治疗常法为先表后里,如前证第106条所谓:"其外不解者,尚未可攻,当先解其外"本条不言先解表,直接使用攻逐之法。何其为也? 此为表里同病治疗的变法,即里急者当先治里,说明此处太阳蓄血证病势较急,病情较重。综合第124条、第125条原文内容,太阳蓄血重证的主要临床表现有:脉微而沉,即脉象沉而略有滞涩,此处之微并非主虚证的微弱脉象,可以结合第125条"脉沉结"理解。由于血蓄于里，瘀阻络道，脉道不利，所以脉沉而滞，甚则沉结。其人发狂，病人表现为典型的狂躁症状，如奔跑呼叫，打人毁物等症，其证较桃核承气汤证"如狂"者更为严重，说明热在血分，瘀阻心脉，加之热气直接上攻于心，心神被扰，神志错乱，故而"发狂"。其少腹硬满，"硬"是客观体征，触按时有坚硬抵触的感觉；"满"为自觉症状，指患者自觉胀满不舒，此由瘀血与邪热结于下焦所致。小便自利，提示病在下焦血分，膀胱气化功能未受影响。此外，蓄血重证的基本病机为瘀热相结，荣气不布。因此临床还可能出现发黄一症。发黄虽非蓄血主症，但要注意与湿郁发黄证鉴别。蓄血发黄，病在血分，血热相结，所以精神异常，而小便自利；湿郁发黄，病在气分，湿热相合，湿无出路，小便不利，神志正常。所以125条强调："小便不利，为无血也"，"其人如狂，血证谛也"。本证瘀热互结，为蓄血的急重证，治疗以破瘀结，泻血热为法则，故曰"下血乃愈"。即使表证未解，也应急救其里，方用抵当汤。

[临证辨治要点]

主症：少腹硬满，其人如狂，小便自利，脉沉涩或沉结，舌质紫或有瘀斑。

病机：瘀热互结下焦

治疗：破血逐瘀，泻热荡实——方用抵当汤。

[抵当汤证歌诀]

破血逐瘀抵当汤，蛭虻桃仁和大黄。瘀热互结于下焦，少腹硬满人如狂。

[现代临床实际运用及其拓展] 现代临床抵当汤可以用于治疗缺血性中风、中风后遗症、脉管炎、子宫肌瘤、急性尿潴留、精神分裂症、脑外伤后遗症、血管性痴呆等病。

[类证鉴别]*辨蓄血证与蓄水证：

蓄血证与蓄水证皆由太阳表邪随经入腑而成。

蓄水证——病在气分，为膀胱气化不利——可见口渴，小便不利等——治宜通阳化气利水——方用五苓散。

蓄血证——病入血分，为热与血结——可见如狂发狂，小便自利，治宜泻热逐瘀——方用桃核承气汤或抵当汤。

> 蓄水、蓄血对举而论，意义深远。

*辨湿热发黄与瘀血发黄：

湿热发黄——由湿热郁蒸所致，其色黄而鲜明如橘子色，小便不利、心烦，但无发狂。

瘀血发黄——由血瘀停滞、荣气不能敷布所致，其色黄而无泽，小便自利，如狂或发狂。

> 辨别要点在于：黄色之明暗度和小便自利及如狂与否。

[临床运用典型验案举隅] 乔振纲医案

①抵当汤合四妙勇安汤治愈糖尿病坏疽案

吴某某，男，76岁，义马煤矿退休工人。该患者三十年前始患糖尿病，常年靠二甲双胍等西药治疗维持，血糖水平时高时低，近三年双下肢足踝与足背部，皮色日渐发紫发黑，近月来其紫黑处出现部分溃烂，某三甲医院诊断为糖尿病坏疽，经局部清创及消炎治疗后，建议截肢治疗，遭患者本人及其家属的坚决拒绝，2016年9月20日邀余前往诊治。查见面部瘦削，面色萎黄无光；双下肢肌肉萎缩，病灶紫、黑相兼，溃烂处渗血、渗液，自觉灼热疼痛，甚而剧痛；自述乏力、神疲；大便时溏、时干；舌质紫黯，舌苔黄厚乏津；脉沉滞；其中医病机为：气阴两虚，淤血阻滞，热灼营血，脉络不通。治宜益气养阴，清热凉营，活血逐瘀，通络止痛。

拟内服药方：生黄芪30克，玄参13克，当归10克，生地13克，丹皮10克，石斛15克，水蛭7克，虻虫20个（去翅足），桃仁7克，大黄10克，三七粉3克（冲服），川牛膝13克，忍冬藤、鸡血藤各15克。每日一剂，上下午各一次煎服，晚上将药渣煎煮30分钟，用滤液对疮面进行清洗和清疮后，继用（以下）敛疮化腐生肌油涂抹外敷；

外用（敛疮化腐生肌油）药方及制作方法：生黄芪15克，栀子13克，白芷10克，三七粉3克，白及10克，大黄10克，黄连10克，儿茶7克，海螵蛸10克，7剂，共为极细末，另用小磨香油一斤半烧至恰冒烟状，此时如同制作油熟辣椒油那样，将煎沸的热油倒入外用药的药粉中，一边倒一边搅，搅匀后，油多面少为佳。

按上方、上法治疗3个月，下肢肿消，病灶疼痛显减。

以上方、上法为主，（疗程中，除外用药外，内服药根据病情变化，知犯何逆，随证加减）坚持治疗六年余，下肢的紫、黑色皮肤明显便浅、变淡，甚至已接近肉色；溃烂病灶彻底愈合；病灶疼痛完全消失；行走自如。坚持服我中药至85岁，逝于其他疾患。

②抵当汤合柴胡疏肝散、温经汤治愈严重痛经案

郜某某，女42岁，深圳市某银行职工。2009年4月17日初诊。该患者

月经不调十余年，每月经错后，且行经不畅，经色紫黑，伴有血块；近三年因工作压力，不但经量减少（点滴而下），经期不过三日，且每伴少腹疼痛，屡经西医治疗，病情时轻时重。此次（4月15日）来经之前，贪饮凉茶，致经期疼痛陡然增剧，绞痛难忍，甚者抱腹打滚，急求诊于余。刻诊：患者抱腹来诊，痛苦病容，呻吟连声中，断续自诉少腹剧痛，痛如刀绞；察见舌质紫暗，舌苔薄白；脉沉弱滞涩。结合平素月经史详情，分析其中医病机为：气虚肝郁，下焦寒凝，瘀血内阻，经脉不通。治宜益气扶正，疏肝理气，活血逐瘀，通经止痛。方用抵当汤与柴胡疏肝散、温经汤融合化裁：生黄芪30克，柴胡9克，川芎13克，香附15克，赤、白芍各30克，桃仁7克，水蛭、虻虫各12个，酒大黄10克，肉桂5克，干姜6克，丹皮10克，当归13克，党参13克，阿胶粉5克（冲服），炙甘草9克。5剂，每日一剂水煎服。服一剂即效，两剂显效，尽剂，痛消。继以本方为主，十数倍量，超微粉碎后治丸，连服3个月，病告痊愈。

3. 抵当丸证

【原文第126条】伤寒有热，少腹满，应小便不利，今反利者，为有血也，当下之，不可余药[1]，宜抵当丸。

抵当丸方：水蛭二十个（熬）　虻虫二十个（去翅足，熬）　桃仁二十五个（去皮尖）　大黄三两

上四味，捣分四丸，以水一升，煮一丸，取七合服之，晬时[2]当下血，若不下者，更服。

方义：抵当丸的药物组成与抵当汤完全相同，只是减少了水蛭、虻虫的用量，加重了桃仁的用量，且将汤剂改成丸剂，其攻逐瘀血的作用较抵当汤缓和，为逐瘀泻热的和缓之剂。本方服法为：以水煮丸，取药汁及药渣一并服下。意在取其药力轻缓而绵长；"晬时当下血，若不下者，更服"，意在强调祛邪之方，中病即止，不可过剂伤正；不效者，方可再次服用，体现了仲景审慎用药的治疗思想。

[词解]

［1］不可余药：不可用其他的药剂。从抵当丸服法看，亦可解释为不可剩余药渣，即连汤带渣一并服下。

［2］晬（zuì）时：即周时，一昼夜24小时。

[提要] 论蓄血证病势较缓的证治。

[条文释义及病机分析] 本条论述了蓄血证病势较缓的证治。病起于发热，接着出现少腹满，说明病邪已深入下焦之里。太阳表证入里，病在下焦，有蓄水和蓄血之分。若少腹满而见小便不利者属蓄水证；若少腹满，小便"反利者"，是血瘀下焦，正如条文所云："为有血也"。此处用意，旨在强调小便通利与否，是辨太阳蓄水和太阳蓄血证的主要鉴别点。

本证从病情表现上看，只有少腹满，没有急结、硬痛之象，也无如狂、发狂之症，说明蓄血证之证情较缓，其治，无须抵当汤之峻剂，变汤剂为丸剂，取其和缓之药力可矣。

抵当丸攻逐瘀热，药力和缓，适用于血热互结下焦，病势较缓之蓄血证。

[临证辨治要点]

主症：少腹满，小便自利，或有发热，舌紫黯，脉沉涩或沉结。

病机：瘀热内结，病势较缓。

治疗：泻热逐瘀，峻药缓图——方用抵当丸。

[抵挡丸歌诀]

廿五桃仁三两黄，廿枚水蛭和虻虫。泻热逐淤治腹满，峻药缓图其效良。

[类方类证鉴别] 辨桃核承气汤证、抵当汤证、抵当丸证。

此三者可概括为"蓄血三方证"。三者病机均为热与血结于下焦，但有轻重缓急之别。就蓄血证热与瘀结的病机而言：

桃核承气汤证——为热重于瘀，血热初结——治宜先解表后攻里，泻热逐瘀；

抵当汤证——瘀重于热，病势较急——即使表里同病，也当急治其里，破血逐瘀；

抵当丸证——瘀热俱轻，病势较缓——故取攻逐瘀热，峻药缓图之剂。

第三节　太阳病变证

一、变证治则及辨证要点

（一）变证治则

〖原文第16条〗太阳病三日，已发汗，若吐、若下、若温针[1]，仍不解者，此为坏病[2]，桂枝[3]不中[4]与之也。观其脉证，知犯何逆，随证治之。

[词解]

[1] 温针：是针刺与艾灸合用的一种方法。操作时，针刺一定穴位，将艾绒缠于针柄上点燃，以使热气透入穴位。

[2] 坏病：即变证。此指因误治而致病情发生变化，且不按六经规律传变，产生复杂证情的病证。

[3] 桂枝：此处指桂枝汤。

[4] 不中：不可，不宜。

[提要] 论太阳病变证的概念及治则。

[条文释义及病机分析] 本条可分两段理解。从"太阳病三日"至"桂枝不中与之也"为一段，申明坏病的概念。从"观其脉证"至"随证治之"为另一段，论述坏病的治则。

太阳病，治法自应汗解。若汗不如法，或发汗太过，则疾病未解，转而或妄用吐下，或误与火法，致病情发生变化，不按六经规律传变，产生复杂证情，名之曰"坏病"。此时病由表入里，或损及脏腑，桂枝汤证已不复存在，不再用桂枝汤解表，而应根据疾病的现实征象，采取适当的治法，故曰"观其脉证，知犯何逆，随证治之"。

坏病的主要特征有三：一是其原始证候已发生了变化，不复存在；二是不按六经规律传变，变化多端；三是证候复杂，辨治有一定难度。此条所论坏病，是与误治有关，但从临床观察，坏病亦有因失治或体质及病邪等因素产生者。

所谓"观其脉证"，是说要四诊合参，脉证并举，全面完整地搜集病情资料，仔细进行观察分析，以供准确地分析判断病机之用。"知犯何逆"，是在"观其脉证"的基础上进行分析判断，找出疾病的症结所在，明确具体病因、病机，做出可靠的诊断。"随证治之"，是根据正确诊断，运用理法方药的知识，针对疾病的病因病机，确定治法方药。

[思索与探讨] 本条指出坏病的治疗原则系"观其脉证，知犯何逆，随证治之"，即详察脉证，四诊合参，通过以常衡变，明确治疗之顺逆，以及具体病因、病机和诊断，进而确立治法，依法处方用药。

此（"观其脉证"，"知犯何逆"，"随证治之"）十二字治疗原则，是《伤寒论》辨证论治的主要精神所在，是辨证论治之精髓，不仅适合证候复

第一章
辨太阳病脉证并治

杂，变化多端的坏病，对于一切疾病的辨治皆具有重要的指导意义，是临证辨治一切疾病的指导原则。

（二）辨寒热真假

〖原文第11条〗病人身大热，反欲得衣者，热在皮肤[1]，寒在骨髓[2]也；身大寒，反不欲近衣者，寒在皮肤，热在骨髓也。

[词解]

[1] 皮肤：指浅表部位，即在外。

[2] 骨髓：指深层部位，即在里。

[提要] 举例说明辨别寒热真假的要点。

[条文释义及病机分析] 本条从病人的喜恶，辨别真寒假热。发热、恶寒是外感病的常见表现，对于辨别病证的表里、寒热和寒热的真假，具有一定意义。

当病情出现真假疑似之惑时，必须透过现象，探求病证的本质。条文中皮肤是指外在的、表浅的，骨髓是指内在的、深层的。皮肤与骨髓分别代表表象与实质。病人身大热，反而怕冷，想要穿衣者，此是阴寒之邪凝聚于内，虚阳浮越于外所致。其身大热为热在皮肤之假热；欲近衣者为寒在骨髓，内有真寒；若身大寒，反而不怕冷，不欲衣被者，是邪热壅遏于内，阳气不能透达于外所致。其身大寒是寒在皮肤之假寒，不欲近衣者，是热在骨髓，内有真热。前者为真寒假热证，后者为真热假寒证。医者切不可见发热即断为热证，见恶寒即断为寒证，而要善于透过现象看本质，不要被表面假象所迷惑。正如先贤程应旄所云："寒热之在皮肤者，属标属假；寒热之在骨髓者，属本属真。本真不可得而见，而标假易惑我以形，故直从欲不欲处断之……"真正的寒热，人所易分；真假寒热，病在疑似之间，辨之颇难。临证首先要抓住寒热发作的病因、寒热的深浅、热型的特点等要素，同时要综合全部脉证，缜密审辨，方能明辨真假，洞察本质。

[思索与探讨] 本条以皮肤、骨髓代表表里病位，并举寒热真假之例，以强调诊察疾病，一定透过现象看本质，而不要为表面现象所迷惑。临证时，定要仔细诊察，全面分析病情资料，才能真正把握疾病本质。正如先贤程应旄所云："寒热之在皮肤者，属标属假；寒热之在骨髓者，属本属真。本真不可得而见，而标假易惑我以形，故直从欲不欲处断之……"真正的寒热，人所易分；真假寒热，病在疑似之间，辨之颇难。临证首先要抓住寒热发作的

病因、寒热的深浅、热型的特点等要素，同时要综合全部脉证，缜密审辨，方能明辨真假，洞察、把握疾病本质，此乃正确辨证施治的前提与基础。

〖原文第120条〗太阳病，当恶寒发热，今自汗出，反不恶寒发热，关上脉细数者，以医吐之过[1]也。一二日吐之者，腹中饥，口不能食；三四日吐之者，不喜糜粥，欲食冷食，朝食暮吐。以医吐之所致也，此为小逆[2]。

〖原文第122条〗病人脉数，数为热，当消谷引食[3]。而反吐者，此以发汗，令阳气微，膈气[4]。虚，脉乃数也。数为客热[5]。不能消谷，以胃中虚冷，故吐也。

[词解]

[1] 过：过错。即误治的过错。

[2] 小逆：较轻的误治，尚未造成严重的变证。

[3] 消谷引食：消谷，指消化食物；引食，指要求进食。即易饥多食。

[4] 膈气：指膈间阳气。

[5] 客热：此处作假热解。

[提要] 论述发汗所致胃中虚冷变证的证治以及汗后胃寒吐逆的假热证。

[条文释义及病机分析] 第120条论太阳病误吐后脾胃受伤，胃阳虚燥的变证，可分为两段理解：

第一段从开始至"以医吐之过也"，论太阳病误吐后表解但脾胃受伤的变证。恶寒发热是太阳表证的主要临床表现，治宜发汗解表，得汗出，表气得和，则寒热除而病解。今患者自汗出、不恶寒发热，关上脉细数，是表解而里未和，说明太阳病误治后发生了变化。关脉以候脾胃，脉见关上细数，为误吐后脾胃受伤，故原文说"以医吐之过也"。数脉多热，若数而有力，多为实热；数而细，按之少力，则为虚热。结合下文"腹中饥，口不能食，不喜糜粥，欲食冷食，朝食暮吐"的临床表现，可知关上脉细数，为中焦脾胃阳气为误吐所伤。

第二段从"一二日吐之者"至"此为小逆"，补充说明太阳病误吐所引起的两种不同程度的脾胃阳虚证及其症状。若得病一二日而误用吐法，由于病情轻浅，正气不虚，虽误吐而脾胃损伤较轻，吐后胃中空虚，故腹中饥，因胃虚运化失职，虽饥但不能食。若得病三四日，病情相对深重，正气已显不足，误吐后对正气的损伤也较为严重，可使脾胃中气大伤，胃中虚冷，以致出现"不喜糜粥、欲食冷食、朝食暮吐"的症状，此为胃阳不足，虚阳浮躁所致。以上变证，皆因太阳病误吐而由，然误吐之后，太阳表邪已解，只是使中焦脾胃之气受损，且不甚严重，因此称之为"小逆"。

第122条再论汗后胃寒吐逆，寒热真假的辨证。病人脉数，数主热。若胃中有热，本应消谷易饥而多食。今反见呕吐，这是由于发汗不当致胃阳受损，胸膈阳气亦虚的缘故。一般来讲，胃阳不足，膈气虚弱，其脉当见迟弱，今其脉反数，这属于脉证不符的假热之象。原文称"阳气微，膈气虚，脉乃数也"，清楚地说明了此处数脉所主的病机。此种数脉，必按之无力才能反映胃中虚冷的本质。"数为客热"，明确指出了此为虚热、假热而并非实热。胃中虚冷所生之"客热"，不能消化水谷，加之中焦阳气虚，胃中虚寒，胃失和降，故而呕吐。本条未出治方，根据"胃中虚冷"病机，可斟酌选用小建中汤、吴茱萸汤或理中汤加丁香、吴萸。

在临床上，如果呕吐而见数脉，应鉴别胃家实热与胃家虚寒。一般而言，胃寒者，其脉必数而无力，并伴有不欲饮食，呕吐物清冷，口不渴，苔白且滑；胃热者，脉必数而有力，多伴消谷引食，食入即吐，呕吐物多腐臭，口干且渴，舌苔黄而干。

（三）辨虚证实证

【原文第70条】发汗后恶寒者，虚故也。不恶寒，但热者，实也，当和胃气，与调胃承气汤。

[提要] 论汗后虚证与实证的不同表现和实证的治法方药。

[条文释义及病机分析] 本条论发汗后虚实不同的两种转归：

"发汗后恶寒者，虚故也"，为承第68条"发汗，病不解，反恶寒者，虚故也，芍药甘草附子汤主之"而来，是知本证汗后不仅肾阳虚，而且阴液亦不足，其证恶寒，一般没有发热，伴脉沉微或微细，口中和而不燥渴等。素体阳旺之人，若发汗过多，则易化燥伤津，转为阳明实证。

本条后半段"不恶寒，但热者，实也，当和胃气，与调胃承气汤"，即是发汗后热归阳明之腑，燥热成实。因表证已罢，故不恶寒而仅见发热。此与阳明病篇第182条"身热，汗自出，不恶寒，反恶热也"，及第248条"太阳病三日，发汗不解，蒸蒸发热者，属胃也，调胃承气汤主之"文义相通，可以互参。所谓"当和胃气"，是本证胃实燥结，用调胃承气汤，则胃实得消，结热可除，胃气自和之意。

[思索与探讨]《伤寒论》中，太阳表证汗后的变化大致有三种情况：

一是体质较强，发汗得法者，可汗之而愈。

二是素体阳旺，因汗不如法，外邪入里化热，而成热证，或为阳明，或为少阳证。

三是体虚之人，汗后易于伤阳损阴，或为阳虚，或为阴虚，或为阴阳两虚。其虚实的转化，总与体质因素密切相关。

〖原文第60条〗下之后，复发汗，必振寒[1]，脉微细。所以然者，以内外俱虚[2]故也。

[词解]

[1] 振寒：畏寒怕冷而身体颤抖。

[2] 内外俱虚：此指表里阳气俱虚。

[提要] 下后复汗致阴阳两虚的变证。

[条文释义及病机分析] 先下后汗之治法，适宜于里证已急，表证尚轻之表里同病之证，用之得法，则邪去病解，用之不当，则易伤阳损阴。本条下之后阴液伤，而虚其里，里既虚而复用发汗，则阳气伤而虚其表，至此则阴阳俱虚。脉微细，微主阳气虚衰，无力鼓动血脉运行；细主阴液不足，不能充盈脉道，阴液亏乏，筋脉失去濡养，故战栗而恶寒。

本证因下后误用发汗之法，致阳亡阴伤，治当阴阳双补。但临证之时，尚须分辨阴阳损伤之孰轻孰重，而有所侧重。若阳虚为重者，其治，当以救阳之法为主、为急，而兼顾阴液；若阴虚为重者，其治，当以救阴之法，为主、为急，而兼顾阳气；若两者之虚相对均衡时，则以扶阳益阴为宜。本条脉证，偏于振寒脉微阳虚一面，振寒脉微也是虚寒变证的主要脉证。其治，如上所述，当然以救阳之法为宜。

〖原文第75条〗未持脉时，病人叉手自冒心[1]，师因教试令咳，而不咳者，此必两耳聋无闻也。所以然者，以重发汗，虚故如此。发汗后，饮水多必喘，以水灌之[2]亦喘。

[词解]

[1] 叉手自冒心：两手交叉按压于心胸部位。冒，覆盖、按压之意。

[2] 以水灌之：即用冷水洗浴。灌，浇洗。

[提要] 论重发汗致心肾阳虚、精亏耳聋及水寒伤肺致喘证。

[条文释义及病机分析] 未诊脉时，病人双手交叉，覆按在自己的心胸部位，医师试叫病人咳嗽，而患者不咳嗽，此必是两耳已聋，听不到声音的

缘故。

盖汗为心之液，液能载气，心又主血，且心肾精血同源，气损可及阳，今重发汗病人叉手自冒心，是不独心液虚，而心阳心血亦虚，心空虚无主，故叉手自冒，以安心悸。心阳虚损，不能下暖肾阳，则肾阳不能上达，不能温养耳窍，且心血不足，肾精随之亦亏，耳窍失于充养，故两耳聋无所闻也，如此则比第64条"发汗过多，其人叉手自冒心，心下悸欲得按者"之单纯心下悸为严重，非桂枝甘草汤所能救治。当急用心肾并治、阴阳双补之法，如参附并用，较为适宜。

"发汗后饮水多必喘，以水灌之亦喘"，是谓汗后津液不足，当有口渴欲饮之症，此时可与少量汤水，频频呷服，如第71条曰："太阳病，发汗后，大汗出，胃中干……欲得饮水者，少少与饮之，令胃气和则愈。"而不可狂喝暴饮。因汗后伤阳损阴，运化不力，饮水过多，则水饮停聚，水寒射肺，肺失肃降，必作喘逆。再者汗后肌腠空疏，而不可以水浴身，否则水寒之气浸渍皮毛，入侵于肺，肺气失宣，亦作喘也。此喘，前者为"饮冷"，后者为"外寒"，但皆起于汗后调摄失当，肺气失宣所致。治法可于太阳病治喘诸方中求之。

[类方类证鉴别] 辨耳聋之虚实：

（虚证）耳聋（如第75条）——为心肾不足，精气不能上奉，耳窍失于充养所致——其耳虽聋，而无胀痛，多伴有心悸，叉手自冒心等，是属虚证。

（实证）耳聋（如第264条）——"少阳中风，两耳无所闻"，其耳聋因风火上扰，壅阻清窍所致——故耳聋的同时，多伴堵塞闭胀，甚或疼痛，或有目赤、胸满心烦等。以此为辨。

[思索与探讨] 本条颇有深意：

其一，用重发汗致心肾阳虚、精亏之耳聋的鲜活案例，说明汗与血、精、阳气同源的关系以及保护肾之阳气的重要性；

其二，以汗后"饮水多"和"以水灌之"，说明汗后调摄应恰当有度，以强调生活调养对疾病康复的重要意义；

其三，重发汗致心肾阳虚精亏之耳聋与汗后调摄不当致水寒伤肺致喘同条论述，说明伤寒汗后之变证有虚实两端，临证当仔细辨析；

其四，饮水多必喘，以水灌之亦喘，与《内经》"形寒饮冷则伤肺"文不同而意同，充分体现了《伤寒论》与《内经》一脉相承关系。

（四）辨汗下先后

【原文第 90 条】 本发汗，而复下之，此为逆也；若先发汗，治不为逆。本先下之，而反汗之，为逆，若先下之，治不为逆。

[提要] 论汗下先后的治疗原则。

[条文释义及病机分析] 凡外感病的诊治原则，应先辨别表里：

病在表者——汗之为宜——下之为逆；

病在里者（如阳明里实热证）——下之为宜（当用清热泻实之法），使邪从内消——汗之为逆；

＞正如《内经》所云："阳盛阴虚，汗之则死，下之则愈；阳虚阴盛，汗之则愈，下之则死"。

若表里同病者——里证不急不重，表证相对明显，较为突出时，应先解表，而后治里，以此为常法。

临床还有不能循常法的情况——或先里后表，或表里同治，称为变法——由表里证候的轻重缓急而定：

"本发汗而复下之"，是表里同病时，里证不急不重，当循先表后里之常法，即所谓"若先发汗，治不为逆'。

若反其道而行之，用先里后表（先下后汗）的治法，则为逆治。

"本先下之而反汗之"，是说表里同病时，若里证急重，则当先救其里，用先里后表的变法，即所谓"若先下之，治不为逆"。若反用先表后里（先汗后下）之法，则亦为逆治。

（第 106 条）蓄血轻证兼表，里证较轻——则当"先解其外"，后治其里。

若蓄血重证兼表（如第 124 条）"瘀热在里"，重而且急——则不待表解，而直用破血逐瘀攻里之法。此乃汗下先后运用之实例。

【原文第 56 条】 伤寒，不大便六七日，头痛有热者，与承气汤。其小便清者，知不在里，仍在表也，当须发汗。若头痛者，必衄。宜桂枝汤。

[提要] 根据小便清否辨别表里的方法。

[条文释义及病机分析] 本条根据小便清否辨表里证治。伤寒不大便六七日，头痛，身热，既可见于表寒，亦可见于里热，其辨证之要点，在于验其小便清否：

若小便黄赤——自是阳明热实证的确据——因燥实内结，故以不大便为主症；浊热上冲，故头痛身热——其治，当以承气汤类通腑泄热。

若小便色清——则是邪仍在表——因风寒外束于皮毛，肺气失于肃降，大肠传导失职，故不大便，邪郁太阳之经，故有头痛；正邪交争，则有发热——其治可用桂枝汤以调和营卫，表解而里自和。

"若头痛者必衄"句，属于倒装文法，当在服桂枝汤后。其意为太阳表病，若头痛较剧，仅凭一汗未解，阳郁日久，则可能损伤阳络，而致衄血，病可从衄而解。此与服麻黄汤后而衄解（参考第46条）之机理，大致相同。

[类证鉴别] 本条以"小便清否"辨"不大便六七日，头痛有热"之属表？属里？

小便清长者——邪仍在表，因风寒外束于皮毛，肺气失于肃降，大肠传导失职，故不大便，邪郁太阳之经，故有头痛；正邪交争，则有发热——其治可用桂枝汤以调和营卫，表解而里自和。

小便黄赤者——提示阳明实热证——因燥实内结，故以不大便为主症；浊热上冲，故头痛身热——其治，当以承气汤类通腑泄热。

> 以"小便清否"辨"不大便六七日，头痛有热"之属表？属里？之证，一则揭示了辨小便在表、在里的诊断价值，另一方面也说明了去粗取精在辨证中的重要意义。

（五）辨标本缓急

【原文第91条】伤寒，医下之，续得下利，清谷[1]不止，身疼痛者，急当救里；后身疼痛，清便自调[2]者，急当救表。救里宜四逆汤，救表宜桂枝汤。

【原文第92条】病发热头痛，脉反沉，若不差，身体疼痛，当救其里[3]宜四逆汤。

[词解]

[1] 清谷：清，同圊，指厕所，此活用作动词。清谷，即泻下未消化的食物。

[2] 清便自调：指大便已恢复正常。

[3] 当救其里：救，治疗。当救其里，应当治疗其里虚证。

[提要] 论伤寒表里缓急的治则。

[条文释义及病机分析] 第91条说明，伤寒表证，误下之后，不仅脾阳衰惫，运化无权，而且累及下焦肾中真阳，导致火不生土，已成阳衰阴盛之危证，故而"续得下利，清谷不止"。此时虽有身疼痛的表证，亦无暇顾及，因脾肾阳

衰，若再强行解表，必致虚脱变证之恶果。治当急救其里，用四逆汤回阳救逆。服汤后如大便恢复正常，是里阳已复，阳回利止，而身疼痛仍在，为表证未罢，则又当急与桂枝汤，调和营卫，以和其表，此乃先里后表的实例。

第92条紧承第91条而来，第91条是详其证，"下利，清谷不止"，本条是辨其脉，"脉反沉"，此属互文见义笔法。"脉反沉"者，以所用之方"四逆汤"测之，当为沉细而无力，因见发热头痛之太阳表证，脉不浮而沉，故曰"反"。再结合第301条"少阴病，始得之，反发热，脉沉者，麻黄附子细辛汤主之"，可以测知本证是太阳与少阴两感证之表里同病。如无汗用麻附细辛、麻附甘草二方，以温阳发表；有汗用桂枝新加汤，以益气和营、通阳和表。若服之不效，则表明里虚之证重而且急，虽有身疼痛等表证，亦当先救其里，用四逆汤，以温里壮阳，固其根本。此处虽未言治表，实寓解表法于回阳救逆之中，待阳回寒散，则不用解表而表自解也。

第91条为表病误下，邪陷少阴，太少同病；第92条则未经误治，起始即为太少两感证，两者皆属表里同病，阳虚寒盛，里急且重，故治法皆取先救其里。阳复以后，是否再用解表，则又当以表证能否自解而取舍之。若从先病者为本、后病者为标之说来看，又是急则治其标、缓则治其本之治法。由此可见，标本学说与表里先后治则，立论角度虽有不同，然其精神实质却是一致的。

[思索与探讨] 此两条与第90条表里汗下先后精神实质一脉相承，重点在于强调临证必须明辨表里的轻重缓急，或先表后里，或先里后表，或表里同治。急则治其标、缓则治其本，是确立标本缓急的大法，然而标与本是一相对性的概念，从不同角度看，并非一成不变。如以先病者为本、后病者为标，则第91条表证身疼为本、里证下利清谷为标；但若从脏腑关系言之，则少阴下利清谷为本，太阳身疼为标。急救其里者，从先后病者看是急则治其标，从脏腑看，是急亦治其本。

二、证候分类

（一）热证

1. 栀子豉汤类证

（1）栀子豉汤证、栀子甘草豉汤证、栀子生姜豉汤证

【原文第76条】发汗后，水药不得入口属逆，若更发汗，必吐下不止。

发汗吐下后，虚烦[1]不得眠，若剧者，必反复颠倒，心中懊憹[2]，栀子豉汤主之；若少气[3]者，栀子甘草豉汤主之；若呕者，栀子生姜豉汤主之。

【原文第77条】发汗若下之，而烦热胸中窒[4]者，栀子豉汤主之。

【原文第78条】伤寒五六日，大下之后，身热不去，心中结痛[5]者，未欲解也，栀子豉汤主之。

栀子豉汤方：栀子十四个（擘）　香豉四合（绵裹）

上二味，以水四升，先煮栀子，得二升半，内豉，煮取一升半，去滓，分二服，温进一服，得吐者，止后服。

栀子甘草豉汤方：栀子十四个（擘）　甘草二两（炙）　香豉四合（绵裹）

上三味，以水四升，先煮栀子、甘草，取二升半，内豉，煮取一升半，去滓，分二服，温进一服，得吐者，止后服。

栀子生姜豉汤方：栀子十四个（擘）　生姜五两（切）　香豉四合（绵裹）

上三味，以水四升，先煮栀子、生姜，取二升半，内豉，煮取一升半，去滓，分二服，温进一服，得吐者，止后服。

方义：

栀子豉汤由栀子、香豉组成。栀子苦寒，清透胸膈、心经郁热，解郁而除烦；香豉气味轻薄，既能解表，宣透郁热，又载栀子于上，和降胃气于中。二药相伍，清中有宣，宣中有降，为清宣胸中郁热，治虚烦懊憹之良方。

若在栀子豉汤证基础上，兼中气不足而短气者，则加炙甘草以益气和中，即为栀子甘草豉汤；

若兼热扰于胃而呕吐者，则加生姜以降逆止呕，即为栀子生姜豉汤。应指出的是，以上三方煎法中，皆是香豉后下，取其气味轻薄，更能发挥其轻浮宣散之效。关于方后注"得吐者，止后服"一语，后世争议颇大，有认为得吐病解或减轻，也有认为与临床实际不符，以其为衍文的，有待进一步研究。

[词解]

[1] 虚烦：虚，是与有形之实邪相对而言；烦，心烦；虚烦，指心烦由无形邪热所致的一种自觉症状。

[2] 心中懊憹：心中烦闷殊甚，莫可名状。

[3] 少气：即气少不足以息。

[4] 胸中窒：窒，塞也。即胸中有堵塞不适之感。

[5] 心中结痛：心中因热邪郁结而疼痛。

[提要] 论热扰胸膈的成因与证治。

[条文释义及病机分析] 第76条论热扰胸膈的成因及证治。伤寒表证，已经过汗、吐、攻下。一般来说，既已发汗，则表邪已去；既已吐、下，则在里之有形实邪也可能从上下被排出体外。但此处，经汗、吐、下治疗，其病并未痊愈，病人自感心胸之中热闷无奈，莫可名状，致烦躁不宁，甚至辗转反侧，坐卧不安。这是因为汗、吐、下后，余热未尽，留扰胸膈，故有烦躁懊𢙐。既然无实邪内阻，其烦躁仅仅是由无形邪热内扰胸膈所致，故仲景称之为"虚烦"，此一"虚"字并非正气虚弱之意，而是指胸膈、脘腹中没有积食、痰饮、燥屎等有形实邪。"虚"字在此具有鉴别诊断、区分病情的意义，它把热郁胸膈之烦与水热互结之烦、燥实阻滞肠道之烦区别开来。栀子豉汤类方的主症为虚烦，而不是实烦，治实烦者要以硝黄等物攻下实邪。本证热扰胸脑，心神不宁，故烦躁不得卧寐，治之当用栀子豉汤清宣郁热。如果心烦而兼见少气症状，这是因为误治损伤了正气，而内郁之热亦可损伤正气，故加用甘草以益气。如果心烦而兼见呕吐，这是由于胸膈之热下干胃气，致胃失和降所致，故加用生姜降逆和胃止呕。

第77条辨热郁胸膈，胸中窒塞的证治。发汗，或用泻下，热邪不为汗下所解，而留扰胸膈气机阻滞，故身热而心烦，胸中窒闷不舒。本条所言"胸中窒"，较上条"心中懊𢙐为重，其病机仍为余热留扰胸膈，程度稍重，非实邪结聚，故仍用栀子豉汤。

第78条辨热郁胸膈，心中结痛的证治。伤寒五六日，表证未罢，仍应从表解。若误用大下之剂，引外邪入里化热，郁结于胸膈之间，则不唯身热不去，又见心中结痛。其"心中结痛"较"胸中窒"热郁程度更甚，但仍属郁热所致，故仍以栀子豉汤治之。

从上述条文可知：心烦、心中懊𢙐、胸中窒、心中结痛，是栀子豉汤证四种不同程度的表现，其病机总为：无形邪热郁于胸膈。通观以上栀子豉汤证三条，皆有一定的误治过程，可见，栀子豉汤证之成因，可由误治后邪热留扰胸膈而成。但本证也有不经误治，而因外邪入里，或热病后期，余邪未尽，邪热留扰胸膈所致者。临证之时，不但要细审其因，更要辨明病机，而且后者更为关键。

[思索与探讨] 此三条揭示，根据热扰胸膈证程度不同，可出现心烦、

心中懊憹、胸中窒、心中结痛等不同表现，尽管表现有一定的差别，但只要病机相同，则可用同样的治法方药，乃以异病同证同治之法；若有其他次要病机存在，亦可稍事加减，如正虚少气加甘草，胃失和降加生姜，充分说明临证时既要抓住主证主方，又要明了随证化裁之法，如此方能适应疾病之变化。

[临证辨治要点]

主症：心烦不得眠，心中懊憹，反复颠倒，或胸中窒，或心中结痛。

病机：热郁胸膈。

治疗：清宣郁热——方用栀子豉汤。

兼中气不足而短气者，用栀子甘草豉汤；

兼热扰于胃而呕吐者，用栀子生姜豉汤。

[栀子豉汤歌诀]

栀子豉汤两味药，栀子十四豉四合。热郁胸膈懊憹烦，清宣郁热治失眠。

[现代临床中的实际运用及其拓展] 现代临床主要将栀子豉汤应用于内科之自主神经功能紊乱、神经官能症、胃炎、肝炎、胆囊炎、肠伤寒、副伤寒、病毒性心肌炎等；外科之痤疮；妇科之经前鼻衄、妊娠恶阻；儿科夜啼等，其辨证病机属热扰胸膈，或余热未清，热势不甚，以心烦不寐、心中懊憹为主症者。

[临床应用典型验案举隅] 余长荣医案

郑某，胃脘痛。医治之，痛不减，反增大便秘结，胸中满闷不舒，懊憹欲吐，辗转难卧，食少神疲，历七八日。按其脉沉弦而滑，验其舌黄腻而浊，检其方多桂附香砂之属。此本系宿食为患，初只须消导之品，或可获愈。今迁延多日，酿成夹食致虚，补之固不可，下之亦不宜，乃针对心中懊憹、欲呕二症，投以栀子生姜豉汤：生栀子9克，生姜9克，香豉15克。分温作两服，翌日，病家来谢称，服药尽剂后，未发生呕吐，诸证均瘥，昨夜安然入睡，今晨大便已下，并能进食少许。（俞长荣.伤寒论汇要分析［M］.福州：福建科学技术出版社，1985.）

(2) 栀子厚朴汤证

【原文第79条】伤寒下后，心烦腹满，卧起不安者，栀子厚朴汤主之。

栀子厚朴汤方：栀子十四个（擘）　厚朴四两（炙，去皮）　枳实四枚（水浸，炙令黄）

上三味，以水三升半，煮取一升半，去滓，分二服，温进一服，得吐者，止后服。

方义：栀子厚朴汤，方中栀子苦寒，清热除烦；厚朴苦温，行气除满；枳实苦寒，破结消痞。其取栀子清热除烦，而不用豆豉者，是本证邪热较栀子豉汤为甚，非豆豉之宣透所能及。又因未至阳明腑实，则无须大黄之攻下，然毕竟已入里及腹，故用厚朴、枳实以利气除满。

[提要] 论热扰胸膈腹满的证治。

[条文释义及病机分析] 本条论伤寒下后心烦腹满的证治。伤寒下后，燥实已祛，郁热未尽，留热于胸膈，故心烦；浊气壅滞于腹部，故腹满；烦满过甚，则卧起不安。其病机为余热留扰，兼中焦气滞，治疗不仅要清宣余热，还需宽中除满，宜用栀子厚朴汤。

[思索与探讨] 栀子厚朴汤证之邪热郁结，较栀子豉汤证为重，但其腹满并未伴有疼痛拒按、大便不通等症，故其证仍为无形邪热之郁结，而非阳明可下之证，故治以栀子厚朴汤清热除烦，宽中消满。

辨栀子厚朴汤与小承气汤，两者仅一味之差，虽都治腹满，但：

本方（栀子厚朴汤）——所主病位偏上。

小承气汤——所治病位偏下。

本方可视为栀子豉汤与小承气汤合方加减化裁而成。正如柯韵伯所云："有栀子以除烦，佐枳朴以泄满，此两解心腹之妙，是小承气之变局也"。

[栀子厚朴汤方歌诀]

朴须四两枳四枚，君药十四乃栀子，下后心烦且腹满，止烦泻满效兼备。

[现代临床实际运用及其拓展] 栀子厚朴汤现代应用于杂病之食积化热、急性胃肠炎、消化不良、肝胆疾病等疾病，凡栀子豉汤下所列诸证，病位偏下，界于脘腹之间者，皆可用本方治之。

[临床应用典型验案举隅] 刘渡舟医案

董某，女，37岁。病心中烦懊，不能控制，必须跑出屋外方得小安，并且脘腹胀满，如有物塞之状。其脉弦数，舌苔黄腻。问其大便秘、小便赤。辨为心胸热郁，下及于胃所致。为疏：生山栀9克，枳实9克，厚朴12克。服1剂而病愈。（刘渡舟，聂惠民，傅世垣. 伤寒挈要[M]. 北京：人民卫生出版社，1983.）

(3) 栀子干姜汤

【原文第80条】 伤寒,医以丸药[1]大下之,身热不去,微烦者,栀子干姜汤主之。

栀子干姜汤方：栀子十四个（擘）　干姜二两

上二味,以水三升半,煮取一升半,去滓,分二服,温进一服,得吐者,止后服。

方义：方中栀子苦寒,清热除烦,以逐上焦郁热；干姜辛温,温脾暖胃,以驱散中焦之寒。二者寒温并用,清上温中,分建其攻,同时又相互制约,相反相成,使具苦寒之性的栀子不至于伤中；又使辛热之性的干姜不至于助热。

[词解]

[1] 丸药：指当时流行的一种具有剧烈泻下作用的成药。王肯堂曰："丸药,所谓神丹、甘遂之类也。"

[提要] 论热扰胸膈兼中寒下利的证治

[条文释义及病机分析] 太阳伤寒,理当汗解,医以丸药大下之,势必损伤脾胃之阳,而致中焦虚寒,又下后外邪乘机内陷,留扰胸膈,形成上焦有热,中焦有寒之证。上焦热郁,则身热不去,兼有微烦；寒邪犯中,其症状该条文未曾明言,但依其病机分析：大下之后,脾胃受损,又以干姜温中散寒,其证当有腹痛、下利、食少等。

从临床实践来看,平素脾胃虚弱之人,仅因感受外邪而不因误下,亦可导致"热扰胸膈,寒滞中焦"的病理机转,其治,依然可用栀子干姜汤"清上焦"、"温中阳"治之。

[思索与探讨] 本条以"身热不去,微烦"点出上焦有无形之邪热郁滞,举"医以丸药大下之"说明有脾胃虚寒之可能。再以方测证,可知本证既有心烦懊恼之上热证,又有下利便溏之下寒证。由本条可知,临床辨证不仅要仔细诊察症候表现,还要详细询问诊治经过,如此方能知病源明病机,为正确立法处方奠定基础。

[临证辨治要点]

主症：身热不去,微有心烦,或有腹满时痛,食少下利等。

病机：胸膈有热,中焦有寒。

治疗：清上热,温中寒——方用栀子干姜汤。

[栀子干姜汤歌诀]

栀子干姜两味药,一味热来一味凉。胸膈郁热中焦寒,从简搭配调阴阳。

[现代临床的实际运用及其拓展] 现代临床主要将栀子干姜汤应用于消化系统疾病如胃肠炎、菌痢、肝炎、胆囊炎、口腔溃疡等疾病,其辨证病机属上热中寒者。

[栀子豆豉汤类临床实际运用典型验案举隅] 乔保钧医案——栀子豉汤与酸枣仁汤融合化裁治愈烦躁重症案(摘自《乔保钧医案》)

王某,男,82岁,洛阳市郊区农民,1986年12月23日初诊。患者10天前因暴食牛肉汤引起上消化道出血,急送某医院,经输血300毫升及服用镇静剂治疗,出血虽止,但心烦急躁,日夜不宁。就诊时,见其捶胸顿足,来回踱步,呼号连声,如丧神守。自诉烦躁欲死,彻夜不寐,口干欲饮,大便干燥;舌质淡红,花剥白苔,脉弦而结。脉证合参,证由阴虚血亏,心失所养,虚热内扰,神不守舍所致。治当养阴补血,清心安神。处方:辽沙参15克、麦门冬15克、生地15克、当归15克、川芎9克、白芍药20克、山栀子9克、淡豆豉10克、钩藤30克(后下)、炒枣仁30克、柏子仁10克、生龙骨15克、夜交藤30克、淡竹叶3克,5剂水煎服。

二诊:上药显效。白天心烦已止。唯夜晚稍有不适,但已能自制;睡眠明显好转,每夜可眠4~6小时。复诊时见其心平气和,神态安然,与初诊相比,判若两人。检查:舌质红、苔白,脉沉弦。药既对症方不大调,上方去钩藤,加琥珀5克、辽五味9克,继服5剂。

三诊:心烦急躁悉除,睡眠转佳,唯后半夜稍觉口干。检查:舌质红,少有裂纹,苔薄白、脉沉弦。病虽痊愈,但心经郁热未透,心阴暗耗,继用益气养阴、清心安神之剂善后巩固。处方:太子参13克、麦门冬15克、辽五味9克、山栀子9克、淡豆豉9克、云茯苓30克、石斛15克、沙参13克、炒枣仁30克、柏子仁10克、琥珀5克、夜交藤30克、生龙骨15克、淡竹叶3克,3剂水煎服。

按: 患者年岁已高,素体阴虚可知,复因失血过多,阴血骤亏,血不养心,加之虚热内扰,神不守舍,遂现烦躁、不寐诸症。方用一贯煎与四物汤合方化裁益阴补血,使心血充盈心神得养,君主可望复明,配以栀子豉汤与酸枣仁汤化裁,酌加钩藤、龙骨清心宁心,潜镇安神,使神能守舍,烦躁自平。

俞长荣医案——栀子生姜豉汤为主治胸中满闷不舒、懊憹欲吐案（摘自：俞长荣．伤寒论汇要分析[M]．福州：福建科学技术出版社，1964.4）

郑某，胃脘痛，他医治之，痛不减，反增大便秘结，胸中满闷不舒，懊憹欲死，辗转难卧，食少神疲，历七八日，按其脉弦而滑，验其舌苔色黄腻浊，阅其所用之方多桂附香砂之属。此证本系宿食为患，初只须消导之品，或可痊愈。今迁延多日，酿成夹食致虚，补之固不可，下之亦不宜，乃针对懊憹欲吐之证，投以栀子生姜豉汤：栀子9克，生姜9克，香豉1.5克，置温分作两服，翌日，患者登门致谢时称：服药尽剂。诸症皆瘥，昨夜安然入睡。今晨大便已畅，并能进食少许。

栀子厚朴汤为主治愈"心中烦懊，不能自制"案（摘自：刘渡舟．伤寒挈要[M]．北京：人民卫生出版社，1983.8）

董某，女，37岁。病心中烦懊，不能自控，必须跑出屋外方得小安，并且脘腹胀满，如有物塞之状。其脉数，舌苔黄腻；大便秘结，小便赤。辨为心胸热郁，下及于胃所致。拟方如次：生山栀9克，枳实9克，厚朴12克。服一剂而病愈。

（4）栀子汤禁例

〖原文第81条〗凡用栀子汤，病人旧微溏[1]者，不可与服之。

[词解]

[1] 旧微溏：病人平素大便偏于稀溏。

[提要] 论栀子豉汤类方禁例。

[条文释义及病机分析] 本条论虚寒便溏者当慎用栀子豉汤。凡用栀子豉汤，当总括上列栀子豉汤类证。栀子豉汤是治疗热郁胸膈的有效方剂，然栀子毕竟为味苦性寒之品，寒证不宜。若素来脾胃虚弱，大便经常稀溏者，应慎用或禁用。不唯栀子如此，其他方中如有苦寒之品，如黄芩、黄连、大黄等，亦可仿此类推。否则，服后必致中阳更衰，泻利更甚，故戒之曰"不可与服之"。

本条中焦有寒者，不可用栀子汤，上条则为上焦有热、中焦有寒者，可用栀子干姜汤。前后互参，可知其所谓不可用者，系指不可单纯用栀子汤，若其病属寒热错杂，亦可仿栀子干姜汤之例，随症加减，寒温并投。

[思索与探讨] 本条之"病人旧微溏"，提示素有脾胃虚寒，其患者即使有热郁胸膈之栀子豉汤证病机存在，也要慎用栀子等苦寒之品，此论足以说明对患者体质及宿疾辨识的重要性。本条与第80条并无矛盾，本条是强调临

证保护脾胃的重要性，彼条是强调方随证变的灵活性。临床上若出现寒热错杂的情况，仍可参第 80 条寒温并用之法。

2. 麻黄杏仁甘草石膏汤证

【原文第 63 条】发汗后，不可更行[1]桂枝汤，汗出而喘，无大热者，可与麻黄杏仁甘草石膏汤。

【原文第 162 条】下后不可更行桂枝汤，若汗出而喘，无大热者，可与麻黄杏子甘草石膏汤。

麻黄杏仁甘草石膏汤方：麻黄四两（去节）　杏仁五十个（去皮尖）　甘草二两（炙）　石膏半斤（碎绵裹）

上四味，以水七升，煮麻黄，减二升，去上沫，内诸药，煮取二升，去滓，温服。本云黄耳杯[2]。

方义：麻杏甘石汤为麻黄汤去桂枝加石膏，是变辛温发表之法，而为辛凉宣透之方。方中麻黄辛温宣肺定喘，石膏辛寒直清里热。麻黄配石膏，清宣肺中郁热而定喘逆，而且石膏用量倍重于麻黄，故可借石膏辛凉之性，以制麻黄辛温发散之力，又能外透肌表，使邪无复留。杏仁宣肺降气而治咳喘，协同麻黄更增平喘之效。甘草和中缓急，调和诸药。四药相伍，宣肺清热、降逆平喘。

[词解]

[1]更行：更，再也；行，用也。更行即是再用之意。

[1]黄耳杯（pēi）：《千金翼》卷十作"杯"，第 162 条原方后亦作杯。耳杯，为古代饮器，亦称羽，椭圆形，多为铜制，故名，实容一升。

[条文释义及病机分析] 太阳病，下之后，仍有微喘者，表明表邪未解。当以桂枝加厚朴杏仁汤，解太阳肌表，而治其喘。太阳病桂枝证，医反下之，出现下利脉促，汗出而喘，也是表未解的表现，当以葛根黄连黄芩汤，解阳明之肌热，而治其喘。今发汗后，汗出而喘，身无大热，而不恶寒者，知邪已不在太阳之表。且汗出而不恶热，知邪已不在阳明之里，是邪独在肺中，肺气满而喘矣，故不可更行桂枝汤。喻嘉言曰：治伤寒先分营卫，麻桂二汤，断无混用之理。此阳之邪，虽汗解出，然肺中热邪未尽，所以热虽少止，喘仍不止，故用麻黄宣发肺邪，杏仁下肺气，甘草缓肺急，石膏清肺热。

文中"不可更行桂枝汤"，应接在"无大热"之后，属倒装文法。太阳病，汗下后，若表正未去，宜再用桂枝汤解表。然第 63、第 162 条开宗明义地指出汗下后不可再用桂枝汤,究其原因,则在下文"汗出而喘,无大热者"句。盖肺主气而司呼吸,邪热壅肺,宣降失司,故见喘逆;肺合皮毛,热壅于肺,热迫津泄,则有汗出。其"无大热者",是谓表无大热,而里热壅盛,并非热势不甚。此证尚可伴有咳嗽、口渴、苔黄、脉数等。

"汗出而喘,无大热者","不可更行桂枝汤",意在与太阳病汗下后若表证未去,宜再用桂枝汤解外诸条对照,以说明临证关键还在于抓主症,审病机,若汗下后,表证仍在,邪未化热入里,则仍用桂枝汤解表,若已"汗出而喘,(表)无大热者",则系邪已入里化热,肺热壅盛而喘,宜用麻杏甘石汤清肺热而定喘。此亦一源二流之不同。

[类方类证鉴别] 辨麻黄汤证、麻黄杏子石膏汤证、桂枝加厚朴杏子汤证、小青龙汤证——四证皆有喘,然而病机、主症、治法各不相同:

麻黄汤证——其病机重点在表——伤寒表实而致肺气上逆,故无汗而喘——治以发汗解表,宣肺平喘——方由麻黄、桂枝、杏仁、甘草组成;

小青龙汤证——太阳伤寒表实,兼内由水饮致喘——证以喘而无汗,内有水饮为特点——治宜辛温解表、温化水饮——方由桂枝、芍药、麻黄、干姜、辽细辛、炙甘草、半夏、五味子等组成

桂枝加厚朴杏子汤证——外感风寒引发而喘,无里热,而伴发热不渴、恶寒、汗出、脉浮缓等——治宜辛温解表、温化水饮——方由桂枝、芍药、厚朴、杏子、生姜、甘草、大枣等组成;

麻黄杏子石膏汤证——其病机重点在肺——表无大热,而肺热壅盛,蒸迫津液外泄,证以汗出、咳喘为主,兼有口渴、苔黄、脉数等——治宜清热宣肺,降气平喘——方由麻黄、杏仁、石膏、甘草组成:

[临证辨治要点]

主症:汗出而喘,身热或高或低而不恶寒,尚有口渴、苔黄、脉数等。

病机:邪热壅肺。

治疗:清热宣肺,降气平喘——方用麻杏甘石汤。

[麻杏甘石汤方歌诀]

麻杏甘石汤四味,汗出而喘热壅肺。发烧口渴舌苔黄,清热宣肺此方良。

[现代临床实际运用及其拓展] 现代临床主要将麻杏甘石汤应用于呼吸系统疾病如肺炎、急性支气管炎、慢性支气管炎合并感染、上呼吸道感染、支气管哮喘、喘息性支气管炎、肺脓肿、非典型性肺炎、新冠肺炎;皮肤科疾

病如急性荨麻疹、玫瑰糠疹、风疹、接触性皮炎、银屑病，以及鼻窦炎等病证，其辨证病机属邪热壅肺者，皆可随证加减用之。

[临床应用典型验案举隅] 乔保钧医案（摘自《乔保钧医案》）

①麻杏石甘治肺喘，获效关键在于宣——麻黄石甘汤为主治愈（小儿肺炎）咳喘案

边某，男，两岁半，以小儿肺炎住某院儿科。患儿高烧，咳嗽、气喘7天，经用抗生素、激素治疗，病势不解。其间曾两次窒息，每次持续给氧、输液，于1984年4月9日邀师会诊。查见面色灰暗、口唇青紫、鼻翼翕动、气喘息促、皮肤灼热（T：40℃），指纹青紫，将抵命关。此乃风热闭肺。治宜宣肺清热，止咳平喘。处方：炙麻黄6克、生石膏30克（另包先煎）、杏仁9克、桑皮5克、川贝母9克、炙百部10克、川厚朴9克、炙甘草6克、桑叶3克、生姜2片，加水500毫升，煎取100毫升，服法同前，1日1剂，连用3剂，诸症悉平。

按：稚幼之体，不耐寒热，风热上受，首先犯肺，热邪内壅，肺气闭郁而诸症作矣。虽热势鸱张，病情笃重，然邪在上焦，"治上焦如羽，非轻不举"，顺其性，轻清宣散，使垂危回生，若过用寒凉，冰伏其邪，必祸不旋踵。

②麻杏石甘宣肺热，解肌透热咳喘息——麻黄石甘汤为主治愈（麻疹合病肺炎）咳喘案

曾某某，女，3.5岁，住洛阳市郊白马寺乡白湾村，1959年11月14日初诊。3天前患麻疹，因更衣致疹子复发，咳嗽气喘，高热不退，鼻翼翕动，烦躁不安，头颈微汗而身无汗，皮肤干燥，经注射青、链霉素及解热剂，病情有增无减，大便正常，小便色黄。检查：口唇发绀，鼻孔黑干无涕，二目发赤，上眼睑略有浮肿，全身密布紫红色疹点，压之不褪色，间隙处有健康皮肤，手指纹紫红已过命关，脉象浮数133次/分，体温40.1℃，白细胞$13.8×10^9$/L，中性粒细胞0.89。患儿疹后感寒，闭塞毛窍，致使麻疹内陷，热毒郁结于肺。小儿乃稚阴稚阳之体，肺系娇嫩之脏，热毒内攻，化火生风，风火相煽，不仅出现上述危候，且大有肺热叶焦，气阴两脱之势。治宜辛凉清透。方选麻杏石甘汤化裁：生麻黄5克、杏仁6克、生石膏50克、川贝母5克、牛蒡子5克、葛根10克、二花15克、炙甘草5克、生姜1片，2帖，昼夜续服，2日服完。另用酒精加适量水，和生姜汁，定时擦洗皮肤，注意保温，防

止重感。

11月17日二诊：采用上法后，当晚夜半周身微微汗出，逐渐增多，随之发热、咳嗽、喘息均减轻，鼻翕已止，呼吸略快均匀，嗜睡，口唇红、干裂，周围有数粒水疱，舌质红，无苔，舌面干燥，脉象弦数，每分钟103次，体温38.3℃，疹子由紫变红，有数处已高于皮肤。白细胞7.8×10^9/L、中性粒细胞0.80。腠理开，寒邪散，郁热清，诸症减。但肺内余热尚存，又有耗津伤阴之象，治仍宗上方，去麻黄以防发汗过度，加麦门冬、天冬各13克，养阴清心，2帖水煎续服。

11月19日：嗽明显减轻，脉静热退；舌质边尖红，苔白，口唇红而干燥，全身红疹稀疏可见，并有脱屑，脉数、每分钟96次，体温37.9℃，腹胀，大便略干，小便色黄。证为大热已去，余热尚存。治宜解肌清热，养阴生津，调理脾胃。处方：葛根15克、麦门冬9克、元参9克、苇根20克、川厚朴6克、麦芽9克、生甘草3克，3帖水煎服。

11月21日四诊：精神恢复，饮食如常，疹子红暗，可见片状脱皮屑；舌质红、苔白，脉略数，80次/分，体温36.7℃，大便转调。嘱家属注意饮食调养，防止感受风寒。

按：麻疹一病，喜温恶寒，得温则透，遇寒则敛，外透为顺，内陷为逆。此患疹期受寒邪外束，致使疹子不能外透而内陷，热毒不能宣达而郁于肺，肺失清肃则咳嗽、喘息、鼻翼翕动。本证病机之关键在于表郁不解，热壅于肺，故用葛根解肌升阳，助麻黄辛温宣散，使疹子得以透达，用麻杏石甘汤加川贝母、牛蒡子清宣肺气，止咳平喘，加二花、连翘着重清热解毒。此法此方具有解肌升阳，发散宣透，清热解毒，清肺化痰之功，温中有清，清中有宣，温而不燥，凉而不腻之特点。

3. 葛根芩连汤证

【原文第34条】太阳病，桂枝证，医反下之，利遂不止。脉促者，表未解也；喘而汗出者，葛根黄芩黄连汤主之。

葛根黄芩黄连汤方：葛根半斤　甘草二两（炙）　黄芩三两　黄连三两

上四味，以水八升，先煮葛根，减二升，内诸药，煮取二升，去滓，分温再服。

方义：葛根芩连汤为表里双解之剂。方用葛根轻清升发，升津止利，又可透邪；黄芩、黄连清胃热、厚肠腑，坚阴止利；炙甘草甘缓和中，调和诸药。四药配伍，清热止利，坚阴厚肠，兼以透表。故无论有无表证，均可用之。

[提要] 论里热挟表邪下利的证治。

[条文释义及病机分析] 原文可分两段加以解读。从"太阳病"至"表未解也"为一段，言其下利仍以表证为主。太阳病，桂枝证，当用汗解，若用攻下，则属误治，故以"反"字标示之。医反下之，必伤及胃肠，因而下利不止。此时判断下利之属表？属里？尚须根据脉证以凭之。若脉来急促或短促，知胃肠虽伤，但正气仍能抗邪，病机并未因下而内陷，仍欲还表而外出；若疾病重在表证未解，外邪内迫肠道而下利，其治当以解表为主，表解而利自止，治宜解表清理，和中止利。如桂枝加葛根汤，可用以为治。

自"喘而汗出者"以下为另一段，说明表证误下后，病邪入里化热，病情以下利之里证为主。邪束于表，热传入里，下迫大肠，故利遂不止。里热壅盛，影响肺胃之气，不得清肃下降，则上逆而喘；外蒸于体表，则有汗出。（由此再次验证"肺与大肠相表里"之说，确实言之有据，信而可征）治宜解表清理，和中止利，方用葛根黄芩黄连汤。

[思索与探讨] 本条是辨"桂枝证"误下后"利遂不止"的不同证治。"桂枝证"误下后证见"利遂不止"，根据伴见脉象及症状之不同，其病机与治法亦各异。其一为伴脉来急促，此乃下后表邪未陷，表证仍在而脾胃受损，治当再进桂枝汤解表；其二为伴见"喘而汗出"，此乃表邪入里化热。里热挟表邪而利，当治以葛根芩连汤清热止利，兼以解表。此外，在临证时不仅要抓住诸如"脉促""喘而汗出"等具有鉴别意义的症状体征，更应四诊合参，方可切中病机，此正是医圣仲景辨证论治核心思想的体现。

[临证辨治要点]

主症：下利不止，利下臭恶稠黏，肛门灼热，小便黄赤，喘而汗出，或兼表证。舌红、苔黄，脉数。

病机：热迫大肠，兼表证不解。

治疗：清热止利，兼以解表——方用葛根芩连汤。

[葛根芩连汤方歌诀]

葛根芩连甘草汤，止利生津升清阳。热迫大肠兼表证，表里双解服后爽。

[现代临床实际运用及其拓展] 现代临床主要将葛根芩连汤应用于急性消化道感染如急性胃肠炎、菌痢、非特异性溃疡性结肠炎、出血性肠炎、轮状

病毒性肠炎、婴幼儿秋季腹泻、食物中毒；多种病毒性疾病如流感、流脑、病毒性脑炎、乙脑、流行性腮腺炎、麻疹合并肺炎；某些细菌性疾病如支气管肺炎、大叶性肺炎、肺脓疡。还有将本方加减应用于消渴、淋证、口疮、鼻窦炎等。

[**临床运用典型验案举隅**] 乔振纲医案（摘自《乔振纲医案医论精编》）

①葛根芩连汤合参苓白术散等治愈腹泻伴少腹疼痛（急性肠炎）案

刘某某，女80岁，洛阳市第一人民医院家属，2014年7月25日诊。近十天来不明原因出现腹泻，经用诺氟沙星、黄连素等虽次数略减，但变为水泻，特转求中医诊治。现每天腹泻3~5次，质稀如水，伴乏力、神疲、纳呆、脘腹胀痛，舌苔厚腻、舌质淡红，脉沉细微弱。证属脾虚不运，寒邪蕴中，清气不升，湿邪下流。治宜益气扶正，健脾助运，温中散寒，升清止泻。处方：生黄芪30克，红参13克，焦白术25克，云苓30克，陈皮9克，姜半夏9克，焦山楂15克，砂仁9克（后下），葛根30克，制附子9克，干姜5克，姜黄连5克，车前子15克（单包），山药15克，炒白芍3克，炙甘草9克。五剂，每日一剂水煎服。

五日后得知，服上方3剂腹泻即止，尽剂食欲恢复正常，精神转佳。

按：本案腹泻，质稀如水，每日达3~5次，实属腹泻重症。证属脾虚不运，寒邪蕴中，清气不升，湿邪下注。治宜益气扶正，健脾助运，温中散寒，升清止泻。方用参苓白术散、香砂六君子汤、葛根芩连汤、附子理中汤化裁数剂而愈。治疗中，鉴于患者年已八旬，本着保元气，养胃气，护阳气，防虚脱的指导思想，重用黄芪、红参为君，旨在补气扶正，配以葛根升清固脱；用白术、云苓、焦楂、砂仁等健脾养胃；用葛根、山药、姜黄连、车前子等升清、健脾、厚肠止泻；用制附子、干姜温振中阳；用炒白芍配炙甘草，取芍药甘草汤缓急止痛之功。如此重症，五剂即愈，完全达到了既慎重稳妥，又力求高效、速效的治疗目的。

②葛根芩连汤合参苓白术散、理中汤、四神丸等治愈慢性腹泻（慢性肠炎案）案

郭某某，男，78岁，洛阳偃师市李村乡农民，2013年3月9日诊。患者3个月来，持续腹泻，市某大医院诊为慢性肠炎，先经西药治疗10多天，暂时缓解，数日后如旧，继经多家中医治疗，均未获显效，特由他人引荐求诊于余。刻诊：每日从凌晨开始腹泻，一天中最少两次，多则5次，便质稀溏，

挟带黏液，伴乏力，易疲劳，舌质淡红、舌苔微黄腻，脉沉无力。证属中气下陷，脾肾两虚，下焦湿热。治宜益气补中，健脾补肾，清热燥湿，固肠止泻。处方：生黄芪30克，太子参13克，白术15克，云苓30克，葛根30克，黄连7克，补骨脂13克，赤石脂15克，焦山楂13克，乌梅9克，车前子15克（单包），芡实15克，白头翁10克，炒白芍30克，炙甘草9克。5剂，每天一剂水煎服。

2013年3月14日诊：精神明显好转，腹泻次数减少，腻苔显退。治仍宗上方加减：生黄芪30克，太子参13克，白术15克，云苓30克，葛根30克，黄芩9克，黄连7克，补骨脂13克，焦山楂13克，乌梅9克，白头翁9克，赤石脂15克，广木香9克（后下），芡实15克，制米壳9克，炙甘草9克。5剂，每天一剂水煎服。

2013年3月20日诊：大便次数减至每日一次，稍溏，精神明显好转，黄腻苔尽退。治仍宗前方：生黄芪30克，太子参13克，白术15克，云苓30克，葛根30克，补骨脂15克，焦山楂13克，乌梅9克，赤石脂15克，芡实15克，姜黄连7克，车前子15克（单包），台乌药9克，炒白芍30克。5剂，每天一剂水煎服。

2013年4月2日，患者引领他人来诊时得知，其疾已愈。

按：本案患者腹泻，其中医病机属虚实夹杂之证，以虚为主，稍挟实邪。其虚责之中气不足，脾不运化，肾气亏虚，肾关不固；其实，表现为有湿有热。中气不足，湿热困脾，运化失职，水谷精微不能正常消化吸收，随湿邪下注，加之肾关不固，遂为泄泻。其治以益气补中、健脾补肾为主，兼以清热化湿，涩敛固肠。收涩药物的应用，毕竟是治标之措，只能适当用之，作为配合，不可过多，而且要掌握时机。当腹泻初期，湿热之邪尚重之时，应慎用米壳，以避免闭门留寇之虞。

（二）虚证

1. 心阳虚证

（1）桂枝甘草汤证

【原文第64条】发汗过多，其人叉手自冒心，心下悸，欲得按者，桂枝甘草汤主之。

桂枝甘草汤方：桂枝四两（去皮） 甘草二两（炙）

上二味，以水三升，煮取一升，去滓，顿服。

方义：桂枝甘草汤方由桂枝与甘草配伍而成。方中桂枝辛甘性温，入心助阳；炙甘草甘温，甘缓补中，益气养心。桂、甘相伍，辛甘合化，温通心阳，心阳得复，则心悸自平。本方为治疗心阳虚之祖方，适用于心阳虚轻证。临证治疗心阳虚重证时，可随证加味，以适应病情的需要。本方宜浓煎，顿服，意在使药物快捷取效。

[提要] 论发汗过多，损伤心阳而致心悸的证治。

[条文释义及病机分析] 本条论述发汗过多，损伤心阳而致心悸的证治。发汗之法，原为祛除表邪而设，即使用汗法，亦贵在适度。发汗不及，病重药轻，病邪不解；发汗过多，病轻药重，易损伤人体正气。汗为心液，由阳气蒸化而成，过汗则心阳随汗外泄，心阳受损，尤其当其人心阳素虚时，心阳受损的后果更为严重，心脏失去阳气的鼓动，胸中空虚无所依，致使心下悸惕惕然，不能自主，所以"叉手自冒心"，欲自按心胸部位，做出自救的本能反应。本证除心悸外，常伴以胸闷，短气，乏力等心阳虚之表现。总而观之，本证病机责之心阳受损或心阳不足，故以桂枝甘草汤温通心阳治之。

[临证辨治要点]

主症：心悸，欲得按。

病机：心阳不足，心失所养。

治疗：温通心阳——方用桂枝甘草汤。

[桂枝甘草汤方歌诀]

桂枝甘草好搭档，辛甘合化温心阳。炙草益气而补中，心阳得复神宁康。

[现代临床实际运用及其拓展] 现代临床常用桂枝甘草汤治疗窦性心律失常，既能兴奋窦房结，治疗窦性心动过缓，又抑制窦房结的冲动，治疗窦性心动过速。另外可用于二尖瓣脱垂综合征、原发性低血压、心神经官能症、失眠、胸痹、房室传导阻滞、心源性哮喘、充血性心力衰竭等病证，其辨证病机属心阳虚者。

[临床应用典型验案例举] 崔章信医案（摘自《〈伤寒论〉临证实践录》）

①心悸不安证

王某，女，45岁。患者主诉心悸动不安半年，源于感冒发热汗出造成体虚而发病。开始自觉心中急剧跳动，惊慌不安，不得自主，遇劳则发，近来不累亦发。周身怕冷，手足发凉，胸闷气短。医院检查，未发现心脏器质性异常，予以归脾丸，健脾养心安神，毫无效果。经朋友介绍，求诊于余。

诊时四诊：病史如前，舌苔薄白，舌质淡，脉沉弱。穿衣甚厚，身缩一团，两手覆盖胸前，似寻温暖而舒适。心想：好一个"心悸证"，汗多伤心阳，恰似《伤寒论》第64条所述："发汗过多，其人叉手自冒心，心下悸，欲得按者，桂枝甘草汤主之。"选方：桂枝甘草汤加味。拟方：桂枝6克、甘草10克、熟附子（先煎）5克。三剂，水煎服，日一剂。二诊，患者述说药后特舒服，手足温暖，心悸已愈。投药对路，上方再予四剂，以固其效。

心语：其实，现在很少运用桂枝甘草汤，但是以此为中心，加以扩展，通阳补阳并用，却常常使用。再结合温阳补气，滋阴养血，那就应用太多了。

②低血压心悸证

于某，男，39岁。患者心悸20余年，时轻时重，休息好时，血压较正常，心悸消失。劳累以后，心悸阵作，惊恐悸动，心烦不安。近年来，心悸频作，神疲乏力，时而头晕，猛起站立，两目昏花，饮食减少，语音低微，手足发凉。患者病情日益加重，有些害怕，认为颇需综合调理，故选择看中医。

四诊诊查：测血压90/56mmHg，舌苔薄白，舌质淡，两手肌肤发凉，切脉沉而弱。证乃心脾两虚，阳气不通。山东中医医院刘庆申博士说得好，桂枝辛甘性温，入心助阳，重在通阳。选方：桂枝甘草汤加味。拟方：桂枝15克、甘草15克、党参15克、五味子6克。投一剂，患者服后心悸未现，手足温热，饮食增加，体力渐复。测血压，100/65mmHg，舌苔薄白，舌质淡红，脉沉尚有力，方合病证。宗上桂枝甘草汤加味，调理月余，阳气通畅，血压如常，诸症得愈。

心语：只用桂枝甘草汤原方药味甚少，不过依此方义组方、扩展应用很多；附子实质为补阳，桂枝通阳，干姜温阳。

(2) 桂枝甘草龙骨牡蛎汤证

【原文第118条】 火逆[1]下之，因烧针[2]烦躁者，桂枝甘草龙骨牡蛎汤主之。

桂枝甘草龙骨牡蛎汤：桂枝一两（去皮）　甘草二两（炙）　牡蛎二两（熬）　龙骨二两

上四味，以水五升，煮取二升半，去滓，温服八合，日三服。

方义：桂枝甘草龙骨牡蛎汤，由小剂量的桂枝甘草汤加龙骨、牡蛎组成。方中桂枝甘草汤温补心阳，桂枝仅用一两，而甘草倍于桂枝，以心神浮动，用药宜甘缓,不宜过于辛散之故也;龙骨、牡蛎,镇敛心神以治烦躁。全方相配,标本同治,则可达安神除烦之效。

[词解]

[1] 火逆:误用烧针、艾灸、熏、熨等火法治疗而产生的变证。

[2] 烧针:将针体在火上加热后刺入人体的一种治疗方法。

[提要] 论心阳虚烦躁的证治。

[条文释义及病机分析] "火逆下之,因烧针烦躁者"之"烧针"系指火逆而言,并非火逆后又另用烧针。太阳病,病在表,当用汗法,但汗法之施,只可以辛温辛凉发汗解表,不可以火法取汗,否则,烧针劫汗,迫津外泄,必耗伤心阳,加之火邪内迫,津液受创,心神被扰,可产生类似阳明里热之证。医者不察,又妄投攻下之剂,盖已因火疗致逆,又行攻下之法,一误再误,必使心阳一再受损。心阳虚损,心神不但失于温养,且不能潜敛于心,故致心神浮越于外,而生烦躁之症。烧针发汗,损伤心阳,其机理与桂枝甘草证相似,病人可见心悸。烦躁因于心阳虚,心神不敛,非热邪所为,病人还当见舌淡、苔白等。治宜温通心阳,潜镇安神,方以桂枝甘草龙骨牡蛎汤治之。

[类方类证比较] 辨桂枝甘草汤与桂枝甘草龙骨牡蛎汤:

桂枝甘草汤——桂枝用四两,一次顿服;桂枝倍于甘草——其心阳受损,是由峻汗所致,其势较急,但程度较轻,其用药宜急,故用大量桂枝顿服,以峻补心阳;

桂枝甘草龙骨牡蛎汤——桂枝仅用一两,分三次服;甘草倍于桂枝——其心阳虚是由火逆复加误下,一误再误所致,其病势虽缓,其病机既有心阳受伤,又有心神浮越,病情较前证为重,若仍以大量桂枝峻补心阳,恐有大虚不耐峻补之虑,反有促其已浮越之心阳外散之虞,故用药宜缓,所以不仅桂枝用量较少,且甘草倍于桂枝,并另加牡蛎、龙骨潜镇安神。两方相较,足见仲景立法组方的缜密和精妙!

[临证辨治要点]

主症:心悸,烦躁,舌淡,苔白。

病机:心阳虚弱,心神不敛。

治疗:温补心阳,潜镇安神——方用桂枝甘草龙骨牡蛎汤。

[桂枝甘草龙骨牡蛎汤歌诀]

桂甘龙牡汤四味。桂枝甘草性辛温。主治烦躁兼心悸，龙牡潜镇安心神。

[现代临床实际运用及其拓展] 现代临床主要将桂枝甘草龙骨牡蛎汤应用于心律失常、精神分裂症、神经衰弱、癔症、眩晕、心脏神经官能症、不寐、震颤、雷诺综合征、遗尿症、前列腺炎，以及儿科之常见病汗证、心悸、夜啼、尿频、过敏性鼻炎等，均取得了较为满意的疗效，其取效关键在于抓住心阳虚弱之病机。

[临床应用典型验案举隅] 乔保钧医案——自汗重症案（周身自汗如沐浴，治重健脾调营卫）（摘自《乔保钧医案》）

王某某，女，51岁，工人，1990年3月19日初诊。患者近月来周身汗出，不分昼夜，如沐如浴，湿透衣衫，在某中医院服"养阴敛汗"中药十多剂不效。刻诊：遍身汗出，畏风恶寒，乏力神疲，纳呆、便溏；舌质红、苔白、脉沉无力。证属脾虚气弱、腠理疏松、卫不外固、营阴外泄。治当益气健脾充腠实卫，养营敛阴，涩汗止汗。予玉屏风散合桂枝龙骨牡蛎汤化裁：生黄芪30克、白术10克、防风15克、桂枝5克、白芍药30克、山萸肉10克、五味子9克、麦门冬10克、山药15克、煅龙牡各15克、麻黄根7克、浮小麦10克、炙甘草5克。3剂水煎服。

二诊：出汗明显减少，仍食少、便溏。脉、舌同前。处方：生黄芪30克、白术10克、防风15克、陈皮10克、桂枝7克、白芍药20克、山药15克、山萸肉10克、五味子9克、升麻7克、当归15克、煅龙牡各15克、麻黄根9克、炙甘草15克。3剂水煎服。

上药后出汗即止，诸症悉除，随访1月未再复发。

刘渡舟医案——心悸伴心神不宁案（摘自：刘渡舟．新编伤寒论类方[M]．太原：山西人民出版社，1984.8）

宋先生与余同住一院，时常交谈中医学术。一日，宋忽病心悸，悸甚而神不宁，坐立不安，乃邀余诊。其脉弦缓，按之无力。其舌淡而苔白。余曰：病因夜作耗神．心气虚而神不敛所致。乃书桂枝9克，炙草9克，龙骨12克，牡蛎12克。凡3剂而病愈。

（3）桂枝去芍药加蜀漆牡蛎龙骨救逆汤证

【原文第112条】 伤寒脉浮，医以火迫劫之[1]，亡阳[2]必惊狂，卧起不安者，桂枝去芍药加蜀漆牡蛎龙骨救逆汤主之。

桂枝去芍药加蜀漆牡蛎龙骨救逆汤方：桂枝三两（去皮）　甘草二两（炙）　大枣十二枚（擘）　牡蛎五两（熬）　蜀漆三两（洗，去腥）　龙骨四两

上七味，以水一斗二升，先煮蜀漆，减二升，内诸药，煮取三升，去滓，温服一升。本云桂枝汤今去芍药加蜀漆、牡蛎、龙骨。

方义：桂枝去芍药加蜀漆牡蛎龙骨救逆汤，由桂枝汤去芍药加蜀漆和大剂量牡蛎、龙骨组成。之所以去芍药，乃因其阴柔、酸敛之性，有碍于阳气的生发和痰浊的消散，故弃而不用。方中桂枝、甘草，辛甘合化，温通心阳；生姜、大枣，补益中焦而调和营卫，并能助桂枝甘草温复阳气；蜀漆涤痰散邪；龙骨、牡蛎重镇潜敛，以宁安浮越之心神。方中蜀漆（常山苗），药市难求，临床多以常山代之。

[词解]

[1] 以火迫劫之：劫者，劫迫也。以火迫劫之，指用温针、艾灸、熏、熨等法强迫发汗。

[2] 亡阳：亡心阳。

[提要] 论心阳虚惊狂的证治。

[条文释义及病机分析] 伤寒脉浮，病为在表，其治当据证如法，微汗解之，麻、桂诸药治之可矣。断不得以火劫汗。今医者不察，以烧针等火法强取其汗，必致大汗淋漓。而汗为心之液，大量汗出，必致心阳随之外泄，心神随而浮动；心阳受创，加之心胸阳气不足，不能温化水饮，水饮与内生之痰浊之邪，乘虚扰心，神明难于守舍，故见惊狂、卧起不安等症。治当温振心阳，潜镇安神，祛痰化浊，方用桂枝去芍药加蜀漆牡蛎龙骨救逆汤治之。

[类方类证鉴别] 辨桂枝甘草汤证、桂枝甘草龙骨牡蛎汤证与本证（皆为心阳虚之证）但证情有轻重兼夹之不同：

桂枝甘草汤证——以心悸、欲得按为主症——属单纯心阳虚且病情较轻者；

桂枝甘草龙骨牡蛎汤证——以烦躁为主症——属心阳虚且有心神浮动者；

桂枝去芍药加蜀漆牡蛎龙骨救逆汤证——以惊狂、卧起不安为主症——心阳重伤，心神浮越的程度更甚，并兼有痰浊扰心。

[临证辨治要点]

主症：惊狂，卧起不安，心悸，乏力。

病机：心阳亏虚，心神不敛，复被痰扰。

治疗：温通心阳，潜镇安神，兼以涤痰，方用桂枝去芍药加蜀漆龙骨牡蛎救逆汤。

[桂枝去芍药加蜀漆龙骨牡蛎救逆汤歌诀]

桂漆龙牡汤，甘草大枣藏。潜镇温心阳，涤痰治惊狂。

[现代临床实际运用及其拓展] 现代临床主要应用本方治疗精神分裂症、神经衰弱、精神抑郁症、风湿性心脏病、脑病、高血压、大动脉瘤等，症见烦躁而属心阳虚，心神不敛，复被痰扰者。

[临床应用典型验案举隅] 万友生医案——惊恐不安案（摘自：万友生．伤寒知要[M]．南昌：江西人民出版社，1982.9）

梁某，男，36岁。病因大惊而起，日夜恐惧不安。晚上不敢独宿，即使有人陪伴，也难安寐而时自惊醒；白天不敢独行，即使有人陪伴，也触目多惊而畏缩不前。每逢可怕之事（即使并不足怕的事也常引以为怕），即自发呆而身寒肢厥拘急并引入阴筋，手足心出汗。发作过后，则矢气尿多。饮食减少，舌淡苔白，脉弦。初诊投以桂枝汤去芍药加龙骨牡蛎等（桂枝四钱，炙甘草八钱，生姜三钱，大枣六枚，生龙骨一两，生牡蛎一两，远志三钱，桂圆肉二两，小麦二两），连服三剂，夜寐渐安，恐惧感明显减退，发呆次数大减，可以独自出外行走，不再需人陪伴，但时当夏令，犹穿夹衣，自汗恶风，复诊守上方加生黄芪五钱，白芍三钱，再进数剂而病获痊愈。

（4）桂枝加桂汤证

【原文第117条】 烧针令其汗，核起而赤[1]者，必发奔豚[2]。气从少腹上冲心者，灸其核上各一壮，与桂枝加桂汤，更加桂二两也。

桂枝加桂汤方：桂枝五两（去皮）　芍药三两　生姜三两（切）　甘草二两（炙）　大枣十二枚（擘）

上五味，以水七升，煮取三升，去滓，温服一升。本云桂枝汤，今加桂满五两。所以加桂者，以能泄奔豚气也。

方义：桂枝加桂汤，由桂枝汤重用桂枝而成。方中重用桂枝通心阳而平冲逆，配以甘草养心气，更佐姜、枣辛甘合化，温通心阳，壮其君火，以镇寒降逆，使下焦水寒之气不至于冲上犯及心胸；其芍药破阴结，利小便，去水气。诸药合用，共奏温通心阳，平冲降逆之功。即方后注所言"能泄奔豚气"。

[词解]

[1] 核起而赤：针处因寒闭阳郁而见局部红肿如核。

[2] 奔豚：证候名。豚即猪。奔豚，自觉有气从少腹上冲胸咽，形容其像猪奔跑状态的一种症状。该证时发时止，发时痛苦异常，止时若于病痛。

[提要] 论心阳虚奔豚的证治。

[条文释义及病机分析] 本条论述心阳虚奔豚的证治。用烧针强令发汗，汗出则腠理开，外寒从针处入侵于内，致气血凝涩，卫阳郁结，随之局部出现"核起而赤"；此时，若强令发汗，损伤心阳，阳虚阴乘，下焦水寒之气乘虚上逆，犯及心胸，发为奔豚之证。对其证候，《金匮要略》记载"奔豚病，从少腹起，上冲咽喉，发作欲死，复还止"，即气从少腹上冲胸咽，烦闷欲死，片刻冲逆平息而复常。从用桂枝加桂汤来看，是证当伴有心悸、怔忡、胸闷、气短等阳气不足诸症。由于本条所述之证系内外为患，外为寒闭阳郁而见"核起而赤"；内为心阳虚，致下焦水寒之气上冲而发为奔豚。故外宜温灸散寒；内宜温通心阳，平冲降逆，方用桂枝加桂汤。

[思索及探讨]《神农本草经》载云：桂枝可解"上气咳逆""结气喉痹"，并可"补中益气"，此三个功效在本方中皆有体现。

①桂枝有平冲降逆下气之用，结合第15条"太阳病，下之后，其气上冲者与桂枝汤"，凡是咳嗽、心悸、心慌、奔豚等气从下向上冲逆诸症，皆可使用桂枝；

②本证奔豚气病机有肝失疏泄的一面，用桂枝可通阳破结行气；

③桂枝补中益气，本方以桂枝汤强健脾胃为基础，重用桂枝合以甘草，则可益心气、通心阳。三效相合，奔豚乃除。

[临证辨治要点]

主症：自觉气从少腹阵发性上冲心胸，伴心悸等。

病机：心阳亏虚，下焦阴寒，乘虚上逆。

治疗：温通心阳，平冲降逆——方用桂枝加桂汤。

[桂枝加桂汤歌诀]

桂枝重用至四两，名为桂枝加桂汤。气从少腹逆心胸，平冲降逆温心阳。

[现代临床实际运用及其拓展] 现代临床主要将桂枝加桂汤应用于外感、充血性心力衰竭、高血压、房室传导阻滞、心脏神经官能症、梅尼埃综合征、血管神经性头痛、偏头痛、坐骨神经痛、眩晕、腹痛、奔豚症、头晕耳鸣、神经官能症、膈肌痉挛等，其辨证病机属于心胸阳虚，阴寒之邪逆冲犯上者。

[临床应用典型验案举隅] 曹颖甫医案

周右，住浦东。初诊，气从少腹上冲心，一日四五度发，发则白津出，此作奔豚论。肉桂心一钱，川桂枝三钱，大白芍三钱，炙甘草二钱，生姜三片，大红枣八枚。二诊：投桂枝加桂汤后，气上冲减为日二三度发，白津之出亦渐稀。下得矢气，此为邪之去路，佳。肉桂心一钱半，川桂枝三钱，大白芍三钱，炙甘草三钱，生姜三片，红枣十枚，厚朴钱半，半夏三钱。三诊：气上冲，白津出，悉渐除，盖矢气得畅行故也。今图其本，宜厚朴生姜甘草半夏人参汤加桂。厚朴三钱，生姜四钱，半夏四钱，甘草三钱，党参三钱，桂心一钱，桂枝二钱。（曹颖甫．经方实验录［M］．北京：学苑出版社，2008．）

2. 阳虚兼水气证

（1）茯苓桂枝甘草大枣汤证

【原文第65条】 发汗后，其人脐下悸者，欲作奔豚，茯苓桂枝甘草大枣汤主之。

茯苓桂枝甘草大枣汤方：茯苓半斤　桂枝四两（去皮）　甘草二两（炙）　大枣十五枚（擘）

上四味，以甘烂水一斗，先煮茯苓，减二升，内诸药，煮取三升，去滓，温服一升，日三服。

方义：茯苓桂枝甘草大枣汤，由桂枝甘草汤加大枣和大剂量茯苓组成。方中重用茯苓至半斤，为《伤寒论》群方之最，取其利小便、逐肾邪而宁心，与桂枝相配，则通阳化气利水，使寒水之气从下而利，以防水邪上逆，而欲作奔豚之势；桂枝甘草相合，辛甘化阳以温通心阳，心阳一复，下蛰于肾，蒸腾化气，自无下焦寒水之患，且桂枝降逆平冲，可防奔豚于未然；大枣伍甘草，培土健脾，以利于水气的运化。全方合用，共奏补心阳、利水气、平冲降逆之功，使奔豚止于萌动之初始；本方以甘澜水煎煮，乃尊前贤（李中梓）："用甘澜水者，取其动而不已，理停滞之水也"。钱潢："动则其性属阳，扬则其势下走"之说，用意十分明了：在于去水寒之性，而不助水邪。至于茯苓先煎，用量独重，意在加强利水排邪之功。

[提要] 论心阳虚欲作奔豚的证治。

[条文释义及病机分析] 金鉴曰："发汗后，心下悸者，乃虚其心中之阳，本经自病也。今汗后，脐下悸，欲作奔豚者，乃心阳虚，而肾水之阴邪，乘

虐上干于心也。主之以茯苓桂枝甘草大枣汤者，一以扶阳，一以补土，使水邪不致上干，则脐下之悸可安矣"。

正常情况下心阳蛰伏于肾，使肾水温暖，且能蒸腾化气，水气上升，以调心火，则心火不亢，乃为水火相济。今汗后见"脐下悸"，是为过汗损伤心阳，致心火不能下蛰以暖肾，肾水无以蒸化而停蓄于下，复因上虚而欲乘之，遂见脐下筑筑然跳动而如奔豚之势，故曰"欲作奔豚"。

本条致病因素，除心阳虚外，下焦原有水气内停也是原因之一，故必见小便不利。其病机为心阳不足，下焦寒饮欲作上逆之动，故宜温通心阳，化气行水，方用茯苓桂枝甘草大枣汤。

[类证类方鉴别] 辨本证与桂枝加桂汤证：

茯苓桂枝甘草大枣汤证——奔豚欲作而未发——其病机为水饮欲动——其治重在利水——方中重用桂枝。

桂枝加桂汤证——奔豚已发——其病机为水饮、阴寒之气冲逆犯上——其治重在平冲降逆——方中重用桂枝。

[临证辨治要点]

主症：脐下悸，欲作奔豚，小便不利。

病机：上焦心阳不足，下焦寒饮欲动。

治疗：温通心阳，化气利水——方用苓桂甘枣汤。

[苓桂甘枣汤歌诀]

茯苓半斤草枣桂，温通心阳利水饮。心阳不足脐下悸，阴邪上冲欲奔豚。

[现代临床实际运用及其拓展] 本方现代临床多应用于治疗神经性心悸、神经衰弱、慢性肾炎、胃扩张、脘腹有振水音等，其辨证病机属心阳不足，下焦水饮欲动，将欲上犯者。

[临床应用典型验案举隅] 曹颖甫医案——奔豚（气从少腹上冲心）案（摘自：曹颖甫.经方实验录[M].北京：学苑出版社，2008.1）

周某，住浦东。初诊，气从少腹上冲心，一日四五度发，发则白津出，此作奔豚论。肉桂心一钱，川桂枝三钱，大白芍三钱，炙甘草二钱，生姜三片，大红枣八枚。二诊：投桂枝加桂汤后，气上冲减为日二三度发，白津之出亦渐稀。下得矢气，此为邪之去路，佳。肉桂心一钱半，川桂枝三钱，大白芍三钱，炙甘草三钱，生姜三片，红枣十枚，厚朴钱半，半夏三钱。三诊：气上冲，白津出，悉渐除，盖矢气得畅行故也。今图其本，宜厚朴生姜甘草

半夏人参汤加桂。厚朴三钱,生姜四钱,半夏四钱,甘草三钱,党参三钱,桂心一钱,桂枝二钱

刘渡舟医案——奔豚(气从少腹往上冲逆,治心悸不安,胸闷憋气)案(摘自:刘渡舟. 伤寒论十四讲[M]. 天津:天津科学技术出版社,1982.10)

郭某,男,56岁。患奔豚气证,发作时气从少腹往上冲逆,至心胸则悸烦不安、胸满憋气、呼吸不利、头身出汗。每日发作两三次。切其脉沉弦无力,视其舌质淡而苔水,问其小便则称甚少,而又有排尿不尽之感。辨证:水气下蓄,乘心脾阳虚而发为奔豚。考仲景治奔豚有两方,而小便不利者,则用本方为宜。处方:茯苓30克,桂枝12克,大枣12枚,炙甘草6克。嘱患者以大盆贮水,以勺扬水,水面有珠子五六千颗相逐,用以煮药。患者服两剂,小便通畅而"奔豚"不作。转方用桂枝10克,炙甘草6克,以扶心阳,其病得愈。

(2)茯苓桂枝白术甘草汤证

【原文第67条】伤寒若吐、若下后,心下逆满[1],气上冲胸,起则头眩,脉沉紧,发汗则动经[2],身为振振摇[3]者,茯苓桂枝白术甘草汤主之。

茯苓桂枝白术甘草汤方:茯苓四两 桂枝三两(去皮) 白术 甘草各二两(炙)

上四味,以水六升,煮取三升,去滓,分温三服。

方义:苓桂术甘汤方中茯苓健脾养心,利水渗湿;桂枝温阳化水,降逆平冲;白术、甘草补脾益中,培土强源;且茯苓、白术相配,又能增加健脾利水之力,桂枝、甘草相伍,更可发挥温通阳气之功。全方充分体现了仲景"病痰饮者,当以温药和之"的思想。

[词解]

[1] 心下逆满:指胃脘部因气上逆而感觉胀闷不舒。

[2] 动经:伤动经脉。

[3] 身为振振摇:身体震颤,动摇不定。

[提要] 论脾虚水停的证治及治疗禁忌。

[条文释义及病机分析] 条文中"茯苓桂枝白术甘草汤主之"当接在脉沉紧之后,属倒装文法。太阳伤寒,治当发汗解表,医者不察,反用吐下之法,显为误治。吐下致损伤脾胃,中阳不足,运化无力,水饮内停,逆而上

犯，气上冲胸。故见心胸逆满。阳虚清气不升，水饮反而上蒙，故起则头眩。脉沉主水，脉紧主寒，沉紧之脉，为里有水寒之患。病本为中阳不运，水饮内停，治当温化水饮，健运中土，方用茯苓桂枝白术甘草汤。正如成无己所云：吐下后里虚，气上逆者，心下逆满，气上冲胸，表明胸阳不足；起则头眩，脉浮紧，为邪在表，当发汗；脉沉紧，为邪在里，则不可发汗。发汗则外动经络，损伤阳气，阳气外虚，则不主持诸脉，故身为振振摇也。予此汤以和经益阳。

本证脾阳虚水气上冲，若再误用发汗之法，更伤阳气，经脉失却温养，加之寒饮浸渍，必致身体震颤摇动而不能自持，此时，已由脾阳虚中焦水停证转为肾阳虚水气泛溢证，则属真武汤所主之范畴。

[类方类证鉴别] 苓桂术甘汤是仲景"苓桂剂"的代表方。仲景常以桂枝、茯苓相配，通阳化气利水，再配伍其他药物，以疗水气内停诸证，后世以"茯桂剂"名之。常见苓桂剂，除苓桂术甘汤外，还有五苓散、茯苓甘草汤（苓桂姜甘汤）、苓桂甘枣汤、苓桂味甘汤等。

辨苓桂术甘汤证与茯苓甘草汤证、苓桂甘枣汤证——所用药物除茯苓、桂枝、甘草外，仅一味药（大枣），苓桂甘枣汤中有之，其他两方皆无——其病机证候各有差别：

苓桂术甘汤证——为脾阳虚，水停中焦，见心下逆满，起则头眩——其治重用白术健脾利水；

茯苓甘草汤证——为胃阳虚，水停中焦，见不渴而胃中有振水声——治以生姜温中散饮；

苓桂甘枣汤证——为心阳虚，下焦寒水欲上逆为患——见脐下悸动而奔豚欲作——治以大枣补脾益气，培土制水，并重用苓、桂以利水平冲。

[临证辨治要点]

主症：心下逆满，气上冲胸，心悸头眩，脉沉紧。

病机：脾虚水停，水气冲逆。

治疗：温阳健脾，利水平冲——方用苓桂术甘汤。

[苓桂术甘汤方歌诀]

苓桂术甘药四味，养心健脾治水气。心下逆满头眩悸，桂枝温阳平冲逆。

[现代临床实际运用及其拓展] 本方常用于充血性心力衰竭、小儿哮喘、慢性支气管炎、胆汁反流性胃炎、胃脘痛、肠易激综合征、胃下垂、尿路结

石、慢性肾小球肾炎、肾病综合征、梅尼埃综合征、脑积水、椎-基底动脉缺血性眩晕、老年单纯收缩期高血压、盆腔积液、急性羊水过多等病证，其辨证病机属脾阳虚水饮内停者。

[临床应用典型验案举隅] 乔保钧医案——苓桂术甘汤合逍遥散治愈奔豚重症案（摘自《乔保钧医案》102页）

宋某某，女，49岁，偃师邙岭乡农民，1994年6月29日初诊，门诊号：120582。

患者20始，自觉有气自下向上奔冲，至咽则咽痛，至头则头痛，犯胃则胃痛，发无规律，屡经中药治疗无效，近3月因情志不遂而加重。刻诊：气逆上冲，及至食道则憋胀不适，及至胃脘，则胃脘疼痛，每日发作三、五次不等，食欲尚可，但食而难消，二便调。检查：舌质红、苔白腻、脉沉弦。证因肝郁气滞，脾虚胃弱，下焦寒湿，水气上逆。治宜疏肝理气，健脾和胃，温阳化湿，平冲降逆。方选桂枝加桂汤合逍遥散、延年半夏汤等化裁：桂枝15克、白芍药30克、柴胡9克、白术10克、云茯苓30克、陈皮9克、半夏9克、川贝母10克、枳实9克、吴茱萸5克、桔梗9克、槟榔13克、前胡10克、川佛手10克、丁香5克、甘草6克、生赭石细末10克（先煎），7剂水煎服。

3个月后患者荐他人来诊时得知，上药尽剂，其疾乃愈，至今无恙。

按：本案实属奔豚气之重症。其发病与"气""水"关系密切。气为阳邪，主升主动，水为阴邪，性善下趋。肝失疏泄，胃失和降，气机郁结下焦；脾阳素虚，水湿不化，水湿停蓄下焦。水气裹结，形成"下盛"之势，今中阳不振，中焦空虚，土病及金，肺廓空虚，下焦水气乘上空虚，沿肝之经脉（足厥阴肝经之脉"抵少腹，扶胃，属肝络胆，上贯膈，布胁肋，循喉咙之后"），向上冲窜，而见诸症。可见，本病当以治水、治气为关键。而欲治水必当健脾、温阳，而欲治气，必疏肝、和胃、宣肺。方中桂枝、白芍药、甘草等取桂枝加桂汤温阳化气，平冲降逆之功；其白芍药、柴胡、白术、云茯苓等，取逍遥散疏肝理气、调畅气机之用；其半夏、枳实、吴茱萸、桔梗、前胡、槟榔等，效延年半夏汤调和肝脾，宣肺降气之能；加丁香、生赭石旨在加强平冲降逆之力。如此则五脏和调，水湿得化，气机升降有序，奔豚顽疾速愈。

（3）桂枝去桂加茯苓白术汤证

【原文第28条】 服桂枝汤，或下之，仍头项强痛，翕翕发热，无汗，心下满微痛，小便不利者，桂枝去桂加茯苓白术汤主之。

桂枝去桂加茯苓白术汤方：芍药三两　甘草二两（炙）　生姜（切）　白术　茯苓各三两　大枣十二枚（擘）

上六味，以水八升，煮取三升，去滓，温取一升，小便利自愈。本云桂枝汤，今去桂枝，加茯苓、白术。

方义：桂枝去桂加茯苓白术汤乃桂枝汤去桂枝加茯苓、白术而成。本方为桂枝汤唯一去了桂枝，仍以桂枝汤命名的方剂。所以去桂枝者，是借"汗下后，前述诸证仍在"的前车之鉴，恐桂枝之辛散，招致再次不当发汗之误；留芍药者，是取芍药酸寒之性，敛阴而养营。方以茯苓、白术健脾利水，使水饮从小便而出。生姜、大枣、甘草和中健脾，可助苓、术、芍药利水之功。诸药合用，化饮通阳使内停之水饮尽从下排出，故仲景曰"小便利则愈"。

［提要］论水气内停致太阳经气不利的证治。

［条文释义及病机分析］本条开言即曰"服桂枝汤，或下之"，可知前医认为"头项强痛，翕翕发热"为桂枝汤可汗证，或以"心下满，微痛"为可下证。然汗下后，前述诸证仍在，其故为何？岂不知，其"小便不利"，水饮内停乃为本证病机之关键。水饮内停，导致太阳腑气不利，气化失司，故见小便不利；水饮内停，凝结心下，壅阻气机，故见心下满，微痛，此似里实而非里实证；水饮内停，阻遏太阳经气不利，营卫郁遏，故见发热，无汗，头项强痛，此似表证而非表证。

综合分析，本证虽经误汗误下，前述诸证仍在，病机仍属水饮内停。水饮为患，法当通利，水饮排泄畅利，里气和畅，则经脉自通，诸症悉除。治之予健脾利水通阳之法，宜用桂枝去桂加茯苓白术汤。

［思索与探讨］桂枝去桂加茯苓白术汤证与五苓散证应相互参看。五苓散证是太阳之气不外达，故用桂枝以宣太阳之气，使气外达则水自下行，而小便通利；桂枝去桂加茯苓白术汤证则是太阳之水不下行，故去桂枝，重加苓术以行太阳之水，水下行则气外达，而头痛发热等证自然解除，无汗者必微汗而愈。五苓散重在桂枝以发汗，其发汗则所以利水也；桂枝去桂加茯苓白术汤重在苓术以利水，其利水即所以发汗也。

［类方类证鉴别］辨桂枝去桂加茯苓白术汤证与五苓散证：

五苓散证——是太阳之气不外达，故用桂枝以宣太阳之气，使气外达则水自下行，而令小便通利——重在桂枝以发汗，其发汗旨在利水；

桂枝去桂加茯苓白术汤证——则是太阳之水不下行，故去桂枝——重加苓术以行太阳之水，水下行则气外达，而头痛发热等证自然消散，无汗者必微汗而愈——重在苓术以利水，其利水即所以发汗也。

[临证辨治要点]

主症：心下满微痛，小便不利，翕翕发热，无汗，头项强痛。

病机：水饮内停，在内影响气机升降，在外阻遏太阳经气。

治疗：健脾益阴，利水通阳——方用桂枝去桂加茯苓白术汤。

[桂枝去桂苓术汤方歌诀]

水饮内停遏气机，心下满痛溲不利。桂枝去桂苓术汤，健脾利水通阳气。

[现代临床实际运用及其拓展] 现代临床主要用本方治疗水饮内停的癫痫、胃肠型感冒、胃脘痛、妊娠水肿、妊娠癃闭等疾病，辨证属于脾虚津伤水饮内停者。

[临床应用典型验案举隅] 乔振纲医案（摘自：乔俭. 乔振纲医案 [M]. 北京：北京科学技术出版社，1998.8）

桂枝去桂加茯苓白术汤为主合羚羊钩藤汤治愈子肿（妊娠）高血压案

何某某，女，34岁，中山市东凤镇居民，1998年12月9日初诊。患者怀孕已8月余，近月来下肢高度浮肿，伴头晕、头痛，一周前经西药治疗血压稍降，头痛有减，但浮肿依然，遂转求中医诊治。刻诊：下肢严重浮肿，按之凹陷不起，自觉气短、乏力，纳呆，头晕，大便稀溏。测血压：23.9/16.0kPa，脉弦滑，舌质红，舌苔薄黄。证乃脾虚湿阻，肝阳上亢。治宜健脾利湿，补肾平肝，兼以和胃安胎。处方：生黄芪、云苓、泽泻各30克，白术、黄芩、砂仁、桑寄生各10克，天麻、杜仲、女贞子、车前子各15克，羚羊角粉1.5克（冲服）。每日一剂水煎服。

1998年12月16日诊：服上方6剂，尿量大增，浮肿明显消退，血压降至18.6/12.6kPa，随之食欲好转，精神倍增，唯口干且苦，舌质红，舌苔薄黄。治宗上方，去桂枝，减黄芪用量至15克，加菟丝子15克，甘草6克。每日一剂水煎服。

一周后电话随访得知，上方继用6剂，浮肿完全消退，自觉症状消失。一月后来我院（中山市广济医院）产科住院分娩，顺产一男婴。

按：本案病机责之脾肾两虚。脾虚，水湿潴留，水性下趋，故下肢浮肿；肾虚，气化无力，水湿不化，亦可促使水肿，同时因脾虚不能升清，脑失所养，加之肾阴不足，肝阳上亢，故而头晕。其治，一面益气健脾利水，一面滋肾平肝潜阳，方用黄芪五苓散与桂枝去桂加茯苓白术汤、羚角天麻汤等融合化裁而效。

3. 脾虚证

（1）厚朴生姜半夏甘草人参汤证

【原文第 66 条】 发汗后，腹胀满者，厚朴生姜半夏甘草人参汤主之。

厚朴生姜半夏甘草人参汤方。厚朴半斤（炙，去皮）　生姜半斤（切）　半夏半升（洗）　甘草二两　人参一两

上五味，以水一斗，煮取三升，去滓，温服一升，日三服。

[**方义**] 方中厚朴苦温，下气除湿，消胀除满；半夏、生姜辛散和胃，降逆化浊；朴、夏、姜合用辛开苦降，宣通气机；人参、甘草，补益脾胃，以助运化。诸药相伍，补而不滞，泻而不伤，补泻兼施，标本同治。本证因气滞较重，故行滞除满之药大于益气补脾之品；临床应用，可据脾虚与气滞轻重不同，灵活调整用量。

[**提要**] 论汗后脾气虚痰湿阻滞腹胀的证治。

[**条文释义及病机分析**] 发汗不当，既可损阳又可伤津，每因体质阴阳差异而所伤不同。今发汗后即见腹胀满，当属素体脾阳虚弱之人，复因汗后脾阳受损所致。脾气虚弱则运化无力，运化无力则痰湿内生。痰湿内生则脾气壅滞，故出现腹胀满症状。本证以脾气虚弱为本，气机不利、痰湿阻滞为标。因虚实夹杂，治之宜攻补兼施，健脾除湿，宽中消满，用厚朴生姜半夏甘草人参汤。

[**思索与探讨**] 腹胀满一症有虚实之分，寒热之别：

其实者——多见于阳明腑实证，为燥实内结证，其腹满特征为腹满持续不减，按之不濡，多伴有大便燥结，腹痛，苔厚脉实等特征——治之宜用承气辈泻热通腑。

其虚者——多见于太阴寒湿证，其腹满特征为腹满时减，喜温喜按，按之濡软，并伴有下利，口淡不渴，舌淡苔白等征象——治之宜用四逆辈温中散寒。

本证——既非阳明实证，又非太阴纯虚证，而属于虚中夹实，虚实夹杂

证,其虚为汗伤脾阳,脾阳虚弱;其实为气机阻滞或兼痰湿不运,其腹满的特点是腹满时减,减而不显,少时复作,喜温而不喜按,伴见大便黏滞不爽,舌苔白而厚腻,脉滑而按之无力——治之宜攻补兼施,健脾除湿,宽中消满,用厚朴生姜半夏甘草人参汤。

[临证辨治要点]

主症:腹胀满,午后为甚,食入则剧,食消则减,喜温不喜按,舌淡苔白腻。

病机:脾虚失运,气机阻滞。

治疗:温运健脾,消胀除满。方用厚朴生姜半夏甘草人参汤。

[厚朴生姜半夏甘草人参汤歌诀]

厚朴生姜各半斤,更有夏草和人参。温运健脾除胀满,汗后调和法出群。

[临床实际运用及其拓展] 本方临床多应用于具有腹胀的一些疾病,如肝硬化或肝癌的腹胀、肝炎后、肠梗阻术后、食物中毒后腹胀,胃肠神经功能紊乱和慢性肠炎腹胀等属脾虚气滞湿阻者;对充血性心肌病、妇科的顽固性带下属于本证者也可应用。

[临床应用典型验案举隅] 崔章信医案(摘自《〈伤寒论〉临证实践录》)

①妊娠恶阻证。

丁某,女,28岁。

病史:患者月经一向正常,但是近两个月未来潮,恶心呕吐,查怀孕试纸(+),恶心呕吐,越来越重,上腹胀满,纳食日少,大便溏薄,吃西药怕伤子,吃中药怕药苦,权衡再三,决定看中医。

中医检查,舌苔薄白,舌质淡,切脉小弦而数,证属脾虚气滞(腹胀)证,治以健脾温运,宽中理气。选方:厚朴生姜半夏甘草人参汤主之。拟方:厚朴10克、生姜6克、半夏9克、甘草6克、人参10克、苏梗10克。服三剂,恶心呕吐好转,上方加条芩10克,诸症皆愈。

心语:妊娠呕吐,乃为脾虚,胃气上逆所致,中医药治疗健脾和胃,宽中理气,对母亲胎儿皆有良好作用。

②里虚痞证于某,男,35岁,中医爱好者。

病史:患者饮食特快,犹如军人。前几日,同学在一块吃饭,由于餐食过多,一连三日,不想吃饭,上腹胀满,扪之柔软,自认为伤食,影响气机,上下不通,呃气暂时好转。自购山楂片,服用三日,罔效。后配小承气汤,二剂服后，无效果。后找我诊治。

中医检查：病情同上，腹部切诊，柔软无物，犹如气囊。证乃里虚痞证。缘由饮食特快，伤害脾胃，且又服用小承气汤下之，导致里虚痞证。治以健脾理气消痞，选方：厚朴生姜甘草人参汤。拟方：厚朴10克、法半夏9克、生姜10克、甘草6克、党参15克、砂仁（后下）6克。服药三剂，腹部撑胀痞满大减，又服四剂，诸症皆愈。

（2）小建中汤证

【原文第102条】 伤寒二三日，心中悸而烦者，小建中汤主之。

桂枝三两（去皮）　甘草二两（炙）　大枣十二枚（擘）　芍药六两　生姜三两（切）　胶饴一升

上六味，以水七升，煮取三升，去滓，内饴，更上微火消解，温服一升，日三服。呕家不可用建中汤，以甜故也。

[方义] 小建中汤为桂枝汤倍芍药加饴糖而成。方中重用饴糖，甘温补中；配以甘草、大枣则补益脾胃，培育生化之源；倍芍药以养阴和营，芍、草相配又能酸甘化阴，缓急止痛：桂枝、生姜温中散寒。诸药配伍，共奏建立中气、补益气血、调和阴阳、缓急止痛之功。因饴糖味甘，甘能助湿碍胃，不利胃之降浊，故经常呕吐者不宜使用。

[提要] 论里虚伤寒而见心悸而烦的证治。

[条文释义及病机分析] 伤寒二三日，未经误治，应该有发热恶寒等表证，却见心悸而烦，宜当明辨。该证一未见热郁胸膈，二未见少阳邪扰，三未见阳明燥实内结，四未见水气凌心，必是里气先虚，气血不足，复被邪扰所致。而气血之生在于脾胃，脾胃不足，气血生化无源，气虚心无所主则悸，血虚神无所敛则烦。此证治法不可攻邪，当建立中气，调补气血，故以小建中汤主之。俾正气恢复，则邪去而正安。此安内攘外之法，有表里兼顾之义。

[思索与探讨] 本条进一步说明了"保胃气，存津液"乃《伤寒论》最重要的治疗原则，也再次证明了"虚人伤寒建其中"的不二之法。

[临证辨治要点]

主症：心中悸而烦，腹中急痛，喜温喜按，或伴轻微恶寒发热。

病机：中焦虚寒，气血亏虚，复被邪扰。

治疗：建中补虚，调养气血——方用小建中汤。

[小建中汤歌诀]

小建中用桂草姜，芍药大枣和饴糖。主治腹痛和心悸，补虚养血温中阳。

[临床实际运用及其拓展] 小建中汤临床应用非常广泛，如胃炎、消化性溃疡、慢性非特异性结肠炎、慢性乙型肝炎、血管神经性腹痛、病毒性心肌炎、咳嗽、痛经、崩漏、产后癫狂、恶露不尽、先兆流产、产后和术后腹痛、小儿腹痛、便秘、失眠、男性不育、贫血、皮肤科之荨麻疹等属于中焦阳虚者。

[临床应用典型验案举隅] 刘渡舟医案

李妇，38岁，大连人。产后失血过多，又加天气酷寒，而腹中疼痛，痛时自觉肚皮向里抽动。此时，必须用热物温暖，方能缓解。切其脉弦细而紧，视其舌淡嫩苔薄。辨为血虚不能养肝，肝急而刑脾，脾主腹，是以拘急疼痛，而遇寒更甚。为疏：桂枝10克，白芍30克，炙甘草6克，生姜9克，大枣7枚，当归10克，饴糖40克（烊化）。此方服至3剂，而腹痛不发。转方用双和饮，气血两补收功。（刘渡舟．新编伤寒论类方［M］．太原：山西人民出版社，1984．）

（3）桂枝人参汤证

【原文第163条】太阳病，外证未除，而数下之，遂协热而利，利下不止，心下痞硬，表裏不解者，桂枝人参汤主之。

桂枝人参汤方：桂枝四两（别切）　甘草四两（炙）　白术三两　人参三两　干姜三两

上五味，以水九升，先煮四味，取五升，内桂，更煮取三升，去滓，温服一升，日再夜一服。

[方义] 桂枝人参汤为理中汤加桂枝而成。方中以理中汤温中焦之虚，而散寒止利；桂枝解肌表之邪，并助理中以散寒。共成表里双解之剂。本方理中汤先煎，意在发挥其温中散寒补益脾胃的作用；桂枝后下，意在使其气锐而解表。

[提要] 太阳病误下伤脾，脾虚下利而表邪不解的证治。

[条文释义及病机分析] 太阳病不解，自当以发汗解表为法，然医生屡误用下法，致中阳损伤，脾失运化，清气不升而精微下趋，故利下不止；中焦气机运转不及，则心下痞硬。虽反复使用下法，但因表邪仍在，故以桂枝人参汤表里同治。本条重在说明表证不可攻下，否则会发生许多变证；其次示

人表里同病时，若里证不急或里虚不甚，可以采用表里双解之法。

[临证辨治要点]

主症：下利不止，心下痞硬，兼发热恶寒。

病机：脾阳不足，兼有表邪。

治疗：温中解表——方用桂枝人参汤。

[桂枝人参汤方歌诀]

桂枝人参术草姜，解表温中补脾阳。基础方为理中汤，加桂后煎痞利尝。

[临床实际运用及其拓展] 桂枝人参汤现代临床主要应用于消化系统疾病。如小儿秋季腹泻、消化性溃疡、慢性萎缩性伴浅表性胃炎、贲门失弛缓症、胃食管反流、慢性阑尾炎、慢性胃肠炎、食管癌术后呕吐等。对化疗引起的胃肠道毒副反应也可辨证使用。

[思索与探讨] 本方证与葛根芩连汤证被后世注家称为"协热下利"证。两证虽均见下利，但病机迥异：

葛根芩连汤证——系热迫大肠而兼表不解的"协热利"——症见发热恶寒，喘而汗出，下利臭秽，肛门灼热，舌红苔黄，尿赤脉数——属表里俱热的实热证——其治宜清热止利，辛凉解表——方用葛根芩连汤。

桂枝人参汤证——乃脾胃虚寒而兼表不解的"协热利"——症见恶寒发热，心下痞硬，下利稀溏，舌淡苔白，尿清脉弱——病属表里俱寒的虚寒证——其治当温阳止利，辛温解表——方用桂枝人参汤。

4. 肾阳虚证

（1）干姜附子汤证

【原文第61条】下之后，复发汗，昼日烦躁不得眠，夜而安静，不呕，不渴，无表证，脉沉微，身无大热者，干姜附子汤主之。

干姜附子汤方：干姜一两　附子一枚（生用，去皮，切八片）

上二味，以水三升，煮取一升，去滓，顿服。

方义：干姜附子汤组成为干姜、附子，即四逆汤去炙甘草而成。干姜、附子为大辛大热之品，急救回阳救回阳。因为阳气暴亡，病势较急，将脱之阳宜当速救，故去甘缓之甘草，并急煎顿服，取其单刀直入，药精效专之意，回阳取效也捷。

[提要] 论肾阳虚烦躁的证治。

[条文释义及病机分析] 本是太阳病，医者先下后汗，治疗失序，继而出

现烦躁、发热，究属何证？难以断定。察患者不呕则非少阳，不渴则非阳明，无表证则非太阳，说明本证不属三阳病证，从而排除了阳热实证烦躁之可能。究其因乃汗下阳气暴虚，阴寒内盛所为。盖白天阳气旺，虚阳得天气之阳助与阴寒抗争，故"昼日烦躁不得眠"；夜间阴气盛，虚阳无力与阴寒相争，故"夜而安静"。此处之安静是与烦躁相对而言，实为阳气不能养神，精神疲惫的表现，与恬然入睡之安静迥别。虚阳外越于表，故身热不甚。阳虚无力鼓动则脉见沉微。证属阳气暴虚，阴寒内盛，故治以干姜附子汤以急救回阳。

[思索与探讨] "不呕、不渴、无表证"，是为鉴别诊断而设，此为仲景所创的排除诊断法。烦躁一症，即可见之于三阳，也可见之于太阴、厥阴，仲景特以"不呕、不渴、无表证"来说明本证不属三阳，再结合沉微之脉，则知本证属肾阳衰微、阴寒内盛，阴阳相争之烦。这种排除诊断法对于临床具有重要的借鉴意义。

[临证辨治要点]

主症：昼日烦躁不得眠，夜而安静，脉沉微，身无大热。

病机：阳气暴虚，阴寒内盛。

治疗：急救回阳——方用干姜附子汤。

[干姜甘草汤方歌诀]

四逆汤去炙甘草，即为干姜附子汤。阳气暴虚阴寒盛，辛热二将急回阳。

[现代临床实际运用及其拓展] 现代临床主要应用于各种疾病后期的虚脱者，也用于心衰水肿、肝硬化腹水、肾炎肿、感染性休克而有肾阳虚者。

[临床应用典型验案举隅] 岳美中医案

阎某，男性，21岁，唐山市人，汽车司机。素患鼻衄，初未介意。某日，因长途出车，车生故障，修理三日始归家，当晚6时许开始衄血，势如涌泉，历5个多小时不止，家属惶急无策，深夜叩诊，往视之，见患者头倾枕侧，鼻血仍滴沥不止，炕下承以铜盆，血盈其半。患者面如白纸，近之则冷气袭人，抚之不温，问之不语，脉若有若无，神智已失，急疏甘草干姜汤（甘草9克，炮干姜9克），即煎令服，2小时后手足转温，神智渐清，脉渐起，能出语，衄亦遂止，翌晨更与阿胶12克，水煎服，日2次。后追访，未复发。（中医研究院. 岳美中医案集［M］. 北京：人民卫生出版社，1978.）

(2) 茯苓四逆汤证

【原文第69条】 发汗，若下之，病仍不解，烦躁者，茯苓四逆汤主之。

茯苓四逆汤方：茯苓四两　人参一两　附子一枚（生用，去皮，破八片）　甘草二两（炙）　干姜一两半

上五味，以水五升，煮取三升，去滓，温服七合，日二服。

方义：茯苓四逆汤由四逆汤加人参、茯苓而成。方中干姜、附子回阳以救逆；人参益气养阴，安神定志；姜附与人参相伍，回阳中有养阴之效，益阴中具助阳之功；茯苓健脾益气，宁心安神；炙甘草益气补中，调和诸药。共成回阳益阴之剂。

[提要] 论汗下后阴阳两虚烦躁的证治。

[条文释义及病机分析] 汗下之法本为祛邪而设，但若使用不当，常可损人正气。如发汗太过，则外虚其阳；攻下太过，或不当下而下，则内耗其阴。今先汗不解，转而用下，必致阴阳两伤，反增烦躁。病未痊愈，故曰"病仍不解"。此处"不解"非指表证仍在，而是病转少阴。本条述证较简，以方测证，当为阴阳两虚，并以阳虚为主。阴虚神无所依，阳虚神气失养，故见烦躁不宁。除烦躁外，本证当有四肢厥逆、恶寒、脉微细等症状。

[思索与探讨] 本方证与干姜附子汤证、桂枝甘草龙骨牡蛎汤证均有烦躁。其鉴别点在于：

茯苓四逆汤证——为阴阳两虚，故见昼夜皆烦；

干姜附子汤证——为阳虚阴盛，故见昼烦夜静；

桂甘龙牡汤证——为心阳虚而心神不敛，故烦躁兼见心悸不安。

＞前两者均有少阴肾阳不足，后者却为心阳虚损。

[临证辨治要点]

主症：烦躁，肢厥，恶寒，脉微细。

病机：少阴阳虚，阴液不足。

治疗：回阳益阴——方用茯苓四逆汤。

[茯苓四逆汤方歌诀]

茯苓人参附草姜，补元养阴可回阳。汗耗心液下伤肾，肾燥心烦服之康。

[现代临床实际运用及其拓展] 茯苓四逆汤现在临床主要用于心力衰竭、心肌病、冠心病、风湿性心脏病、难治性雷诺综合征、血栓闭塞性脉管炎、急性单纯性胃炎、即刻型倾倒综合征、肠道易激综合征、慢性腹泻、肾盂肾

炎；也有报道使用本方治疗急性脑血管病、交通事故后遗症、肺心病、震颤性麻痹、急性胆囊炎、癫痫、尿路结石等，均取得满意疗效。

[临床应用典型验案举隅] 刘绍武医案

齐某，男，49岁，1988年10月26日就诊。3个月前，因天气炎热而服生冷，致泄泻，腹痛，曾用中药治疗后痊愈。后又食生冷，再度出现泄泻。经用中西药治疗，无明显疗效，病程迁延至今。证见泻下清水，每日4~6次，脐周疼痛，喜温喜按，畏冷，气短，口干，唇舌色淡，苔薄白，六脉沉弱。证属肾阳虚弱兼气液不足。治宜温补肾中元阳，兼养气液。方药：茯苓12克，条参、制附片（先煎）各15克，炮姜6克，炙甘草10克，水煎服。服5剂泻止，继服10剂而愈。（刘绍武，刘含堂.茯苓四逆汤的临床新用[J].陕西中医，1990，11（8）：361.）

（3）真武汤证

原文等见太阳病本证腑证。

[临床实际运用及其拓展] 真武汤为温阳利水之名方，现代临床多用本方治疗高血压、心力衰竭、扩张型心肌病、肺动脉高压、梅尼埃病、甲状腺功能减退性心脏病、尿毒症心肌病、交感神经型颈椎病眩晕、萎缩性胃炎、尿潴留、心肾综合征、肾病综合征、糖尿病肾病等，经辨证分析，其病机为肾阳虚水气内停者，用之多有疗效。此外，新冠肺炎（COVID-19）患者出现肺水肿、肺泡大量渗出时，表现为寒湿证，可予真武汤温阳利水治疗。

药理研究表明，真武汤具有降血脂、改善左心室舒缩功能、提高心肌收缩力、改善缺血心肌的血氧供应、抑制肾小球系膜细胞外基质增殖、改善肾功能和平衡水液代谢、利尿、抗变应性神经炎、提高学习记忆能力等作用。

[临床应用典型验案举隅] 许叔微医案

乡里市人姓京，鬻绳为业，谓之京城子。其子年近三十，初得病，身微汗，脉弱，恶风。医者误以麻黄汤汗之，汗遂不止，发热，心痛，多惊悸，夜间不得眠卧，谵语，不识人，筋惕肉瞤，振振动摇。医者以镇心惊风药治之。予视之曰，强汗之过也。仲景云，脉微弱，汗出恶风者，不可服青龙汤。服之则筋惕肉瞤，此为逆也。唯真武汤可收之。仲景云，太阳病发汗，汗出不解，其人仍发热，心下悸，头眩，身瞤动，振振欲擗地者，真武汤主之。予三投而大病除。次以清心丸、竹叶汤解余毒，数日差。（许叔微.伤寒九十论[M].上海：商务印书馆，1956.）

5. 阴阳两虚证

(1) 甘草干姜汤证、芍药甘草汤证

【**原文第 29 条**】伤寒脉浮，自汗出，小便数，心烦，微恶寒，脚挛急[1]，反与桂枝欲攻其表，此误也。得之便厥[2]，咽中干，烦躁，吐逆者，作甘草干姜汤与之，以复其阳；若厥愈足温者，更作芍药甘草汤与之，其脚即伸；若胃气不和，谵语[3]者，少与调胃承气汤；若重发汗，复加烧针者，四逆汤主之。

甘草干姜汤方：甘草四两（炙）　干姜二两。

上二味，以水三升，煮取一升五合，去滓，分温再服。

芍药甘草汤方：白芍药　甘草各四两（炙）。

上两味，以水三升，煮取一升五合，去渣，分温再服。

调胃承气汤方：大黄四两（去皮，清酒洗）　甘草二两（炙）　芒硝半升。

上三味，以水三升，煮取一升，去滓，内芒硝，更上火微煮令沸，少少温服之。

方义：甘草干姜汤由甘草、干姜组成，甘草味甘，用以补中气，干姜味辛而温中阳。二药相配，辛甘化阳，以恢复中焦阳气。本方为理中汤之半，炙甘草用量为干姜一倍，是甘胜于辛，意在避免过用干姜辛散太过，加重已有之阴津不足，守中复阳。

芍药甘草汤由芍药、甘草组成，芍药养阴敛营，柔筋止痛；甘草甘缓补中。二药相伍，酸甘化阴，滋阴养血，缓急止痛。如此则阴液得复，筋脉得养，挛急自除。

[词解]

[1] 脚挛急：脚者，胫也，指小腿。脚挛急就是小腿拘挛抽筋。

[2] 厥：此指手足逆冷，又称厥逆。

[3] 谵语：神志不清，胡言乱语，多声音高亢。

[提要] 伤寒兼阴阳两虚误汗的变证及随证施治之法。

[条文释义及病机分析] 本条第一段从"伤寒脉浮"至"此误也"，说明原发证及其误治。伤寒脉浮、自汗出、微恶寒，为太阳表虚证，理当用桂枝汤以治之。但兼见小便数、心烦、脚挛急等，析其病机，显然不是单纯的太阳中风表虚证。小便数是因阳虚不能固摄津液；心烦乃阴虚虚火扰心；小腿挛急为阴液不足失于濡养，治当温阳益阴以解表。若单与桂枝汤治之，必将

生变，故曰"反与桂枝欲攻其表，此误也"。

第二段从"得之便厥"至"其脚即伸"，说明上证误治后的变证及救治之法。桂枝汤毕竟为温散之品，误用之后，汗出则阳气更虚，四末失于温煦，故见厥逆；汗出阴伤更甚，津液不能上承则咽中干燥；阴阳两虚，心神失养则烦躁；阴寒犯胃，胃寒气逆则呕逆。对此阴阳两虚复杂之证，当辨先后缓急以治之。阴虚难于骤生，阳虚宜当速固，阳固则阴存，阳生则阴长。故先予甘草干姜汤以复阳，阳气来复，则厥回足温，然后再予芍药甘草汤，酸甘化阴，柔筋缓急，其脚自伸。

第三段从"若胃气不和"至文末，说明阴阳两虚若救治不当，仍可生变的随证治法。"若胃气不和，谵语者，少与调胃承气汤"，是言误汗伤津，邪从燥化，形成阳明实证，出现谵语、腹胀、便闭等症。因里虚误治，虽有热结，攻下亦当慎重，故以调胃承气汤"少少与之"，中病即止，不可过用。"若重发汗，复加烧针者，四逆汤主之"，是言用桂枝汤误治之后，又用烧针，一误再误，必致阳随汗亡，病传少阴，阳衰阴盛，出现四肢厥逆，下利清谷，恶寒脉微等。此时之治，非甘草干姜汤所能胜任，当以四逆汤急救回阳。

本条以法御证，一步一法，方随法立，环环相扣，充分体现了仲景"观其脉证，知犯何逆，随证治之"的辨证论治思想。

[**类证类方鉴别**] 辨甘草干姜汤与桂枝甘草汤：

甘草干姜汤与桂枝甘草汤皆属炙甘草与辛温热药相配合成方，均属辛甘化阳之用，但二方作用不同：

甘草干姜汤证——炙甘草倍于干姜，是甘草为主，重在温补中阳；

桂枝甘草汤证——桂枝倍于甘草，是以桂枝为主，重在温通心阳。

[**临证辨治要点**]

①甘草干姜汤证

主症：肢厥，烦躁，吐逆。

病机：阳气不足。

治疗：温中复阳——方用甘草干姜汤。

[**甘草干姜汤方歌诀**]

烦躁趾厥理须明，误行攻表厥便成，二两炮姜甘草四，辛甘化阳见奇功。

②芍药甘草汤证

主症：脚挛急或经脉挛急。

病机：阴液不足，筋脉失养。

治疗：酸甘化阴，柔筋缓急——方用芍药甘草汤。

[**芍药甘草汤方歌诀**] 芍药甘草仅两味，用量四两各相均，两脚拘挛病在筋，酸敛柔肝即时伸。

[**现代临床实际运用及其拓展**] 现代临床将甘草干姜汤应用于遗尿、肺寒咳嗽、晚期肺癌咯血、过敏性鼻炎、肺炎重症、胃中虚冷所致之泛酸、寒性胃脘痛、顽固性口中多涎唾、眩晕、虚寒性崩漏、内耳眩晕症。也可以治疗花粉症、鹅口疮、慢性咽痛等属于中阳不足者。

现代临床将芍药甘草汤广泛应用于支气管哮喘、百日咳；溃疡性结肠炎、中老年慢性结肠炎、慢性萎缩性胃炎、胃及十二指肠溃疡、气血虚弱型便秘、胆囊炎、急腹症、胃脘痛；尿毒症末梢神经病变、糖尿病神经病变所致疼痛麻木、脑血管意外后遗症所致疼痛麻木、肝病腿痛、顽固性膈肌痉挛、足跟痛、急性腰扭伤、筋膜病；泌尿系结石、肾绞痛、小儿遗尿症；痛经、黄体囊肿；初发劳力性心绞痛等。对皮肤科、骨伤科、妇科之多种疼痛、拘挛等，证属阴血不足，筋脉失养拘急者皆可应用。

[**临床应用典型验案举隅**] 乔振纲医案

①甘草干姜汤加人参、山楂，治愈百岁老人拒食拒喝，各脏器濒临衰竭案

戴母，103岁，洛阳市洛龙区居民。患者近月来，不明原因，不思饮食和饮水，伴见精神萎靡，先后两次住院，经西医多种手段治疗未获显效，2023年3月19日邀余前往会诊。家属告曰：不吃不喝已逾多日，虽意识尚存，但目不欲睁，不欲言语；触其皮肤发凉；舌质暗淡；脉沉微。证属，元、阳之气衰微，脾胃之气将绝。治宜养元气、振阳气、护胃气。方以干姜甘草汤为主，另加人参、山楂：人参13克，山楂10克，干姜5克，炙甘草10克。每天一剂，凉水浸泡半个钟，继小火慢炖一个钟，煎至药液100毫升。用"滴渗"法（每次用小勺舀3~5毫升，从口唇缝隙中滴入，慢慢渗入口腔，让其自然咽下，频频滴入，积少成多）每天滴入至少100毫升。如此坚持一周后，嘴可张，目可睁，能言语，欲索食，两周后，能张口吃饭，大声言语，三周后，可自行吃饭，自行下床，追访至2023年10月，无恙。

②芍药甘草汤治愈胃脘痛（慢性糜烂性胃炎合并十二指肠球部溃疡）案（摘自《乔振纲医案医论精编》）

牛某某，男，54岁，2004年2月26日初诊。患者18年前始患胃病，常胃脘疼痛，久治不愈，近三年不但疼痛频繁加重，而且大便时常下血，特转求中医诊治。刻诊：右上腹持续疼痛，每饥饿或后半夜痛重，常在睡眠中痛醒，伴乏力、腹胀、纳呆、消瘦，大便色黑，如柏油状。我院电子胃镜提示：胃底黏膜充血水肿，散在渗出红斑；胃体充血糜烂；十二指肠球部溃疡。脉沉无力，舌质淡红，舌苔黄厚。证属脾气虚弱，胃失和降，中焦郁热，灼伤胃络。治宜益气健脾，辛开苦降，清热和胃，止痛止血。处方：生黄芪25克，半夏9克，黄芩10克，黄连7克，白术10克，云苓30克，广木香9克，三七粉7克，杏仁9克，白及9克，海螵蛸15克，鸡内金10克，蒲公英15克，元胡15克，白芍30克，炙甘草9克。每天一剂水煎服。

2004年3月9日诊：上方连服14剂乏力显减，柏油便消失，仍疼痛、腹胀。治宗上方加砂仁、佛手各9克，生蒲黄7克，五灵脂7克。每天一剂水煎服。

2004年4月16日：上方连服30余剂，胃痛显减，腹胀亦减，仍宗上方稍作加减：党参10克，白术10克，陈皮9克，半夏9克，黄芩10克，黄连6克，吴茱萸6克，海螵蛸15克，广木香9克（后下），白芷9克，杏仁9克，生蒲黄6克（单包），五灵脂6克，公英10克，炒白芍30克，炙甘草9克。每天一剂水煎服。

2004年7月12日诊：上方连服60余剂，胃疼基本消失，腹胀亦消，食量大增，体重较疗前增7公斤，精神明显好转，继以黄芪健中汤合香砂六君子汤化裁，又服30余剂。胃镜复查证实、胃内及十二指肠未见炎性及溃疡病灶。

按：本案患者被诊断为慢性糜烂性胃炎合并十二指肠溃疡。脉证合参，其病机为"脾气虚弱，胃失和降，中焦郁热，灼伤胃络"所致。方选黄芪健中汤合半夏泻心汤、失笑散、左金丸、香砂六君子汤等化裁，其黄芪建中汤益气健脾、和中缓急；其半夏泻心汤加公英，旨在辛开苦降、清泻郁热；其失笑散配三七粉、元胡、白芷等，再配以芍药甘草汤，力主活血化瘀、止血止痛；其左金丸，既辛开苦降，清泻郁热，又制酸和胃；待诸证皆失，最后用香砂六君子汤健脾和胃，平和收场，善后巩固。总观全方，补中有清，清中有和，活瘀不破血，止血不留瘀；在标本兼顾中，充分体现"急则治其标，缓则治其本"的原则。统观整个治疗过程，法度严谨，配伍精当，堪称理法方药丝丝相扣的典范。

乔保钧医案——八十老翁患阳强，治重柔肝滋肾阴（摘自《乔保钧医案》）

潘某某，男，81岁，洛阳市郊区孙旗屯乡农民，1994年6月18日初诊，门诊号：121092。

患者4月来，每晚入睡后阴茎勃而坚挺，彻夜不倒，甚则胀痛，以致不能安眠，下床活动后可自行萎软，伴头晕、纳呆、两足浮肿、小便混浊、色黄，大便正常。查见：形体消瘦，面色潮红，精神尚佳；舌质红，苔薄黄，脉弦细略数。证属肾虚肝旺，相火妄动，阴不济心，脾虚水停。治宜滋肾平肝，养阴降火，交泰天地，健脾利水。方用芍药甘草汤合知柏地黄汤等化裁：白芍药45克、粉丹皮9克、山药15克、山萸肉10克、泽泻30克、知母9克、黄柏9克、云茯苓30克、猪苓30克、生地9克、车前子15克、白术9克、川牛膝9克、生龙牡各15克、生甘草6克、肉桂0.5克，7剂水煎服。

1994年7月1日二诊：上药服3剂即有明显效果，每晚阴茎虽仍勃起，但时间缩短，胀痛已失，可以安眠，由于睡眠转佳，头晕亦除。7剂服尽，阳强已愈，足肿渐消，饮食大振，唯小便仍混浊、色黄。舌质红，苔薄黄，苔根略腻，脉细而数。药证既符，上方去白术、猪苓，加川萆薢15克，又5剂乃愈。

按：玉器为宗筋之会，其气血由肝所主。今情志不遂、肝郁化火，阴气被耗，阴愈虚而火愈炽，相火内蒸，气血下充，故阴茎挺而不倒。治重在肝。谨遵《内经》"肝苦急，急食甘以缓之"以"酸泻之"之训，重用芍药之酸泻肝柔肝，促其疏泄；重用生甘草缓急止痛，以除其苦。且酸甘化阴，阴气来复，火邪自降，气血和平，筋脉舒展，玉器自可软缩。

(2) 芍药甘草附子汤证

【原文第68条】发汗，病不解，反恶寒者，虚故也，芍药甘草附子汤主之。

芍药甘草附子汤方：芍药　甘草各三两（炙）　　附子一枚（炮，去皮，破八片）

上三味，以水五升，煮取一升五合，去滓，分温三服。疑非仲景方。

方义：芍药甘草附子汤由芍药甘草汤加附子而成。其中以芍药甘草汤酸甘敛阴，缓急止痛；附子大辛大热，补火助阳，通经实卫，得甘草之甘，辛甘化阳，通经止痛；且附子性猛，得甘草而缓；芍药性寒，得附子而和。三药相配凑阴阳双补之功。

[提要] 论汗后阴阳两虚的证治。

[条文释义及病机分析] 本条用发汗治疗，可知当有表证，发汗为正确的治法。若汗之得当，其病当愈，即令未愈，亦应有所减轻。但本条所论则是汗后"反恶寒"，即恶寒较前更重。从"虚故也"及治以芍药甘草附子汤来看，此处之"病不解"，为疾病之未愈，非表证之不去。究其因，乃过汗损阳，身体失于温煦，故恶寒不唯不解反而转甚，是太阳表病变成了阴阳两虚的里虚证。本证除了恶寒之外，当有小腿挛急、脉微细等症。治以芍药甘草附子汤以扶阳益阴（参见第29、第60条）。

[临证辨治要点]

主症：恶寒，脚挛急，脉微细。

病机：阴阳两伤，肌肤失温，筋脉失养。

治疗——复阳益阴——方用芍药甘草附子汤。

[芍药甘草附子汤歌诀]

一枚附子来温阳，甘芍敛阴各三两。主治恶寒脚挛急，扶阳益阴筋脉养。

[现代临床实际运用及其拓展] 现代临床将芍药甘草附子汤主要用于阳虚外感，汗多恶寒、风寒湿痹，阳弱气虚之关节疼痛、周身恶寒汗出者；亦可用于汗后亡阳、腰痛、偏头痛、痛经、肠痉挛、腓肠肌痉挛等病证，其辨证病机属阴阳两伤，肌肤失温，筋脉失养者。

[临床应用典型验案举隅] 乔保钧医案（摘自《乔保钧医案》）

肾石术后又复发，温阳利水促气化——石淋（肾石术后复发）案

刘某，女，37岁，干部，1978年8月9日初诊。9年来，患者常感腰痛、乏力，时轻时重，1969年6月肾盂造影及摄片检查，发现右肾结石超过2厘米，左肾结石超过1厘米，其后不久在上海某医院手术取出右肾结石，并切除右肾1/2，欲择机二次手术取其左肾结石，终因体弱而未如愿，经药物保守治疗多时效果欠佳，近月来症状加重，X线片复查：不仅左肾结石仍在，而且右肾又出现点状及块状结石阴影，特经他院推荐求诊于余。刻诊：两侧腰脊疼痛，阵发性加剧，甚则绞痛难忍，伴自汗、乏力、畏寒肢冷，常易感冒，食欲不振，口干不欲饮水，大便溏泄，日行3次，小便频数，淋沥不畅。检查：全身浮肿，下肢按之如泥，经久不起；舌淡、体胖，苔白润；脉沉迟无力；两肋脊角部叩击痛明显，左侧尤甚。尿检：蛋白（+++）、红细胞（+

+)、管型（+）、上皮细胞（+）。病为石淋。证因脾肾阳虚，气化无力，湿郁化热，蕴结下焦，郁积日久，凝而成石。治宜益气健脾、温肾壮阳为主，兼以淡渗利湿和胃。处方：生黄芪30克、附子10克、白芍药21克、白术15克、车前子15克、陈皮10克、川厚朴10克、法半夏9克、砂仁9克、炙甘草6克、生姜3片，大枣3枚，7剂水煎服。

二诊：精神好转，恶寒、自汗、浮肿均减，食欲略增，小便增多，大便次数减少，舌脉同上，原方续服7剂。

三诊：恶寒失，出汗止，浮肿、腰痛均明显减轻，饮食复常，大便成形，日一行，小便多色黄，脉沉弦细，两尺较前有力。脾肾之阳渐复，但有化热趋势，再治应减温肾壮阳药量，增清热利湿排石之品。处方：生黄芪30克、附子5克、白芍药20克、白术10克、云茯苓30克、猪苓15克、车前子15克、盐黄柏10克、石苇15克、金钱草30克、火硝5克（煎后兑服）、鸡内金10克、滑石9克（包煎）、白茅根30克、生甘草6克，7剂水煎服。

四诊：精神复常，浮肿消退，但腰部绞痛时作，舌体略胖，苔薄黄，脉沉弦数。尿检：蛋白（+），红细胞（+）。脾肾气化康复，下焦湿热尚存，去益气温阳之品，以防化燥伤阴。治以淡渗利湿，清热排石为主。处方：桂枝6克、白术10克、云茯苓30克、猪苓15克、泽泻10克、车前子15克、金钱草30克、火硝5克、鸡内金10克、盐黄柏10克、白茅根30克、生甘草6克，服10剂后，腰部绞痛发作之际，排出砂石样结石多粒，又服5剂，诸症悉瘥。经摄片、化验检查均正常，5年后随访从未复发。

按：本案虽有小便色黄、淋沥不畅之实候，但脾肾阳虚尤为突出。此时若独求利水，通淋排石，则肾阳愈伤，故先用芍药附子甘草汤合五苓散等化裁，温肾健脾，促使气化，酸敛柔肝，缓急止痛，兼用车前子、川厚朴、陈皮、法半夏、砂仁等品除湿消肿和胃，待至四诊，脾肾气化已复，易黄芪、附子之辈，增云茯苓、猪苓、泽泻、金钱草、鸡内金、盐黄柏、白茅根诸品，加强利湿排石之功，使石出正复而病愈。

(3) 炙甘草汤证

【原文第117条】伤寒脉结代[1]，心动悸[2]，炙甘草汤主之。

炙甘草汤方：甘草四两（炙）　生姜三两（切）　人参二两　生地黄一斤　桂枝三两（去皮）　阿胶二两　麦门冬半升（去心）　麻仁半升　大枣三十枚（擘）

上九味，以清酒[3]七升，水八升，先煮八味取三升，去滓，内胶烊消尽，温服一升，日三服。一名复脉汤。

[词解]

[1] 脉结代：是结脉和代脉的并称。两种脉都是"脉来动而中止"，其中止无定数，无规律的为结脉；止有定数，有规律的为代脉。

[2] 心动悸：形容心跳动得很厉害。

[3] 清酒：《周礼·天官酒正》："辨酒之物：一曰事酒，二曰昔酒，三曰清酒。"（注：清酒，祭祀之酒。指清纯上好的米酒）

方义：炙甘草汤由炙甘草、生姜、人参、生地黄、桂枝、阿胶、麦门冬、麻仁、大枣、清酒组成。方中重用炙甘草补中益气，以充气血生化之源，合人参、大枣补中气，滋化源，气足血生，以复脉之本；生地、麦冬、阿胶、麻仁养心阴，补心血，以充血脉；然阴无阳则无以化，故用桂枝、生姜宣阳化阴，且桂枝、甘草相合，辛甘化阳，以温通心阳，加清酒振奋阳气，温通血脉。诸药合用，阳生阴长，阴阳并补，共奏滋阴养血，通阳复脉之功。

[提要] 论心阴阳两虚的证治。

[条文释义及病机分析] 本条冠以"伤寒"，当有恶寒、发热等表证。今不见发热恶寒，脉不浮而结代，并见心动悸，说明病始外感，而渐内累于心，外邪已罢，仅存里虚之证。因太阳与少阴相表里，若心主素虚，复感外邪，则病邪每每深入少阴，使心脏受邪。心主血脉，赖阳气之温煦，阴血之滋养。心之阴阳气血不足，则见心动悸；心阳虚鼓动无力，心阴虚脉道不充，则有结代之脉。治宜炙甘草汤补阴阳、调气血以复脉。

[思索与探讨] 炙甘草汤方中生地黄、大枣用量皆重。方中所用生地黄重用至一斤，大枣则重用至三十枚，再配以阿胶、麦冬等，可知本方乃峻补其阴以生血；同时用桂枝、生姜、人参，并以清酒与水同煎，意在通阳行脉以绾摄微阴。全方阴阳双补，通经脉、养血气，挽真气于将绝之候，而避中寒于脉弱之时。

[临证辨治要点]

主症：心动悸，脉结代。

病机：心阴阳两虚。

治疗：滋阴养血，通阳复脉——方用炙甘草汤。

[**炙甘草汤方歌诀**]

炙甘草汤参桂姜，麦地阿枣麻仁瓤。养元补阴以生血，通阳复脉效力彰。

第一章 辨太阳病脉证并治

[**现代临床实际运用及其拓展**] 现代临床主要将炙甘草汤应用于各种心律失常、病毒性心肌炎、扩张型心肌病、萎缩性胃炎、小儿秋季迁延性腹泻、复发性口疮、白塞病、小儿汗证、白细胞减少症、季节性低血压、特发性血小板减少性紫癜、更年期综合征、妇科出血、妇科崩漏等，经辨证，其病机属心阴阳两虚者。

[**临床应用典型验案举隅**] 乔保钧医案（摘自《乔保钧医案》）

①心气不足病心慌，炙甘草汤调阴阳——心悸（冠心病、心律失常）案

辛某某，男，51岁，六冶干部，1983年11月28日初诊，门诊号：15102。

10年来常觉心慌，伴胸闷、气短，心电图多次检查均示心律失常，经西药治疗病情一度稳定，2月前主持会议讲话过多，加之情绪激动，诱发旧疾，当时心慌欲死，晕仆于地，急送某职工医院抢救，经用能量合剂及维生素B1、维生素C等，症状暂缓。刻诊：心慌阵作，稍劳即剧，伴胸闷、气短，头昏闷不清，寐则噩梦纷扰，记忆力下降，食欲尚可，二便自调。检查：舌红、有裂纹、苔白，脉迟缓无力；EKG查示：①窦性心动过缓，53次/分；②Ⅱ度房室传导阻滞。证因心气虚弱，阳气不足所致。治宜补益心气，温通心阳，方用炙甘草汤化裁：太子参15克、云茯苓30克、桂枝9克、生地15克、炒枣仁15克、郁金13克、薤白10克、桔梗9克、白术10克、炙甘草15克、白酒5毫升为引，5剂水煎服。

二诊：上药显效。头晕心慌均明显减轻，心率增至80次/分。仍眠差多梦，食可，口干，二便调。查：舌质紫暗、苔薄白，脉沉弦。治宗上方去生地、白术加红花10克、桂圆肉10克继服10剂。

三诊：诸症续减，精神逐渐转佳，快行或上楼时稍觉心慌，近两天发生一次心动过速，约10分钟自行缓解，少寐多梦，口干欲饮，二便调。查：舌红，边不齐，苔白，脉沉弦。处方：丹参20克、麦门冬15克、辽五味9克、柏子仁10克、郁金15克、生地30克、煅龙骨30克、菖蒲10克、胆南星9克、炙甘草20克、淡竹叶3克，继服10剂。

四诊：2日前心悸严重发作，当时心率140次/分持续约80分钟，现气短、头晕、胸闷，大便稍稀，舌紫暗、苔白，脉沉数无力，血压：11.0/8kPa。证属气阴两虚，气滞瘀阻。治宜益气养阴，温阳宽胸，理气活瘀。处方：太子参15克、麦门冬13克、辽五味9克、川芎9克、附子9克、桔梗9

克、炒枣仁15克、首乌10克、檀香10克、延胡索15克、生地20克、菖蒲10克、炙甘草30克，10剂水煎服。

五诊：心慌、胸闷均失，身力倍增，精神转佳，现以头晕为主，食可、口和、二便调。头晕乃肾水不足，精不上奉所致，治在上方基础上，加首乌30克、西杞果15克益肾填精以荣脑，继服10余剂。

六诊：心慌失、睡眠转佳，头晕有减，周身有力，已能操持家务，心向量检查未见异常，要求服药巩固。舌红、边不齐、苔白，脉沉弦。处方：党参15克、麦门冬15克、辽五味10克、生地15克、炒枣仁15克、桂枝6克、白术10克、云茯苓30克、附子6克、西杞果15克、煅龙骨30克、炙甘草30克，10剂水煎服。

按：心悸主要由于阳气不足、阴血亏损、心失所养所致。当以益心气、温心阳、养心血为治，乔老常以《伤寒论》之炙甘草汤化裁而效。用药不宜大寒，亦不可过热，当以阴阳平衡为度；应时时顾护脾胃，使脾强胃健，气血化源充沛，心得荣养，则心神自守。还应注意补肾，心得肾水滋养则心阳不亢，神能守舍。补脾，常以白术、云茯苓之辈；补肾，常以西杞果、首乌之类。

②炙甘草汤治心悸，妙用苦参调心律——心悸（冠心病、心律失常）案

任某某，男，40岁，工人，1986年12月29日初诊，病历号：53887。

患者20天前丧父，情绪悲伤，加之操劳过度，遂觉心慌、胸闷，县医院心电图查示：①窦性心动过缓（55次/分）；②频发室性早搏（偶现二联律）；③下壁心肌缺血。经肌注阿托品、口服心得安等，自觉症状无明显好转，特转求中医诊治。刻诊：心慌频作，胸部憋闷动则加剧，伴纳呆、眠差、口干不欲饮，二便调；舌边尖红，苔白腻，脉沉结代。证乃心阳不振，肝郁气滞。治宜益心温阳，疏肝理气。方宗炙甘草汤化裁：太子参10克、麦门冬13克、辽五味9克、生地15克、桂枝9克、炒枣仁30克、苦参10克、田三七5克（研末冲服）、沉香5克（研末冲服）、郁金15克、石菖蒲15克、琥珀5克、延胡索15克、川芎9克、炙甘草30克、生姜1片，水煎服。

二诊：上方续服10剂，精神转佳，睡眠长进，心慌、胸闷减轻，现耳鸣，口干不欲饮，二便调。查：舌质红、苔白，脉沉弦结代。证乃心肾两虚，宜养心益肾、温阳宽胸。处方：蒸首乌30克、西杞果15克、当归10克、川芎10克、细辛3克、薤白9克、石菖蒲15克、炒枣仁30克、田三七5克、

第一章
辨太阳病脉证并治

桔梗9克、苦参13克、橘红13克、炙甘草30克,6剂水煎服。

三诊:耳鸣消失,早搏较前减少,仍心慌时作,胸闷气短,脉沉弦结代,舌红、苔白。证乃心气虚弱、胸阳不振。治宜益气养心,温振胸阳,方以生脉饮、瓜蒌薤白散、炙甘草汤合而化裁:党参10克、麦门冬13克、辽五味9克、川芎9克、田三七3克(研面冲服)、桂枝5克、薤白9克、全瓜蒌10克、莲肉15克、苦参15克、炒枣仁30克、云茯苓30克、阿胶7克、炙甘草20克。

四诊:上方为宗连服25剂,心率由55次/分,提高到71次/分,心慌、胸闷基本消失,唯早搏偶现,上眼睑浮肿,舌红、边不齐、体胖、苔白,脉弦、间有结代,尺脉弱。证因心气不足,脾肾两虚,治宜益心温阳,健脾益肾。方以生脉饮合五苓散加减化裁:太子参13克、麦门冬15克、辽五味9克、生地15克、桂枝6克、白术10克、云茯苓30克、炒枣仁30克、川芎10克、猪苓30克、桔梗10克、蒸首乌15克、西杞果15克、炙甘草30克、生姜3片、大枣3枚。

上方出入,续服20余剂,诸症皆失,心电图复查提示:①窦性心律(72次/分);②偶发室性早搏。

按:本案心动过缓并频发室性早搏,其病机在于心气不足,胸阳不振,治疗始终以益气养心,温振胸阳为主,方以炙甘草汤为宗,随证化裁。初诊时,因情志郁结、肝失疏泄,故加川芎、郁金、沉香等疏肝理气;当出现耳鸣肾虚症状时,及时加入首乌、西杞果等益肾填精之品;当出现眼睑浮肿、舌体胖大等水湿停蓄症状时,适时增入白术、云茯苓、猪苓、首乌、西杞果,以益肾健脾、淡渗利湿。方中苦参有提高心率,调整心律之良好作用,虽味苦性寒,但与炙甘草、桂枝同用,苦寒之性得以抵消,放胆用之而无任何副作用。

〖原文第178条〗脉按之来缓,时一止复来者,名曰结。又脉来动[1]而中止,更来小数[2],中有还者反动[3],名曰结,阴也。脉来动而中止,不能自还,因而复动者,名曰代,阴也。得此脉者必难治。

[词解]

[1] 动:指脉搏跳动。

[2] 小数:略为快一些。

[3] 反动:反,复、又之意。反动即复动。

[提要] 本条文承上条描述结脉、代脉的性状和预后。

[条文释义及病机分析] 本条紧承上条，补充结代脉的具体形态。结代脉均属于间歇脉，以脉在跳动中有停止为特点。因两种脉象都是缓而有中止，所以为阴脉。其中复动后第一动与第二动间歇时间稍短者，更来时稍微快一点的为结脉；复动后第一动与第二动间歇时间如停止前一致的为代脉。两种脉多由心阴阳气血不足，无力鼓动和充养血脉所致，病情较重，故曰难治。临床上，结脉除了正气不足，尚有气血痰湿瘀阻的情况；代脉则主要为机体阴阳气血的衰疲不足。结脉可见于某些健康人，代脉则多为器质性疾病所致。故"得此脉者，必难治"一说，还应灵活论之。

[思索与探讨] 结脉、代脉皆属脉律不齐，但二者有所不同：

结脉——是在间歇之后紧接着出现一、二次较快的搏动，好像存在补偿性脉动；

代脉——一般不会出现补偿性脉动。

读此条，一方面可知仲景辨脉之精细；另一方面可见仲景所云结代脉与后世所论有所不同。

(三) 结胸证

1. 结胸辨证

〖原第128条〗问曰：病有结胸，有藏结[1]，其状何如？答曰：按之痛，寸脉浮，关脉沉，名曰结胸也。

〖原文第131条〗病发于阳，而反下之，热入因作结胸；病发于阴，而反下之，因作痞[2]也。所以成结胸者，以下之太早故也。

[词解]

[1] 藏结：病证名，是因脏气虚衰，阴寒凝结而致的一种病证。其主症与结胸证有相似之处，但病变性质不同。

[2] 痞：病证名，是无形之邪气痞塞于心下胃脘部，以心下痞塞不舒，按之柔软不痛为主症的一种病证。

[提要] 论结胸证的证候特点与成因，以及与脏结、痞证的区别。

[条文释义及病机分析]

第128条指出结胸的证候特点及与脏结证的鉴别。结胸与脏结虽然在病位与症状上有相似之处，都以胸胁脘腹部疼痛拒按为临床主症，但二者病机却完全不同：

脏结证——是因脏气虚衰，阴寒凝结，其证属虚。

结胸证——是无形之热与有形的痰水相结，病邪内盛，其证为实。

寸以候上，寸脉浮，说明阳热之邪在上；关以候中，关脉沉，是痰水素有凝结的表现。

寸脉浮、关脉沉，既反映了结胸证的脉象特点，也揭示了邪热与痰水相结的病变本质。

第131条（上）指出结胸证与痞证的成因。

结胸证的成因——是"病发于阳而反下之"——是指病发于表其性属阳——病发于表，治当发汗，若医者反用攻下，便可能使表邪内陷，入里化热。如果病者体内素有痰水等有形实邪，或攻下导致脾胃功能失调，运化失职，痰水内生，则无形邪热与有形痰水会互结于胸膈而形成结胸。

而痞证的成因——则是"病发于阴而反下之"——"病发于阴"是指病发于里，其性属阴——病虽发于里，若阳明腑实证，亦不可攻下——如误用下法必然损伤脾胃之气，使其升降功能失常，气机无力斡旋而阻于心下，则会形成心下痞证。

本条论结胸证言其"热入"，是指误下后表热内陷；论痞证不言"热入"，是因为既为里证，则无外邪，自然无邪入之变。

"所以成结胸者，以下之太早故也"一句，是强调表证有可能化热入里形成可下之证，但里未成实者，决不可下之太早。必须指出，误下虽然是导致结胸的重要因素，但《伤寒论》中亦有不因误下而形成结胸的情况。另外，痞证虽多由病在里误用攻下所致，但临床上亦不乏不因误下，或病在表误下而成者。故临证时对于结胸与痞证的成因与诊断不可拘泥于误下与否，以及原发病在表还是在里，而当以脉症为凭。

2. 热实结胸证

（1）大陷胸汤证

【原文第134条】 太阳病，脉浮而动数，浮则为风，数则为热，动则为痛，数则为虚，头痛发热，微盗汗出，而反恶寒者，表未解也。医反下之，动数变迟，膈内拒痛。胃中空虚，客气[1]动膈，短气躁烦，心中懊憹，阳气[2]内陷，心下因硬，则为结胸，大陷胸汤主之。若不结胸，但头汗出，余处无汗，剂颈而还[3]，小便不利，身必发黄。

大陷胸汤方：大黄六两（去皮）　芒硝一升　甘遂一钱匕

上三味，以水六升，先煮大黄取二升，去滓，内芒硝，煮一两沸，内甘遂末，温服一升，得快利，止后服。

方义：大陷胸汤由大黄、芒硝、甘遂三味药物组成。方中甘遂性峻而泻水逐饮，尤长于泻逐胸腹积水；大黄泻热导下，荡涤实邪；芒硝软坚破结。三药相合，共奏泻热逐水破结之效。本方必须注意各药煎煮顺序：先煮大黄，去滓后，纳芒硝，最后入甘遂末。甘遂用量一般以 2~3 克为宜，因其有效成分难溶于水，只有以末冲服，在胃肠吸收，才能充分发挥药效。本方泻下峻猛。服药后水热从大便而出，应注意中病即止，以免过服伤证，故方后云"得快利，止后服"。

【原文第135条】 伤寒六七日，结胸热实，脉沉而紧，心下痛，按之石硬者，大陷胸汤主之。

[词解]

[1] 客气：外来之邪气，因邪从外来，故称客气。此处是指内陷之热邪。

[2] 阳气：属阳之表邪、热邪。

[3] 剂颈而还：剂，通齐。剂颈而还，指头部汗出，到颈部而止，颈部以下无汗。

[提要] 论大结胸的病因、病机、证治。

[条文释义及病机分析] 第134条论大陷胸汤证的形成及表证误下形成热实结胸与发黄的证治。

文之第一段，从"太阳病"至"表未解也"，以脉述证分析太阳表邪未解、有化热之势的病证。"脉浮而动数"，指脉象浮而数急躁动，是邪在太阳之表而将内传的反映。"浮则为风，数则为热"，浮主风邪在表，数指邪热为患，故身体发热；邪盛于表，身体必有所疼痛，故云"动则为痛"。"数则为虚"，此处之"虚"是指无实邪而言，并非正气虚弱，指此时病证虽然阳热较盛，但病位仍在表，尚未与体内有形之实邪相结。其"头痛，发热"，属于表证，"微盗汗出"。则反映阳热之邪较盛，且有入里的趋势。由于寐则卫气行于阴，阴者里也，卫气行于里而使里热外蒸，故见微盗汗出。"微盗汗出""而反恶寒，表未解也"，不仅强调前述脉症，虽有化热之势而太阳表邪尚未解除，为下文埋下了伏笔。

文之第二段，从"医反下之"至"大陷胸汤主之"，承上述表证未解而误用下法，形成热实结胸的大陷胸汤证证治。表证误下，邪气内陷，与有形实邪结于胸膈,所以动数之脉变为迟缓。脉迟是邪气凝结,导致血行不利的反应。无形邪热与有形痰水结于胸膈,气机不利,故"膈内拒痛"。病变部位不在胃中,是为"胃中空虚",部位在胸膈,所以表现为胸膈处疼痛拒按。邪阻气机而短气,热扰胸膈故烦躁,甚至心中懊侬。本段提出的"心下因硬"和"膈内拒痛"是结胸辨证的关键,其病机特点是阳热之邪内陷与有形之邪相结,治疗上当以大陷胸汤泻热逐水。

文之第三段,从"若不结胸"至"身必发黄",论误下后没有形成结胸证而形成湿热发黄证,并与结胸做鉴别。"但头汗出,余处无汗,剂颈而还",是热被湿郁不能外越的反映。热本为阳邪,欲发越从汗而出,但因湿性黏腻,使汗出不能通透,仅能上蒸于头,故仅头部有汗,余处无汗;湿为阴邪,欲下泄从小便出,又因热邪相郁而不得下行,故小便不利;热不得越,湿不得泄,湿热郁蒸,势必导致发黄。

第 135 条论典型的大结胸证临证要点。"脉沉而紧,心下痛,按之石硬"被称为"结胸三证",对辨识大结胸证有特别的意义。伤寒六七日,是太阳病行其经尽之期,此时太阳表邪未经误下而发生传变。内传之邪与体内痰水相结于胸膈,导致"结胸热实"。结胸乃言病位,热实即言病性,概括了本病的病因病机。"脉沉而紧"是热实结胸的典型脉象,脉沉主里,又主水;脉紧主邪实,又主痛,说明本证为水饮内结而有疼痛之证。结胸证邪结部位偏高,其疼痛以胸膈心下部位为主,水热之邪互结于心下,气血阻结不通,心下疼痛,按之坚硬如石,所以称之为"石硬",即腹肌高度紧张,甚则坚硬如石,腹痛拒按,反映了有形之水与热邪胶结一体,病情重笃之势,治当泄热逐水,方用大陷胸汤。

[思索与探讨]

第 131 条指出结胸证的成因是"病发于阳而反下之,热入而作结胸";

第 136 条则较详细地论述了太阳表证误用下法,形成结胸的病机与症状表现,此乃言其常;

而第 137 条,则论述了不经误变之法,表邪化热内陷,水热结滞成实的结胸证,此乃言其变。两条对举,是示人以"知常而达变"之法,具有重要的临床指导意义。

【原文第 136 条】**伤寒十余日,热结在裏,复往来寒热者,与大柴胡汤;但结胸,无大热者,此为水结在胸胁也,但头微汗出者,大陷胸汤主之。**

【原文第137条】太阳病，重发汗而复下之，不大便五六日，舌上燥而渴，日晡所[1]小有潮热[2]，从心下至少腹硬满而痛不可近者[3]，大陷胸汤主之。

[词解]

[1] 日晡所：午后申时左右，即下午 3~5 时。

[2] 潮热：一种热型，发热如潮水一样，定时而发，至时而降。

[3] 痛不可近：疼痛甚剧，不可以近前触按。

[条文释义及病机分析] 第136条论大陷胸汤证与大柴胡汤证的鉴别。伤寒经过十余日而不愈，表邪化热入里有两种变化，其一为大柴胡汤证，其二为大陷胸汤证。二者须鉴别：

就病机而言：

大柴胡汤证——为"热结在里"，属热结少阳阳明；

大陷胸汤证——为"水结在胸胁"，属水热互结于胸胁。

就主证而言：

大柴胡汤证——当见往来寒热之邪结少阳、枢机不利的表现和腹满痛、大便不通等为燥实内阻肠道症状，以及呕逆、胸胁满闷、以呕逆、胸胁满闷、郁郁心烦、心下痞满疼痛等兼证；

大陷胸汤证——可见心下硬满，疼痛特甚而延及两侧胁肋的水热于胸胁之证，以及热被水遏而不能向上蒸腾的但头微汗出、余处无汗之证。

> "但结胸，无大热"，此强调结胸证虽属实热，但因水邪郁遏而里热不得蒸腾、故外反不见蒸蒸大热之势，此更与少阳证之往来寒热不同。治宜大陷胸汤峻下逐水。

第137条论大结胸病兼阳明腑实的证治。重发汗复又攻下之，津液耗伤，邪气化热内陷，与水饮相结于胸膈，并影响全腹，腑气不通，故五六日不大便，潮热见于日晡之时，且舌上燥而渴，可见本证确与阳明腑实有关。然单纯的阳明腑实证当为腹满痛或绕脐痛，此条所论却是"从心下至少腹硬满而痛不可近"，可见本证又非单纯性阳明腑实。此证亦非单纯性结胸，而是两种病变的叠加与合并，即大结胸兼阳明腑实。由于水热互结于胸膈，影响及于全腹，且兼阳明腑实，故"从心下至少腹硬满而痛不可近"较"心下痛，按之石硬"更进一层。其舌上燥而渴，既因津伤胃燥，又由于水热互结、津不上承；而其之所以已见"不大便五六日，舌上燥而渴"等阳明腑实已成之症，却只是"日晡所小有潮热",亦系因水热互结,其热不易外越所致。总之,本证仍以大结胸证为主,故治当用大陷胸汤泻热逐水,兼攻其腑实。

[思考与探讨] 大结胸证的形成,水与热二者缺一不可,热入是水结之因,水结是结胸之本,而大陷胸汤则属水热邪气内结胸腹的正治之方。另外,以上数条还体现出张仲景对腹诊的重视,文中"心下因硬""心下痛按之石硬""从心下至少腹硬满而痛不可近"等皆由腹诊而知,这是中医传统诊察病证的方法,临证意义重大,不可忽视。

[临证辨治要点]

主症:心下硬痛拒按,甚则从心下至少腹硬满而痛不可近手,可伴见心烦、口渴、潮热、头汗出、不大便等,脉沉紧。

病机:水热互结于心下胸胁。

治疗:泻热逐水,峻下破结——方用大陷胸汤。

[大陷胸汤方歌诀]

一克甘遂三克硝,六两大黄力颇饶。日晡潮热腹满痛,胸部结聚此方消。

[现代临床实际运用及其拓展] 现代临床主要将大陷胸汤应用于急性腹膜炎、急性胰腺炎、急性胆囊炎、急性胆管炎、急性肠梗阻、溃疡病穿孔、继发胰腺炎、结核性渗出性胸膜炎等,经辨证其病机属水热互结者。

[大陷胸汤临床应用典型验案举隅] 崔章信医案(摘自《〈伤寒论〉临证实践录》)

热实结胸证案:耿某,女,32岁。病史:患者上夜班时因风寒而感冒,开始未加注意,近日病情趋重,拖延一周,病情更重,口干舌燥,上至胸部,下至小腹,胀满疼痛,扪之痛剧,日晡潮热,汗出,大便七日未解,周身不适,心烦意乱,经人介绍,来看中医。

中医检查:上腹至小腹,扪之痛剧,舌苔薄黄,舌质红,脉滑数,证属热实结胸证。此由邪热未解,内陷入里,水热互结而成。选方:大陷胸汤加味。拟方:酒大黄12克、甘遂末6克、芒硝6克、粳米30克。一剂。药后肠鸣不已,腹部隐痛,随后解下大量积屎。续服药三剂,泄下粪汤,量多,身无不适。

心语:辨证要点,心下及小腹疼痛,拒按,由于邪热内陷,水热互结,应用大陷胸汤,每获良效。甘遂攻逐水邪力大,取效后立止,不可久服,用量亦不可太大。

乔振纲医案——弥漫性胸膜炎案

张某，男，59岁，洛阳市耐火材料厂工人，2003年12月3日初诊。该患者素嗜烟酒30余年，慢性支气管炎病史20余年，10天前因感冒，致咳嗽加重并发烧，经西医输液治疗，烧退，咳嗽亦减，三天前，又因过量饮酒，导致胸胁疼痛，胸片检查提示弥漫性胸膜炎，西药治之欠效，特转诊于余。刻诊：胸部闷胀，前胸及后背，持续性胀痛，其痛随咳嗽而加重，牵引后背及两胁；咯吐黄痰，呼吸不畅；大便干结难解；舌质紫暗，舌苔黄厚腻滑；脉弦紧滑数。其中医病机为：实热与湿邪胶结，加之痰瘀互结，停蓄于胸，阻碍肺气宣发、肃降，痹阻胸膈络脉不通，影响肠道腑气传导，故诸症作矣。治用葶苈大枣泻肺汤与苏子降气汤等加减化裁：太子参15克，辽沙参13克，白术13克，猪苓15克，薏仁15克，葶苈子9克，全瓜蒌10克，枇杷叶9克，苏子10克，枳实9克，前胡13克，黄芩10克，橘皮10克，鱼腥草15克。服5剂，咳嗽有减，胸闷好转，仍大便干结，胸痛如故，再治在原方基础上，加大陷胸汤（大黄13克，芒硝3克，甘遂1克）红枣5枚，又5剂，大便由干硬变为稀溏，呼吸随之通畅，胸闷、胸痛，明显减轻，10付尽剂，诸症皆消，胸片复查，未见异常，病告痊愈。

（2）大陷胸丸证

【原文第131条】 结胸者，项亦强，如柔痓[1]状，下之则和，宜大陷胸丸。

大陷胸丸方：大黄半斤　葶苈子半升（熬）　芒硝半升　杏仁半升（去皮尖，熬黑）

上四味，捣筛二味，内杏仁、芒硝，合研如脂，和散，取如弹丸一枚，别捣甘遂末一钱匕，白蜜二合，水二升，煮取一升，温顿服之，一宿乃下，如不下，更服，取下为效。禁如药法。

方义：大陷胸丸由大陷胸汤加杏仁、葶苈子、白蜜而成。方中大黄、芒硝泻热破结，甘遂攻逐水饮，治与大陷胸汤同。葶苈子、杏仁泻肺行水，使肺气宣达而水之上源通畅，则凝结于高位之邪必将随之而下。本方药物作用虽猛，但取白蜜之甘缓，又小制为丸剂，使其攻逐之力缓缓而行，既可针对在上的病邪，又不至于过猛伤正，是峻药缓用，变攻为和。因本方力缓，服药后并不速下，故方后云"一宿乃下"；若未达泻下效果，可再服1剂，直至见效。

[词解]

[1] 柔痓（chì）：痓，今义同痉。痉病的主要临床表现为颈项强直，甚至角弓反张。伴有汗出者称为柔痓，无汗者为刚痓。

[提要] 论热实结胸病位偏上的证治。

[条文释义及病机分析] 结胸的主要症状为：心下硬满疼痛，但同时又见有"项亦强，如柔痓状"，说明并提示本条所论，当为结胸的又一证型。病人除热实结胸的基本病情外，另有"项亦强，如柔痓"（即指患者颈项部拘急不舒，俯仰不能自如）之突出症状，同时伴有发热汗出，有如柔痓病的症状。究其病机乃由水热互结而病位偏上所致。邪结偏上，使颈项部经气运行受阻，津液凝聚不布，经脉失去濡润，故而颈项拘急不舒，转动不利；因热郁于内，迫津外泄，故身热汗出；又因水热互结，热势受水阴制约，虽热而不扬，故身无大热；汗液受水湿收敛之性的牵制，虽有汗而难于畅透，或仅限于头部汗出；邪热壅滞于胸，肺气不利，其症还应有胸满较甚，伴有短气，倚息不得卧等兼证。

既然是水热互结之结胸证，治疗应当峻下逐水，但是病位偏上，恐大陷胸汤力峻而速，药力直达下焦而不能驱在上之邪，故治用大陷胸丸峻药缓图，以达到驱逐在上之水邪的目的。本方可逐水泻热，开解水热之结，使津液通达，水津四布，如此则项部经脉筋肉得以濡养，心下硬痛和项强等证自除，故曰"下之则和"。

[类证类方鉴别] 辨大陷胸丸与大陷胸汤——大陷胸丸与大陷胸汤均治大结胸证，二者皆有心下硬满疼痛、按之石硬的症状，病性皆属热属实，但病位有上、中、下之不同。

大陷胸丸证——其病位偏上，邪结之位高，可兼见项强等症状；

大陷胸汤证之一者——其病位居中，为典型之大结胸，其症状见于心下，范围比较局限，治用大陷胸汤。

大陷胸汤证之二者——病位涉下者，为邪结范围广泛，且内涉于阳明，证见"从心下至少腹硬满而痛不可近"，乃大结胸兼阳明腑实之重证，其治也用大陷胸汤。

[临证辨治要点]

主症：胸膈心下硬满疼痛，颈项强，头汗出，发热，短气，脉沉紧。

病机：水热互结，病位偏上。

治法：泻热逐水，破结缓下——方用大陷胸丸。

[**大陷胸丸方歌诀**]

大陷胸丸巧组方，葶苈杏仁和硝芒，心下硬满胸膈痛，另配八两生大黄。

[**现代临床的实际运用及其拓展**] 现代临床主要将大陷胸丸应用于渗出性胸膜炎、支气管肺炎及心衰、肺水肿、急性呼吸窘迫综合征等，其病机属水热互结，病位偏上，其证以胸痛、短气、汗出、项部拘紧不柔和为主要临床表现者。

[**临床应用典型验案举隅**] 刘渡舟医案（摘自《新编伤寒论类方》）

天津罗某某，素有茶癖，每日把壶长饮，习以为常。身体硕胖，面目光亮，每以身健而自豪。冬季感受风寒后，自服青宁丸与救苦丹，病不效而胸中硬疼，呼吸不利，项背拘急，俯仰为难。经人介绍，乃请余诊。其脉弦而有力，舌苔白厚而腻。辨为伏饮踞于胸膈，而风寒之邪又化热入里，热与水结于上，乃大陷胸丸证。为疏：大黄6克，芒硝6克，葶苈子、杏仁各9克，水二碗、蜜半碗，煎成多半碗，后下甘遂末1克。服1剂，大便泻下2次，而胸中顿爽。又服1剂，泻下4次。从此病告愈，而饮茶之嗜亦淡。

（3）小陷胸汤证

【**原文第138条**】小结胸病，证在心下，按之则痛，脉浮滑者，小陷胸汤主之。

小陷胸汤方：黄连一两　半夏半升（洗）　栝楼实大者一枚

上三味，以水六升，先煮栝楼，取三升，去滓，内诸药，煮取二升，去渣，分温三服。

方义：小陷胸汤由黄连、半夏、栝楼实三味药组成。黄连苦寒，清泄心下之热结；半夏辛温，化痰涤饮，消痞散结；栝楼实甘寒清润，既能助黄连清热泻火，又能助半夏化痰开结，同时还有润便导下的作用。三药配合，辛开苦降，清热消痰；宽胸散结，以祛结滞之患。

[**提要**] 论小结胸病的证治。

[**条文释义及病机分析**] 小结胸病的成因与大结胸类似，多为伤寒表邪入里，或表证误下，邪热内陷与痰互结而成。其病变部位局限，证在心下，提示痞硬胀满仅在心下胃脘部。按之则痛，指疼痛发生在触按之后，即触按则痛，不按则不痛，或不按无显著疼痛，绝不会出现石硬拒按、手不可近的状况。脉浮主热，也示病位较浅；脉滑主痰，也主热。脉浮滑既是小结胸病的

主脉，又提示其主要病机是痰热相结。本证病变范围局限，病情轻浅，病势较缓，故称之为"小结胸病"。此外，本证还可伴有胸膈满闷，咳吐黄痰，恶心呕吐等痰热在上气逆不降的症状。治用小陷胸汤清热化痰开结。

[临证辨治要点]

主症：心下硬满，按之疼痛，苔黄腻，脉浮滑。

病机：痰热互结，证在心下。

治疗：清热涤痰，消滞散结——方用小陷胸汤。

[小陷胸汤方歌诀]

按而始痛小陷胸，邪凝心下络不通，夏用半升连一两，栝楼整个要先烹。

[类证类方鉴别] 辨小结胸证与大结胸证：

小结胸证与大结胸证皆为热实结胸，但二者邪结程度有深浅之别，病变部位有广狭之异，症状有轻重之不同，病势有缓急之区分，治疗有峻下与缓消之别：

大结胸证——为水热互结，病位以心下为主，可以旁及两胁，下至少腹，上涉胸肺颈项——其临床表现可见心下硬满疼痛，不可触近，其脉沉紧——证重势急，所以治当泻热逐水，用大陷胸汤。

小结胸证——为痰热互结，病位较局限，正在心下——按之则痛，不按不痛，其脉浮滑——证轻势缓，所以治之当清热化痰开结，用小陷胸汤。

上述说明邪有微甚，则药有缓峻；证有轻重，则方有大小。

[现代临床实际运用及其拓展] 现代临床主要将小陷胸汤加减应用于急慢性胃炎、急性胆囊炎或慢性胆囊炎急性发作、食道炎、胃食管反流病、慢性肝炎、急慢性支气管炎、肺气肿、肺心病缓解期，以及胸膜粘连、肋间神经痛、流行性出血热初期等，经辨证其病机属痰热郁结于中上焦者。

[临床典型验案举隅] 刘渡舟医案——胃脘痛案（摘自：陈明，刘燕华，李芳. 刘渡舟临证验案精选 [M]. 北京：学苑出版社，1996.7）

孙某，女，58岁。胃脘作痛，按之则痛甚，其疼痛之处向外鼓起一包，大如鸡卵，濡软不硬。患者恐为癌变，急到医院做X线钡餐透视，因需排队等候，心急如火，乃请中医治疗。切其脉弦滑有力，舌苔白中带滑。问其饮食、二便，皆为正常。刘老辨为痰热内凝，脉络瘀滞之证，为疏小陷胸汤：糖瓜蒌30克，黄连9克，半夏10克。此方共服3剂，大便解下许多黄色黏液，胃脘之痛立止，鼓起之包遂消，病愈。

3. 寒实结胸证

【原文第141条】 寒实结胸，无热证者，与三物小白散[1]。

三物小白散方：桔梗三分　巴豆一分（去皮尖，熬黑，研如脂）　贝母三分。

上三味为散，纳巴豆，更于臼中杵之，以白饮饮服，强人半钱匕，羸者减之。病在膈上必吐；在膈下，必利。不利，进热粥一杯；利不止，进冷粥一杯。

[词解]

[1] 三物小白散：本条文原为"寒实结胸，无热证者，与三物小陷胸汤，白散亦可服。"考《金匮要函经》《千金翼方》均无"陷胸汤"及"亦可服"六字，文义合理，故据此校正。

方义：三物小白散方由桔梗、巴豆、贝母组成。由于方中三味药物其色皆白，又为散剂，故以"白散"名之。其巴豆辛热峻下，长于攻痰逐水，泻下寒积；桔梗载药上行，祛痰开结；佐以贝母，长于化痰散结。三药合用，组成温下寒实，涤痰开结的方剂。因其药性峻猛，故用白饮（米汤）和服，既能保养胃气，又能监制巴豆之毒性。巴豆不仅有强烈的泻下作用，还有一定的催吐作用。

服药后，病在膈上的，实邪可上越而吐；病在膈下的，实邪可下泄而利。目前临床使用常取巴豆霜，用量每次0.3克，若不效再以每次0.1克渐增。根据巴豆得冷性缓，得热性速的特性，如需加强其泻下作用，可进服热粥；如果下利太过，则可进冷粥以抑制其泻下作用。

[提要] 论寒实结胸的证治。

[条文释义及病机分析] 寒实结胸是结胸的另一证型，它是与热实结胸相对而言。实，是有形之邪盛于里；寒，指寒痰水饮等阴性病邪。寒实结胸，就是寒邪与痰水等有形之邪相结于胸膈脘腹。寒实结胸与热实结胸虽然病邪性质不同，然结胸一旦已成，二者疼痛程度则相差无几，都可见到心下硬满疼痛或膈下拒痛。不同之处在于，热实结胸往往伴有发热、口渴、心烦、面赤、舌红、苔黄等热证。而寒实结胸，"无热证者"，意在强调没有上述热象，相反却因寒痰凝结，往往伴随咳喘满闷等胸阳不振，或大便秘结等寒闭腑气不通的症状，以及畏寒喜暖、口不渴、苔白滑、脉沉弦等寒证。针对寒水痰饮内结，气机阻滞的病机，应当温下寒实，攻逐水饮，涤痰散结，选用三物小白散治疗。

第一章
辨太阳病脉证并治

[类方类证鉴别] 结胸以热实者居多，属常，但亦有寒实之证，此示人知常达变之法，亦示人阴阳寒热对举之要。

辨三物小白散与三物备急丸——二者都用巴豆泻下寒结，但由于配伍药物不同，功效也有较大的区别：

三物小白散配桔梗——治在胸——配贝母，意在化痰开结。

三物备急丸配大黄——治在肠——配干姜，一则助巴豆攻下寒积之功，二则调大黄寒凉之性，以防其影响巴豆热泻之功。

> 二方相较，可以很好地体味仲景组方化裁之深意。

[临证辨治要点]

主症：胸胁心下硬满疼痛，无热证，脉沉实。

病机：寒水痰实，结于胸膈。

治疗：温下寒实，涤痰破结——方用三物小白散。

[三物小白散方歌诀]

巴豆熬后研似脂，祛痰开结佐贝母，寒实结胸辨分明，莫忘桔梗白粥服。

[现代临床实际运用及其拓展] 现代临床主要将三物小白散应用于呼吸系统疾病如支气管炎、支气管哮喘、肺炎以及肺痈、喉痹等病证，经辨证其病机属寒实内结者。此外，对于冷痰蕴伏所致的痫病狂乱或寒实性胃痛、肠梗阻、腹水肿胀等，亦可用本方加减治疗。

[临床应用典型验案举隅] 张志民医案（摘自：张志民. 伤寒论方运用法[M]. 杭州：浙江科学技术出版社，1984.2）

患者男性，61岁。素有痰饮，赴宴酒醉饭饱，归途天时严寒，返家就寝后，感头晕欲吐，昏睡至天明，邀出诊。患者以手抚摸胸腹，诉头晕地转，泛泛欲吐。喉中痰鸣，痰涎满口，语言不清。按其胸腹部，板硬拒按。两手冷，大便3日未行，舌质黯红，舌苔黄白浊腻，脉寸关浮滑有力、尺迟。此乃受风寒致痰食结在胸腹，宜先吐后下，兼以解表。年虽老，但体尚壮，病暴而正未虚，瓜蒂散恐药力太轻，正合三物白散法。先以轻剂量试服：巴豆霜0.1克，装胶囊吞服。水炙麻黄1.5克，桔梗6克，浙贝母9克，浓煎至半碗，送服巴豆霜。药后半小时，即涌吐痰涎食物残渣，1小时后，开始腹鸣腹痛，随之泻下痰、水、粪。患者诉头晕减，人清醒，胸腹宽舒，手转温。略减饮食以调理之。次日给予桂枝人参汤，调理而愈。

4. 结胸证治禁及预后

〖原文第132〗 结胸证，其脉浮大者、不可下，下之则死。

〖原文第133〗 结胸证悉具，烦躁者亦死。

[提要] 辨结胸证及其预后。

[条文释义及病机分析] 第132条论述了结胸证的治禁。结胸证是邪结于里，无论是热实结胸还是寒实结胸，脉沉紧是其主脉。若脉浮大者，可见于两种情况：其一，若脉浮大有力者，是邪气内结，而表证未罢，若下之过早，则脏腑之气受伤而表邪内陷，病情加重而预后不良；其二，若脉浮大无力者，是邪气盛而正气伤，治疗应当先补后攻，或攻补兼施，若一味峻下，必然导致正气虚脱，危及生命。

第133条论述结胸证的预后。"结胸证悉具，烦躁者亦死"，是指结胸证心下痛，按之石硬、脉沉紧等主症完全具备，病人若此时出现烦躁症状，或见烦躁加重，是邪盛正溃，正不胜邪，预后多凶险、故曰"亦死"。前述第134条之大陷胸证亦有烦躁，而不曰死，是因其症只有心下硬，膈内拒痛，并非结胸证悉具，况烦躁与其他症状同时出现，此乃正邪相争，热扰心神所致，并非正气虚弱，故可用大陷胸汤攻下。本条则为结胸证悉具之后，又出现烦躁，属邪实正虚，阴阳有离决之势，故预后不良。

[思索与探讨] 此二条对举，说明结胸重证之治，既不能失之于孟浪而妄行攻下，也不可失之于姑息而养虎为患。

（四）脏结证

1. 脏结辨证

〖原文第129条〗 何谓藏结？答曰：如结胸状，饮食如故，时时下利，寸脉浮，关脉小细沉紧，名曰藏结。舌上白苔滑者，难治。

[提要] 论脏结的脉症与预后。

[条文释义及病机分析] 脏结证顾名思义是邪结在脏，由脏气虚衰，阴寒凝结，气血阻滞而成。脏为阴，所以脏结证应属于三阴病变。将脏结证附于结胸证之后，意在将二者作比较鉴别。二者有寒热虚实的不同。

辨结胸与脏结：

结胸证——多为无形热邪与有形痰水相搏，结于胸膈——多见心下硬满，疼痛拒按，不能食，大便燥结——寸脉浮、关脉沉，舌苔燥黄；

脏结——是脏气大虚，阴寒凝结在脏——脏结虽然亦见心下硬满疼痛，但饮食如故，时时下利——寸脉亦浮，但浮而无力，关脉小细沉紧，舌苔白滑。

2. 脏结证治禁及危候

〖原文第 130 条〗藏结无阳证，不往来寒热，其人反静，舌上苔滑者，不可攻也。

〖原文第 167 条〗病胁下素有痞[1]，连在脐旁，痛引少腹，入阴筋[2]者，此名藏结，死。

[词解]

[1] 痞：痞块，包块。

[2] 阴筋：指外生殖器。

[提要] 论脏结的治禁及危候。

[条文释义及病机分析] 第 130 条补述脏结的证候及治禁。脏结邪结在阴分，故无发热、心烦、口渴、汗出等阳热症状；虽有心下、胁腹部位疼痛，但病人相对安静无躁动之象，这是邪结在阴分，正气内虚，无力与邪相争的表现。虽有胸胁满痛，却无往来寒热，可判断不是少阳病。既然邪不在三阳而里热实，说明脏结证的病位不在六腑而在五脏，属脏气虚衰，阴寒凝结之证。脏虚不耐攻伐，故曰"不可攻也"。

对于脏结证，前条言"难治"，本条言"不可攻"，均未出治法。但难治不等于不治，不可用攻法，不等于不能用其他方法。根据脏结的病因病机，可以采用温脏散结法，如柯韵伯在《伤寒来苏集》中提出用"理中、四逆辈温之"，可做参考。

第 167 条重点论述脏结危候的证症状表现与预后。其证候特征有二：

① "病胁下素有痞，连在脐旁"——是指病人在相当长一段时期里，胁下存在痞块，连及脐旁。此由脏结日久、气血郁滞、各脉闭阻所致，此系久病之痼疾。

② "痛引少腹入阴筋"——是说不仅胁下至脐旁的痞块疼痛，而且牵引至少腹，甚至牵引到外生殖器，此系新发之症。病至于此，则已涉及肝、脾、肾三脏。肝、脾、肾三脏阳气俱衰，不能温化，阴寒凝结，病势危重，预后不良，故断为"死"证。

（五）痞证

1. 痞证的成因及证候特点

〖原文第 151 条〗脉浮而紧，而复下之，紧反入里，则作痞，按之自濡[1]，但气痞[2]耳。

[词解]

[1] 濡：同软。

[2] 气痞：相对痞硬而言，按之濡软，指无形之邪结滞为病。

[提要] 论痞证的成因与证候特点。

[条文释义及病机分析] "脉浮而紧"，脉浮主表，脉紧主寒，是太阳伤寒的脉象。太阳伤寒，本应辛温发汗，使邪从汗解。若误用下法，则正气受挫，表邪乘虚内陷，导致气机痞塞，而形成痞证，故曰"紧反入里"。

误下先虚其里，使脾胃之气受伤，而邪气由表入里，影响脾胃升降功能，致心下气机无力斡旋而窒塞不通，遂成痞证。痞证的特点，是患者自觉心下堵闷不舒，然按之却柔软无物，说明此属无形之邪气壅滞心下，故云"但气痞耳"。

[类证类方鉴别] 辨痞证与结胸证：

痞证与结胸证均因误下后，邪陷于里而成，都以心下为主要病变部位。"按之自濡，但气痞耳"，不仅描述了痞证的临床特点，点明了痞证的基本病机，同时也指出了痞证区别于结胸的关键。

两者的区别是：

结胸证——以心下胸胁硬满疼痛为特点——治宜攻下破结之法；

痞证——以心下痞，按之濡，不硬不痛为特点——治以理气消痞为主。

应该指出的是，痞证"按之自濡"而不痛，这只是相对结胸证疼痛拒按而言，不是说痞证毫不疼痛。临床观察表明，痞证亦可见伴见心下疼痛，只是其痛较轻；痞证心下多软，但亦可见心下硬满的病例。

2. 热痞证

（1）大黄黄连泻心汤证

【原文第154条】心下痞，按之濡，其脉关上浮者，大黄黄连泻心汤主之。

大黄黄连泻心汤方：大黄二两　黄连一两

上二味，以麻沸汤[1]二升，渍之须臾，绞去滓，分温再服。

方义：大黄黄连泻心汤是治疗火热邪气聚结心下致痞的基本方。大黄泻热和胃，黄连泻心胃之火，苦则泻心消痞，寒则清泄邪热，二药合用，邪热得除，则痞闷自消。

本方运用之妙，在于煎法。不取煎煮而以麻沸汤浸渍少顷，去滓温服，以取其气之轻扬，薄其味之重浊，使其更利于清心下热结而消痞，而不在于泻下燥结以荡实。

《伤寒论》载本方仅大黄、黄连二味药，林亿在方后注中认为"亦有黄芩"。又《千金翼方》注云："此方本有黄芩。"再结合临床实际来看，本方以有黄芩为妥。

臣亿等看详大黄黄连泻心汤，诸本皆二味，又后附子泻心汤，用大黄、黄连、黄芩、附子，恐是前方中亦有黄芩，后但加附子也，故后云附子泻心汤，本云加附子也。

[词解]

[1] 麻沸汤：沸水。

[提要] 论热痞的证治。

[条文释义及病机分析] 第154条论热痞之证治。心下为胃脘部，心下痞，按之濡，指胃脘部有堵闷窒塞之感，但按之却柔软，而不坚硬疼痛，此属无形邪气壅滞之气痞，而非痰水实邪结聚。关脉以候中焦，浮脉又主阳热，其脉关上浮，说明本证系无形邪热壅聚心下，致气机痞塞，乃热痞之证。由于本证病机为邪热内聚，故尚可见心烦口渴，小便短赤，舌红苔黄，脉数，甚至吐衄等症，治宜大黄黄连泻心汤泄热消痞。

[临证掌握要点]

主症：心下痞，按之濡，心烦，口渴，舌红苔黄，关脉浮。

病机：无形邪热，痞塞心下。

治疗：泻热消痞——方用大黄黄连泻心汤。

[大黄黄连泻心汤方歌诀]

大黄黄连加黄芩，三黄泻心消虚痞。妙在煎法独心裁，不用煎煮沸水浸。

[思索与探讨]《伤寒论》对方药煎服法极其考究，大黄黄连泻心汤采用麻沸汤法，去其味存其性，此法别出心裁，特点鲜明，临床按法用之确有效验。

[现代临床实际运用及其拓展] 现代临床主要将大黄黄连泻心汤应用于急慢性胃肠炎、细菌性痢疾、胆囊炎、高血压病、高脂血症、肺炎、急性支气管炎、肺心病、肺性脑病，以及某些五官科疾患如口鼻生疮、针眼、跟痈、鼻衄、齿衄、唇肿、牙痛等疾患，经辨证，其病机属无形邪热壅聚者。

[临床实应用典型验案举隅] 乔振纲医案——复发性口腔溃疡案（摘自《乔振纲医案医论精编》）

姚某某，男，56岁，2003年2月5日诊。患者三年来，常口腔溃疡，反复发作，屡治难愈。十天前复发，持续至今。刻诊：口唇内侧及舌尖、舌边部，可见多个溃疡点，疮面有的发白，有的淡红，隐痛不止，饮食尚可，稍觉腹胀，大便先干后溏，舌质淡红、苔薄黄，脉沉迟无力。证属肾阳虚馁，脾失温煦，虚热上扰。治宜补阳温脾，清胃降火，引火归原。处方：黄连7克，黄芩9克，升麻7克，白术12克，大黄7克，肉桂3克，细辛4克，砂仁10克，当归9克，云苓30克，炙甘草7克。每日一剂水煎服。

2003年2月16日诊：服上方10剂，疼痛显减，溃疡点减至两个，腹胀已失。现食欲稍差，大便稍稀。治宗上方，去大黄，加焦三仙各13克，山药9克。另用芒硝5克，硼砂3克，冰片0.5克，白芷7克，丁香5克，薄荷5克，细辛5克组方，每日一剂，开水浸泡，频频漱口。

2003年2月18日诊：又10剂，各溃疡点均愈合，疼失，胀消，病告痊愈。终以香砂六君子汤合附子泻心汤化裁，予5剂善后巩固。

追访三年未复发。

按：复发性口疮是一种慢性口腔黏膜疾病，以反复发作，缠绵难愈为特点。多因素体虚弱，或思虑、房劳过度，伤及心脾肾诸脏，阴液暗耗，虚火上炎所致。若日久不愈，阴损及阳，势必出现阳虚症状。临床所见，多阴损阳弱，寒热并存。故其治疗，宜寒热温凉并施，阴损及阳者，尤当重视温阳。师常用大黄泻心汤或附子泻心汤化裁，用之辄效。其方中黄连，"善入心而清热，心中之热清，则上焦之热皆清"；黄芩清上焦郁热，与大黄相配，性沉降下趋，可导热下行；妙在附子之用，附子既可温补肾阳，促使气化，使肾阴上济，心火下降，又能制约三黄之过于寒凉，使阴阳调和，虚火得平，口疮自愈。正如《景岳全书》所云："口舌生疮固多由上焦之热，治宜清火，然有酒色劳倦过度，脉虚而中气不足者，又非寒凉可治，或补心脾或滋肾水，或以理中汤，或以蜜附子之类方可愈也。"

【原文第164条】伤寒大下后，复发汗，心下痞，恶寒者，表未解也，不可攻痞，当先解表，表解乃可攻痞。解表宜桂枝汤，攻痞宜大黄黄连泻心汤。

[提要] 论痞证兼表的治疗原则。

[条文释义及病机分析] 第164条论热痞兼表的治法。外感表证误用下

法，后虽经发汗，但属于汗下失序，易致表邪化热内陷，结于心下，形成热痞兼表证。若表邪尽陷于里，则恶寒罢，表证解，今仍见恶寒者，是表邪未解。此证里有痞证，外有表证，为表里同病，治法当遵循表里先后之常法，先解表，表解乃可攻痞。若先行攻痞，不仅有郁遏表邪之弊，亦易引邪深入，致生变证。因已经汗下，故治表不可峻汗，宜与桂枝汤。表解后，复与大黄黄连泻心汤治热痞。

[思索与探讨] 热痞兼表仍治用桂枝汤，一则印证先表后里之治则，另则进一步证明桂枝汤证治范围之广。

(2) 附子泻心汤证

【原文第155条】心下痞，而复恶寒汗出者，附子泻心汤主之。

附子泻心汤方：大黄二两　黄连一两　黄芩一两　附子一枚（炮，去皮，破，别煮取汁）

上四味，切三味，以麻沸汤二升渍之，须臾，绞去滓，内附子汁，分温再服。

方义：附子泻心汤中以大黄、黄连、黄芩泄热消痞，清泻上部之邪热；以附子之辛热以温经复阳固表。本方之煎服法为三黄以开水浸渍少顷取汁，取气之轻清以泻心消痞；而附子一味另煎取汁，取其辛热厚味以扶助阳气，再将两种药汁混合，分2次温服，其寓意深远。正如尤在泾《伤寒贯珠集》所说："方以麻沸汤渍寒药，别煮附子取汁，合和与服，则寒热异其气，生熟异其性，药虽同行而功则各奏，乃先圣之妙用也。"

[提要] 论热痞兼表阳虚的证治。

[条文释义及病机分析] 本条承接第154条言心下痞，当为热痞。复见恶寒汗出之症，若属太阳中风证，则必有发热脉浮等表证，今不见发热，又不曰"表未解"，说明并非第164条所论热痞兼表证。且从附子泻心汤看，为大黄黄连泻心汤加附子而成，以方测证，其恶寒汗出，当是表阳虚，卫外不固所致。本证寒热并见，虚实互呈，单与泻热消痞，则阳虚难复；纯与扶阳固表，则痞结难消。故治以附子泻心汤泻热消痞，兼以扶阳固表。

[思索与探讨] 本方是仲景寒热并用的代表方，迭用大黄、黄芩、黄连以清热，单用炮附子以扶阳固表。为了达到寒热药同服而功效各奏的目的，独创了特殊的煎服法，足见仲景用心之良苦及立法之巧妙。

[临证辨治要点]

主症：心下痞，恶寒汗出。

病机：无形邪热，痞塞心下，兼卫阳不足。

治疗：泻热消痞，扶阳固表——方用附子泻心汤。

[附子泻心汤方歌诀]

附子泻心芩连黄，泻热消痞贵扶阳。汗出恶寒心下痞，专煎轻渍要参详。

[现代临床实际运用及其拓展] 现代临床主要将附子泻心汤应用于胃及十二指肠溃疡病、结肠炎、胃脘痛、下利、热厥、慢性痢疾、便秘、高血压病、脑血管意外（中风）、慢性肾功能衰竭（尿毒症）等病证，经辨证，其病机属中焦热邪内盛兼阳气不足者。

[临床应用典型验案举隅] 乔保钧医案——附子泻心汤治愈复发性口疮案（摘自《乔保钧医案》）

张某某，男，54岁，工人。1978年9月10日初诊。口疮反复发作已近9年，甚时疼痛异常，惧进饮食。内服核黄素、土霉素，外用冰硼散可暂解难忍之苦，但停药如故。后改服中药"滋阴降火"之剂，亦无显效，遂转诊于余。刻诊：下唇内侧有如黄豆和绿豆大小溃疡各1个，颜色灰白，周围微红。伴头晕耳鸣，夜间腹胀，大便头硬，小便时清时黄，四肢不温。舌质淡红，苔白极润，脉沉稍数。证属真阴亏耗，虚火上炎，病延日久，阴损及阳。治宜苦寒清热，降少阴之虚火，扶正阳之不足。方宗附子泻心汤加味：大黄4克、黄连7克、黄芩6克、附子9克、党参15克、厚朴9克、白术6克、陈皮6克、炙甘草6克、淡竹叶3克。

二诊：药仅5剂，溃疡即见好转，腹胀亦减。大便微溏，小便复常。依上方易白术、陈皮、淡竹叶，增生地、麦门冬、甘草各15克，以增养阴清热之力。

三诊：上方续服5剂，溃疡基本消失，腹亦不胀，四肢转温，唯头晕、耳鸣减而未除，大便仍溏，舌苔白，脉微数。继减大黄、黄芩，益西杞果15克、茯苓30克，隔日1剂，连服10日以善其后。

一年后随访，溃疡愈后，未再复发。

按：复发性口疮是一种慢性口腔黏膜疾病，以反复发作，缠绵难愈为特征。多因素体虚弱或大病久病之后，或思虑过度，劳伤心脾，阴液暗耗，虚火偏旺，循经上炎所致。若日久不愈，阴损及阳，势必出现阳虚之证。故临床所见，多阴损阳弱俱存，处方遣药当寒热温凉并用。细观附子泻心汤一方，药切病机，用之辄效。方中黄连"善入心而清热，心中之热清，则上焦之热皆清"；黄芩除上焦之余热，配大黄同煎，"性虽趋下而又善清在上之热"，且"能降温热"，导热下行，虽便溏用之无妨。用附子者，《景岳全书》曾谓："口舌生疮固多由上焦之热，治宜清火，然有酒色劳倦过度，脉虚而中气不足者，又非寒凉可治，或补心脾或滋肾水，或以理中汤，或以蜜附子之类方可愈也。"可见，其治当以温阳为要。若病罹日久，出现阳虚症状者，附子尤当多用。另外，附子既可温化肾阳，促使肾阴上济，心火下降，又能制约三黄之过于寒凉，使阴阳调和，虚火得平，溃疡自愈。

刘渡舟医案——附子泻心汤治愈胃脘痞胀、嘈杂案（摘自：刘渡舟，王庆国，刘燕华. 经方临证指南［M］. 北京：人民卫生出版社，2013.9）

李某，男，30岁。素有胃病。胃脘痞胀，胃中嘈杂如火烧灼，心烦不寐，口腔内黏膜及舌体溃烂，全是一派心胃火热之象。舌质反而淡嫩有齿痕，苔薄白。再询其证，尚有周身乏力，时时畏寒，精神不振，性欲淡漠，纳谷不香，大便稀溏等。切其脉弦而滑。证有寒热，俱非虚假，当以清火温阳之法治疗。制附子10克（另包单煎），大黄、黄连、黄芩各6克（沸水泡渍）和汁兑服，6剂。药后胃脘痞胀及烧灼感均消，口疮愈合。但仍畏寒，大便每日2~3次，续上方加大附子剂量为15克，又服3剂后，精神大振，体力增加，大便转常，诸症随之而安。

3. 寒热错杂痞证

（1）半夏泻心汤证

【原文第149条】伤寒五六日，呕而发热者，柴胡汤证具，而以他药下之，柴胡证仍在者，复与柴胡汤。此虽已下之，不为逆，必蒸蒸而振[1]，却发热汗出而解。若心下满而硬痛者，此为结胸也，大陷胸汤主之。但满而不痛者，此为痞，柴胡不中与之，宜半夏泻心汤。

半夏泻心汤方：半夏半升（洗）　黄芩　干姜　人参　甘草（炙）各三两　黄连一两　大枣十二枚（擘）

上七味，以水一斗，煮取六升，去滓，再煎[2]取三升，温服一升，日三服。

方义：半夏泻心汤由半夏、干姜、黄连、黄芩、人参、甘草、大枣七味药组成。以半夏为君，化痰和胃，降逆消痞，合干姜之辛温，温中散寒，消痞结；黄连、黄芩苦寒泄降，清热和胃，泄其满；佐以人参、甘草、大枣甘温调补，补脾胃之虚，以复其升降之职。诸药相合，辛开苦降，寒温并用，阴阳并调，俾寒热去，脾胃健，中焦气机条畅，痞气自消。本方要求"去滓再煎"，意在使寒热药性和合，作用协调，并行不悖，而利于和解。

[词解]

[1] 蒸蒸而振：蒸蒸，这里指正气由内向外之势。振，指周身振动，即战汗的具体表现。

[2] 煎：将液体加热浓缩的过程。西汉扬雄《方言》云："凡有汁而干谓之煎。"

[提要] 辨柴胡证误下后的三种转归及治法。

[条文释义及病机分析] 本条从少阳误下后的三种转归，并且从与小柴胡汤证、结胸证对比的角度，论述痞证的辨治。伤寒五六日，出现"呕而发热"者，是外邪已入少阳，医者不识，以他药误下，可出现三种转归：

①柴胡证仍在——说明未因误下而变生他证，故曰"此虽已下之，不为逆"，仍可与柴胡汤。服柴胡汤后，正气得药力之助而奋起抗邪，可出现"蒸蒸而振，却发热汗出而解"的战汗。

②误下后邪热内陷——与水饮互结，则形成心下满而硬痛的大结胸证。

③误下后损伤脾胃之气——邪气乘机内陷，致寒热错杂于中，脾胃升降失常，气机痞塞，形成心下痞，治当辛开苦降，和胃消痞，宜半夏泻心汤。

"但满而不痛"，是痞证的辨证要点。由于本条之心下痞是由寒热之邪痞塞中焦，脾胃升降失和所致，故当兼见恶心、呕吐等胃气不降之证，及肠鸣、下利等脾气不升之证。《金匮要略·呕哕下利病》谓："呕而肠鸣，心下痞者，半夏泻心汤主之。"是对本条痞证的补充。

[思索与探讨] 本条除了阐释半夏泻心汤证，更从同一误治之后三种不同的转归，说明病证传变与人之体质关系密切。

①正气强者，不易传变，即使误治，也不至于形成坏病；正气虚者，易于传变，误治后往往变生他证；

②体质有阳热与阴寒之不同，决定了病邪从阳而化形成实证，还是从阴而化形成虚证；

③宿疾之有无，也会影响疾病的发展趋向，如素有旧疾，再加新感，往往会引动痼疾，导致病证复杂化。

第一章
辨太阳病脉证并治

[临证辨治要点]

主症：心下痞满，呕恶，肠鸣下利，舌红苔腻。

病机：寒热错杂，中焦痞塞。

治疗：和中降逆，消痞散结——方用半夏泻心汤。

[半夏泻心汤方歌诀]

半夏泻心用连芩，干姜甘草枣党参，苦辛并用和中焦，消痞散结此方神。

[现代临床实际运用及其拓展] 现代临床主要将半夏泻心汤应用于急性胃炎、幽门螺杆菌相关性胃炎、胃窦炎、胆汁反流性胃炎、肠易激综合征、小儿暑泻、小儿消化不良、慢性胆囊炎、高血压病、病毒性心肌炎、心律失常、妊娠恶阻、梅尼埃病、肾病综合征或肾功能衰竭等病证，经辨证其病机属中焦寒热错杂，升降失职者。

[临床应用典型验案举隅] 乔振纲医案（摘自《乔振纲医案医论精编》）

①半夏泻心汤为主治愈胃脘痛案

牛某某，男，54岁，2004年2月26日初诊。患者18年前始患胃病，常胃脘疼痛，久治不愈，近三年不但疼痛频繁加重，而且大便时常下血，特转求中医诊治。刻诊：右上腹持续疼痛，每饥饿或后半夜痛重，常在睡眠中痛醒，伴乏力、腹胀、纳呆、消瘦，大便色黑，如柏油状。我院电子胃镜提示：胃底黏膜充血水肿，散在渗出红斑；胃体充血糜烂；十二指肠球部溃疡。脉沉无力，舌质淡红，舌苔黄厚。证属脾气虚弱，胃失和降，中焦郁热，灼伤胃络。治宜益气健脾，辛开苦降，清热和胃，止痛止血。处方：生黄芪25克，半夏9克，黄芩10克，黄连7克，白术10克，云苓30克，广木香9克，三七粉7克，杏仁9克，白及9克，海螵蛸15克，鸡内金10克，蒲公英15克，元胡15克，白芍30克，炙甘草9克。每天一剂水煎服。

2004年3月9日诊：上方连服14剂乏力显减，柏油便消失，仍疼痛、腹胀。治宗上方加砂仁、佛手各9克，生蒲黄7克，五灵脂7克。每天一剂水煎服。

2004年4月16日诊：上方连服30余剂，疼痛显减，腹胀亦减，仍宗上方稍作加减：党参10克，白术10克，陈皮9克，半夏9克，黄芩10克，黄连6克，吴茱萸6克，海螵蛸15克，广木香9克（后下），白芷9克，杏仁9克，生蒲黄6克（单包），五灵脂6克，公英10克，炒白芍30克，炙甘草9克。每天一剂水煎服。

2004年7月12日诊：上方连服60余剂，胃痛基本消失，腹胀亦消，食量大增，体重较疗前增7公斤，精神明显好转，继以黄芪健中汤合香砂六君子汤化裁，又服30余剂。胃镜复查证实、胃内及十二指肠未见炎性及溃疡病灶。

追访至2001年未见复发。

按：本案患者被诊断为慢性糜烂性胃炎合并十二指肠溃疡。脉证合参，其病机为"脾气虚弱，胃失和降，中焦郁热，灼伤胃络"所致。方选黄芪健中汤合半夏泻心汤、失笑散、左金丸、香砂六君子汤等化裁，其黄芪建中汤益气健脾、和中缓急；其半夏泻心汤加公英，旨在辛开苦降、清泻郁热；其失笑散配三七粉、元胡、白芷等，再配以芍药甘草汤，力主活血化瘀、止血止痛；其左金丸，既辛开苦降，清泻郁热，又制酸和胃；待诸证皆失，最后用香砂六君子汤健脾和胃，平和收场，善后巩固。总观全方，补中有清，清中有和，活瘀不破血，止血不留瘀；在标本兼顾中，充分体现"急则治其标，缓则治其本"的原则。统观整个治疗过程，法度严谨，配伍精当，堪称理法方药丝丝相扣的典范。

②半夏泻心汤为主治愈胃脘痛案（慢性浅表性胃炎）案

高某某，女，39岁，孟津县宋庄乡农民，1989年5月29日初诊。患者20年来，常胃脘疼痛，钡餐透视及胃镜检查均示慢性浅表性胃炎。屡服胃仙U、香砂养胃丸，口服庆大霉素等治疗，曾一度好转，一个月前因贪食凉皮致病情加重。刻诊：胃脘持续疼痛，伴胃脘痞满撑胀，泛吐清水痰涎，恶心、口黏，纳呆、呃逆，大便溏不成形，舌质淡红、苔白厚腻，脉弦滑。证属寒痰停滞，脾胃失和，升降失常。治宜温中化痰，健脾和胃，升清降逆。方用香砂六君子汤合理中汤化裁：党参10克，陈皮9克，半夏9克，云苓30克，竹茹9克，白术10克，八月札15克，广木香9克（后下），干姜5克，吴茱萸7克，白豆蔻9克，炙甘草6克。7剂，每日一剂水煎服。

1989年6月6日诊：服上药后泛吐痰涎消失，呃逆停止，恶心、胃脘痛减轻，饮食有增。现胃脘痞闷胀满，口黏口苦，大便成形，但黏腻不爽，舌质红、舌黄腻，脉弦滑。脉证合参，说明中焦寒气得散，却有化热趋势，今痰热困遏中焦，阻滞脾胃升降，遂现是证。治宜化痰和中，辛开苦降之法：陈皮10克，半夏9克，云苓15克，枳实9克，竹茹9克，黄芩9克，黄连6克，八月札15克，白术9克，蒲公英10克，砂仁9克（后下），杏仁9克，白蔻仁9克，炙甘草6克。每日一剂水煎服。

1989年6月21日诊：连服上方14剂，脘腹痞闷胀痛基本消失，口苦口黏亦失，大便转调，唯时而泛酸、嗳气，遂宗上方去杏仁、白蔻仁、八月札，加吴茱萸7克，柴胡9克，海螵蛸15克，川贝10克，继服。

又服20余剂，诸证皆失，追访半年，体健如常。

按：慢性胃炎多病程长久，缠绵难愈。根据叶天士提出的"胃痛久而屡发，必有凝痰聚瘀"等宝贵经验，参考胃镜下所见胃黏膜充血水肿及病变局部黏着灰黄色或灰白色黏稠渗出物等特点，可以认为慢性胃炎乃痰浊致病。临床辨证可参考渗出物的颜色、性状及其他镜下表现，如渗出物稠黄则偏热；渗出物偏白则偏寒；充血水肿是湿滞血瘀之象；至于黏膜淋巴小结形成，上皮化生，萎缩性胃炎的黏膜颗粒及结节隆起，皱襞增粗，息肉及假息肉形成等，均为痰凝血瘀，痰瘀结聚日久所致。因此，治疗上拟用化痰散结，活血化瘀之法。师常用温胆汤合半夏泻心汤化裁治之。

应当注意的是，慢性胃炎病久必脾胃虚弱，加之有痰湿，故治疗中，不可过用行气、苦寒及破瘀之品，以免耗伤气血，更伤脾胃。

半夏乃本病治痰之主药，但有寒痰、热痰之别，故寒痰宜用姜半夏；热痰宜用竹沥半夏，若无竹沥半夏，可另冲服鲜竹沥代替。

慢性胃炎"久病入络"，但治疗上不能一味攻破，须化痰散结，缓缓图之。

（2）生姜泻心汤证

【原文第157条】伤寒汗出解之后，胃中不和，心下痞硬，干噫食臭[1]，胁下有水气，腹中雷鸣[2]，下利者，生姜泻心汤主之。

生姜泻心汤方：生姜四两（切） 甘草三两（炙） 人参三两 干姜一两 黄芩三两 半夏半升（洗） 黄连一两 大枣十二枚（擘）

上八味，以水一斗，煮取六升，去滓，再煎取三升，温服一升，日三服。

方义：生姜泻心汤由半夏泻心汤减干姜二两，加生姜四两所组成。二方组方原则基本相同，皆属辛开苦降甘调之法。因本证胃虚食滞，兼有水饮内停，故本方重用生姜为君，以和胃降逆，宣散水饮；姜夏与芩连为伍，辛开苦降，以开泄寒热痞塞之结滞；佐人参、甘草、大枣健脾益胃，以复中焦升降之职。本方与半夏泻心汤同，均取去滓再煎之法。

附子泻心汤，本云加附子；半夏泻心汤，甘草泻心汤，同体别名耳；生姜泻心汤，本云理中人参黄芩汤，去桂枝、白术，加黄连并泻肝法。

[词解]

[1] 干噫食臭：噫，同嗳。干噫食臭，即嗳气带有饮食气味。

[2] 腹中雷鸣：肠鸣，形容腹中有辘辘作响的声音。

[提要] 论胃虚不化水气致痞的证治。

[条文释义及病机分析] 伤寒表证，通过发汗治疗，其表虽解，但"胃中不和"，究其原因，或因患者素体脾胃气弱，或是汗不如法损伤脾胃之气，以致邪气乘机内陷，寒热错杂于中，气机痞塞不通，脾胃升降失常，形成痞证。一般而言，心下痞应但满而不痛，按之柔软，而此处言"心下痞硬"，是谓按之心下有紧张感，说明本证除无形之气痞塞之外，还夹杂有水饮、食滞的有形之邪。然虽心下痞硬，却按之不痛，其证仍属痞证而非结胸之证。"胁下有水气"，既言病机，提示本证有水饮内停中焦；又言症状，即胃脘两侧之胁下有水气相搏之辘辘作响。脾虚不运，胃气上逆，水食停滞于胃，故干噫食臭；水气流于胁下，或走行于肠间，则肠鸣下利。治以生姜泻心汤和胃降逆，散水消痞。

[类证类方比较] 辨本证（生姜泻心汤证）与半夏泻心汤证：

二者相比，同中有异。所同者：二者均为中焦寒热错杂，脾胃升降失常，气机痞塞不通，均见痞满，呕逆，下利等症状。

所异者：

生姜泻心汤证——兼有水饮食滞，在临床表现上，本证心下痞满而硬，此外还有肠鸣辘辘，胁下有水气，干噫食臭等症状。——生姜泻心汤中减干姜而重用生姜用量，所以重用生姜者，旨在散水化饮之用。

半夏泻心汤证——邪陷心下，胃气呆滞，形成痞证——证以胃脘痞满而不痛为特点——治当辛开苦降，和胃消痞。

[临证辨治要点]

主症：心下痞硬，干噫食臭，胁下有水气，腹中雷鸣，下利。

病机：寒热错杂，中焦痞塞，兼水饮食滞。

治疗：消食和胃，散水消痞——方用生姜泻心汤。

[生姜泻心汤方歌诀]

生姜为君并连芩，干姜甘草枣当参。寒热错杂兼食滞，和胃化滞而消痞。

[临床实际运用及其拓展] 生姜泻心汤的临床应用范围与半夏泻心汤相

第一章 辨太阳病脉证并治

似，若其病证病机属于寒热错杂，中焦痞塞，而兼水饮食滞者，考虑使用生姜泻心物。

[**临床应用典型验案举隅**] 萧琢如医案（摘自：萧琢如. 遯园医案 [M]. 长沙：湖南科学技术出版社，1960.1）

高等检察厅书记潘某，初患头痛，往来寒热，余以小柴胡汤愈之，已逾旬矣，后复得疾，诸医杂治益剧，延诊时，云：胸中痞满，欲呕不呕，大便溏泄，腹中水奔作响，脉之紧而数。正疏生姜泻心汤，旁有少年谓：黄连黄芩凉药，干姜生姜热药，人参补药，何一方混杂乃尔。余曰：方出伤寒，仲景名言胃中不和，心下痞硬，干噫食臭，腹中雷鸣，下利者，生姜泻心汤主之。吾乃照录原方，毫无加减，既患寒热错杂之症，必用寒热错杂之药，其人语塞而退。已而一剂知，二剂愈。

(3) 甘草泻心汤证

【**原文第158条**】伤寒中风，医反下之，其人下利日数十行，谷不化，腹中雷鸣，心下痞硬而满，干呕心烦不得安。医见心下痞，谓病不尽，复下之，其痞益甚，此非结热，但以胃中虚，客气上逆[1]，故便硬也。甘草泻心汤主之。

甘草泻心汤方：甘草四两（炙）　　黄芩三两　　干姜三两　　半夏半升（洗）　　大枣十二枚（擘）　　黄连一两

上六味，以水一斗，煮取六升，去滓，再煎取三升，温服一升，日三服。

方义：甘草泻心汤即半夏泻心汤加重炙甘草用量而成。重用炙甘草，并以之名方，取其甘温补中，健脾和胃，为方中主药；佐人参、大枣，更增其补中之力；干姜、半夏温中散寒；黄芩、黄连清热消痞，合而使脾胃健而中州得复，阴阳调而升降协和，则痞利干呕诸症除。本方煎服法同半夏泻心汤。本方无人参，当属传抄脱漏。

臣亿等谨按：上生姜泻心汤法，本云理中人参黄芩汤。今详泻心以疗痞，痞气因发阴而生，是半夏、生姜、甘草泻心三方，皆本于理中也。其方必各有人参，今甘草泻心中无者，脱落之也。又按：《千金》并《外台秘要》治伤寒䘌食用此方皆有人参，知脱落无疑。

[词解]

[1] 客气上逆：客气，指邪气。客气上逆，即胃虚气逆。

[提要] 论脾胃气虚痞利俱甚的证治。

[条文释义及病机分析]伤寒或中风,为病在表,本当汗解,若用下法则误也,故曰"反"。下后损伤中气,外邪乘虚内陷,以致寒热错杂于中焦,脾胃气机升降失常,遂成痞证。脾胃气虚,运化失职,饮食不得腐熟而下注,故其人腹中雷鸣有声,下利日数十行而"谷不化";胃虚气逆则呕、心烦不得安。此为寒热错杂于中,脾胃虚弱较甚,水谷不化之证,治当用甘草泻心汤。如果医者见心下痞硬满,心下之实邪未尽,复以下之,以致脾胃之气更虚,中焦升降愈复逆乱,浊气因虚上逆更剧,故心下痞硬更加严重。"此非结热,但以胃中虚,客气上逆,故使硬也",是自注之文,说明"其痞益甚"之因,其并非肠胃实热阻滞,而是脾胃气虚,虚气上逆所致。此时仍当用甘草泻心汤补中消痞止利。

[临证辨治要点]

主症:心下痞硬而满,干呕,心烦不得安,谷不化,下利日数十行。

病机:寒热错杂,中焦痞塞,脾胃虚甚。

治疗:补中和胃消痞——方用甘草泻心汤。

[甘草泻心汤方歌诀]

甘草泻心草为君,臣以连芩枣党参。干姜三两用为佐,此方和胃重补中。

[类证类方鉴别]辨半夏泻心汤证、生姜泻心汤证、甘草泻心汤证。三者在证候、病机、治法、方药组成诸方面,同中有异。

所同者:三者皆有脾胃不和,升降失司,寒热错杂,气机痞塞,而致心下痞,呕而肠鸣,下利之症——治法均以寒温并用,辛开苦降,和胃消痞为主。

所异者:

半夏泻心汤证——以胃气上逆为主,故心下痞,呕逆较著;

生姜泻心汤证——因兼有水饮食滞,故以心下痞硬,干噫食臭为主;

甘草泻心汤证——脾胃虚弱较甚,以下利日数十行,谷不化,干呕,心烦不安为主。

> 三者治法均以寒温并用,辛开苦降,和胃消痞为主,但半夏泻心汤为其代表方剂,生姜泻心汤则重在宣散水气,甘草泻心汤则重在补中和胃。

[临床实际运用及其拓展]甘草泻心汤的临床应用范围也基本同于半夏泻心汤,但由于重用甘草补中,故其更适宜于脾胃虚弱者。

[临床应用典型验案举隅]乔保钧医案——甘草泻心汤加减治愈狐惑病

第一章 辨太阳病脉证并治

（白塞氏综合征）案（摘自《乔保钧医案》）

卜某某，男，28岁，肉联厂冷冻车间工人，1993年4月20日初诊，门诊号：328324。

主诉：口腔、阴囊反复溃疡1年，双足疼痛半年。

现病史：患者长期处于冷冻环境。1年前曾患脓疱疮，经治疗时好时坏，继之，常口腔及阴囊部位溃疡，反复发作，日久难愈，医专附院诊为"白塞综合征"，屡经西药治疗无明显效果，近半年又增双足疼痛一症。刻诊：口腔及阴囊部位溃疡，眼周红疹围绕，周身可见散在紫色斑块，压之疼痛；双足痛甚，足跟不能履地；畏寒肢冷；口和、食可，大便调；舌质红、苔黄稍腻，脉弦滑。证乃寒湿浸淫，凝涩气血，热毒内蕴，外淫肌肤。治宜散寒化湿，温经通络，清热解毒，寒热并调。方宗甘草泻心汤化裁：半夏9克、黄连9克、附子9克、元参30克、当归10克、全虫13克、忍冬藤15克、生玉米15克、川木瓜9克、穿山甲9克、防风13克、百合10克、麻黄6克、土茯苓9克、炙甘草6克。7剂水煎服。

1993年5月4日二诊：阴部溃疡已愈，口腔溃疡明显减轻，两足疼痛亦减，下肢足踝部可见少量红斑，口和、食可，二便调；舌质红、苔薄黄，脉滑数无力。处方：半夏9克、黄连9克、附子6克、元参30克、穿山甲10克、天花粉9克、全虫13克、防风10克、麻黄6克、忍冬藤30克、白术9克、土茯苓20克、生甘草6克、桑枝一把。7剂水煎服。

1993年5月15日三诊：口腔溃疡仅剩一处，眼周红疹及下肢红斑几乎消失，两足疼痛明显减轻，口和、食可，二便调；舌质红、苔薄黄，脉弦滑。处方：黄连9克、附子9克、穿山甲9克、天花粉13克、元参15克、土茯苓15克、防风9克、柴胡9克、当归9克、白芍药15克、生甘草3克。加减续服30余剂病愈。

按：本案患者长期从事冷冻工作，处于寒湿环境，寒湿内蕴日久，化热化毒，湿毒之气沿脾经上犯，口腔黏膜被蚀，则溃烂；沿肝经下注，淫烂阴部皮肤，则溃疡；寒湿之邪最易凝涩气血，阻滞经络，故双足疼痛，周身可见红色斑块。总的病机正如隋·巢元方《诸病源候论·伤寒病诸候》中所云：狐惑病"皆湿毒气所为也"。其治疗，历代多尊崇《金匮要略·百合狐惑阴阳毒病脉证并治第三》之"甘草泻心汤"。本案以甘草泻心汤为基础加减而愈，再次证明经方治疗疑难杂病，只要识病无误，辨证准确，疗效大都确切。

贺有琰医案（摘自：贺有琰．伤寒论纵横［M］．武汉．湖北科技出版社，1986.11）

邬某，男，37岁。患外感病，服"感冒药"后，由于心烦而饮冰汽水，旋即发生大便泻利，继而下利不消化食物，恶心干呕，胃脘痞胀，某医院门诊视为：饮食停滞，又服"消食药"，泻利不止而干呕，胃脘痞胀更甚而烦闷不安，腹中水声辘辘作响，舌质红，苔薄黄白相间而腻，脉弦。余谓实习生曰，此表邪未尽而冰水寒中，以致清不升而泻利，浊不降而干呕，寒热互结而痞胀。复以消食药伤致胃气，气虚不运而痞胀愈甚，升降失调而干呕泻利不止，腹中雷鸣，此甘草泻心汤之证。药用炙甘草10克，黄芩10克，干姜10克，黄连4.5克，姜半夏10克，大枣5枚，党参10克，水煎。日1剂分3服，3剂而愈。

4. 痞证类似证

（1）旋覆代赭汤证

【原文第161条】 伤寒发汗，若吐若下，解后心下痞硬，噫气[1]不除者，旋覆代赭汤主之。

旋覆代赭汤方：

旋覆花三两　人参二两　生姜五两　代赭石一两　甘草三两（炙）　半夏半升（洗）　大枣十二枚（擘）

上七味，以水一斗，煮取六升，去滓，再煎取三升，温服一升，日三服。

方义： 旋覆代赭汤中旋覆花苦辛而咸，主下气消痰，降气行水，主治心下痞满，噫气不除；代赭石苦寒，重镇降逆；二者相合，下气消痰，和胃降逆；半夏与较大剂量的生姜为伍，和胃降逆化痰；人参、甘草、大枣补中益气，扶脾胃之虚。诸药配合，除痰下气，使脾胃复常，而消痞止噫。本方也取去滓再煎，意与半夏泻心汤相同。

[词解]

[1] 噫气：嗳气。

[提要] 论胃虚痰阻气逆致痞的证治。

[条文释义及病机分析] 伤寒发汗，乃正治之法，或吐或下，则为误治。所谓解后，是指表邪已解，但脾胃气伤，以致运化失职，痰饮内生。痰饮阻于中焦，气机升降失常，则心下痞硬；胃虚痰阻，其气上逆，则噫气频作。治宜旋覆代赭石汤和胃化痰，降逆消痞。

[类证类方鉴别]

辨本方（旋覆代赭汤证）与生姜泻心汤证均有心下痞硬与噫气的症状，但二者从病机、症状表现及治法等方面又有很大的区别：

生姜泻心汤证——是伤寒汗出，表解之后，寒热错杂，胃虚食滞，水气不化所致——证见肠鸣下利，伴噫气食臭——治宜和胃降逆，宣散水气；

旋覆代赭汤证——是伤寒吐下后，胃虚痰阻，虚气上逆所致——无肠鸣下利；有噫气但无食臭；且噫气的症状较前者为重——治宜和胃降逆，化痰下气。

两方虽同用人参、甘草、大枣以补脾胃之虚，用半夏、生姜以和胃降逆，但生姜泻心汤——用干姜、黄连、黄芩以解寒热错杂之邪，本方（旋覆代赭汤）——则用旋覆花、代赭石以重镇降逆。

[临证辨治要点]

主症：心下痞硬，噫气不除。

病机：胃虚，痰阻，气逆。

治疗：和胃降逆，化痰下气——方用旋覆代赭汤。

[旋覆代赭汤方歌诀]

旋覆代赭汤七味，半夏姜枣草人参。心下痞硬伴呃噫，和胃化痰降逆气。

[现代临床实际运用及其拓展] 现代临床主要将旋覆代赭汤应用于顽固性呃逆、贲门痉挛、食道贲门失弛缓症、胃肠神经官能症、食道梗阻、十二指肠壅积症、胃食管反流、肿瘤放疗或化疗之胃肠反应、眩晕、呕吐、梅尼埃综合征、神经官能症、瘴症、小儿咳嗽等，经辨证其病机属于胃气虚弱，痰浊内结，胃失和降，而见嗳气呃逆，呕吐恶心，心下痞闷者。

[临床应用典型验案举隅] 刘渡舟医案（摘自《经方临证指南》）

黄某，女，12岁。曾患脑膜炎，经治疗愈后遗呃逆一证，伴不欲饮食。前医以为温病伤阴，以五汁饮及叶氏益胃汤等，反添胃中发凉之症。舌苔白略腻，脉弦无力。此胃脘阳虚，津聚为饮，内夹肝气上逆所致。处方：旋复花9克，代赭石6克，生姜15克，党参6克，半夏9克，大枣7枚，炙甘草6克。服药3剂后，呃逆止，胃冷除而饮食增。方中又加茯苓15克，陈皮9克调治，五剂而安。

（2）水痞证（五苓散证）

【原文第156条】本以下之，故心下痞，与泻心汤。痞不解，其人渴而口燥烦，小便不利者，五苓散主之、一方云，忍之一日乃愈。

[提要] 论水饮致痞的证治。

[条文释义及病机分析] 本证心下痞、服泻心汤后痞不解，说明本证的心下痞既不属于热痞，亦非寒热错杂痞。观其脉症，其人"渴而口燥烦，小便不利"，显然非泻心汤证，其病机当因泻下邪陷，内犯膀胱，气化失职所致。膀胱气化不利，水饮内停，津液不能气化以下泄，故小便不利；津液不能气化以上承，所以渴而口燥烦；水饮内停而上逆，阻碍气机升降，故心下痞。本证之心下痞因水气内停、闭塞气机所致，故称之谓"水痞"，治以五苓散化气行水，使水邪祛则痞自消。

[临证掌握要点]

主症：心下痞满，烦渴，小便不利，口干舌燥。

病机：水气内停，逆阻中焦，气机痞塞。

治疗：化气行水——方用五苓散。

[五苓散方歌诀]

五苓散中茯苓施，猪苓泽泻术桂枝。温阳行水利小便，此方堪称气化饮。

(3) 痞证误下后下利的辨治

【原文第159条】伤寒服汤药[1]，下利不止，心下痞硬。服泻心汤已，复以他药下之，利不止，医以理中与之，利益甚。理中者，理中焦，此利在下焦，赤石脂禹余粮汤主之。复不止者，当利其小便。

赤石脂禹余粮汤方：赤石脂一斤（碎）　太一禹余粮一斤（碎）

上二味，以水六升，煮取二升，去滓，分温三服。

方义：赤石脂禹余粮汤中赤石脂甘温酸涩，禹余粮甘涩性平，二药皆入胃与大肠，具有收涩固脱的功用，善治久泻久利，滑脱不禁之证。

[词解]

[1] 汤药：此指具有峻下作用的一类汤剂。

[提要] 论误下后导致心下痞硬，下利不止的不同证治。

[条文释义及病机分析] 伤寒为病在表，服汤药致下利不止，心下痞硬，显然是误治损伤脾胃之气，导致邪气内陷而寒热错杂，升降失常。清阳不升，故下利不止；浊阴不降，气机痞塞，而心下痞硬。此痞利俱甚之候，当投甘草泻心汤一类方剂，补中和胃，消痞止利。服泻心汤后，其病未除，可能为病重药轻之故，仍可续服。然医者不别，误认为痞利为实邪内阻所致，遂以

他药下之，如此一误再误，脾胃之气更为损伤，进而发展为关门不固而下利不止。此时若认定中焦虚寒，而治以理中汤温中健脾，不仅下利不止，反而更加严重。其因乃为"此利在下焦"，即不仅中焦之气受损，下焦元气亦遭损伤，病位已由中焦虚寒迁延至下焦滑脱不禁，虽予理中汤以温运中阳，但为时已晚，自然无效。此时，当用涩滑固脱之法，急以治标，方选赤石脂禹余粮汤。若利仍不止，又见小便不利者，是下焦气化失职，清浊不分，水湿偏渗大肠之故，治当利小便而实大便，使水湿邪去而达止泻之目的。

[思索与探讨] 本条设法御变，以明痞利之辨证。在生姜泻心汤、甘草泻心汤后出此一条，意在阐明伤寒误下而致下利不止者病情多样，寒、热、虚、实者有之，病证夹杂者亦有之，临证应详审病机，因证立法，断不可刻守一方，而应万变。

本条连用数方治疗下利，辨析如抽丝剥茧，层层深入，足见辨证之精深和细微，充分体现了仲景辨证立法之灵活，绝无拘执一方，以御无穷之变的道理。另条文中所列治利之多法多方，对临床亦有直接指导意义。

[临证掌握要点]

主症：久利滑脱。

病机：下元不固，滑脱不禁。

治疗：涩肠固脱止利——方用赤石脂禹余粮汤。

[赤石脂禹余粮汤方歌诀]

赤石余粮各一斤，久利滑脱此方宜。理中不应易斯法，填得炉底效如神。

[现代临床实际运用及其拓展] 现代临床主要将赤石脂禹余粮汤应用于下元不固之久泻不止、滑脱不禁，如慢性肠炎或慢性痢疾、消化不良等久泻滑脱者；亦可应用于崩中漏下、带下、脱肛属滑脱不固者。

[临床应用典型验案举隅] 贺有琰医案（摘自《伤寒论纵横》）

奚某，男，54岁。素患泄泻，因业医常服理中丸有效。偶病寒热往来，口苦、心烦、脘腹硬痛，呕不止，泻利，溺黄，舌红苔黄，脉弦数。前医给服大柴胡汤，诸证愈而泻利不止，自认为服理中丸有效，遂作汤服之，孰料连服三日，反而更甚，以至泻利无度，邀商于余。余倾听前后证治，再想"理中者，理中焦"之意，断之曰：尔有泻利痼疾，中焦不足固然，但此次病少阳热迫阳明，服大柴胡邪热虽去，恐大肠伤矣，利在下焦滑脱不止，当以赤石脂禹余粮汤涩肠止利。彼顿悟，遂以赤石脂、禹余粮等分，研极细，佐以少许粳米煮汤分2次顿服，三日而利止，再以连理汤善后。

（六）上热下寒证

【原文第173条】 伤寒胸中有热，胃中有邪气[1]，腹中痛，欲呕吐者，黄连汤主之。

黄连汤方：黄连三两　甘草三两（炙）　干姜三两　桂枝三两（去皮）　人参二两　半夏半升（洗）　大枣十二枚（擘）

上七味，以水一斗，煮取六升，去滓，温服，昼三夜二。疑非仲景方[2]

方义：本方黄连苦寒，清在上之热，干姜辛热，温在下之寒，二药相伍有辛开苦降之能；半夏降逆和胃，以止呕吐；桂枝辛温散寒，宣通上下之阳气；炙甘草、人参、大枣甘温益气和中、恢复中焦气机的升降。俾脾胃调和，升降协调，则呕吐腹痛悉除。

[词解]

[1] 邪气：此指寒邪。

[2] 疑非仲景方：《玉函》卷八、《千金翼》卷九、《注解伤寒论》卷四均无此五字。

[提要] 论上热下寒腹痛欲呕吐的证治。

[条文释义及病机分析] 本条乃表邪入里而致上热下寒证。"胸中"与"胃中"，指上下相对部位而言。邪热偏于上，包括胃脘、上至胸膈，故称"胸中有热"；"胃中有邪气"，指腹中有寒邪，部位偏于下。胸胃有热而气逆，故欲呕吐；腹中寒凝气滞，故腹中痛。因热与寒分居上下，而未痞结于中，故无心下痞满。本证热者自热，寒者自寒，阴阳上下，格拒不交，治以黄连汤清上温下，和胃降逆。

[临证辨治要点]

主症：腹中痛，欲呕吐。

病机：上热下寒。

治疗：清上温下，和胃降逆——方用黄连汤。

[黄连汤方歌诀]

腹痛呕吐为主证，二两参甘夏半升。连桂干姜各三两，枣十二枚妙层层。

【类方类证鉴别】 本证（黄连汤证）与半夏、生姜、甘草三泻心汤证同属寒热错杂之证，但三泻心汤证——是寒热互结于中——故以心下痞为主症；黄连汤证——是寒热上下阻隔，寒自为寒，热自为热——故以欲呕吐、腹中痛为主症。黄连汤即半夏泻心汤去黄芩加桂枝而成。两方用药仅一味之差，而主治病证有别：

半夏泻心汤证——为寒热错杂结于心下——以心下痞满、呕逆、肠鸣下利为主症——故姜夏芩连并用，以解寒热互结之势。

黄连汤证——为寒热分居上下——以腹中痛，欲呕吐为主症——故重用黄连为主药，清邪热于上；去黄芩加桂枝，取其宣通上下阴阳之意。黄连汤昼三夜二频服，使药性持久，交通阴阳，调理脾胃。

[现代临床实际运用及其拓展] 现代临床主要将黄连汤应用于急慢性胃炎、胆汁反流性胃炎、神经性呕吐、十二指肠球部溃疡、口疮性口炎等，辨证属于上热下寒者。

[临床应用典型验案举隅]

张志民医案（摘自《伤寒论方用法》）

患者男性，17岁。初诊：1956年10月16日。昨日下午打篮球时，寒潮来袭受风寒。吃夜饭一半，尽呕吐而出。腹痛，欲解大便，所解不多。胸中疼热，微发热恶寒，夜睡不安，，时时欲吐，饮水欲吐。面微有热色，体温37.8℃。自汗恶寒，胸腹烦疼，欲呕而呕不出，不渴、不欲食、不知饥。舌尖红，苔黄白相兼，脉弦数。证属风寒外感，胃热肠寒。方用：桂枝9克，黄连9克，法半夏9克，党参9克，炙甘草9克，红枣9克。服两剂，药后各证均除。

（七）火逆证

〖原文第110条〗太阳病，二日反躁，凡熨[1]其背，而大汗出，大热入胃，胃中水竭，躁烦必发谵语。十余日振栗自下利者，此属欲解也。故其汗从腰以下不得汗，欲小便不得，反呕，欲失溲，足下恶风，大便硬，小便当数，而反不数，不多，大便已，头卓然[2]而痛，其人足心必热，谷气[3]下流故也。

〖原文第111条〗太阳病中风，以火劫发汗，邪风被火热，血气流溢，失其常度。两阳[4]相熏灼，其身发黄。阳盛则欲衄，阴虚小便难。阴阳俱虚竭，身体则枯燥，但头汗出，剂颈而还，腹满微喘，口干咽烂，或不大便，久则谵语，甚者至哕，手足躁扰，捻衣摸床[5]。小便利者，其人可治。

〖原文第113条〗形作伤寒，其脉不弦紧而弱。弱者必渴，被火必谵语。弱者发热脉浮，解之当汗出愈。

〖原文第114条〗太阳病,以火熏之,不得汗,其人必躁,到经不解,必清血,名属火邪[7]。

〖原文第115条〗脉浮热甚,而反灸之,此为实,实以虚治,因火而动,必咽燥吐血。

〖原文第116条〗微数之脉,慎不可灸,因火为邪,则属烦逆,追虚逐实[8],血散脉中,火气虽微,内攻有力,焦骨伤筋,血难复也。脉浮,宜以汗解,用火灸之,邪无从出,因火而盛,病从腰以下必重而痹,名火逆也。欲自解者,必当先烦,烦乃有汗而解。何以知之?脉浮故知汗出解。

〖原文第119条〗太阳伤寒者,加温针必惊也。

[词解]

[1] 熨:火热疗法之一,将药物炙热,或以砖瓦烧热,外用布包以熨体表,有祛寒镇痛的作用。

[2] 卓然:指突然发生。

[3] 谷气:水谷之气。

[4] 两阳:风邪与误用之火法均属阳,故称两阳。

[5] 捻衣摸床:病人神志不清时,两手不自主地捻弄衣被或抚摸床边。

[6] 清血:大便出血。

[7] 火邪:"因火成邪"义,此指太阳病误以火熏疗法而致的血热变证。

[8] 追虚逐实:损伤不足的正气,增加有余的病邪。

[提要] 论火邪致病的辨证与机转。

[条文释义及病机分析] 第110条论太阳病误火后的变证及自愈的机转。太阳病二日,邪尚在表,不当烦躁而见烦躁,故称"反躁",此表邪未解而里热已盛,治宜发表散寒,兼清里热,忌用辛温、火攻发汗。若误用熨法取汗,以致大汗伤津,里热更盛,是以烦躁益甚而发谵语。病延十余日,火邪渐衰,津液渐复,阳气通达,则有战栗自下利而作解的机转,这是正胜邪却,病将向愈的佳兆,故曰"此为欲解也"。若误火后出现上半身汗出,小便欲出不能而反失控,足部恶风,呕逆便结,此为上盛下虚之变证。阳热盛于上,故见腰以上汗出,气逆欲呕;阳气暂虚于下,则见腰以下不得汗,欲小便不得,时欲失溲,大便硬,足下恶风等症。一旦大便通行,阳气骤然下达,反使头部阳气一时乍虚,故头部突然疼痛。阳气下达,下肢得温,则其人足心必热。"谷气下流故也"是自注句,以说明头卓然而痛与足心必热的原因。

第 111 条论太阳中风误以火劫发汗的变证及预后。太阳中风，当以桂枝汤解肌发汗，而今误用火法取汗，不仅风邪不解，反加火邪为害，伤其血气，使变证丛生。气受热则鼓荡，血受热则流溢，气血沸腾，势必失其运行之常度。风为阳邪，火亦属阳，风火相煽，即"两阳相熏灼"。若火毒内攻，伤及肝胆，疏泄太过，胆汁横溢，泛溢于外，则身体发黄；火热上燕，灼伤阳络则欲衄，火热下劫，阴液匮乏则小便难；火劫发汗，既能伤津，复能耗气，气血阴阳俱虚竭，肌肤失于濡养，故身体枯燥不荣；阳热蒸迫，津液外泄，本当周身汗出，今火劫津伤，不能全身作汗，故但头汗出，齐颈而还；火热上灼则口干咽烂；燥热内结，腑气不通，肺气不降，则腹满微喘，大便干结不下；久而不愈，热盛扰心，则生谵语；甚者胃津大伤，胃气败绝而为哕逆，即《素问·宝命全角论》"病深者，其声哕"是也。若更见手足躁扰，捻衣摸床，神志迷糊，则属热极津枯，阴不敛阳，阴阳欲离的危象，当视其津液之存亡而断其预后。若小便通利，说明阴津尚未尽亡，生机尚在，故曰"其人可治"。若小便全无，乃化源告绝，阴液消亡，预后不良。

第 113 条论温病初起误火之变。"形作伤寒"，指其证候类似太阳伤寒，有发热、恶寒、头身疼痛等症，然脉不弦紧而弱。这里弱脉是与伤寒紧脉对举而言，并非微弱之弱。"弱者必渴"和"弱者发热"两句当联系起来理解，即指其人不但脉弱，同时还有发热、口渴、脉浮等见症，当属温邪犯表之证，治宜辛凉宣散之法，故谓"解之当汗出愈"。若反误治以火，则犹抱薪救火，助热伤津，以致发生神昏谵语等变证。

第 114 条论太阳病误火发生便血的变证。太阳病，当发汗解表。若医误以火熏，不仅不得汗解，反而导致阳郁更甚，火热之邪内攻，心神被扰，其人必躁。《素问·热论》有云"七日巨阳病衰，头痛少愈"，六日为太阳一经行尽之期，七日则是太阳到经之日。当此之时，正气来复，驱邪外出，其病当愈。若"到经不解"，说明阳郁太甚，热不从汗出，而下陷于阴，追血妄行，可致大便出血。本证是误以火熏而发生的变证，故名"火邪"。

第 115 条论太阳病误灸发生咽燥吐血的变证。浮脉主表，"脉浮热甚"，是太阳受邪，表阳闭郁，邪气因盛，故曰"此为实"。邪实在表，法当发汗以解表。今反用艾灸以助阳，是为"以虚治"，而阳气闭郁不解，火邪上逆更甚，以致动血伤津，则可发生咽燥、吐血的变证。

第 116 条论阴虚内热和表证未解误用灸法的变证及自愈的机转。"微数之脉",即脉数而无力,必致心胸烦闷气逆。盖以阴本虚,反用灸法则更伤其阴;热本实,反用灸法则助阳增热。此系"追虚逐实",可致血液散乱于脉中,运行失其常度。由是可知,但对于阴虚内热之人则灸火虽微,内攻却是有力,可致阴血难复,肌肤筋骨失却濡养,形成肌肤枯燥,焦骨伤筋等严重后果。脉浮主表,表证宜以汗解。若误用火灸,外邪不得随汗而解,反随火气入里化热,邪热壅滞而致气血运行不畅,故腰以下沉重而麻痹不仁。此为表证误灸之害,故名曰"火逆"。如果其脉仍浮,则说明患者正气尚盛,仍有外解之机,正邪相争,是以烦躁,烦后汗出,而邪随汗解。

第119条论伤寒误用温针的变证。太阳伤寒,当以发汗解表为正治之法。若误用温针取汗,表邪不解,火热内陷,劫烁营血,耗散心气,而发生惊恐不安的变证。

[思索与探讨] 火疗,是我国古代的一种物理疗法,以其散寒止痛之功效而盛行一时。火疗之法,如用之得当,确有较好的疗效。倘若误施于其禁忌病证,必然导致各种变证,即"火逆"诸证。如今临床上火疗极少,来自火逆的变证也几不复见,但并不因此就失去了学习火逆诸条的意义和价值。如温燥过剂,常与火疗异曲同工;外邪传里,六淫化火,未尝不是火热之患。审证求因贵在通常达变。

火逆条文均无治法及方药,若以辨证论治精神而观之,则治法可求,如火逆而热盛者,必当清热;阴伤者,法宜养阴;血热妄行者,务须凉血止血;火毒发黄者,以清热解毒,养阴凉血,疏利肝胆为治。其方药既可师法古人,亦可据理自创。

(八) 欲愈候

〖原文第58条〗 凡病若发汗、若吐、若下、若亡血、亡津液,阴阳自和者,必自愈。

〖原文第9条〗 大下之后,复发汗,小便不利者,亡津液故也。勿治之,得小便利,必自愈。

〖原文第93条〗 太阳病,先下而不愈,因复发汗,以此表里俱虚,其人因致冒[1],冒家汗出自愈。所以然者,汗出表和故也。里未和,然后复下之。

〖原文第94条〗 太阳病未解,脉阴阳俱停[2],必先振栗汗出而解。但阳脉微者,先汗出而解,但阴脉微者,下之而解。若欲下之,宜调胃承气汤。

[词解]

［1］冒：头晕目眩。

［2］阴阳俱停：阴阳，指尺寸而言。阴阳俱停，即寸、关、尺三部脉俱隐伏不见。

[提要] 论疾病欲愈的证候特点及机理。

[条文释义及病机分析] 第58条论阴阳自和是各种疾病自愈的基础。"凡病"，乃凡指一切病证，非限于中风、伤寒。文中之"若"字，作"或"字解，为假设、不定之辞。汗、吐、下之法，本为祛邪而设，用之得当，祛邪而不伤正。然若不当而用，或当用而不循其法，则不仅不能祛邪，反而易伤正，使变证丛生。今汗吐下后，虽"亡血，亡津液"，津血受损，但此时若邪已去，则不一定再用药物治疗，可以通过饮食调补，休息疗养，通过人体阴阳自我调节，达到新的平衡，即可自愈，此即"阴阳自和者，必自愈"。

第59条论述误治津伤后阴阳自和而愈的具体例证。大下之后，复发其汗，以致重伤津液而出现小便不利。此时切不可见小便不利而误用渗利之法，若再利其小便，势必津液愈伤而病情愈重，故曰"勿治之"。需待津液恢复，化源充沛，小便自然通利，其病自可痊愈。

第93条论太阳病汗下失序以致冒的治法。太阳病汗下失序，先下之虚其里，复发其汗而虚其表，因而致"表里俱虚"，正气受挫，而邪气虽微犹存。正虚邪留，上蒙清阳，故头目眩冒有物蒙之感。此时不能再用发汗之法，只有待正气自行恢复，阴阳自和，正能拒邪而汗出自愈。其所以然者，乃"汗出表和故也"。若汗出表解后，尚有腑气不和而里实存在者，可再用泻下之法以和其里。

第94条辨战汗作解及汗、下作解的不同脉症。太阳病未解，说明邪在表，正气趋于外与邪气抗争，脉当阴阳俱浮，今寸关尺三部脉俱隐伏不出，诊之不得，表明气血一时被邪气抑郁而不能外出。正气抗邪，蓄积力量，先屈而后伸，郁极乃发，驱邪外出时，则必先振栗寒战，继而发热，后通身汗出而病解，此乃战汗作解。若只见寸脉微，因寸脉主外，说明表阳被外邪郁闭而不伸，当先发汗解表，使邪气去，阳气伸，则其病可解；若只见尺脉微，尺脉候里，说明里气被邪实闭郁而不畅，理应泻下以攻里，使邪气去，里气通，则病可愈。若欲泻下，可用调胃承气汤。

第93条、第94条，其原发病均是太阳病，但一是误治之后，冒家汗出自愈，一是未经治疗战汗自愈。两条虽自愈的途径与方式不同，但其机理皆在于"阴阳自和"。将以上四条比类而观，可加深对疾病治疗原则与向愈思想的理解。

[**思索与探讨**] 第58条有两点启示：其一，阴阳失和可以说是一切疾病的最基本的病机，而阴阳自和，既是治疗一切疾病的总原则，又是一切疾病自愈的共同基础。其二，人体具有自我调节达到阴阳平衡的能力，临证时要充分考虑，并发挥机体的这种自我调节能力，不能只见病而不见人。

对第59条须活看，若病邪已去而津液未复者，可悉心调养，依靠机体自我调节使津液恢复。然若病邪未去，而津液大伤，则不可坐视等待，而应该积极采取措施，以祛邪扶正，促其病愈。

第四节　太阳病类似证

一、十枣汤证（饮停胸胁证）

【**原文第152条**】**太阳中风，下利呕逆，表解者，乃可攻之。其人漐漐汗出，发作有时，头痛，心下痞硬满，引胁下痛，干呕短气，汗出不恶寒者，此表解里未和也。十枣汤主之。**

十枣汤主方：芫花（熬）　甘遂　大戟

上三味等分，各别捣为散，以水一升半，先煮大枣肥者十枚，取八合，去滓，内药末，强人服一钱匕，羸人服半钱，温服之，平旦[1]服。若下少，病不除者，明日更服，加半钱。得快下利后，糜粥自养。

方义：十枣汤为峻下逐水之剂。方中甘遂善行经隧水湿；大戟善泄脏腑水湿，主蛊毒十二水，腹满急痛；芫花善消胸胁伏饮痰癖，消胸中痰水。三药苦寒有毒，药性峻烈，峻下泻水，使水饮从二便而消。方用肥大枣十枚煎汤调服，以补中扶正，缓和诸药之烈，使邪去而不伤正。方以大枣为名，有强调顾护胃气之意。

本方煎服法为：①用大枣十枚煎汤送服三药之末，现代用法可将药末装入胶囊服用；

②量宜因人而异，由小渐大，中病即止，不可过剂；如方后曰："强人服一钱匕，羸人服半钱匕"，"若下少病不除者，明日更服加半钱"等；

③平旦空腹服药，有利于药物及时发挥泻下作用，不会逗留于胃引起呕吐，也不会因快利而影响病人静养；④若服药后快利者，可让患者服糜粥自养，以补养正气。

[词解]

[1] 平旦：指清晨。

[提要] 论饮停胸胁的证治

[条文释义及病机分析] 本条应分为两段来理解，自"太阳中风"至"乃可攻之"为第一段。句首"太阳中风"四字，说明当有发热，汗出，头痛，恶风寒等症；下利，呕逆，是外邪引动内在水饮所致，水饮下渍于肠，可见下利，上逆于胃，可见呕逆。证属外邪引动内饮之患，为表里同病，治当先表后里，切不可先后失序，致生变证，故曰"表解者，乃可攻之"。

自"其人𣴓汗出"至"十枣汤主之"为第二段。水饮内停，变动不居，临床表现较为复杂，有些见症与太阳病相似，应注意加以鉴别。饮停胸胁，阻碍气机，气机升降不利，以致心下痞硬满，引胁下痛，为本条的主症。水饮之邪阻碍胸中气机，肺气不利，则短气；水饮逆于胃，胃失和降，则见呕逆；水饮下走肠间则见下利；水饮上干清阳之位，则见头痛；水饮外泛肌肤，影响营卫，则见微微汗出，发作有时。见症虽多，病源则一，当属有形水饮停聚胸胁，上下走窜，内外充斥所致。而攻逐水饮，必须是表邪已罢，方可攻之。"汗出不恶寒"再次强调了"表解里未和也"。治疗当攻逐水饮，方以十枣汤。

[类方类证鉴别] 本证有胸胁疼痛，心下硬满等症，与大结胸证有相似之处，应予鉴别。

辨大结胸证与十枣汤证：

大结胸证——为水热互结胸胁，故心下痛，按之石硬，甚至从心下至少腹硬满而痛不可近，伴潮热，烦渴，舌苔黄燥等热象，故有"结胸热实"之称——宜用大陷胸汤，泻热逐水破结。

十枣汤证——为水饮停聚胸胁之间，可见胁下痛，同时可伴有头痛，汗出，干呕之表现，而热象不著——宜用十枣汤，攻逐水饮。

[临证辨治要点]

主症：胸胁满痛，咳唾引痛，心下痞硬满，干呕短气，下利。或兼头痛，汗出发作有时，但不恶寒。

病机：水饮停聚胸胁，气机升降不利。

治疗：攻逐水饮——方用十枣汤。

[十枣汤方歌诀]

大戟芫花甘草平，妙将十枣共煮烹，水饮停聚气机滞，胸胁满痛心下硬。

[现代临床实际运用及其拓展] 现代临床主要用本方治疗渗出性胸膜炎、肝硬化腹水、胸腔积液、癌性胸水、重症腹水等，辨证属于水饮停聚胸胁，正气未虚或体质壮实者。药理研究发现，十枣汤具有强烈的泻下与利尿作用

[临床应用典型验案举隅] 曹颖甫医案

张某某，男，初诊二十四年四月四日。水气凌心则悸，积于胁下则胁下痛，冒于上膈则胸中胀，脉来双弦，证属饮家，兼之干呕短气，其为十枣汤证无疑。炙芫花五分，制甘遂五分，大戟五分，上研细末，分作两服。先用黑枣十枚煎烂，去渣，入药末，略煎和服。（曹甫，经方实验录［M］. 北京：学苑出版社，2008.）

二、瓜蒂散证（胸膈痰实证）

【原文第166条】 病如桂枝证，头不痛，项不强，寸脉微浮[1]，胸中痞硬，气上冲喉咽，不得息者，此为胸有寒也[2]、常吐之，宜瓜蒂散。

瓜蒂散方：瓜蒂一分（熬黄）　赤小豆一分

上二味，各别捣筛，属散已，合治之，取一钱匕，以香豉一合，用热汤七合，煮作稀糜，去滓，取汁和散，温顿服之。不吐者，少少加，得快吐乃止。诸亡血虚家，不可与瓜蒂散。

方义：瓜蒂散为涌吐剂的代表方，由瓜蒂、赤小豆、豆豉三味药物组成。方中瓜蒂味极苦，性升而有催吐之能；赤小豆味苦酸，取酸苦涌泄之功；香豉轻清宣泄，载药上行，有助涌吐之力。三药共成涌吐之峻剂。将瓜蒂和赤小豆两味等分，分别捣细和匀，每服一钱匕（约1.5~3克），用淡豆豉10克左右煎汤送服。不吐者，少少加量，以吐为度。得畅快呕吐后，立即停药，以防过量伤正。因本方力猛，凡年老体弱、孕妇、产、有出血倾向者均宜慎用或禁用。

[词解]

［1］微浮："微"，指轻度；"微浮"，即浮脉之象轻微而不甚。

［2］胸有寒："寒"，作"邪"解，此指"痰饮"。胸有寒，指胸膈有痰

食停聚。

[提要] 论胸中痰实阻滞的证治。

[条文释义及病机分析] "病如桂枝证",是指病人有发热,汗出,恶风等症,与太阳中风证相似,然其头不痛,项强,脉非寸关尺三部皆浮,而仅见寸脉微浮,则知其不是太阳表证,故仲景用一"如"字形。寸脉以候上,寸脉微浮,浮为阳脉,反映了痰实阻滞上焦之病机。痰实阻滞胸膈,气机不利,故见胸中痞硬;痰实停滞,肺气不利,痰随气逆,故见气上冲咽喉,呼吸困难;痰实阻滞上焦,使营卫之气开发不利,肌肤腠理开阖失司,故也可见发热,恶风,汗出等症。综合分析本证病机为痰实阻滞胸膈,气机不利,而有上越之势,故仲景曰"此为胸有寒也"。根据《素问·阴阳应象大论》"其高者,因而越之"的治疗原则,本证应因势利导,宜瓜蒂散涌吐胸中痰涎实邪。

[类方类证鉴别] 本证和十枣汤证均是太阳病类似证。

辨十枣汤证和瓜蒂散证:

十枣汤证——属外邪引发内饮证——以其外邪不解,有汗出,发作有时,头痛,及发热等而症而类似于太阳病,然其内有水饮为患——其治与一般太阳病迥异,须先行解表,待表解后用攻逐水饮之法以治之。

瓜蒂散证——属胸膈痰食壅塞证——以其胸中痰食阻滞,卫气不能正常宣发,于是可见有恶寒、发热、汗出等,此有类于太阳中风之桂枝证,故也为太阳病之类似证。但其证候虽有相似,然病机不同——故其治法也大相径庭。

[思索与探讨] 了解太阳病类似证的意义在于,临床上虽然有些病证有相似的临床表现,然其病因病机有别,当此之时,医者当细为审辨,不仅要看其相同之处,更重要的是在不同之处明辨其病机之别,然后因症审机,因机立法,由法而处方,且不可孟浪施治而致殆。

从上述两条可以看出,疾病表现每有相似之处,必须辨清病机方能抓住治疗之肯綮,由此也可推知,方证相对为正法,而方症相对容易致误,故不可依重。

[临证辨治要点]

主症:胸脘痞塞胀满,气上冲咽喉,呼吸急促,泛泛欲吐复不能吐,寸脉微浮。或有发热,恶风,汗出,但无头项强痛。

病机：痰实阻滞胸膈，气机不利，而有上越之势。

治疗：涌吐痰实——方用瓜蒂散。

[瓜蒂散方歌诀]

瓜蒂散方仅三味，瓜蒂赤豆和香豉。痰实阻膈气上越，胸脘痞胀呼吸急。

[现代临床实际运用及其拓展] 现代临床本方可用于涌吐痰涎、宿食以及误食毒物等病证，亦用于由于痰涎引发的多种疾病如哮喘、乳房结块、早期乳腺癌、慢性乙型肝炎、黄疸、重症肝炎，以及精神神经性疾病如神经衰弱、噫症、癫痫、精神分裂症等辨证属于痰涎阻滞上焦者。

[临床应用典型验案举隅] 邢锡波医案（摘自：邢锡波. 伤寒论临床实验录［M］. 天津：天津科学技术出版社，1984.5）

张某，男，59岁，因平素性情暴躁，更加思虑过度，经常失眠，后遂自言自语，出现精神失常状态，有时咆哮狂叫，有时摔砸杂物，嬉笑怒骂变幻无常。如此情况延续月余，家中杂物摔砸殆尽，渐至见人殴打，因此锁闭室中，不敢让其出屋，百般医疗均无效果，邀余施方，余谓古人对精神错乱的认识，谓系痰涎蒙蔽清窍。须用催吐之剂，使痰涎涌出，方能有效，遂疏瓜蒂散与之。处方：瓜蒂10克，豆豉10克，赤小豆30克，煎汤顿服。连进两剂，其间呕吐3次，毫不见效，后因房门未关乘机窜出，竟将邻人殴伤并将所有杂物尽行砸碎，其家人因此苦闷无法维持，一再请余设法治疗。余因与患者之子相知素深，遂不顾一切地与之大剂瓜蒂散，处方：苦瓜蒂21克，赤小豆30克，煎汤顿服。服后隔半小时便开始作呕，连续昼夜共20余次，尽属黏涎，自呕吐开始便不思饮食。一天后现身困顿不欲活动，困睡到第三天忽然清醒，后以豁痰通窍安神之剂，调理而愈。

三、风湿证

（一）桂枝附子汤证、白术附子汤证

【原文第174条】伤寒八九日，风湿相搏，身体疼烦[1]，不能自转侧，不呕，不渴，脉浮虚而涩者，桂枝附子汤主之。若其人大便硬，小便自利者去桂加白术汤主之。

桂枝附子汤方：桂枝四两（去皮）　附子三枚（炮，去皮，破）　生姜二两（切）　大枣十二枚（擘）

上五味、以水六升，煮取二升，去滓，分温三服。

去桂加白术汤方：附子三枚（炮，去皮，破）　白术四两　生姜三两（切）　甘草二两（炙）　大枣十二枚（擘）

上五味，以水六升，煮取二升，去滓，分温三服。初一服，其人身如痹，半日许服之、三服都尽，其人如冒状[2]，勿怪，此以附子、术，并走皮内，逐水气未得除，故使之耳。法当加桂四两，此本一方二法，以大便硬，小便自利，去桂也；以大便不便、小便不利，当加桂。附子三枚恐多也，虚弱家及产妇，宜减服之。

方义：桂枝附子汤方中桂枝辛温，外可祛风散寒，内可温经通阳，通达气血；附子重用至三枚，温经扶阳，散寒逐湿而止痛，又能助卫阳以固表；生姜、甘草、大枣辛甘发散，而调和营卫，助正托邪，使风湿之邪得以从外面解。全方合用，使正气实而风湿之邪不能留着。白术附子汤主要针对风去湿存，阳气已通，而脾虚不运、病偏于里的大便硬、小便自利者，桂枝虽能温中健脾，但其性发散，易耗散阳气，故不宜再用，而改用白术。白术为脾家之主药，可健脾燥湿止泻，与附子同用，并走皮内，更能增强本方的祛逐寒湿之力。

以上两方附子都用三枚，方后云："分温三服。初一服，其人身如痹，半日许复服之，三服都尽，其人如冒状"，即服药后见到周身麻木不仁或疼痛加剧，昏冒不爽，这是体内正气得药力之助与留着肌表的邪气相争所致，是正气来复抗邪，邪欲去而未去的反映，而不是病情恶化，故曰"勿怪"。但大剂量附子服后药性发作时也会出现瞑眩现象，故也要注意防止附子用量过大引起的毒性反应。

本条桂枝附子汤与第 22 条之桂枝去芍药加附子汤，药味完全一致，仅因桂枝、附子用量不同，而主治各异。彼为风寒表虚证兼胸满、恶寒、脉微，故用桂枝汤去芍药，以治表虚兼胸满，方中桂枝三两，另加熟附子一枚以温经复阳而治脉微、恶寒。此为风寒湿邪留着肌肉，疼痛不得屈伸，故须加重桂枝通阳化气以祛风，重用熟附子三枚，温经逐寒湿而止痛。

[**词解**]

[1] 身体疼烦：烦，剧也。身体疼烦，指全身疼痛剧烈难忍。

[2] 如冒状：冒，眩冒。谓患者服药后自觉头部昏晕、眩冒。

[**提要**] 论风寒湿邪痹着于肌表的证治。

[**条文释义及病机分析**] 文中"伤寒八九日……桂枝附子汤主之"，论肌

表受邪不仅只有风寒之邪，湿邪亦可伤及肌表。风寒湿邪三邪杂至痹着于肌表，阻滞营卫，气血不利，故其人身体剧烈疼痛，转侧艰难。"不呕"为无少阳证，"不渴"为无阳明证。脉浮为病偏于表，虚则阳气不足，涩为邪气阻滞，气血流行不畅。从本条最后一句"若其人大便硬，小便自利者"看，本证还当有湿邪困脾，脾阳不足，运化失司所引起的大便溏，小便不利的症状。由上可知，痹证初起可见到身体疼痛、脉浮，与太阳表证有类似之处，但太阳病虽有身痛，一般不重，亦不致难以转侧，脉不会出现虚涩之象，临床当注意鉴别。本证之治疗，宜祛风散寒、除湿止痛，方用桂枝附子汤。

"若其人大便硬……去桂加白术汤主之"，说明患者在外的阳气尚可宣通，而湿邪较甚，膀胱气化功能尚属正常，而脾虚不运，不能正常转输津液，津液不能还于大肠。故于桂枝附子汤中去走表化气之桂枝，加健脾燥湿之白术，因名桂枝附子去桂加白术汤，《金匮要略》中称本方为白术附子汤。

[临证辨治要点]

主症：身体烦疼，难以转侧。

病机：风寒湿邪相搏，气血运行不畅。

治疗：祛风散寒，除湿止痛。——方药：①桂枝附子汤（桂枝、炮附子、生姜、大枣、甘草）；②白术附子汤（白术、炮附子、生姜、大枣、甘草）。

[桂枝附子汤歌诀]

三姜二草附枚三，四桂同投祛风寒，大枣方中十二枚，除湿止痛此方验。

[白术附子汤歌诀]

大便若硬小便通，风湿相搏体烦痛，即用前方须去桂，术加四两有神功。

[现代临床实际运用及其拓展] 桂枝附子汤与白术附子汤，现代临床大多用于类风湿关节炎、肩周炎、坐骨神经痛、腰腿痛、产后痹痛、多发性神经炎、糖尿病性神经病变等疾病，前方以风寒湿邪留着肌肤及关节并以风邪为甚者；后者则以湿邪偏胜为宜。并可用于心绞痛、心肌炎、低血压、心动过缓等心血管疾病；喉炎、支气管炎、喘咳等呼吸系统疾病；肝炎、泄泻、呕吐、腹痛、胃痛等消化系统疾病；亦有治疗甲状腺功能减退症、寒疝、阳痿、早泄等病症的报道。

现代药理研究表明，桂枝附子汤具有良好的抗炎作用、明显的镇痛作用和一定的免疫调节作用，能改善慢性痛风性关节炎的关节肿胀、功能障碍，减少受累关节。需要注意附子有毒，《中华人民共和国药典》规定附子用量应在15克以内，宜先煎0.5~1小时，至口尝无麻辣感为度，若因炮制、配伍不当，或因煎煮时间不够，或超量使用，均可引起中毒，文中"如冒状"也可能与此有关，临床使用要格外慎重。

[临床应用典型验案举隅] 程祖培医案

黄某，女，24岁。下肢关节疼痛已年余，曾经中西医治疗，效果不显。现关节疼痛，尤以右膝关节为甚，伸屈痛剧，行走困难，遇阴雨天则疼痛难忍。胃纳尚好，大便时结时溏，面色㿠白，苔白润滑。脉弦紧，重按无力。诊为寒湿痹证。处方：桂枝尖一两，炮附子八钱，生姜六钱，炙甘草四钱，大枣四枚，三剂。复诊，服药后痛减半，精神、食欲转佳。处方：桂枝尖一两，炮附子一两，生姜八钱，炙甘草六钱，大枣六枚，连服十剂，疼痛完全消失。（毛海云．程祖培医案［J］．广东医学，1964，(6)：40．）

（二）甘草附子汤证

【原文第175条】风湿相搏，骨节疼烦，掣痛不得屈伸，近之则痛剧，汗出短气，小便不利，恶风不欲去衣，或身微肿者，甘草附子汤主之。

甘草附子汤方：甘草二两（炙）　附子二枚（炮，去皮，破）　白术二两　桂枝四两（去皮）

上四味，以水六升，煮取三升，去滓，温服一升，日三服。初服得微汗则解。能食，汗止复烦者，将服五合，恐一升多者，宜服六七合为始。

[方义] 甘草附子汤由桂枝附子汤去姜枣加白术而成。方中附子辛热以温经助阳，祛逐寒湿，散寒定痛，本方中附子由桂枝附子汤中的三枚改为二枚，因前证病邪偏于表，宜于速去，故用量宜大，而本证病邪偏于里，病情较重，难以速去，故减附子用量，意在缓攻。白术苦温以健脾燥湿，与附子配伍更能逐湿宣痹；桂枝辛温，与附子、白术同用，既能通阳化气、固表止汗，又能祛风除湿、温通经络。甘草之甘缓，调和诸药，并能补益中焦，有助于扶正祛邪，并有缓图治之之义。全方四药共享，使寒湿得去，疼痛自止；卫气得固，恶风汗出消失；气化通行，小便不利、短气、身肿悉除。

[词解]

［1］掣痛：疼痛而有牵引拘急之感。

［2］近之：近，作动词，意为触、按。

[提要] 论风寒湿邪痹着于关节筋骨的证治。

[条文释义及病机分析] 本条承接前条讨论风湿病证治，虽病机与前条相

似，但本条的症状更加严重，正气虚甚，邪气较重，风寒湿邪则更易伤及关节、筋骨。寒性凝滞、主收引，则气血凝滞不行，经脉不得畅通，故疼痛非常严重；湿邪黏滞，留着关节不行，而筋脉附着于关节，寒湿相搏，脉拘挛，故骨节疼痛剧烈，牵引拘急，屈伸困难，触摸之更痛；风胜于肌表，营卫不和，卫附固，故其人汗出；汗出肌疏，不胜风袭，故恶风不欲去衣；湿邪内阻，三焦气化不利，上则呼短气，下则小便不利；湿邪溢于肌肤，则可见全身微肿。治用温经散寒，祛湿止痛之甘草附子汤。

[类方类证鉴别] 本证与上条同为风寒湿邪侵袭人体引起的痹证，均有恶风、汗出、身疼痛等症状。但：

上条风湿之邪主要侵犯肌表——病变部位重在肌肉——以身体疼痛，沉重，难以转侧为主——病情相对较轻；

本证风湿之邪主要侵犯关节——病变部位重在关节和筋骨——以关节疼痛，牵引拘急，屈伸困难，并见短气，身肿等症为主——病情相对较重。

[临证辨治要点]

病机：风寒湿邪相搏结于关节。

主症：骨节疼痛剧烈，屈伸困难，小便不利。

治疗：温阳散寒，除湿止痛——方药：甘草附子汤（甘草、炮附子、白术、桂枝）。

[甘草附子汤歌诀]

甘草附子术桂枝，温阳散寒除风湿。骨节难伸剧疼痛，甘草和中旨缓行。

[现代临床实际运用及其拓展] 甘草汤加减，临床可用于治疗肩周炎、急慢性风湿性关节炎、强直性脊柱炎、坐骨神经痛、风湿性心脏病等疾病。现代药理研究表明，甘草附子汤有抗炎、镇痛和免疫调节作用，可降低脂质过氧化，恢复抗氧化酶活性，抑制致炎因子一氧化氮的合成等，并对胶原免疫性关节炎小鼠腹腔巨噬细胞和关节的诱导性一氧化氮合酶表达具有抑制作用，对局部的骨侵蚀和骨破坏有防护作用。

[临床应用典型验案举隅] 范中林医案

汤某，女，37岁。1964年自觉经常头晕，乏力，周身关节疼痛。1965年10月30日晚，突觉肢体沉重疼痛，不能转侧，手不能握物，足不能移步，衣食住行均需他人料理，次日急送某医院。诊断为"风湿"。初诊：全身关节剧痛似鸡啄，游窜不定。头晕，耳鸣，四肢不温，畏寒恶风，口干少津，不欲饮。舌质偏淡，舌体胖大，边缘有齿痕，苔薄白，寸关脉浮虚，尺微沉。此为风寒湿邪郁久成痹，法宜温经逐寒，除湿止痛，以甘草附子汤加味主之，处方：炙甘草30克，制附子60克（久煎），白术12克，桂枝18克，生姜30克。2剂。附片先煎一个半小时，再加其他味药同煎药半小时，日三服，忌食生冷。上方服2剂后，关节疼痛减轻，稍可转侧行动，于前方中加麻黄、辽细辛，以增强祛风散寒、开闭止痛之效，续进5剂。再诊关节疼痛及全身窜痛逐减，头晕、耳鸣、畏寒恶风亦明显好转。上方加茯苓以渗湿，续服5剂。又诊：全身活动已较自如，精神好转，但腰腿尚觉疼痛、重着。今虽见初效，毕竟一时难收全功。须培补脾肾，通窍除湿，以清余邪，以理中丸加味善后，连服3个月，基本痊愈。（范中林医案整理小组．范中林六经辨证医案选［M］．沈阳：辽宁科学技术出版社，1984．）

第五节　太阳病欲解时

〖原文第9条〗太阳病欲解时[1]，从巳至未上[2]。

[词解]

［1］解时：指有利于病邪解除的时机。

［2］巳至未上：指巳、午、未三个时辰，即9时至15时这段时间。

[提要] 根据天人相应的理论，探测太阳病欲解的有利时间。

[条文释义及病机分析] 人与自然息息相关，天之六淫能够伤人致病，但一年、一季、一天的阴阳盛衰序变，亦能助人之正气抗邪外出。《素问·生气通天论》云："阳气者，一日而主外，平旦人气生，日中而阳气隆，日西而阳气已虚，气门乃闭。"人体之阳，若天与日，天阳之气与日之升降，而有盛衰，人亦应之。巳午未时阳气最旺，天人相应，人体得天时阳气之助，则风寒之邪易散，有利于太阳病之解除。

太阳病欲解时，不能简单理解，应考虑以下几个方面：

①一是邪轻病不重者，此时得自然界隆盛阳气之助，病邪有可能不药而愈；

②病者或已服用对证方药，病邪未能解除，待到欲解时辰，借助外界阳气，药力正气合力，而易于驱邪病愈；

③病证较轻，用药之后，尚有微邪，则正气假以天时，而阴阳自和，邪

去病愈。其中能否利用这一有利时机，及时施以正确有效治疗，十分关键。

太阳病解，虽与阳气盛衰有关，但起决定作用者，还是在于人体内部因素，即病者本身之正气是否充实，有无痼疾与兼夹证等。同时亦要顾及外部因素，如是否重复感邪，或调护是否得当等。因而对此条所言"欲解"，不可一概而论之。

附：备考原文

〖原文第30条〗问曰：证象阳旦，按法治之而增剧，厥逆，咽中干，两胫拘急而谵语。师曰：言夜半手足当温，两脚当伸，后如师言，何以知此？答曰：寸口脉浮而大，浮为风，大为虚，风则生微热，虚则两胫挛，病形象桂枝，因加附子参其间，增桂令汗出，附子温经，亡阳故也。厥逆咽中干，烦躁，阳明内结，谵语烦乱，更饮甘草干姜汤，夜半阳气还，两足当热，胫尚微拘急，重与芍药甘草汤，尔乃胫伸，以承气汤微溏，则止其谵语，故知病可愈。

〖原文第105条〗伤寒十三日，过经谵语者，以有热也，当以汤下之。若小便利者，大便当硬，而反下利，脉调和者，知医以丸药下之，非其治也。若自下利者，脉当微厥，今反和者，此为内实也，调胃承气汤主之。

〖原文第108条〗伤寒，腹满谵语，寸口脉浮而紧，此肝乘脾也，名曰纵，刺期门。

〖原文第109条〗伤寒发热，啬啬恶寒，大渴欲饮水，其腹必满，自汗出，小便利，其病欲解，此肝乘肺也，名曰横，刺期门。

〖原文第121条〗太阳病吐之，但太阳病当恶寒，今反不恶寒，不欲近衣，此为吐之内烦也。

〖原文第123条〗太阳病，过经十余日，心下温温欲吐，而胸中痛，大便反溏，腹微满、郁郁微烦。先此时自极吐下者，与调胃承气汤。若不尔者，不可与。但欲呕，胸中痛，微溏者，此非柴胡汤证，以呕故知极吐下也，调胃承气汤。

〖原文第139条〗太阳病，二三日，不能卧，但欲起，心下必结，脉微弱者，此本有寒分也。反下之，若利止，必作结胸；未止者，四日复下之，此作协热利也。

〖原文第140条〗太阳病，下之，其脉促，不结胸者，此为欲解也。脉浮者，必结胸。脉紧者，必咽痛。脉弦者，必两胁拘急。脉细数者，头痛未止。脉沉紧者，必欲呕。脉沉滑者，协热利。脉浮滑者，必下血。

【原文第141条】病在阳，应以汗解之，反以冷水潠之，若灌之，其热被劫不得去，弥更益烦，肉上粟起，意欲饮水，反不渴者，服文蛤散；若不差者，与五苓散。

文蛤散方：文蛤五两

上一味为散，以沸汤和一方寸匕服，汤用五合。

……身热，皮粟不解，欲引衣自覆，若以水潠之，洗之，益令热劫不得出，当汗而不汗则烦。假令汗出已，腹中痛，与芍药三两，如上法。

〖原文第153条〗太阳病，医发汗，遂发热恶寒，因复下之，心下痞，表里俱虚，阴阳气并竭，无阳则阴独，复加烧针，因胸烦，面色青黄，肤𥆧者，难治；今色微黄，手足温者，易愈。

〖原文第160条〗伤寒吐下后，发汗，虚烦，脉甚微，八九日心下痞硬，胁下痛，气上冲咽喉，眩冒，经脉动惕者，久而成痿。

伤寒论导读

阳明篇

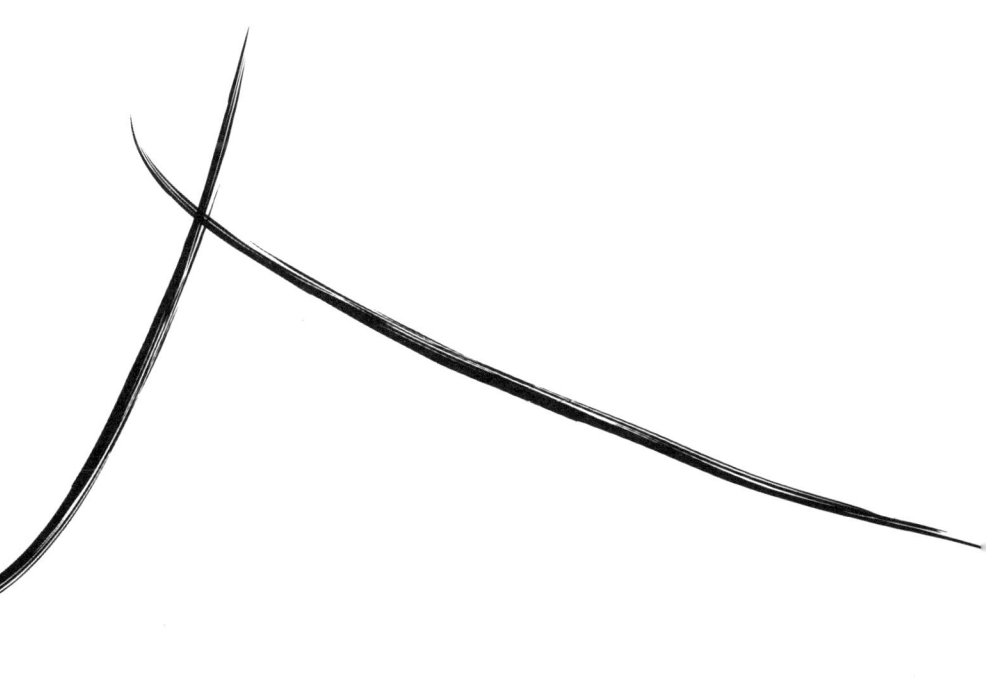

第二章 辨阳明病脉证并治

概 说

一、阳明病的脏腑经络基础

阳明经 { 手阳明大肠经——主传导糟粕
足阳明胃经——主收纳、腐熟水谷

> 胃为水谷之海，阳明为多气多血之经，病入阳明，易于化热化燥，多见正盛邪实之证

阳明与太阴互为表里——阳明清下太过，易损伤脾阳，可使病情向太阴转化：

太阴经 { 手太阴肺——肺气肃降，通调水道，有助于大肠传导。
足太阴脾——主运化升清，喜燥而恶湿，与胃相配，既相互制约，又彼此促进，共同完成水谷的消化、吸收和输布。

> 太阴病若过用温燥之剂，或寒湿郁久化热亦可转属阳明。

二、阳明病的性质

阳明病是外感病过程中，阳气亢旺，邪热亢盛的阶段，此阶段，病人的表证已罢，而里热炽盛之极，出现身壮热，大汗出，不怕冷，反怕热，脉洪大等脉证。

古人对阳明的解释是"两阳合明"，也就是太阳病、少阳病进一步发展，导致阳热亢极之意。

阳明病病理机制，主要是"胃家实"，"胃家"是泛指肠胃而言。"实"，即邪盛而言，并非专指有形实滞。凡外感病邪传入手足阳明肠胃二经，必阳气旺盛，容易化热化燥，成为邪热亢盛的热证、实证。

三、阳明病的成因：

由于感受的病邪较重，虽经过发汗解表，未能逐邪外出，依然入里化热；患者属阳气亢旺体质，感受外邪，最易入里化热；由于误治伤津，或过用辛温发汗，汗出太多；或过早攻下，耗伤阴津，促使阳气转盛。

"阳明居中主土，万物所归"——说明阳明病的来路是多方面的。

1. 三阳经之病邪向里发展可成阳明病：

（1）太阳病失治、误治，耗伤津液，胃中干燥——太阳阳明

（2）少阳病误用发汗、利小便等法，致津伤化燥——少阳阳明

（3）燥热之邪直犯阳明——正阳阳明

2. 三阴经病，当正气恢复，阳胜阴退，也有转为阳明病的可能——三阴中以太阴病转为阳明者为最多见——太阴病之下利腹满，小便不利等证，如得脾阳恢复，湿邪化燥，以致大便转硬，邪热转胜，就可转为阳明病——"实则阳明，虚则太阴"

四、阳明病的主要证型及主要临床表现：

（一）**经证**——邪热亢盛，充斥全身，而肠中无燥屎阻塞——证见身大热，不恶寒，反恶热，大汗出，烦渴，目赤鼻干，脉洪大。

（二）**腑证**——燥热之邪与肠中糟粕相搏结而成燥屎，影响腑气通降——证见潮热、谵语，腹满硬痛或绕脐疼痛，大便秘结，手足濈然汗出，脉沉实有力，舌苔黄燥，或焦裂起刺等。

病邪侵及阳明，多从燥化，其症候以胃肠之燥、热、实为特点，即所谓"胃家实"是也。

（三）**热扰胸膈证**——太阳表证以罢，邪热内绕胸膈——证见心中懊恼不得眠——邪热较轻，但已涉及阳明。

（四）**脾约证**——脾液不足以润肠燥，糟粕自结——大便硬，燥结如栗。

（五）**湿热发黄证**——阳明病热邪不解，与太阴脾湿相合，湿热熏蒸，影响肝胆疏泄，胆汁外溢——证见湿热发黄，小便不利等证。

五、阳明病的治则：

1. 经证——清法——白虎汤之类；

2. **腑证**——下法——承气汤之类；

3. **邪热内绕，郁于胸膈**——清宣郁热——栀豉汤之类；

4. **津伤便燥**——润下或导法——麻子仁丸、猪胆汁；

5. **湿热熏蒸发黄**——清热利湿——茵陈蒿汤；

> 以清下湿热，保存津液为要，不可妄用发汗、利小便等法。

第一节 阳明病辨证纲要

一、阳明病提纲

〖原文第180条〗阳明之为病，胃家实是也。

[提要] 阳明病的提纲。

[条文释义及病机分析] 阳明病是由胃家的实证所形成的。

所谓"胃家"——包括胃与大肠（《灵枢·本输》云：大肠、小肠皆属于胃）

所谓"实"——邪气盛为之实，即"邪气盛则实"

> 阳明主燥，病邪深入阳明，化热化燥，胃肠燥热亢盛，病变以里热实证为特征。

里湿热证 { *燥热之邪与肠中糟粕相搏结，形成燥屎，阻于肠道——证见潮热谵语，腹满硬结，大便秘结。
*燥热未与有形实滞相结，而充斥于全身——表现为大热、大汗、脉洪大、大烦渴。

> 此乃邪热内盛，胃肠功能失职所导致的一系列病变——"胃家实"揭示了阳明病"里""实""热"的病机本质，故为阳明病提纲。

[医论择要] *余无言就"实"而论曰"食物积滞而实者实也，热邪积滞而实者，亦实也。食物积滞者承气证，热邪积滞而实者白虎证。"

*张虚谷云："胃家者，统阳明经腑而言也，实者受邪之谓"。

[思索与探讨] 本条既明确了阳明病的病位在胃肠，又突出论证了阳明病的病变性质在于"实"，此乃阳明病辨证的焦点，又是阳明病论治的关键，故称其为阳明病的辨证提纲。然所谓六经病的提纲证，只是提契一经病的辨证纲领和要点，并非对所有病证的包容。具体而言，阳明病虽以燥热实证为主

但脏腑功能既有太过，亦有不及；阳明感邪既有燥热，又有寒湿。因此，阳明胃肠诸病，亦有胃肠虚冷及阳明中寒者。不能因本条（阳明病提纲），而抛弃、否定阳明病之属寒湿、虚冷及中寒者。

〖原文第182条〗问曰：阳明病外证云何？答曰：身热，汗自出，不恶寒，反恶热也。

[提要] 阳明病的外证。

[词解] "外证"——表现在外的证候。

[条文释义及病机分析] 阳明病属里热实证，其反映在外的证候叫"外证"，即所谓有诸内必形诸外之意。阳明病因里热炽盛，蒸腾于外，故见身热。热邪太盛，迫津外泄，故汗自出。不恶寒，是无太阳表证。反恶热，言其里热亢盛，病者有恶热之感。恶热而下一"反"字，说明其与太阳中风表虚证身热汗出恶风寒者不同。本条胃家实是病根，身热汗出，不恶寒反恶热是外证，充分反映出阳明病的本质。无论阳明热证，或阳明实证，都必然具有这些证候。但一般而言，阳明热证热势较高，汗出较多；阳明实证热势往往不高，汗出亦较少，或手足濈然汗出。

身热汗出是太阳病、阳明病所共有之证，鉴别的方法，唯在恶寒与恶热。其次，则太阳脉浮，阳明热病之脉多洪大，实证之脉多沉实，如此而已。

阳明病为里实热证 ｛ 里热炽盛，蒸腾于外→身热盛迫津外泄→汗自出
　　　　　　——阳热之邪加于阴（津液）谓之汗
　　　　　　邪热内传，表证已尽→不恶寒（有一分恶寒便有一分表证）里热亢盛→病者有恶热之感。

辨身热、自汗 ｛ 太阳中风 ｛ 翕翕发热——热在体表　多伴恶风，
　　　　　　　　　　　　　渐渐自汗——汗出不多　脉浮
　　　　　　　阳明病 ｛ 大汗淋淋——出汗较多　多有恶寒，
　　　　　　　　　　　蒸蒸发热——热从内蒸　脉洪大

二、辨阳明病的病因病机

〖原文第179条〗问曰：病有太阳阳明，有正阳阳明，有少阳阳明。何谓也？答曰：太阳阳明者脾约[1]是也；正阳阳明者，胃家实是也；少阳阳明者，发汗利小便已胃中燥烦实，大便难是也。

[词解]

[1] 脾约：脾之转输功能为胃热所约束，不能为胃行其津液，而肠燥津伤，以致便秘。

[提要] 本条主要论述阳明病的成因

[条文释义及病机分析] 第179条论述阳明病的成因主要有三：

①太阳病汗不得法，或误用吐、下，或妄利小便，致使津液损伤，邪入阳明化燥化热，约束脾之转输功能，使其不能为胃行其津液，津液不能还入胃肠，而致大便秘结——形成脾约，称为"太阳阳明"；

②外邪直犯阳明，化热成燥——而形成阳明腑实证，称为"正阳阳明"；

③少阳病误用汗、吐、下诸法，损伤津液，少阳之邪由热化燥入于阳明——形成胃中燥热实证，而见大便难，称为"少阳阳明"。

〖原文第181条〗问曰：何缘得阳明病？答曰：太阳病，若发汗，若下，若利小便，此亡津液，胃中干燥，因转属阳明。不更衣[2]，内实，大便难者，此名阳明也。

[词解]

[2] 不更衣：即不大便之婉辞。成无己云："古人登厕必更衣，不更衣者，通为不大便。"

[提要] 本条主要论述太阳病误治伤津转属阳明的机理。

[条文释义及病机分析] 发汗本为太阳病正治之法，若汗不得法或汗出太过，或者太阳病误用泻下、利小便等法治疗，均可导致津液损伤，胃中津液亏损而燥热内盛，则形成阳明病。然由于燥热与津伤的轻重程度不同及病机差异，可有"不更衣"（脾约证）、"内实"（胃家实）及"大便难"三种证候。第179条言"脾约""胃家实""大便难"分别来自太阳、阳明、少阳病之误治，本条则言太阳病误治可成"不更衣"内实"大便难"三种证候，两条属互文见义之文法，当参合印证。其真正的含义是：就成因来看，有从太阳、少阳（或三阴）而来者，也有燥热直犯阳明而本经自发者；就证候来说，不论成因如何，均有形成脾约、或胃家实、或大便难之可能。临证当把握经旨，正确辨证论治。

〖原文第185条〗本太阳初得病时，发其汗，汗先出不彻，因转属阳明也。伤寒发然无汗，呕不能食，而反汗出濈濈然[3]者，是转属阳明也。

[词解]

［3］汗出浆（jī）然：浆，水外流；形容汗出连绵不断。

[提要] 本条继论太阳病转属阳明病的原因。

[条文释义及病机分析] 第185条继论太阳病转属阳明病的原因有二：

一是太阳病初起，虽用汗法治疗，但发汗不当，病邪不除，致邪气入里化热而转属阳明。

二是伤寒发热无汗，本为太阳表证，如患者胃阳素盛或素蕴内热，则易使表邪化热入里而转属阳明，若见呕不能食，则提示邪已入里化热，为胃热气逆之证；如证由无汗而转为汗出连绵不断，则提示表寒全部入里化热，是病已转属阳明的明证。

〖原文第188条〗 伤寒转系阳明者，其人浆然微汗出也。

[提要] 论阳明病的成因及邪入阳明的证候表现。

[条文释义及病机分析] 第188条论伤寒初传阳明的症状表现。转系与转属不同，转属指传经而言，转系有并病之意。太阳伤寒证见无汗，阳明里热证见汗出浆然，若太阳之邪初传阳明，里热虽成但未炽盛，故证虽见浆然汗出，但仅是微汗而非大汗。汗出虽微，却连绵不断，这是转系阳明病的特征之一。本条只提一症，言简意赅，意在提示一见浆然汗出，说明已现阳明之兆，即应见微知著，提早防治。

阳明病除上述成因外，还可由三阴病转属而来，如第187条即是由太阴转属阳明之证。

[思索与探讨] 第179条论述太阳病误治形成脾约，少阳病误治形成大便难，阳明本经自病形成胃家实，此乃举例说明阳明病的不同来路及病邪转属阳明后的各种表现，属于互文见义之法，宜活看而不可拘泥。其总的含义是，阳明之来路有三，而其表现形式也有三。然不论其来路如何，均有形成脾约、胃家实、大便难之可能。而第180条则论述了太阳病误治后可形成"不更衣"、内实、"大便难"三种证候，此则属于一隅三反之笔法。两条互相发明，以见阳明来路与变化之类型。

综合以上三条，可见阳明病的成因，有发汗太过，耗伤津液而邪气入里者；有发汗不彻、邪气不除而入里化热者；亦有病人素体阳盛，外邪入里从阳化热成燥者。成因虽有不同，但皆可形成阳明病。

三、阳明病脉证

〖原文第 182 条〗问曰：阳明病外证云何？答曰：身热，汗自出，不恶寒，反恶热也。

[提要] 本条论阳明病的外证

[条文释义及病机分析] 阳明病多属里热实证，其反映于外的证候，叫作"外证"。阳明病因里热亢盛，蒸腾于外，故见身热，可表现为身大热，发热，或见蒸蒸发热，或见日晡所发潮热等。热盛迫津外泄，故汗自出，可表现为大汗出，或是身濈然汗出，或是手足染染汗出，或是手足濈然汗出等。因邪热炽盛，充斥内外，故不恶寒反恶热。本条论及的阳明病外证，为阳明热证与实证所共有，也是阳明病所特有的辨证要点。

〖原文第 183 条〗问曰：病有得之一日，不发热而恶寒者，何也？答曰：虽得之一日，恶寒将自罢，即自汗出而恶热也。

[提要] 本条论阳明经表初感外邪的见症及转归。

[条文释义及病机分析] 第 182 条言阳明病发热特点为"不恶寒，反恶热"，此乃阳明里热、里实已成的表现。但在阳明病的发病过程中，也有初起恶寒者，多见于阳明本经自发的病证。阳明初感外邪，阳气内郁，而阳明经气又未能及时伸展，故也可见恶寒，然阳明为多气多血之经，且阳明主燥，其阳气隆盛，因此邪入阳明，极易从阳化热化燥，而成里热实证，故即使有恶寒，也程度较轻，时间短暂，往往得之一日，恶寒即自罢，随后转为自汗出而恶热，此为阳明病恶寒之特点，有别于太阳病恶寒。

阳明病外证特点——不恶寒反恶热；

阳明病初得之——恶寒而不发热——乃阳明初感外邪，经气被遏，阳气郁而不伸所致。其恶寒程度较轻，且时间短暂，很快就会因邪热内炽而见身热汗自出，不恶寒反恶热之阳明本证。

*辨恶寒 { 太阳病——恶寒较重，伴头项强痛——脉浮
阳明病 { 恶寒较轻，为时短暂，迅即身热汗出，
不恶寒反恶热——脉沉。

〖原文第 184 条〗问曰：恶寒何故自罢？答曰：阳明居中，主土也，万物所归，无所复传，始虽恶寒，二日自止此为阳明病也。

[提要] 本条接论阳明病恶寒"一日自罢"的机理。

[条文释义及病机分析] 阳明胃居中焦，就其生理而言，具有土德之性，既能长养万物，也是万物归宿。从病理而言，阳明以燥为本，诸经病邪，无论表里寒热，只要并入阳明，则必从热从燥而化，因燥成实，好像五行之土，既能生长万物，又是万物的归宿，故云"万物所归"。一旦邪气从热从燥而化，进而成实，实则秘固，复得通畅则生，止于秘固则死，又怎能传至他经？故言"无所复传"。阳明受邪之初，邪尚在经，阳气被遏，温煦失司，故始见恶寒，继则邪归于胃腑，从热化燥，燥热内盛，故恶寒必自罢，而见不恶寒反恶热，这就是阳明病的特征，也是阳明病"始虽恶寒，二日自止"的原因。

〖原文第186条〗伤寒三日，阳明脉大。

[提要] 阳明病的主脉

[条文释义及病机分析]

阳明 { 就生理而言——阳明为多气多血之经，邪入阳明易化燥成实。
       就病理而言——阳明病为表里俱热之证。 }

> 热盛于里，鼓动于外，故脉应之而大

至于伤寒三日，乃约略之数，不必机械理解。《医宗金鉴》云"伤寒一日太阳，二日阳明，三日少阳，乃《内经》传经之次第，非必以日数拘也。此云三日阳明脉大者，谓不兼太阳阳明之浮大，亦不兼少阳阳明之弦大，而正现正阳阳明之大脉也。盖由去表传里，邪热入胃，而成内实之证，故其脉象程如此者"。

[思索与探讨] 对阳明为"万物所归，无所复传"之说，应当活看。所谓"万物所归"是言阳明主土，以燥为本，则表里寒热之邪，一入阳明，因其燥气偏胜，多从燥从热而化成为阳明热证或阳明实证。"无所复传"是说阳明燥热形成之后，腑气不通，不用下法，则实邪始终不除的病理趋势，而非泛论阳明病概不传变。

第二节 阳明病本证

一、阳明病热证

(一) 栀子豉汤证

【原文第221条】阳明病，脉浮而紧，咽燥口苦，腹满而喘，发热汗出，

第二章
辨阳明病脉证并治

不恶寒反恶热,身重。若发汗则躁,心愦愦[1]反谵语。若加温针,必怵惕[2]烦躁不得眠。若下之,则胃中空虚,客气动膈,心中懊憹,舌上苔[3]者,栀子豉汤主之。

[方义]见"辨太阳病脉证并治"篇

[词解]

[1]心愦愦:(kuì 溃),糊涂,昏乱。心愦愦,即形容心中烦乱不安之状。

[2]怵惕:怵(chù 触),害怕,恐惧。怵惕,即恐惧不安之状。

[3]舌上苔:指舌上有黄白薄腻苔垢。

[提要]第221条论阳明热证误治后的变证及下后热扰胸膈的证治。

[条文释义及病机分析]本条可分作两段理解:

第一段:"阳明病……身重",说明阳明病的原有证候。阳明病以脉大为主脉。此言浮紧,为阳明脉象之变例。盖里热炽盛,充斥内外,则脉按之而浮;燥热亢盛,正邪相搏,则脉显紧象。阳明热炽,津液损伤,故咽燥口苦;热邪内壅,气机阻滞,肺气上逆,故腹满而喘;热盛伤气,气机不利,因而身重。其发热汗出,不恶寒,反恶热,是阳明外证,为阳明内热炽盛迫津外泄之故,治宜辛寒清热。可选白虎汤之类。

第二段:"若发汗……栀子豉汤主之",说明误治后热扰胸膈的证治。阳明病脉浮紧,属里热实证,切不可误作伤寒而妄用发汗。若妄用辛温发汗,则津液愈伤,里热愈炽。热扰心神则躁,心中愦愦然烦乱不安,更兼谵言乱语;若因脉浮紧身重,误认寒湿为患,而施以温针,强发其汗,是以火热,内劫心神,故有惊恐不安、烦躁不得眠等证。若认腹满为燥实,而轻率攻下,则下后胃中空虚,胃肠伤损,而邪热犹存。热邪乘虚扰于胸膈,则必心烦懊憹,舌上生苔,或黄或白,或黄白相间,治宜栀子豉汤清宣胸膈郁热。

【原文第228条】阳明病,下之,其外有热,手足温,不结胸,心中懊憹,饥不能食[1],但头汗出者,栀子豉汤主之。

[词解]

[1]饥不能食:言懊憹之甚,似饥非饥,心中嘈杂似饥,而又不能进食。

[提要]论阳明病下后,余热留扰胸膈的证治。

[条文释义及病机分析]阳明病,若腑实已成,自当攻下,下后燥屎去,邪热外泄,其病可愈。此条言阳明病,热邪散漫,腑未成实,而下之过早;

或腑实已成，下之燥实虽去，而余热尚存，致使邪热乘机入里，郁于胸膈而成栀子豉汤证。其外有热，手足温，是下后无形邪热未尽，散漫于表之故。太阴病表证有手足温，此因外有热，故属于阳明。心中懊憹，乃邪热内扰，心中烦乱之状。胸膈毗邻胃脘，热既炎上，胃脘亦受其扰，故胃脘嘈杂，似饥非饥。邪热郁于胸膈，难以消谷，则不能进食。邪热蒸腾于上，不能全身作汗，故但头汗出。因下后邪热未与胸中水饮相结，纯属阳明余热内留，并无心下痛、按之石硬等征象，故曰"不结胸"。病之重点为上焦胸膈间留有郁热，故用栀子豉汤，以清解邪热，宣郁除烦。

阳明病篇栀子豉汤证，须与太阳病篇辨证中栀子豉汤证诸条互参。两者虽病因来路不同，但表现基本一致，热郁胸膈的病机亦同，据机设法，故治法一致。

[思索与探讨] 太阳篇之栀子豉汤证，因太阳病误用汗、吐、下诸法，郁热内扰而成；此则由阳明误用下法所致。尽管来路不同，但病机相同，症状表现一致，故均以栀子豉汤治之。

[临证辨治要点]

主证：虚烦不得眠，心中懊憹，饥不能食，但头汗出，舌上苔薄黄或黄白相间。

病机：热扰胸膈。

治疗：清宣余热——方用栀子豉汤。

[栀子豉汤方歌诀]

栀子豉汤药两味，烦恼难眠胸窒宜。豆豉四合栀十四，先栀后豉煎法奇。

(二) 白虎汤证

【原文第176条】伤寒脉浮滑，此以表有热，里有寒[1]，白虎汤主之。

白虎汤方：知母六两　石膏一斤（碎）　甘草二两（炙）　粳米六合

上四味，以水一斗，煮米熟汤成，去滓，温服一升，日三服。

臣亿等谨按：前篇云，热结在里，表里俱热者，白虎汤主之。又云其表不解，不可与白虎渴。此云脉浮滑，表有热，里有寒者，必表里之差矣。又阳明一证云：脉浮尺，表热里寒，四逆汤主之；又少阴一证云，表寒外热，通脉四逆汤主之，以此表里自差，明矣。《千金翼》云白虎汤，非也。

[方义] 白虎汤由石膏、知母、炙甘草、粳米四药组成。方中石膏辛甘大寒，功擅清热；知母苦寒而润，长于泄火滋燥；石膏、知母相伍，以清阳明

独盛之热而保胃津。炙甘草、粳米，益气和中，一则气足则津生，再则可免寒凉伤胃之弊。四药相合，共成辛寒清热之重剂。方名白虎，取金气肃清之意。

[词解]

[1] 表有热，里有寒：据宋·林亿等按语，此处当作表里热解为是。

[提要] 本条举脉略症，论阳明病邪热炽盛，表里俱热的证治。

[**条文释义及病机分析**] 脉浮滑者，浮主热盛于外，滑主热壅于里。其证当为阳明气分大热弥漫，邪热充斥表里内外。本条叙症过简，以方测症，当有热、汗出、不恶寒、反恶热、尿赤口渴、舌红苔黄等症。里热壅盛，充斥内外，故治以白虎汤清透热邪。"表有热，里有寒"句，是论中存疑的问题之一，综合注家观点，并参合第168条当作"表里俱热"理解为是。

【原文第219条】三阳合病、腹满身重，难以转侧，口不仁[2]、面垢[3]，谵语遗尿。发汗则谵语。下之则额上生汗，手足逆冷。若自汗出者，白虎汤主之。

[词解]

[2] 口不仁：口中感觉失常，黏腻不清爽，食不知味，言语不利。

[3] 面垢：面部如蒙油垢，此因阳明热浊之气上熏于面所致。

[提要] 论三阳合病，邪热偏重于阳明的证治及治禁。

[**条文释义及病机分析**] 此条属倒装句法，"若自汗出者，白虎汤主之"，应接"遗尿"之后。三阳合病，言太阳、阳明、少阳三经同时发病。然从症状表现看，实以阳明热盛为主。阳明热盛气壅，故见腹满；邪热弥漫，经气不利，故见身重，难以转侧；口为胃之外窍，阳明胃热炽盛，浊热上攻，则口不仁；足阳明经脉布于面，热浊之气熏蒸于上，故面垢；热扰神明则谵语。热盛神昏，膀胱失约，则遗尿。

"若自汗出者"是运用白虎汤的辨证关键，从第185条、第188条分析，"若自汗出"，正说明太、少之邪已转属阳明。因而此证初始是"三阳合病"，而至"若自汗出"时，已经为阳明一经之病。阳明无形之热充斥，治宜白虎汤辛寒清热。若误用辛温发汗，必更伤津液，而使胃家燥热益甚，谵语加重。若误用苦寒泻下，因其里未成实，必伤伐正气，使阴液竭于下，阳气无所依附而脱于上，故见额上汗出，手足厥冷之症。

〖原文第268条〗三阳合病、脉浮大，上关上，但欲眠睡，目合则汗。

[**提要**] 论述三阳合病的脉象

[**条文释义及病机分析**] 浮为太阳之脉，大为阳明之脉，"上关上"是说其脉端直以长，即弦脉，为少阳之脉。"脉浮大，上关上"，正是三阳受邪之脉。此虽三阳脉共见，但从"但欲眠睡，目合则汗"之证来看，其病之重在于阳明里热。内有里热，扰及心神，神志昏蒙，则但欲眠睡。目合则汗，则为阳气入里所致。阳既入里，内热转盛，迫液外泄，则为盗汗。此条与第6条"风温为病，脉阴阳俱浮，身重，多眠睡，鼻息必鼾，语言难出"的脉症与病机有相似之处。此条未出方治，当以白虎汤直清里热为宜。

[**思索与探讨**] "表有热，里有寒"句，是《伤寒论》悬而未决的问题之一，诸注家仁智互见，观点不一。然以方药而测病证，是研究《伤寒论》的基本方法之一，白虎汤为甘寒重剂，故当用于胃热弥漫之证，若非邪热充斥，表里俱热，恐不得妄投。再参合第168条"热结在里，表里俱热"之说，其意自明。

[**临证辨治要点**]

主症：发热，汗出，口渴，脉浮滑。

病机：阳明无形邪热炽盛、充斥内外。

治疗：辛寒清热——方用白虎汤。

[**白虎汤歌诀**]

白虎汤中药四味，石膏知甘和粳米，膏知清热势如虎，甘梗和中而生津。

[**现代临床应用及其拓展**] 白虎汤现代临床可用于急性传染性和感染性疾病，如乙型脑炎、流行性出血热、大叶性肺炎、钩端螺旋体病、流行性脑脊髓膜炎、流行性感冒、肠伤寒、急性菌痢、疟疾、麻疹、败血症等。

白虎汤也可治疗内分泌紊乱，代谢性疾病和结缔组织疾病。如风湿热、糖尿病等所致的内热。另有临床报道，白虎汤辨证用于脑血管意外、癫证、产后高热、小儿哮喘等属阳明热炽所致者；五官科疾病，如急性口腔炎、牙龈炎、结膜炎、巩膜炎、角膜炎、虹膜炎、交感性眼炎、视神经乳头炎等，证属胃热上攻者；过敏性疾病，如皮肤瘙痒症、过敏性皮炎、药疹、夏季皮炎、过敏性紫癜等。以上疾病辨证属于阳明热盛者，可以考虑使用白虎汤。

[**临床运用典型验案例举**] 乔保钧医案（摘自《乔保钧医案》）

①温热毒邪病气分，辛凉清透白虎宜——春温·邪在气分（流行性脑脊髓膜炎）案

李某某，男，7岁，洛阳东郊白马寺村人，1964年3月14日以"高烧、呕吐、头项强痛"为主诉住院。

入院证见：高热（T：39.4℃），口渴喜饮，神昏目闭，频繁呕吐，头痛项强，口唇干燥，鼻干无涕，四肢稍冷，小便黄，大便2日未解；舌质红、苔黄厚，脉滑数有力；瞳孔缩小，对光反射及提睾反射均迟钝，腹壁反射消失，巴氏征（－）、克氏征（＋）、布鲁津斯基征（＋）、血象：白细胞$28\times10/L$、中性粒细胞0.94、淋巴细胞0.06。病似春温。乃温热毒邪入于气分，盛于阳明所致。治宜清气泄热，佐以宣透。方用白虎汤化裁：生石膏150克、知母15克、二花30克、连翘24克、生山药12克、元参15克、芦根9克、竹叶9克、桑叶9克、杏仁9克、甘草3克，2剂，每剂煎取1000毫升，昼夜不停，分4次服尽2000毫升。

3月15日二诊：大便1次（软便）、体温降为37.8℃、神志转清、肢稍转温，余症同前。予上方去芦根、桑叶，加半夏3克、陈皮3克、姜黄连6克、竹茹9克、生姜1片，1剂水煎徐服。

3月16日三诊：头痛失、项强除，呕吐止，头身微汗，下身无汗，舌质红，苔黄微腻，小便黄，大便未解，腹微胀；脉滑数；血象：白细胞$17\times10/L$、中性粒细胞0.79、淋巴细胞0.18；体温37.5℃。处方：生石膏60克、知母15克、二花30克、连翘12克、生山药12克、元参9克、杏仁9克、生姜3克、黄连3克、竹茹9克、甘草3克，1剂水煎服。

3月17日诊：症状同前，予上方去黄连、半夏、竹茹，加石斛9克，连服3剂。

3月21日五诊：体温复常，饮食大增，睡眠安稳，诸症皆失。白细胞$8.6\times10^9/L$、中性粒细胞0.70、淋巴细胞0.30，遂予出院。

按： 本案脉证合参，病属"春温"之"气分"阶段，正如章虚谷所云："不恶寒而恶热，小便黄者已入气分矣"。乃里热亢盛，燔灼阳明所致。治遵叶天士"到气才可清气"之训，方以白虎汤为主，重用生石膏清泄阳明郁热，同时重加二花、连翘，突出清热解毒，重用生山药以护脾，重用元参以养阴。

②持续发烧（变应性亚败血症）案

王某某，女，19岁，洛阳市孟津县平乐镇居民，2010年6月24日初诊。患者间断发烧两月余，曾到省某大医院就诊，诊为变应性亚败血症。经住院用西药治疗40多日，先后花费3万多元，未获显效，10天前转入我院，又经抗菌消炎等治疗，效仍欠佳，特邀余会诊。刻诊：持续高烧，体温达38.7℃，伴多汗，纳呆，口干，喜饮，乏力、神疲，大便稍干，舌质淡红，舌苔黄厚，脉虚数。证属气阴两虚，热毒内蕴，热蒸阳明，胃气不和。治宜益气养阴，清热解毒，调和胃气。处方：西洋参10克，麦冬13克，生地9克，知母9克，生石膏30克（先煎），青蒿9克，鳖甲15克，二花15克，丹皮9克，连翘15克，砂仁9克（后下），地丁13克，炙甘草9克。5剂，每日一剂水煎服。

2010年6月28日二诊：上方显效，服二剂，体温即降至37.3℃，尽剂，降至36.8℃，多汗已止，精神较前好转，仍纳呆，稍恶心，头身时觉困痛。治在上方基础上加柴胡、葛根以增解表之力。5剂，每日一剂水煎服。

2010年7月6日三诊：上方尽剂，烧退，体温完全恢复正常，唯大便溏泻，每日两次，仍乏力、纳呆。继以宜益气扶正，健脾和胃为治，处方：生黄芪15克，太子参13克，葛根30克，山药15克，白术15克，云苓30克，车前子15克（单包），焦楂13克，砂仁9克（后下），内金10克，陈皮9克，半夏9克，藿香9克，炙甘草9克，生姜3片，红枣5枚。每日一剂水煎服。

服上方5剂，诸证皆除，病告痊愈。

按：本案患者初诊时，持续高烧，体温达38.7℃，伴多汗，纳呆，口干，喜饮，乏力、神疲，大便稍干，舌质淡红，舌苔黄厚，脉虚数。脉证合参，辨证为气阴两虚，热毒内蕴，热蒸阳明，胃气不和，治之予益气养阴，清热解毒，调和胃气，方用人参（改用西洋参）白虎汤、银翘散、青蒿鳖甲汤融合化裁，方中西洋参配麦冬、生地益气养阴；知母与生石膏相配，善清阳明郁热，凡高烧因热蒸阳明所致者，用之辄效；方中二花、连翘，配以地丁，清热解毒，善清气分之热；青蒿、鳖甲，配以丹皮，清透阴分郁热；砂仁配炙甘草和中调胃。综观全方，在益气养阴的基础上，集中兵力，清热解毒，清泄阳明，清中有透，透中有和，既有祛邪（清热解毒）的强势，又有扶正固本，养护胃气之稳妥，配伍精当，匠心独具，故效如桴鼓，药仅两剂，高烧即退；二诊时，增头身困痛之证，说明表证未解，故在原方基础上，加柴胡、葛根以增解表之力；及至三诊，发烧尽退，体温完全恢复正常，恐多日屡服苦寒之品，有伤脾胃，故予益气扶正，健脾和胃之剂善后。中医接诊后，前后诊不过三次，疗程仅旬日，先后共服中药15剂，花费不过数百元，竟获

第二章 辨阳明病脉证并治

痊愈，与西医相比，孰优孰劣，不言而喻。

（三）白虎加人参汤证

【原文第168条】 伤寒若吐若下后，七八日不解，热结在里，表里俱热，时时恶风，大渴，舌上干燥而烦，欲饮水数升者，白虎加人参汤主之。

白虎加人参汤方：知母六两　石膏一斤（碎）　甘草二两（炙）　人参二两　粳米六合

上五味，以水一斗，煮米熟汤成，去滓，温服一升，日三服。

此方立夏后，立秋前乃可服。立秋后不可服。正月、二月、三月尚凛冷，亦不可与服之，与之则呕利而腹痛。诸亡血虚家亦不可与，得之则腹痛利者，但可温之，当愈[1]。

[方义] 白虎加人参汤是由白虎汤加人参而成。方中以白虎汤辛寒清热，加人参以益气生津。

[词解]

[1] 此方立夏后……当愈：《伤寒论》中其他有关白虎加人参汤条文的附方及《金匮要略》中白虎加人参汤后均无此62字，疑是后人所加。

【原文第169条】 伤寒无大热，口燥渴，心烦，背微恶寒者，白虎加人参汤主之。

【原文第170条】 伤寒脉浮，发热无汗，其表不解，不可与白虎汤。渴欲饮水，无表证者，白虎加人参汤主之。

【原文第222条】 若渴欲饮水，口干舌燥者，白虎加人参汤主之。

【原文第26条】 服桂枝汤，大汗出后，大烦渴不解，脉洪大者，白虎加人参汤主之。

[提要] 此5条论述白虎加人参汤证的证治、白虎汤的禁忌证及白虎加人参汤证的辨证要点。

[条文释义及病机分析] 第168条属伤寒误治，迁延不解，表邪入里化热，阳明胃热炽盛，故曰"热结在里"。里热外蒸，邪热弥漫周身，充斥内外，因而就形成了"表里俱热"的阳明证。热盛津伤，胃中干燥，故口大渴；欲饮水数升，是言渴饮之甚；舌上干燥而烦，是言津伤之甚。其中"烦"字指心烦，既是热扰心神之象，也是津伤渴甚所致。热盛汗出多，津气两伤，且汗出腠理开泄，不胜风袭，故见时时恶风。本证属阳明胃热弥漫，津气两伤，故治以白虎加人参汤清热益气生津。

第169条与上条病机相同，其证略有不同。上条是表里俱热，本条外无大热，且背微恶寒，易误为表未解。但口燥渴，心烦，说明热结在里。无大热并不等于无热，实为大热入内，热结在里。因热聚于里，不能外达，故身无大热。背微恶寒与上条时时恶风病机相同，亦为阳明里热太盛，汗出肌疏，津气两伤，不胜风袭所致。此既非太阳表寒，也非少阴里虚。因与上条病机相同，故也用白虎加人参汤治疗。

第170条论白虎汤的禁忌证及白虎加人参汤证的辨证要点。伤寒脉浮，发热无汗，为太阳伤寒，当用辛温发表之法，其表不解，即使兼有内热，也当在发汗解表以后再议清里，而不可径用白虎汤。若误用之，极易造成变证，故前人有"无汗不得用白虎"的诫语。只有当外无表寒，而里热已盛，且又伴津气两伤的渴欲饮水诸证时，才宜用白虎加人参汤，清里热，益气津。

第222条承第221条，论阳明热证误下后，不仅邪热未除，而且又耗伤气津，出现了渴欲饮水，口干舌燥的见证，故治以清胃热，益气津之法，用白虎加人参汤。

第26条论太阳病传阳明，热盛气阴两伤。太阳中风，服桂枝汤发汗，应"遍身微似有汗者益佳，不可令如水流漓"，否则病不仅不除，而且会发生种种变证。今服桂枝汤后，汗出太过，若阳热素盛，或夹有里热，则易转入阳明，阳明热，津气两伤，故大烦渴不解。大烦渴者，是心烦之甚，口渴之极也，虽大量饮水亦不能解。脉洪大，是阳明之脉，乃里热蒸腾，气血鼓动之征。然热势虽盛，但气阴不足，故脉虽洪大，却一般按之较软。因病转阳明，热盛津伤，故尚可伴有身热、汗自出、不恶寒、反恶热、舌苔黄燥等症。

[思索与探讨] 观以上诸条，皆与渴有关，第26条是"大烦渴不解"，第168条是"大渴，舌上干燥而烦"，第169条是"口燥渴"，第170条是"渴欲饮水"，第222条是"渴欲饮水，口干舌燥"，可知白虎加人参汤与白虎汤证最主要的区别是"烦渴"，其病机为邪热炽盛，津气两伤，故须加人参生津益气。

[临证辨治要点]

主症：发热，汗出，口渴甚，伴见时时恶风或背微恶寒。

病机：邪热炽盛，津气两伤。

治疗：清邪热，益气津——方用白虎加人参汤。

[白虎人参汤方歌诀]

邪热炽盛津气伤,方用白虎人参汤。发热多汗口渴甚,养津退烧此方良。

[现代临床实际运用及其拓展] 现代临床各种病原微生物（如细菌、病毒、原虫）感染引起的发热；物理因子引起的发热，如暑热；免疫变态反应性疾病，如风湿热、红斑狼疮等；内分泌紊乱的糖尿病，以上疾病如属于阳明热盛者，可辨证选用白虎加人参汤。

[临床应用典型验案举隅] 汪剑医案

（摘自汪剑.蜀山医案——经方临证知行录［M］.北京：人民卫生出版社.2024.4）

①白虎加人参汤合桑菊饮治疗癃闭发热

李某，男，80岁，云南省昭通市人，家居昆明，2015年4月1日诊。

小便不出伴高热1天。

患者半个月前因痛风发作足踝疼痛，求治于本市一中医师，用草药外敷患处后，病情减轻。3月31日晚，因足踝仍有轻度肿痛，微感恶寒到门诊求治。患者当晚最初打算求治于汪剑，但见汪剑候诊患者太多，等候时间较长，故临时起意，改找另一位候诊患者稍少的医生求治。

该医为患者诊断后，开方一首以治。患者当晚即服药，孰料服药后，半夜开始发热、头痛、身痛，体温达39.3℃，既往有前列腺增生，因而出现小便点滴难解。患者之子为中医爱好者，知医通医，次日凌晨5点煎煮绿豆80g、葛根50g予其父灌服，清晨患者体温退至38℃，但到上午热势又起，至39.5℃左右，小便已点滴不出，膀胱膨隆，逐渐烦躁，神志迷糊。

患者之子中午给汪剑发短信及微信，又打来电话求助，其短信解释说："汪医生，我很渴望得到您的帮助，昨晚我与母亲承您药方，她服下后感觉很舒服。但家父自作主张找了其他医生，服后口干烦躁，现在小便解不出，乏力，我想添加您的微信，请您看一下舌象和昨晚医生开的方子，给一些指导。我凌晨煎煮绿豆80g、葛根50g给家父服4次，约400ml，体温降到38℃左右，后又升到39℃以上早上我又买了些通草给家父煎服，但仍小便解不出。"

见病家危急，汪剑当即回电话向病家询问病情。家属微信发来患者面部与舌苔照片，见患者双目紧闭，神情衰惫，舌质红，舌体大，光红无苔，满舌裂纹。脉象方面，患者之子诊脉，电话告知"脉洪大"

因患者以往常就诊于汪剑，对其平日的舌苔脉象十分熟悉，其脉象一般为弦滑有力，舌象平素多为舌质淡白、舌体胖大、苔白厚腻，辨证多为阳虚夹寒湿，常用温阳化湿法起效。而此时忽然现舌质红、光红无苔、裂纹满舌的伤阴舌象，亦令汪剑惊讶不已。

急看家属发来的前一晚所服方药照片，处方为桂枝加附子汤加熟地、当归、党参、麻黄、细辛等，其中黑附片用至30g，熟地、党参亦各用至30g。汪剑立知问题所在。患者平素确为阳虚，但夹痰湿较重，故以往汪剑虽然也给患者用附子，但一分滋腻也不敢用。古人形容附子为一团烈火，走而不守，亦像一匹烈马，该方用附子30g，又用大剂量熟地、当归助长湿邪，湿邪羁绊，附子火性被困，郁而化生火毒，火邪伤及气阴，故致烦躁昏糊，小便不出。遂电话向患者之子口授一方。

辨证：湿热内生，火毒内闭，气阴两伤。

治法：清气透热，辛凉宣通，养阴生津。

处方：白虎加人参汤合桑菊饮加减。

方药如下：生石膏60g，知母15g，薏苡仁20g，生晒参6g，桑叶8g，菊花8g，桔梗8g，连翘6g，杏仁8g，甘草5g，薄荷6g，芦根8g。

1剂，水煎服，一日一剂。

当天中午，家属为患者急煎中药，下午连服两次，热势渐退，小便点滴而出。傍晚又服一次，到晚10点过，病情明显好转，体温退至正常，头痛、身痛、烦躁减轻，神志渐清。4月2日晚，患者来汪剑门诊面诊，已服2剂中药，病情减退，小便难解症状基本缓解，已无发热烦躁，阴伤舌象已消失舌象恢复如初，舌质淡、舌体胖大、苔白腻。再以三仁汤化湿、宣畅、疏利。后家属咨询西医外科，也经汪剑同意，遂带患者行前列腺手术治疗，以绝后患。

按：本案患者确实本为阳虚，但平素痰湿较重，故现舌质淡白、舌体胖大、苔白厚腻等阳虚舌象，而脉象却弦滑有力。虽需要温阳，却须配伍化湿解郁之品用药不可滋腻。前医能不惑于弦滑有力之脉，予桂枝加附子汤，绝非庸手。但配伍失当，错用大剂熟地、党参、当归，滋腻碍湿，阻遏气机，附子温阳之力不得疏泄，又用麻黄、细辛加一把火，顿时邪火内炎，气郁、湿郁、痰郁、火郁，搅作一团，无处宣泄，煎熬津液，转现气阴两伤之象。气与湿热火郁，膀胱气机不通，则小便不出。火郁煎熬上焦津液，则舌象转为舌质红、光红无苔、满舌裂纹。火扰清窍，则发热神志迷糊。

《伤寒论》第 26 条云："服桂枝汤，大汗出后，大烦渴不解，脉洪大者，白虎加人参汤主之。"故用白虎加人参汤清热生津，桑菊饮疏利清解，以通表里内外气机。火郁得解，邪火消散，热退身凉，小便通利。配伍桑菊饮，取其辛凉透表，轻清宣通之力，治上焦如羽，非轻不举，用量宜轻。

② 白虎加人参汤合六一散治疗暑热头痛晕厥

张某，女，50 岁，四川省仁寿县人，2002 年 7 月诊。

发热头痛 1 周，晕厥 1 次。

2002 年 7 月，患者从仁寿县转乘火车经成昆铁路来德昌县，时值暑天热盛，车厢闷热拥挤，下车后便出现发热、头痛、身痛，在德昌县城某诊所输液治疗 1 周不缓解。

入院当天上午在外院门诊输液后，感到更加不适，中午出现高热、剧烈头痛，晕厥 1 次。遂由亲属背送至德昌县中医医院急诊，转入内科住院，当天汪剑值班接诊。刻下症见高热，体温 39.5℃，神疲，烦躁，出汗，口渴，头痛如劈，身痛，四肢温暖，面红，无颈项强直。舌红，苔薄白，脉细数。西医予能量合剂补液对症支持治疗。中医方面，考虑暑热伤及气津，投以白虎加人参汤。**辨证**：暑热伤及气津。

治法：清暑生津。

处方：白虎加人参汤合六一散加减。

方药如下：

生石膏 80g，知母 15g，生晒参 10g，薏苡仁 30g，生甘草 6g，滑石 15g，麦冬 10g。

1 剂，水煎急服。

患者下午服中药后，当即感心中烦躁、口渴解除，到晚上热退身凉，头痛身痛均缓解，安静入睡。住院观察 4 天，又服竹叶石膏汤合三仁汤 2 剂，未再发热，无不适，痊愈出院。

按：《伤寒论》第 26 条论白虎加人参汤证云："服桂枝汤，大汗出后，大烦渴不解，脉洪大者，白虎加人参汤主之。"服桂枝汤后，阳明热盛，气津两伤，白虎加人参汤功能清阳明之热、益气生津。第 168 条又说："伤寒，若吐、若下后，七八日不解，热结在里，表里俱热，时时恶风，大渴，舌上干燥而烦，欲饮水数升者，白虎加人参汤主之。"白虎加人参汤为阳明里热太盛，气津两伤之主治用方依准病机，白虎加人参汤又为治疗暑伤气津的常用方剂。

本案患者暑热天气乘火车长途旅行，为暑热所伤，故高热不退，上扰清窍故头痛如劈，甚而晕厥。暑伤气津，故神疲、烦躁、汗出、口渴。方以白虎加人参汤清热生津，其中重用生石膏，大清暑热之邪。加麦冬增强养阴生津之功，并寓竹叶石膏汤之义。时至雨季，湿邪弥漫，暑热夹湿，故以薏苡仁代替粳米，清热、健脾、利湿。滑石、生甘草为六一散，清暑利湿，为治疗暑热所致发热头痛的常用方剂。

明代缪希雍先生《先醒斋医学广笔记》有验案与此相类，可为印证，兹录于此："任丘裴在涧弃家逃禅，持戒茹素，遍游五岳，足迹几满天下。偶客金坛，寓西禅寺僧舍，酷暑中坐卧小楼，日持准提咒三千，念佛号三万。忽患头痛如斧劈，身热，发躁，口干，日饮冷水斗余，渴犹未解，自分必死。庄敛之怜其旅病，时过视疾。一日，急走仓头召敛之永诀，以所携书画玩器尽授敛之。泣而言曰，兄其为我收藏，吾死后，切勿用世俗礼葬我，唯以两缸盛吾尸其中，以三尺地埋之耳。敛之涕泗填胸，束手无策。余时将游梁溪阳羡间，敛之命余仆克勤相追。归视其脉，知系受暑，为疏竹叶石膏汤方。敛之如方制药，躬为煎服，不二剂发热口渴俱止，几十剂病始退，旋加健脾药十余帖而安。"

（四）猪苓汤证

【原文第223条】若脉浮发热，渴欲饮水，小便不利者，猪苓汤主之。

猪苓汤方：猪苓（去皮）　茯苓　泽泻　阿胶　滑石（碎）各一两

上五味，以水四升，先煮四味，取二升，去滓，内阿胶烊消，温服七合，日三服。

方义：猪苓汤由猪苓、茯苓、泽泻、阿胶、滑石组成，猪苓、茯苓、泽泻甘淡渗泄以利水；滑石甘寒，清热利窍，既能清热，又能利水；阿胶甘平，滋阴润燥。诸药合用、有清热利水、育阴润燥之功。

【原文第224条】阳明病，汗出多而渴者，不可与猪苓汤，以汗多胃中燥，猪苓汤复利其小便故也。

[提要] 以上两条论述阳明热盛，阴伤水气不利的证治及禁例。

[条文释义及病机分析] 此二条是承接第221条、第222条而来。阳明热证误下，可能产生不同的转归和变化，如热扰胸膈的栀子豉汤证、热盛而气津两伤的白虎加人参汤证，以及本条热盛阴伤兼水气的猪苓汤证等，此皆仲

景设法御变，意在示人"观其证，知犯何逆，以法治之"的辨证论治思想和方法。

第223条论阳明热证误下后，邪热未除，且阴津受伤，水气不利的证治。阳明病热盛于外则脉热；热结水停，阴津不布，加之阴津受伤，必渴欲饮水。水饮内停则小便不利。本证病机是水热郁结，所以退热不在发汗，而在利其小便。使水热自小便下泄，以猪苓汤主之。

第224条还提出猪苓汤的禁例。阳明病汗出多而渴，为阳明胃热弥漫、迫津外泄、津气耗伤所致，治当用白虎加人参汤。此证因汗多胃燥化源不足，也可能出现小便少。若见小便少而误用猪苓汤利小便，该方虽能滋阴清热，但毕竟是利水失津之剂，只适用于津伤有热、水气不利证，而对燥热多汗伤津却并无水停之证，若用猪苓汤复利其小便，必耗竭欲亡之津，故告诫医者不可与之。本条既说明了猪苓汤的使用禁忌，也提出了白虎加人参汤证和猪苓汤证的鉴别。

[思索与探讨] 若将第221条、第222条、第223条联系起来看，仲景连用五个若字论述了阳明热证误治所造成的不同变证。其中误下后热郁胸膈者，治以栀子豉汤清宣郁热；误下后热盛津气两伤者，治以白虎加人参汤清热益气生津；误下后阴伤有热，水气不利者，治用猪苓汤滋阴清热利水。这就是柯韵伯所说的"阳明起手三法"，对后世在清法的应用和发展方面颇有启迪。

[类证类方鉴别] 猪苓汤与五苓散方：二者均系治水停之方，在症状表现上也有相似之处，两证均可见脉浮发热，渴欲饮水，小便不利等证，治疗均用猪苓、茯苓、泽泻以利水，但不同之处在于：

辨猪苓汤与五苓散方：

五苓散证——病机是表邪未解，随经入里，膀胱气化不利——其证伴见恶寒，头痛等表证，以及消渴，甚则水入即吐，其苔多白而少津——治则是化气行水，兼以解表，故配桂枝、白术；

猪苓汤证——病机是阳明下后，津伤而邪热未去，水热结于下焦——其证伴见心烦不寐、发热不恶寒、舌红而苔滑等——猪苓汤证的治则是清热养阴利水，故配阿胶、滑石。

[临证辨治要点]

主症：发热，口渴，小便不利，脉浮，或见下利，咳而呕，心烦不得眠。

病机：热盛阴伤，水热互结于下焦。

治疗：清热利水滋阴——方用猪苓汤。

[猪苓汤歌诀]

猪苓汤中五味药，茯苓泽滑和阿胶。水热互结于下焦，清利滋阴此方妙。

[临床实际运用及其拓展] 本方有滋阴清热利水之功，为主治下焦蓄热之利尿专剂，适用于阴虚水热互结所致小便不利、排尿涩痛、尿血、淋病、下利、咳呕、心烦失眠等。临床常用于治疗慢性肾炎、泌尿道感染、肾结核、肾盂积水、肾结石、乳糜尿、血尿等症，以小便不利、微热或低热、舌红少苔或少津、脉细数为辨证要点。

[临床应用典型验案举隅] 俞长荣医案

陈某，男，17岁。患右下腹剧痛，小便不利。经X线腹部平片诊为先天性输尿管狭窄、肾积水。症见：右下腹隐痛，腰痛明显，站立困难，小便频急，淋沥不畅，24小时尿量不及300ml，面及下肢轻度浮肿，精神萎靡，唇红，舌质偏红，苔微黄，脉细弦略数。诊为溺癃，证属膀胱气滞，约而不通，水道不行。气滞则血郁络阻，故腰腹痛甚；小便不利，水无出路，溢于肌肤，而为肿胀；气滞血郁，久则化热伤阴，故唇舌均红而脉呈数象。治拟滋化源，利膀胱，佐以理气而不伤阴者，猪苓汤加减主之。处方：猪苓、阿胶各10克，滑石、川楝子、茯苓各15克，琥珀、木通各6克，2剂。二诊：小便较利，尿量约较前增加一倍，腰痛减轻，但有恶心感，脉舌同前。证已少减，药颇中的。虑前阴药过多，理气不足，仍步前法，加理气镇呕之品，并宜因势利导，使无上述之虞。上方加砂仁5克，竹茹10克，瞿麦、冬葵子各15克，3剂。三诊：小便通畅，除感腰微痛外，无其他不适。宜酌去通利之品，加补肾益气之药善后。（俞长荣．伤寒论汇要分析［M］．福州：福州科学技术出版社，1985.）

二、阳明病实证

（一）攻下法

1. 调胃承气汤证

【原文第207条】 阳明病，不吐不下，心烦者，可与调胃承气汤。

调胃承气汤方：甘草二两（炙）　芒硝半升　大黄四两（清酒洗）

上三味，切，以水三升，煮二物至一升，去滓，内芒硝，更上微火一二沸，温顿服之，以调胃气。

方义：调胃承气汤由甘草、芒硝、大黄组成。方中大黄苦寒泻下，荡涤肠胃，泻热去实；芒硝咸寒泻热，润燥软坚，于方中药量独大，重在泻下燥热；甘草一味，以其甘缓留中特性使硝黄之力作用到胃，能泄尽胃中邪热，又使泻下通便作用缓和。

其煎法是大黄、甘草先煎，芒硝后入烊化，微火煮一二沸。

《伤寒论》中调胃承气汤的服法有二：一为本条的"温顿服之"，因阳明腑实初结，可集中药力，速泻阳明之燥热；一为第29条的"少少温服之"，冀缓缓泻热，以除阳复太过之燥热。

【原文第248条】太阳病三日，发汗不解，蒸蒸发热[1]者，属胃也，调胃承气汤主之。

【原文第249条】伤寒吐后，腹胀满者，与调胃承气汤。

[词解]

[1] 蒸蒸发热：形容发热从内达外，如蒸笼中热气蒸腾之状。

[提要] 论调胃承气汤证的证治。

[条文释义及病机分析] 第207条论阳明腑实，燥热致烦的证治。阳明病见心烦，"未经吐下"，点出与栀子豉汤证吐下之后所致"虚烦"不同。既未呕吐，又不大便，症见心烦，是因阳明燥热上扰心神所致，当伴有身热，腹胀满等症，治宜泻下燥热，用调胃承气汤。倘若吐下后心烦者，多为实邪已去，余热留扰胸膈所致，症见虚烦不得眠，心中懊憹等，治宜清宣郁热，用栀子豉汤。本条"不吐不下"强调病人的治疗经过对临床诊断有参考价值，以免误诊。

第248条论太阳病汗后转属阳明的证治。太阳病发汗不解，并非表证未罢，而是外邪入里，阳明里热炽盛充斥于外，见蒸蒸发热。此为调胃承气汤证发热特点，反映燥热虽结于内，但并未完全敛结于胃肠，尚能蒸达于外，因热而燥，腑实初结，大便不通，当用调胃承气汤通便泻热。

第249条论伤寒吐后，燥实腹满的证治。伤寒吐后，上焦实邪虽去，而阳明腑实未除，腹胀满即是其见证。然未见腹满痛，或绕脐痛等症，可知阳明腑实程度不重，且吐后胃气必受损伤，故不宜峻下，用调胃承气汤泻热通便即可。

此三条从不同角度论述了调胃承气汤证的证候表现，并非单凭一证辨证，当相互参合学习，方能全面掌握调胃承气汤证的证治。

[临证辨治要点]

主症：腹胀满，大便不通，蒸蒸发热，心烦。

病机：腑实初结，燥热内盛，气滞不甚。

治疗：泻热和胃——方用调胃承气汤。

[调胃承气汤方歌诀]

调胃承气三味药，甘草大黄和芒硝。大便不通腹胀满，泻热通腑效力卓。

[现代临床实际运用及其拓展] 现代临床调胃承气汤应用于习惯性便秘、急性肠梗阻、粘连性肠梗阻、结膜炎、咽喉炎、牙周炎、化脓性扁桃体炎、口腔溃疡、急性肺炎、急性肝炎、急性重型肝炎、急性胰腺炎、急性阑尾炎、胆道感染、腹膜炎、流行性腮腺炎、乙脑、败血症、流行性出热、胃石症、产后癃闭、冠心病等疾病的治疗。以大便秘结，热势较高经发汗、清热诸法效果不佳为辨证要点。

[临床应用典型验案举隅] 张锡纯医案

治一人素伤烟色，平日大便七八日一行。今因外感实热，十六七日大便犹未通下，心中烦热，腹中胀满，用洗肠法下燥粪少许，而胀满烦热如旧。医者谓其气虚脉弱，不敢投降下之药。及愚诊之，知其脉虽弱而火则甚实，遂用调胃承气汤加野台参四钱，生赭石、天门冬各八钱，共煎汤一大碗，分三次徐徐温饮下，饮至两次，腹中作响，自觉有开通之意，三次遂不敢服，迟两点钟大便通下，内热全消，霍然愈矣。（张锡纯. 医学衷中参西录 [M]. 石家庄：河北人民出版社，1974.）

2. 小承气汤证

【原文第213条】阳明病，其人多汗，以津液外出，胃中燥，大便必硬，硬则谵语，小承气汤主之。若一服谵语止者，更莫复服。

小承气汤方：大黄四两　厚朴二两（炙，去皮）　枳实三枚（大者，炙）

上三味，以水四升，煮取一升二合，去滓，分温二服。初服汤当更衣，不尔者尽饮之，若更衣者，勿服之。

[方义] 小承气汤由大黄、厚朴、枳实三味药组成。方中大黄苦寒攻下，荡涤肠腑。厚朴苦辛而温，行气除满。枳实苦而微寒，理气消痞。合则通腑导滞，行气除满。与调胃承气汤相较，本方不用芒硝而用枳、朴，其泻热之力较弱，而通腑之力较强。与大承气汤相较，方中枳、朴之量较小，又无芒硝，其通腑与泻热之力，皆相对较弱，故名曰小承气。本方三味同煎，不分

先后,"初服当更衣",而不言泻下,均体现了其通下之力较缓。然毕竟为攻下之剂,"若更衣者,勿服之",提示中病即止,不可过剂伤正。

【原文第214条】阳明病,谵语发潮热,脉滑而疾[1]者,小承气汤主之。因与承气汤一升,腹中转气[2]者,更服一升;若不转气者,勿更与之。明日又不大便,脉反微涩[3]者,里虚也,为难治,不可更与承气汤也。

【原文第250条】太阳病,若吐若下若发汗后,微烦,小便数,大便因硬者,与小承气汤和之愈。

[词解]

[1] 脉滑而疾:指脉象往来流利快速。

[2] 转气:即转矢气,俗称放屁。

[3] 微涩:脉象微而无力,艰涩而不流利。

[提要] 论小承气汤证的证治。

[条文释义及病机分析] 第213条论阳明病便硬谵语的成因与治疗。阳明病里热炽盛,迫津外泄则多汗,汗多则津液耗伤,肠中干燥,因而化燥成实,大便干硬难解。大便不通,腑气壅滞,浊热上扰心神故发谵语。此谵语由大便硬所致,治当通下,然未见潮热,腹痛等症,知其燥结程度尚不太甚,不宜峻攻的大承气汤,只需小承气汤泻热行气通便即可。若服后,便通谵语止者。说明燥实之邪已去,不可再攻,因小承气汤毕竟为攻下之剂,应当中病即止,以防过剂伤正。

214论阳明腑实轻证的辨治与注意事项。阳明病谵语,潮热并见,多为大承气汤证,当用大承气汤攻下。然大承气汤证脉多沉迟有力,今脉滑而疾,显示燥热结实不甚,不可贸然使用大承气汤攻下,故试投以小承气汤,以观其反应,再作进退。然毕竟谵语,潮热已见,故小承气汤的用量也由常规的每次六合增至一升。服药后,有转矢气现象,说明燥屎已成,得药力推动,肠中浊气下趋,虽未通便,但有欲解之机,故乘势再服小承气汤一升。若服药后肠中无矢气转动,知燥屎未成,多为初硬后溏,不可再用承气汤攻下。假若次日又不大便,脉反微涩,微为气虚,涩为血少,为虚实夹杂之证。便硬当攻,而正虚又不能攻,攻补两难,故曰"难治"。难治并非不治,邪实正虚当采用攻补兼施之法以治之,太阴病篇桂枝加芍药汤及桂枝加大黄汤可随证选用。此条提示,疾病的辨治,除了着眼当前的症状,还应顾及病史及体质。

第250条论太阳病误治而致阳明腑实轻证的证治。太阳病当以汗解，如误用吐下或发汗太过，均会损伤津液，使表邪入里化为燥热，热扰心神则心烦。小便数多，是津液偏渗膀胱之象。津液偏渗膀胱不能还入胃肠，胃肠干燥大便必然硬结。然而心烦尚微，大便虽硬，并非大实之证，故治以轻下之法，用小承气汤下其邪热燥结，使肠胃气机调畅，病即可愈。

小承气汤治疗的阳明腑实证偏重于腑气壅滞，燥热不甚，结合第208条"……若腹大满不通者，可与小承气汤微和胃气，勿令致大泄下"，知其腹满较甚，可相互参照学习。

[临证辨治要点]

主症：大便硬，腹大满，心烦，潮热或谵语，脉滑而疾。

病机：热实内结，腑气不通。

治疗：通腑泄热，消滞除满——方用小承气汤。

[小承气汤歌诀]

阳明腑实气滞壅，腹满潮热大便硬，药用大黄和朴枳，小承气汤立功名。

[思索与探讨] 小承气汤被后世称为"和下剂"。其意见于第250条与第208条，然其"和下"并非治疗手段，而是治疗目的，体现了仲景根据病人的体质及病情的轻重，灵活遣方用药的辨治思维。"和之愈"不仅指小承气汤的攻下力量较大承气汤为缓和，而且寓有中病即止，勿伤正气之意。《伤寒论》第58条："凡病，若发汗，若吐，若下，若亡血，亡津液，阴阳自和者，必自愈"。"自和"是人体的自愈机制，临证治病，不仅要靠药物祛邪，还应充分调动人体"自和"的能力，从这个角度来看，小承气汤"和之愈"尚有服药后，调动人体阴阳自和机制之意。这一思想贯穿于《伤寒论》始终，如"一服汗出病差，停后服"，"得吐者，止后服"，"若更衣者，勿服之"等，均体现了仲景重视"阴阳'自'和"，之"自"的思想，这种以人为本，不唯病是观，唯药是观的思想值得我们深入思考。

[现代临床实际运用及其拓展] 现代临床主要将小承气汤应用于肠梗阻、术后胃肠功能紊乱、外伤性截瘫、胃扭转、急性腹膜炎、急性胰腺炎、急性胆囊炎、胆道蛔虫、急性病毒性肝炎、肠伤寒、胃溃疡、胃柿石、急性肠胃炎、脑血栓、帕金森综合征、小儿高热、惊风、积滞、支气管哮喘、流脑、乙脑、慢性肺心病、水肿、黄疸，以及荨麻疹、带状疱疹等，表现有大便硬结或不通，腹满胀痛等阳明实热内结者。

第二章
辨阳明病脉证并治

[**临床应用典型验案举隅**] 乔保钧医案（摘自《乔保钧医案》）

①痰火内乱病发狂　降火涤痰重大黄——狂证（精神分裂症）验案

孙某某，男，27岁，工人，1984年6月29日初诊，病历号：22040。

患者于1973年因与家人生气，致精神失常。市精神病院诊为"精神分裂症"，经用非那根、氯丙嗪等镇静治疗，一度缓解。近2月又因情志不遂而复发。现狂言乱语，奔走嚎叫，彻夜不眠，不知饮食，稍不遂心即怒不可遏，詈骂不休，不避亲疏，口干喜饮，便干。舌质红、苔黄燥，脉滑数。证因肝火暴张，痰热上扰，蒙闭清窍，神明逆乱所致。治宜清心涤痰，宣散郁热，疏肝畅气，通腑泻火。

处方：山栀子10克、淡豆豉15克、枳实10克、胆南星9克、郁金15克、珍珠母30克、龙骨30克、橘红15克、大黄15克（后下）、川厚朴10克、淡竹叶3克、生甘草10克，3剂水煎服。

二诊：上药后便泻日2～3次，泻物秽臭，夹带风沫，随之狂躁减轻，口亦不干。查：舌质红，苔薄黄，脉弦数。宗上方加麦门冬15克，继进3剂。

三诊：精神状态明显好转，已能安然入眠，唯心中略感烦躁，但不再狂言乱语，口和，食可，舌质红，苔白，脉来和缓。处方：山栀子10克、淡豆豉15克、枳实10克、石菖蒲15克、郁金20克、胆南星9克、炒枣仁30克、麦门冬15克、青龙齿30克、槟榔10克、淡竹叶3克、生甘草10克，3剂水煎服。

后以上方为基础稍事出入，又进10余剂，情绪安定，神态和顺，言语有序，眠食复常，病告痊愈。追访7年，未再复发。

按：狂证多由内火作乱所致。常用栀子豉汤与小承气汤并用治之，重用大黄、枳实之辈，旨在通腑导下，使有形痰浊从肠道外排，无形内火随大便外泻，待邪之锐气受挫，再转以清心安神、平肝和胃为治。如此步骤分明，施治有序，多能应手而效。

②气郁痰蒙火内攻，神明逆乱病狂证——狂证（精神分裂症）案

董某某，男，34岁，农民，1983年4月3日初诊。家属代诉，8天前因家事不和致精神错乱，于3月31日送地区精神病院，诊为精神分裂症，经肌注氟哌啶醇及电针、电刺激治疗，虽狂躁略减，但仍神志不清，言语错乱，坐卧不宁，且新增抽搐一症。发作时，颈项强直，两目天吊，两手摘搦，足尖上翘。刻诊：精神恍惚，六亲不认，胡言乱语，坐卧不安，不食不眠，气

力过人，大便数日不行。检查：神情呆滞，两目直视，瞳孔略小等大，颜面青暗，颈部强直，两足内翻；腹壁紧张，触之无痛感，肝脾不肿大，舌质红，苔黄厚腻；六脉弦紧而数。患者因情志不遂，肝失疏泄，气郁化火，炼津为痰，火炽痰涌，心窍被蒙，遂致神明逆乱，狂躁不宁；痰气互结，窜扰筋脉，加之火热扰动肝风，遂见手足搐搦，颈项强直；气机阻滞，大肠传导失职，故大便多日不行；舌质红，苔黄厚腻，为痰热内结之象；六脉弦紧而数，乃肝郁化火之症。脉证合参，其病机不外气、痰、火三邪作祟，故拟疏肝理气，豁痰宣窍，清热泻下为基本治法。

处方：丹参15克、麦门冬13克、大黄15克（后下）、枳实15克、厚朴13克、胆南星10克、橘红15克、石菖蒲13克、郁金13克、生甘草9克、淡竹叶5克，2剂水煎服。

二诊：服上药腹泻，日5次之多，为黄色黏液，秽臭异常。泻后狂乱减轻，神志较前清醒，饮食增加，每晚可眠4个小时。但仍语无伦次，烦躁不安，频吐白色涎沫，四肢不时抽搐，两腿站立不稳。火势已折，但心肝二经余热尚旺，气滞、热郁、痰凝合邪蒙闭心窍，遂现斯证。治宜清心养阴，涤痰宣窍，疏利气机。

处方：丹参20克、麦门冬15克、莲子心5克、淡豆豉15克、炒山栀子10克、胆南星10克、石菖蒲10克、橘红15克、白芥子9克、苏子9克、槟榔10克、淡竹叶5克，3剂水煎服。

三诊：上药后神志复常，言语清晰，精神安定，表情自然，记忆恢复，知饥索食，大便自调，睡眠转佳。仅感全身乏力，贪睡。舌质淡红，苔根部黄腻，脉沉弦略数。证属余热留扰，痰浊未尽。宜疏肝清热，芳化痰浊。

处方：白芍药20克、粉丹皮10克、麦门冬13克、淡豆豉15克、炒山栀子10克、佩兰叶15克、石菖蒲10克、石斛15克、淡竹叶5克，5剂水煎服。

上药尽剂，病愈。5年后随访，早已恢复正常劳动，一直未复发。

按：狂之为病，多因气、痰、火合邪作祟，致气机逆乱，心窍被蒙而成。故治疗本病，应针对"气""痰""火"三邪立法，常以涤痰汤与小承气汤合而化裁。方中丹参，入血分而活瘀，以疏肝之体，入心经而清热，以宁心安神；麦门冬、竹叶助丹参以清心；胆南星、橘红清热化痰；石菖蒲、郁金宣利清窍；用大黄、枳实、川厚朴取小承气汤通腑导下之功，使无形邪热随粪便得以外排，有形痰浊随泄下得以荡除，且川厚朴、枳实并用，善导气下行，使清宫免受上逆之气蒙扰。合而用之，共奏疏肝理气、清心降火、涤痰宣窍之功。

乔振纲医案（摘自《乔振纲医案医论精编》）

①大便秘结并血便合并泌尿系感染案

张某某，男，75岁，洛阳市西工区居民，2012年12月24日初诊。一月前行前列腺肥大切除术。继之，大便干结难排，每次靠他人手抠，痛苦不堪。由于排便困难，腹部胀满，食欲不振，伴小便频急、尿道口疼、尿中带血，脉沉细数，舌质暗红、苔黄厚。证属气阴两虚，燥屎内结，腑气不通，下焦蕴热，灼伤尿道。治宜益气养阴，软坚润燥，通腑泻便，兼以清热凉血通淋。处方：生黄芪30克，玄参13克，麦冬15克，生地15克，田大云25克，火麻仁10克，大黄15克（后下），枳实15克，芒硝7克（均另包，若腹泻严重，次日不放），杏仁9克，炒卜子9克，沉香6克（后下），瞿麦10克，滑石9克，萹蓄15克，栀子9克，重楼10克，鱼腥草10克，白花蛇舌草30克。7剂，每天一剂水煎服。

2013年元月3日诊：上方首剂即效，大便变软，自主排便，毫不费力，继之，每日1~2次，以稀溏便为主，爽利无比，随之，小便频急及尿道疼痛亦明显减轻。疗效既佳，再治仍宗上方化裁：生黄芪30克，玄参13克，麦冬15克，生地黄15克，当归10克，麻仁10克，田大云25克，栀子9克，桔梗9克，瞿麦10克，二花15克，杏仁9克，白芍30克，枳实7克，川朴9克，大黄9克，沉香6克（后下），滑石9克（另包），白花蛇舌草15克，生甘草9克。7剂，每日一剂水煎服。

上药尽剂，诸恙皆除。

按：本案脉证合参，辨证为气阴两虚，燥屎内结，腑气不通，下焦蕴热，灼伤尿道血络。治疗，重用生黄芪以益气，取气能生血、生津之意，再者，气旺则脏腑功能增强，可促使肠腑蠕动，推动粪便下移外排。方以增液承气汤合麻子仁丸、小承气汤为基础，旨在养阴润燥，增液行舟。鉴于燥屎内结，已达"实""满""坚"的地步，故适时融入大承气汤加沉香、炒莱菔子等，软坚通腑，泻满攻实，强力排便。兼用瞿麦、栀子、萹蓄、滑石等，取八正散清热通淋之功，针对兼证。患者年岁已高，恐大承气汤泻下之力强劲峻猛，伤中耗气，故处方时，对芒硝、枳实、大黄等特作"另包"注明，并叮嘱再三:"服药后,若腹泻严重,次日不放"这一细节,是医者"细微之处见匠心"的生动体现,值得我们效法。

②大便干结(习惯性便秘)案

董某某,女,54岁,洛阳市洛南新区关林镇居民,2012年12月8日初诊。习惯性便秘已8年之久,屡经中西医治疗,未能根治,近月来加重。现大便每3~4天一次,干硬呈球,如羊屎状,自觉乏力腹胀,食欲不振,脉沉滞无力,舌质红,苔黄厚。证属气阴两虚,燥屎内结,腑气不通,影响脾胃升降。治宜益气滋阴,养血润燥,通降腑气。处方:生黄芪30克,玄参13克,麦冬15克,生地15克,当归15克,白芍15克,枳实13克(另包,若腹泻严重,次日不放),杏仁9克,火麻仁10克,薏苡仁9克,首乌15克,大黄15克(后下),川朴9克,番泻叶4克,炙甘草9克。10剂,每天一剂水煎服。

2012年18日诊,服上方首剂,大便即软,一日一次,两剂后,大便变溏,日2~3次,随之腹胀渐失,自觉腹内舒适无比,要求继续巩固。脉沉弦,舌质红,苔薄白。疗效既佳,仍宗上方化裁:生黄芪20克,太子参13克,元参13克,麦冬13克,生地黄13克,当归15克,白芍15克,枳实5克,杏仁9克,麻仁10克,首乌15克,白术15克,田大云15克,砂仁10克(后下),焦三仙各13克,炒莱菔子9克,炙甘草9克。7剂,每天一剂水煎服。

2012年12月27日诊:服上方期间,大便天天通畅,每天1~2次,质软而爽,食欲大增,自觉精神焕发,与前判若两人。至此,病告痊愈,遂以增液承气汤、调胃承气汤合香砂六君子汤化裁:炙棉芪25克,太子参13克,玄参10克,麦冬13克,生地10克,当归15克,田大云20克,麻仁10克,杏仁9克,白术10克,沉香5克(后下),砂仁9克(后下),云苓15克,枳实5克,陈皮10克,川朴、大黄各13克,炒白芍30克,炙甘草9克。予7剂善后巩固。

按:本案患者大便秘结长达8年之久,基本病机为本虚标实。其本虚责之气阴两虚,气虚日久,肠道蠕动功能减弱,无力推动粪便下行;阴津亏乏,犹如河道干涸,舟不能行,致粪便停蓄,失润干结。其标实责之燥屎内结,反过来又影响肠腑传导,使腑气不通,进而影响脾胃气机升降。标本之间互为因果,互相影响,形成恶性循环,故病程冗长,迁延难愈。治疗重用黄芪益气，旨在加强肠道蠕动，推动粪便下行排泄；用增液承气汤滋阴增液，使河道水盈而行舟；合麻子仁丸养血润燥；融小承气汤加番泻叶等通腑泻便，促使气机升降。诸方合力，相得益彰，君臣佐使，配伍得当，标本兼治，疗效卓卓。末诊，当病情基本痊愈时，恐通腑泻下药物伤及胃气，一面仍用增液承气合调胃承气汤，养阴润燥，通降胃气，巩固治疗成果，同时合香砂六君子汤健脾和胃，安抚中州以善后。

3. 大承气汤证

【原文第238条】阳明病，下之，心中懊憹而烦，胃中[1]有燥屎[2]者，可攻。腹微满，初头硬，后必溏，不可攻之。若有燥屎者，宜大承气汤。

大承气汤方：大黄四两（酒洗）　厚朴半斤（炙，去皮）　枳实五枚（炙）　芒硝三合

上四味，以水一斗，先煮二物，取五升，去滓，内大黄，更煮取二升，去滓，内芒硝，更上微火一两沸，分温再服，得下余勿服。

[方义] 大承气汤由大黄、芒硝、枳实、厚朴四味药组成。方中大黄苦寒，荡涤肠腑，泻热通便；芒硝咸寒泄热，软坚润燥；枳实苦而微寒，理气消痞；厚朴辛苦而温，行气除满。四药相合，共奏攻下实热、荡涤燥结之功。

方中枳实、厚朴先煎。大黄酒洗后下，气锐先行，斩关夺门，又得芒硝之助，相须为用，攻下之力尤强。大承气汤适用于阳明腑实之重证，为峻下之剂，服药后得大便通即停服，切不可过服而伤正。

【原文第239条】病人不大便五六日，绕脐痛，烦躁，发作有时者，此有燥屎，故使不大便也。

【原文第215条】阳明病，谵语有潮热，反不能食者，胃中[1]必有燥屎[2]五六枚也；若能食者，但硬耳。宜大承气汤下之。

【原文第241条】大下后，六七日不大便，烦不解，腹满痛者，此有燥屎也。所以然者，本有宿食[3]故也，宜大承气汤。

【原文第242条】病人小便不利，大便乍难乍易，时有微热，喘冒[4]不能以者，有燥屎也，宜大承气汤。

[词解]

[1] 胃中：胃泛指胃肠，此处当指肠中。

[2] 燥屎：肠中异常干硬的粪块。

[3] 宿食：停积于胃肠内未尽消化的食物。

[4] 喘冒：气喘且头目昏眩。

[提要] 论阳明燥结内实的大承气汤证。

[条文释义及病机分析] 此第 5 条均系论胃中有燥屎者当用大承气汤攻下。

第 238 条论燥屎内结与初硬后溏的辨治。阳明病腑实证，自当用下法治疗。下法得当，实热尽去而病愈。今下后，却见心中懊憹而烦，知邪热尚未尽除。如果有腹满疼痛、潮热、谵语、手足汗出、不大便等症，表明肠中有燥屎阻结。肠中燥屎内结，热上扰导致心烦，仍可用大承气汤攻下。而若大便初硬后溏，则不可攻下。

第 239 条论阳明腑实燥屎内结的外候。本条接第 238 条"胃中有燥屎者，可攻"而设，进一步探讨燥屎的辨别方法。燥屎内结，腑气不通，故而不大便，腹痛或绕脐痛。阳明浊热扰神，故烦躁。发作有时，指绕脐痛与烦躁之发作，有时间规律，每于午后日晡时诸症加重。本条虽未出方治，但治用大承气汤无疑。

大便秘结，绕脐痛，烦躁，虽可作为辨别燥屎的指征，但并非唯一依据，《伤寒论》中论及多种辨别燥屎的方法，有据腹满不减，减不足言而辨者，有据能食与否而辨者，有据小便利与不利而辨者，要根据病情，综合分析，方可做出准确判断。

第 215 条以能食不能食辨阳明腑实之微甚。阳明病，谵语与潮热并见，是阳明腑实燥结的主要见证，但其燥结的程度有微甚之别，可结合病人的进食情况进一步分析。一般而言，胃有燥热往往消谷善食，此反不能食者，必因阳明燥热结实，腑气壅滞较甚使然，非用大承气汤不可攻下其燥结。"宜大承气汤下之"是为倒装文法，当接在"胃中必有燥屎五六枚也"之后。倘若病人尚能进食，说明燥结不甚，则知大便虽硬而不甚，只宜小承气汤轻下通便。

第 241 条论燥屎复结的证治。阳明腑实重证，大下之后，便通热退，自然向愈。本条提出大下之后燥屎复结的一种情况。燥屎复结原因有二：①大下之后有形实邪虽去，而邪热未清；②"本有宿食"，即六七日饮食所形成的糟粕未能排出而滞留肠中。余热与宿食可重新结聚形成燥屎，阻塞肠间。六七日不大便，烦不解，腹满痛，这是燥屎复结的明证，仍当再用大承气汤攻下。

第 242 条论燥屎内结的另外一种表现。阳明病，见小便利，为阳明燥热逼迫津液偏渗于膀胱，多见于腑实正在形成过程中，如第 250 条之小承气汤证。小便频数导致胃肠干燥，则必发燥结之证。而当腑实形成之后，因燥屎内结，耗伤津液，则又可见小便不利。燥屎已成，大便本应燥结难下，但本条却表现为"大便乍难乍易"，这是由于燥屎内结，故大便难通，但又因热结旁流，则大便时下，故表现为乍难乍易的特点。时微热，表现为微有潮热，此并非病轻邪减，而是因热邪深伏，不能发泄于外的缘故。肺与大肠相表里，燥屎内结，腑气不通，致使肺气不降而上逆，故可见喘。浊热上攻清窍，则眩冒。喘、冒皆重，以致病人不得卧寐。据上述诸症，可知燥屎已成，故宜用大承气汤攻下。

[思索与探讨] 第 238 条论阳明下后心中懊憹面烦，有燥屎者可用大承气汤攻下，然对无有燥屎者只言不可攻，而用何方治疗则语焉未详。既然不可攻下，那又应如何处置，本条未作交代。若合参第 76 条、第 79 条、第 80 条、第 221 条、第 228 等条文，其义即明。此时若大便正常，当与栀子豉汤；若大便初硬后溏，宜用栀子厚朴汤；大便稀溏，则可选栀子干姜汤。

【原文第 255 条】腹满不减，减不足言，当下之，宜大承气汤。

【原文第 212 条】伤寒，若吐、若下后不解，不大便五六日，上至十余日，日晡所发潮热，不恶寒，独语如见鬼状。若剧者，发则不识人，循衣摸床[1]，惕而不安，微喘直视，脉弦者生，涩者死。微者，但发热谵语者，大承气汤主之。若一服利，则止后服。

[词解]

[1] 循衣摸床：同捻衣摸床。指两手无意识地反复触摸衣被床沿。

[提要] 辨阳明腑实证腹满的特点以及阳明腑实重证的证治和预后。

[条文释义及病机分析] 第 255 条论阳明腑实证腹满的特点及治法。腹满一症，有虚实可辨，满而时减为虚，满而不减为实。《金匮要略·腹满寒疝宿食病脉证治》："腹满时减，复如故，此为寒，当与温药"是言虚寒性腹满。今腹满不减，或减不足言，即腹满减的幅度很小，小到不足以用语言来表达，这是热实腹满的特征。此种腹满必伴有不大便，腹痛拒按。舌苔黄厚干燥等见症。故治当攻下，宜大承气汤。

第 212 条论阳明腑实重证的证治及预后。伤寒表证自当用汗法，若发汗不当，或是误用吐下之法，耗伤阴津，致邪气入里，化热化燥，遂成阳明腑实之证，故不大便。日晡所发潮热是阳明腑实证典型的热型，因阳明经气旺于日晡时，此时邪正相争剧烈，故日晡前后发热尤著，如潮水定时而至之象。不恶寒，为表邪已解。独语如见鬼状即是谵语，为阳明浊热扰神所致。此为阳明腑实，燥屎内结典型之症，若抓住时机，用大承气汤攻下燥屎，通下腑热，自可一下而愈。倘若延误失治，病经五六日，上至十余日，燥热耗伤阴津，则病证日重，形成阳明腑实重证。因燥热日盛，神识昏糊，故发则不识人。心阴耗伤，神失其养，故惊惕不安。肾阴亏乏，气不摄纳，加之腑热迫肺，肺气不降，则微喘。肝肾阴津乏竭，不能养目，则直视。至此，阳明腑实不除，阴津已欲竭绝，神志既将外脱，呈现循衣摸床之失神表现，病证虚实夹杂，病情十分险恶，可参照其脉象以定生死。若其脉弦长，则津液未竭，正气尚存，尚有生机，可以大承气汤急下存阴，或可挽救病人于顷刻。若脉见短涩，则正气大伤，热极津枯，预后不良。最后提出"若一服利，则止后服"，强调即使阳明腑实轻证使用大承气汤，也应中病即止，避免过下伤正。

[思索与探讨] 阳明腑实证有调胃承气汤证、小承气汤证、大承气汤证之分，故当鉴别，辨调胃承气汤证、小承气汤证、大承气汤证：

调胃承气汤证——病机特点是燥热偏盛，痞满较轻而气滞不甚，属阳明腑实之初结——其证候表现为蒸蒸发热，汗出，心烦，甚则谵语，腹胀满，舌红，苔黄燥，脉滑数或沉实等——调胃承气汤重在泻热，故燥热邪气偏胜者宜用；

小承气汤证——病机特点为腑气壅滞较甚，痞满较重而燥热不甚——其证候表现为大便硬或热结旁流，潮热，汗出，心烦，甚则大便秘结，绕脐痛，烦躁——小承气汤重在通腑，故腑气不通者宜用。

大承气汤——病机特点为燥热结聚与腑气壅滞，痞满燥实坚俱盛——其证候表现为大便硬结难解，或热结旁流、潮热、谵语、手足汗出、腹痛腹胀，或喘冒不得卧、循衣摸床、惕而不安，舌红、苔老黄起刺、脉沉实有力等——大承气汤泻热与通腑之力俱重，故燥热内结、腑气不通者宜用。

[临证辨治要点]

主症：大便硬结难解，或热结旁流，潮热，烦躁，谵语，腹胀满痛（满不减，减不足言，绕脐痛），手足汗出，脉沉实有力。重者不识人，循衣摸床，惕而不安，喘冒直视。

病机：燥屎内结，阳明热实。

治疗：峻下燥结，荡涤热实——方用大承气汤。

[大承气汤歌诀]

大承气汤四味药，大黄芒硝和厚朴，阳明实热燥屎结，荡涤通腑效力卓。

[现代临床中的实际运用及其拓展] 大承气汤在现代临床中应用广泛，尤其多用于急危重症之救治，如各类肠梗阻、急性胰腺炎、急性胆囊炎、急性黄疸型肝炎、急性阑尾炎、急性腹膜炎、急性坏死性肠炎、胆石症、肝硬化腹水、胆道蛔虫症、肺炎咳喘、急性胃扩张、脑血管意外、精神病、乙脑、肝昏迷、流行性出血热、急慢性肾炎、尿毒症、泌尿系结石症、急性结膜炎、角膜炎、急性咽喉炎、扁桃体炎、口腔溃疡，以及猩红热、麻疹、疟疾、食物中毒等，辨证属于阳明热盛，燥结成实者。

[大承气汤临床应用典型验案举隅] 乔保钧医案（摘自《乔保钧医案》）

①八十老妪心绞痛，大承气汤建奇功——胸痹（冠心病心绞痛）案

何某某，女，83岁，洛阳市郊人，1990年11月9日初诊。

患者10年来常心前区阵发性刺痛，劳累或心情抑郁时易发作，每服苏合香丸或含化硝酸甘油可获效于一时，近6日因暴餐肉饺而诱发加重，服速效救心丸、含化硝酸甘油而不效。刻诊：心区疼痛如揪如刺，向左肩胛及后背放射，甚则痛不可忍，伴脘腹胀满，心烦急躁，不欲饮食，小便黄，大便6天未解。检查：焦虑烦躁，呻吟不止；舌质红，苔黄燥乏津；脉结代有力；心前区未闻器质性杂音，心律不齐，心率63次/分；血压21.3/12.7kPa；下肢轻度浮肿。病为胸痹兼阳明腑实，乃下实上虚，心气痹阻所致。治宜益心宣痹，通腑导下：红参9克、麦门冬13克、辽五味9克、大黄9克（后下）、枳实9克、川厚朴9克、炙甘草9克，3帖水煎服。

二诊：上药后心前区痛势不减，反而增剧，较前更难忍受，大便未解，腹胀更甚，且频频干呕，舌质红，苔黄厚，中部干燥，脉沉结代有力，触腹拒按。此次心绞痛发作，显系阳明腑实所因，燥屎内结为标，当急下通腑，刻不容缓，投以大承气汤：生大黄15克（后下）、枳实13克、川厚朴10克、芒硝9克（冲服）、炙甘草9克，2帖水煎服。

三诊：服上药，两天内腹泻4次，首次先干后溏，继则稠浊秽臭，最后稀而黄黏，泻后腹胀消失，心前区疼痛随之豁然而失，周身舒适，欲进饮食。检查：舌质红，苔薄黄有津，脉沉而缓，腹部柔软，遂以生脉饮并香砂六君子汤化裁，再进3剂，益气复脉，健脾和胃，收功善后。

按： 本案年事已高，久患冠心病，心气虚弱可知。另一方面，由于暴餐肉饺，食积化热，中焦实满，腑气不通，脾土既实，子气上侮，心气被困，故心前区绞痛如揪。首诊投以生脉饮并小承气汤欲冀扶正祛邪，非但不效，病反加重。细究其因，本证乃子实侮母所致。小承气汤虽有调胃泄热之功，但由于实热燥屎内结较重，其药力缓而不及，加之生脉饮益气助脉不仅减弱了小承气汤通腑导下之力，反而助敌长邪，故病情反见加重。明于此，再诊时谨遵《内经》"实则泻其子"之训，单用大承气汤大胆攻实，腑气既通，子气平和，则母不受侮，心气得以宣通，心绞痛随之而愈。本案之治生动说明，中医治病必须把握整体，谨守病机，"有是证便用是药"。若囿于西医诊断，"对号入座"用药（如一见冠心病，就套用生脉饮），貌似辨证，实则悖于辨证施治之灵魂，医之憾也！

【原文第252条】 伤寒六、七日，目中不了了[1]，睛不和[2]，无表里证，大便难，身无热者，此为实也，急下之，宜大承气汤。

【原文第253条】 阳明病，发热多汗者，急下之，宜大承气汤。

【原文第254条】 发汗不解，腹满痛者，急下之，宜大承气汤。

[词解]

[1] 目中不了了：即视物不清楚。

[2] 睛不和：眼珠转动不灵活。

[3] 无表里证：外无发热恶寒等表证，内无潮热谵语等里证。

[提要] 论阳明三急下证

[条文释义及病机分析] 第252条论伤寒见目中不了了，睛不和者，治当急下。伤寒六七日，见大便难，身微热，观其证则外无头痛恶寒之表证，知太阳表邪已罢而入阳明，形成阳明腑实之证，虽无潮热谵语之证，病情似不甚急，但阳明燥热内结，不燥胃津，必耗肾液。瞳神为肾所主，真阴既耗，则目失所养而目中不了了，睛不和。《灵枢·大惑论》云："五脏六腑之精气，皆上注于目，而为之精，精之窠为眼，骨之精为瞳子……"此证阳明一经的症状虽不甚重，但从伤寒六七日即出现目中不了了，睛不和等症来看，阳明燥热燔灼，真阴耗伤较为迅速，如不急下，则阴津有竭绝之虞，故曰"急下之"。治当用大承气汤釜底抽薪，泻下燥热，方可救残存之阴津。

第253条论阳明腑实见发热汗多者，治当急下。此阳明病当为阳明腑实之证。一般而言，阳明腑实证，燥热敛结，虽能迫津外泄，不致大汗，多见手足濈然汗出。此证发热汗多，阴津消耗迅速，有热极津涸之虞，即使腹痛、潮热、谵语等症不甚显著，也应当机立断，用大承气汤急下存阴，否则必陷真阴涸竭之危境。值得注意的是，阳明病发热汗出，为里热炽盛逼迫津液外泄所致，白虎汤证和承气汤证皆可见。但既言急下，必须是有可下之证，在阳明腑实证前提下，见阴津消亡过快，方可用大承气汤急下。正如尤在泾《伤寒贯珠集》说："此条必有实满之证而后可下，不然则是阳明白虎证。"可参。

第254条论阳明腑实之势急者，治当急下。伤寒发汗不解，即出现腹满痛者，可能因发汗不当，邪气入里，化燥成实所致。所谓腹满痛者，一者言其症状，既痛且满，二者言其范围，满腹皆痛，知阳明燥结程度较重。伤寒汗后迅速出现如此重的阳明腑实证，其燥结速度不可谓不快，必须当机立断，用大承气汤釜底抽薪，泻下燥结，方能保全阴津，否则目中不了了、睛不和等阴津大伤之症便会接踵而来。

[思索与探讨] 上述三条皆云"急下之，宜大承气汤"，后人称为阳明三急下证：

之一——"目中不了了，睛不和，大便难，身无热"

之二——"发热、汗多"

之三——"发汗不解，腹满痛"

＞皆提示阳明燥热伤津，阴津有竭绝之虞，急下是为了保存阴津。

第214条（阳明病，谵语发潮热，脉滑而疾者，小承气汤主之。因与承气汤一升，腹中转气者，更服一升；若不转气者，勿更与之。明日又不大便，脉反微涩者，里虚也，为难治，不可更与承气汤也）

见谵语、发潮热，脉滑而疾者，犹恐燥热结实不甚，不敢贸然使用大承气汤，而是以小承气汤试探治疗，不可谓不"审慎"。

而阳明三急下证仅凭"身微热，大便难"等就用大承气汤急下，是因"目中不了了，睛不和""汗多""发汗不解，腹满痛"，皆提示阳明燥热伤津，阴津有竭绝之虞，急下是为了保存阴津，体现了"果断"的原则。可见大承气汤之用，当脉证疑似时，当审之以慎；急下存阴时，又应当机立断。

【原文第217条】汗出谵语者，以有燥屎在胃中，此为风也。须下者，过经乃可下之。下之若早，语言必乱，以表虚里实故也。下之愈，宜大承气汤。

[提要] 论述表虚里实的证治。

[条文释义及病机分析] 病见汗出谵语,汗出为风邪在表,故曰"此为风也",多伴发热、恶寒、头痛等症;谵语为热实内结,即"以有燥屎在胃中",多有腹痛,不大便等症。此证为太阳中风与阳明腑实并见,属表虚里实,必先表解,才可攻下,即"过经乃可下之"之意。如若先行攻下,则在表之邪入里化热化燥,使阳明热实更重,燥热结实,浊热内扰,故语言必乱。"下之愈,宜大承气汤"意承"过经乃可下之"句下,是为倒装之法。文末"以表虚里实故也"是强调里有实而表未罢者,切不可过早使用下法。

【原文第220条】 二阳并病,太阳证罢,但发潮热,手足漐漐汗出,大便难而谵语者,下之则愈,宜大承气汤。

[提要] 论述二阳并病,转属阳明腑实的证治。

[条文释义及病机分析] 二阳并病,是太阳与阳明并病。若太阳表邪已罢,见潮热、谵语、手足漐漐汗出、大便难,知病证已转属阳明。手足濈然汗出者,是因四肢禀气于脾胃,阳明燥热逼迫津液外泄所致。仅见手足汗出,而不能周身作汗,反映阳明燥热已完全敛结肠道,与其他症状相参,当用大承气汤攻下。

【原文第256条】 阳明少阳合病,必下利,其脉不负者,为顺也[1]。负者,失也,互相克贼[2],名为负也。脉滑而数者,有宿食也,当下之,宜大承气汤。

[词解]

[1] 其脉不负者,为顺也。负者,失也:阳明病之脉当见滑数而大,少阳病之脉当见弦直,阳明属土,少阳属木。今阳明少阳合病而见下利,若纯见少阳弦脉,则木旺土虚,木来乘土,病情为逆,即"负者,失也";若纯见阳明滑数之脉,则土气旺,木不乘土,病情为顺,即"其脉不负者,为顺也"。

[2] 克贼:戕害,伤害。

[提要] 本条论阳明少阳合病的证治。

[条文释义及病机分析] 阳明少阳合病,邪热盛实,热迫津液下泄,则见下利。阳明热盛,脉应滑数、少阳受邪,脉应弦直。阳明少阳合病下利,见阳明滑数之脉,是胃气不衰,木不乘土,即为不负,其病易愈,故为顺也。若见少阳弦直之脉,是胃气已衰。木旺乘土,为负,其病难愈,故负者,失也。土虚被旺木所乘,是为贼邪,故说"互相克贼,名为负也"。脉滑而数

者，滑主宿食，数主有热，为阳明有宿食之象，脉不见弦，则木不盛，土不衰，其病易治。虽为热迫津液下利，但宿食结滞未去，当用通因通用之法，可考虑选用大承气汤泻热导滞。本条之阳明少阳之合病，因属阳明有宿食内结，故其下利多属热结旁流，应伴潮热，腹满疼痛，不欲食等症。

[思索与探讨] 以上三条论并病与合病时大承气汤之用法：

第217条与第220条，均系太阳阳明并病，其法当表解后方可攻里，故第217条强调"须下者，过经乃可下之。下之若早，语言必乱"。

第220条则强调"太阳证罢，但发潮热，手足漐漐汗出，大便难而谵语者"，病尽归阳明方可下。

第256条阳明少阳合病，虽两经同时受邪，也要区别对待，只有见"脉滑而数"，诊为阳明宿食内结，方可用大承气汤。此亦再一次体现了张仲景用大承气汤的"审慎"之处。

(二) 润导法证

1. 麻子仁丸证

【原文第247条】趺阳脉[1]浮而涩，浮则胃气强，涩则小便数，浮涩相抟，大便则硬，其脾为约，麻子仁丸主之。

麻子仁丸方：麻子仁二升　芍药半斤　枳实半斤（炙）　大黄一斤（去皮）　厚朴一尺（炙，去皮）　杏仁一升（去皮尖，熬，别作脂）

上六味，蜜和丸如梧桐子大，饮服十丸，日三服，渐加，以知[2]为度。

[方义] 麻子仁丸由小承气汤加麻子仁、芍药、杏仁、蜂蜜组成。方中重用麻子仁，甘平润肠通便为君；芍药补益脾阴，杏仁降气润肠为臣；小承气汤泄下通便，行气导滞为佐；蜂蜜味甘润肠通便为使。诸药合而为丸，为润肠滋燥，缓通大便之良方。

麻子仁丸虽为缓通大便之剂，但方中毕竟含小承气汤药物，故虚人不宜久服，孕妇亦当慎用。由于病证有轻重，体质有不同、麻子仁丸的用量应从小量起服，渐加量，以大便通畅为准，即"以知为度"之意。

【原文第245条】脉阳微而汗出少者，为自和也，汗出多者，为太过。阳脉实，因发其汗，出多者，亦为太过。太过者，为阳绝于里，亡津液，大便因硬也。

【原文第246条】脉浮而芤，浮为阳，芤为阴，浮芤相抟，胃气生热，其阳则绝。

[词解]

[1] 趺阳脉：为足背动脉，在冲阳穴处，属足阳明胃经。

[2] 知：愈也。《方言》卷三："差、间、知，愈也。南楚病愈谓之差，或谓之间，或谓之知。"

[提要] 论脾约证的证治。

[条文释义及病机分析] 第247条论脾约的证治。趺阳脉位于足阳明胃经的冲阳穴处，扪之可候脾胃之气的盛衰。趺阳脉浮，主胃有热，胃热则逼迫津液偏渗，故小便数，小便数多则脾阴伤，故趺阳脉见涩象。浮涩并见，反映了胃热盛脾阴虚的状态，即胃强脾弱。脾输布津液的功能为胃热所约束，津液不能还入肠道，而偏渗于膀胱，故大便硬。脾约之证与承气汤证不同，其临床特点是大便干结，甚则干如羊屎，但不更衣十余日无所苦，同时无潮热、谵语、腹满痛等症，当以麻子仁丸泻热润肠，缓通大便。

第245条论汗多津伤所引起的便硬证。脉阳微，指脉浮取无力，反映正气虽虚而邪气亦不甚，此时若微微汗出，则邪去正安，为"自和"。倘若汗出太多，则津液受损，正气受伤，为"太过"。阳脉实，指脉浮取有力之意，如若发汗，亦应发汗得度，以遍身微汗出为佳。若发汗太过，汗出较多，亦为"太过"，如此则体内津液受损，肠失濡润，大便硬结不通。津液亡于外，而阳热独盛于里，即"阳绝于里，亡津液，大便因硬"之意。

第246条论阳明胃热津亏的脉症。脉见浮而芤，浮主阳热盛，芤主阴液亏。浮脉与芤脉并见，反映胃生燥热而阴液不足，大便必然硬结难解，阳有余而阴不足，故曰"其阳则绝"，绝为阳热独盛于里之意，与上条"阳绝于里"之义同。

[临证辨治要点]

主症：大便硬，小便数，腹无所苦。

病机：胃热肠燥津亏。

治疗：泻热润肠通便——方用麻子仁丸。

[麻子仁丸方歌诀]

麻子仁丸治脾约，朴枳大黄麻杏芍，胃热肠燥阴津亏，泻热润肠其效卓。

[现代临床实际运用及其拓展] 麻子仁丸主要用于习惯性便秘、产后便秘、术后便秘、痔疮、急性支气管炎、支气管哮喘、鼻衄、中风、腰痛、肾炎等，辨证属于胃热肠燥津亏者。

第二章 辨阳明病脉证并治

[临床应用典型验案举隅] 许叔微医案

一豪子郭氏，得伤寒数日，身热头疼恶风，大便不通，脐腹膨胀，易数医，一医欲用大承气，一医欲用大柴胡，一医欲用蜜导。病家相知凡三五人，各主其说，纷然不定，最后请予至。问小便如何？病家云：小便频数。乃诊六脉，下及趺阳脉浮且涩。予曰：脾约证也。此属太阳阳明。仲景云：太阳阳明者，脾约也。仲景又曰：趺阳脉浮而涩，浮则胃气强，涩则小便数，浮涩相搏，大便则硬，其脾为约者，大承气、大柴胡恐不当。仲景法中，麻仁丸不可易也。主病亲戚尚尔纷纷。予曰：若不相信，恐别生他证，请辞，无庸召我。坐有一人，乃弟也，逡巡曰：诸君不须纷争，既有仲景证法相当，不同此说何据？某虽愚昧，请终其说，诸医若何，各请叙述，众医默默，纷争始定。予以麻仁丸百粒，分三服，食顷间尽，是夕大便通，中汗而解。（许叔微，伤寒九十论 [M]. 上海：商务印书馆，1956.）

2. 蜜煎导法及猪胆汁导法证

【原文第233条】阳明病，自汗出，若发汗，小便自利者，此为津液内竭，虽硬不可攻之，当须自欲大便，宜蜜煎导[1]而通之。若土瓜根[2]及与大猪胆汁，皆可为导。

蜜煎导方：食蜜[3]七合

上一味，于铜器内，微火煎，当须凝如饴状，搅之勿令焦着，欲可丸，并手捻作挺，令头锐，大如指，长二寸许。当热时急作，冷则硬。以内谷道[4]中，以手急抱，欲大便时乃去之。疑非仲景意，已试甚良[5]。

又大猪胆一枚，泻汁，和少许法醋[6]，以灌谷道内，如一食顷[7]，当大便出宿食恶物，甚效。

[方义] 蜜煎方中仅蜂蜜一味药，其性味甘平，滑润兼备，入肺与大肠经，擅长润滑肠道，适用于肠燥津枯之便秘。制作方法是将蜂蜜微火煎，制成条状，备用。于大便近于魄门难以解出时，以蜜煎条纳入肛门，导下大便。灌肠法用猪胆汁或土瓜根汁，二者性味苦寒，归肺与大肠经，具清热润燥，兼以解毒之功，对于津亏有热而大便不通者，用以灌肠，可清热润肠，导下大便。

[词解]

[1] 导：有因势利导之义。用润滑类药物纳入肛门，诱发排便，叫作导法。

[2] 土瓜根：土瓜又名王瓜。土瓜根苦寒无毒，富含汁液，捣汁灌肠可通便。《肘后备急方》：大便不通，土瓜采根捣汁，筒吹入肛门中，取通。"

[3] 食蜜：即蜂蜜。

[4] 谷道：指肛门。

[5] 疑非仲景意，已试甚良：《玉函》卷八、《千金翼》卷九、《注解伤寒论》卷五均无。

[6] 法醋：按官府法定标准酿造的食用米醋。

[7] 一食顷：约吃一顿饭的时间。

[提要] 论津伤便硬的外导法。

[条文释义及病机分析] 阳明病本就自汗出，如果再发汗，必耗伤津液，加之小便自利，致津液外夺，这就造成了津液内竭，导致大便干硬难解。这种大便干硬不通，乃是津液亏耗，肠道失润所致，与承气汤证不同，必无身热、烦躁、谵语等阳明热炽之象，也无腹满痛、绕脐痛、腹大满不通等腑气壅滞之证，其特点表现为大便干硬，魄门坠胀，燥粪难以排出。可因势利导，于大便欲解而难下之时，以蜜煎导而通之。其他如土瓜根或大猪胆汁等，因其苦寒润燥，富含汁液，也可用来灌肠以导下通便。

[类方类证鉴别] 辨导下证与麻子仁丸证、承气汤证之便秘：

导下证——为津枯便秘——表现为大便干硬，近于魄门而难以解出；

麻子仁丸证——治脾约便秘，胃强而脾弱——表现为大便干硬，十余日不大便无所苦，小便数；

承气汤证——为热实内结——表现为便秘，腹痛拒按，潮热，谵语，身濈然汗出等症。

[临证辨治要点]

主症：大便硬结，自欲大便而不能出。

病机：阴津亏损，肠燥失润。

治疗：润肠滋燥，外导通便——方用蜜煎方或土瓜根方、猪胆汁方。

[蜜煎导方歌诀]

蜜煎熟后状如饴，温纳肛部法简易，更有醋调胆汁灌，外通二法堪称奇。

[现代临床实际运用及其拓展] 蜜煎方等导下法现代临床主要应用于习惯性便秘、老年性便秘、产后便秘、小儿便秘、术后便秘等疾病的治疗。

[临床应用典型验案举隅] 金文学医案

王某，女，12岁。前患伤寒、发热二候，经治不愈。热退已10多天，但9天来未解大便，无腹胀满痛不适等。近2天来，日晡所小有潮热，略觉口渴，精神尚振，胃纳良好，睡眠安宁，舌质淡红，苔中心光剥，体温37.4℃，脉搏80次/分，脉形软弱，不耐重按，腹部柔软，加压不痛，右腹及脐左可及块状物，累累如贯珠20多枚。脉症互参，系热病之后，津液日亏，不能濡润大肠，故大便硬而不下。初用吴氏增液汤，作增水行舟之法，3剂后未效，继用润下法3剂，及蜜煎导法等，在服用中药同时，又用50%甘油30ml灌肠，隔日1次，共2次。在灌肠后，均有腹部剧烈阵痛，约半小时方减，治疗8日，大便仍未通。因翻阅《伤寒论》有猪胆汁外导一法，即用大猪胆2枚，取汁盛碗中，隔汤炖透消毒，用时再加开水，以50%胆汁40ml灌肠，灌后无腹痛，30分钟左右大便一次，下圆形结粪10块多，隔5小时许，又便出10多枚，及粪便甚多，腹中粪块消失而愈。(金文学. 猪胆汁灌肠法治疗便秘二侧 [J]. 江苏中医，1965，(11)：34-35.)

(2) 下法辨证

【原文第208条】阳明病，脉迟，虽汗出不恶寒者，其身必重，短气腹满而喘，有潮热者，此外欲解，可攻里也。手足濈然汗出者，此大便已硬也，大承气汤主之；若汗多，微发热恶寒者，外未解也，其热不潮，未可与承气汤；若腹大满不通者，可与小承气汤，微和胃气，勿令至大泄下。

[提要] 论表里证的辨别及大小承气汤的运用。

[条文释义及病机分析] 本条当分三段来理解：从"阳明病，脉迟"至"大承气汤主之"为第一段，论述大承气汤证的主脉主症。脉迟一般主寒，据证而辨，本证之脉迟乃阳明热实内结，气机阻滞，脉道不利所致，故脉必迟而有力。汗出不恶寒者，说明表证已解，病归阳明。阳明实热内结，经腑不通，经气不通则身重，腑气不畅则腹满，肺气不降则短气喘促。午后申酉之时为阳明气旺之时，此时发潮热，说明阳明腑实已成，可用承气之辈攻下里实。然阳明腑实有轻重之别，倘若手足濈然汗出者，说明燥屎已成。因四肢禀气于脾胃，阳明燥热内结，不能作周身之汗，仅能蒸汗于手足，故手足濈然汗出。燥屎即成，自当用大承气汤攻下。

从"若汗出，微发热恶寒者"至"未可与承气汤"为第二段，论述表证未解，里实尚轻，禁用攻下。发热恶寒而见汗多，为表邪未解；其热不潮，则腑实未成，不仅大承气汤不可用。即使小承气汤等也当禁用，故曰"未可与承气汤"。

从"若腹大满而不通者"至"勿令致大泄下"为第三段，论述小承气汤的应用要点。此意承"可攻里也"之后，阳明腑实既成，表现为腹大满不通，但未见手足濈然汗出等症，说明病机侧重于腑气壅滞，其燥热结实不甚，故用小承气汤轻下通便，以和胃气，不宜用大承气汤峻攻，以免过剂伤正。

[思索与探讨] 本条论述了腑实兼表的攻下时机，强调表证未解者，腑实未成者不可攻下，当先解表后攻里。至于何时可攻？仲景提出了"潮热"作为腑实已成的标志，作为攻下的依据。

对于大、小承气汤的运用，关键在于燥屎是否形成，本条提出了"手足濈然汗出"——作为应用大承气汤的依据。

以"腹大满不通"——作为应用小承气汤的辨证要点，均具有重要的临证指导意义。值得注意的是，上述诸症虽具有特征性，但临证不能墨守成规，单凭一症，尚需全面分析，方能准确判断，而不致误治。

【原文第209条】**阳明病，潮热，大便微硬者，可与大承气汤，不硬者不可与之。若不大便六七日，恐有燥屎，欲知之法，少与小承气汤，汤入腹中，转失气[1]者，此有燥屎也，乃可攻之。若不转失气者，此但初头硬，后必溏，不可攻之，攻之必胀满不能食也。欲饮水者，与水则哕。其后发热者，必大便复硬而少也，以小承气汤和之。不转矢气者，慎不可攻也。**

[词解] 矢气：通"屎气"，俗称放屁。

[提要] 论燥屎形成与否的试探性诊断及治疗。

[条文释义及病机分析] 本条可分四段来理解。从"阳明病"至"不可与之"为第一段，论述大承气汤的宜忌。潮热与大便硬并见，是阳明腑实形成的重要标志，若兼见腹满痛，谵语等症，说明燥屎内结，当用大承气汤攻下。如果大便不硬，纵使有潮热，也说明燥结不甚，则不能用大承气汤攻下。即使大便微硬，也说明燥结不甚，尚不足以用大承气汤峻攻，由此观之，本条"大便微硬"的"微"应是衍文。当然，此处从大便的硬与不硬来论述大承气汤的应用，是因大便不通是阳明腑实证的首要症状，临证必须重视，也并非单凭二症，尚需结合其他症状分析。

从"若不大便六七日"至"乃可攻之"为第二段，论述以小承气汤测知燥屎结成与否的方法。病人不大便六七日，未见明显的腹满痛、潮热、谵语等症，其燥热结实的程度不甚明了，欲知燥屎是否形成，可用少量的小承气汤试探。若小承气汤服下后，腹中有屎气转动，知大便已硬结，此为燥屎为药力推动而浊气下趋的表现，只是小承气汤药力较轻，尚不能泻下燥屎，如此，便可放心用大承气汤攻下。

从"若不转失气者"至"与水则哕"为第三段，论述燥屎未成，误服大承气汤的变证。如果服小承气汤后，腹中并无屎气转动，说明燥屎未成。由于燥结不甚，只是大便初头已硬而后段尚未结实，即"初头硬，后必溏"之意，自不可用大承气汤攻下。若妄用大承气汤，必致脾胃损伤，出现腹部胀满、不能食等症状，甚至由于脾胃衰败，胃气上逆，出现饮水而呃逆的局面。

从"其后发热者"至"慎不可攻也"为第四段，论述下后津伤大便复硬的治法。阳明腑实证经攻下后，不久大便又硬，且又伴发热的，乃是下后邪热复聚，再次化燥成实。然毕竟是在下后，故大便虽硬，而数量必然不多，又无腹满，潮热，谵语等症，因此以小承气汤泻热通便，调和胃气即可。因大承气汤毕竟为峻下之剂，妄用会损伤正气，故仲景反复告诫"不转矢气者，慎不可攻也"。

[思索与探讨] 本条重点有四：

①强调阳明腑实兼有表证者不可攻下，当先解表后攻里；

②补述燥屎内结的又一外症——手足濈然汗出；

③指出应用承气类的重要辨证依据是发潮热——其热不潮者不可与；

④指出"腹大满不通者，可与小承气汤"——提示了小承气汤证重在痞满。

学习本条一方面要重点体味仲景使用大承气汤的审慎态度，同时要学习其在辨证不清时的诊断性治疗之法。本条"少与小承气汤"即诊断性治疗之示范。

【原文第251条】得病二三日，脉弱，无太阳、柴胡证，烦躁，心下硬。至四五日，虽能食，以小承气汤，少少与，微和之，令小安，至六日，与承气汤一升。若不大便六七日，小便少者，虽不受食，但初头硬，后必溏，未定成硬，攻之必溏；须小便利，屎定硬，乃可攻之，宜大承气汤。

[提要] 本条辨阳明实证时大、小便的关系，并提示阳明里实不典型时，攻下宜慎。

[条文释义及病机分析] 得病二三日，既无发热恶寒之太阳表证表现，又

不见往来寒热，胸胁苦满之少阳病症状，见烦躁，心下硬，知病不在太阳、少阳，已传入阳明，病属阳明胃实无疑。然仅见烦躁而非谵语，心下硬满而非腹满痛，知阳明热实虽结但燥屎未成。迁延至四五日，病情虽进一步发展，阳明燥热结实渐重，但患者能食，说明燥实不甚，腑气并未闭阻，且脉弱为正气不足之象，故不宜峻攻，仅用少量小承气汤轻下通便，令患者稍安，再进一步观察以做决定。至六日，仍不大便，心下硬满，烦躁的，可再与小承气汤一升。如此谨慎者，主要因为证属邪实正虚，燥结不甚的缘故，虽有实邪，也应慎用峻下之法。

倘若不大便六七日，不能食，似是燥屎阻结之大承气汤证。但小便少，反映津液尚能返入胃肠、大便必结硬不甚，表现为初头硬而后必溏，若妄用攻下，必致脾胃损伤而溏泄不止。必须是小便利，津液为燥热所迫偏渗于膀胱，肠中津液亏乏，大便才完全干硬，方可用大承气汤攻下。

〖原文第203条〗阳明病，本自汗出，医更重发汗，病已差，尚微烦不了了者，此必大便硬故也。以亡津液，胃中干燥，故令大便硬。当问其小便日几行，若本小便日三四行，今日再行，故知大便不久出。今为小便数少，以津液当还入胃中，故知不久必大便也。

[提要] 论阳明病中辨小便以测大便的方法。

[条文释义及病机分析] 阳明病因燥热内盛，迫津外泄，故自汗出，医生又曾用过发汗之法，病虽已差，但津液耗伤，肠中干燥，故大便必硬结不解。从微烦不了了可知病人有轻微烦躁之象，说明肠中燥热不甚，大便虽结，乃是津伤肠燥所致，故不宜攻下，待其津液自和，大便得通自愈。此时可观察病人小便情况，以推测大便得解时间。若原本小便一天三四次，如今一日两次，小便次数减少，说明津液还入胃肠，肠燥得润，过不了多久大便就会得通。

[思索与探讨] 在阳明病的辨证与治疗过程中，仲景十分重视小便与大便的证关系，往往通过观察小便的情况来判断病证的轻重、确定治疗的方法，以及推测疾病的发展变化等，此点对于临证颇有指导意义。

如第250条小承汤证："小便数，大便因硬"——一方面说明小便数是导致大便硬结的重要原因——另一方面从小便数而不短赤来看，亦提示此证里热不甚。

第251条"须小便利，屎定硬，乃可攻之"——提示在辨证不明，难以

第二章
辨阳明病脉证并治

决定是否用大承气汤时，要仔细分析小便的情况——若小便利，提示肠中津液亏乏，则诊断大便结硬的准确性即大大提高。当然通过观察小便的情况，也可以分析是否需要用药。

第203条论及津伤肠燥便结证——由于便结是肠燥所致，假如小便次数减少，说明津液还入肠中，大便就可自通，自然不需用药——倘若小便不见减少，则可结合病证的具体情况，或用麻子仁丸清热润肠导便，或用蜜煎等导而通之。

（四）下法禁例

〖原文第204条〗伤寒呕多，虽有阳明证，不可攻之。

〖原文第205条〗阳明病，心下硬满者，不可攻之。攻之利遂不止者死，利止者愈。

〖原文第206条〗阳明病，面合色赤[1]，不可攻之，必发热色黄者，小便不利也。

〖原文第189条〗阳明中风，口苦咽干，腹满微喘，发热恶寒，脉浮而紧，若下之，则腹满小便难也。

〖原文第194条〗阳明病，不能食，攻其热必哕，所以然者，胃中虚冷故也。以其人本虚，攻其热必哕。

[词解]

[1] 面合色赤：满面通红。成无己注："合，通也。阳明病面色通赤者，热在经也。"

[提要] 阳明禁下诸证。

[条文释义及病机分析] 第204条论呕多不可下。伤寒病中出现呕吐频繁，且兼有阳明证者，多见于三种情况：

①太阳阳明兼病，太阳之邪不解，内干于胃，影响胃之和降，加之阳明胃热上逆，因而呕吐；

②阳明里热，其热上聚胸膈，未结胃腑，胃气上逆而致呕；

③少阳阳明兼病，邪郁胸膈，干犯胃腑，胃气上道而致呕。

这三种情况，皆不可误用攻下之法。因太阳阳明兼病致呕，太阳表病不解，且里证不急，攻下自属误治，阳明里热致呕，病位偏上，在胸膈胃脘而不在腑，且病势向上，也不可逆其势而用攻下之法；少阳阳明兼病致呕，因其病机与阳明热实结于腹部者不同，加之少阳有汗吐下三禁，故也不可妄自攻下。

第205条论阳明病邪结偏高者禁下。阳明病邪结于腑，治当攻下，其证当见腹满硬痛，大便不通，潮热谵语等症。若只是心下硬满而不痛，且无腹部见症，说明病位偏上，由无形邪热聚结、气机受阻不行所致。此虽是阳明病，但因尚未入腑成实，故不可攻下。若误用攻下之法，势必损伤脾胃之气，病邪内陷而下利。若下利不止，多属正气因峻攻而下脱，故预后不良。若利自止，是体质尚健，胃气有渐复之机，故可判断有向愈之机。

第206条论阳明病邪结偏高者禁下。阳明经行于面部，阳明病见满面通红，是无形邪热郁于阳明经表所致。据第48条所说："设面色缘缘正赤者，阳气怫郁在表，当解之熏之。"阳气怫郁阳明经表，腑未成实，故不可攻下，而只宜用辛温小汗法轻解其邪，或者酌加辛凉清解，如桂二麻一汤、桂二越一汤之类。若误用下法，经邪乘虚入里化热，必见发热。若又因误下损伤脾胃，运化失司而水湿内留，邪热与湿相合，湿热郁蒸，则可导致发黄。凡见发黄者，也必见小便不利，这是湿热相合，热恋湿滞，湿无出路的表现。

第189条论阳明病兼表邪未解者禁下。本条虽云阳明中风，实属三阳合病。其脉浮而紧，发热恶寒，是太阳表证未解。口苦咽干，是少阳证在。腹满微喘，属阳明里证。阳明有热证与实证之分，本证里热未盛，腑未成实，又伴有太阳、少阳之证，故不可轻易使用下法。若误用之，则表邪内陷，气机失运，腹满加重；津液损伤，故小便难。

第194条论胃中虚冷者禁下。阳明病，不能食，有腑实热结与胃中虚寒之别。阳明腑实，除不能食外，当伴有不大便、潮热、谵语、腹满痛等症，治应选用承气汤类方苦寒攻下。本证不能，则是脾胃中气本虚，胃中虚冷，不能受纳所致。治宜温中和胃，如误用攻下，则胃阳衰败，浊阴之气上逆，可发生哕逆之变证。

[思索与探讨] 下法禁例五条，充分体现了张仲景严谨的辨证思维。此节再三示人，辨证必须综合分析，结合病位和病性的而立法选方，切忌只据一症就盲目论治。第204条、第205条、第206条、第189条等4条便是病位辨证的典范，尽管出现大便不通的燥实证候，但是病位偏上、在经、在表皆不可下。第194条则是强调了病性的辨证，胃肠疾病亦有寒热虚实之分，胃肠虚寒者即使大便不通，也非下法所宜。

三、阳明病寒证、虚证

（1）辨阳明中风、中寒

〖原文第190条〗 阳明病，若能食，名中风；不能食，名中寒。

[提要] 论阳明中风中寒的辨证。

[条文释义及病机分析] 本条论阳明中寒与阳明中风的辨别要点在于能食与否。阳明中风与中寒，为风邪、寒邪侵袭阳明胃腑的病证。风为阳邪而主动，阳能化谷，故能食，名中风；寒为阴邪而主静，阴不化谷，故不能食，名中寒。外邪伤阳明，成中风者，多胃阳素旺；成中寒者，多胃阳素虚。太阳病以有汗、无汗分风、寒，是因太阳主表而司开合；阳明病以能食、不能食，分风、寒，是因阳明主里而司受纳。

（2）阳明中寒的病机与辨证

〖原文第191条〗 阳明病，若中寒者，不能食，小便不利，手足濈然汗出，此欲作固瘕[1]，必大便初硬后溏。所以然者，以胃中冷，水谷不别故也。

〖原文第226条〗 若胃中虚冷，不能食者，饮水则哕。

[词解]

[1] 固瘕（jǎ）：指胃中虚寒，水谷不消而结积的病证。

[提要] 论阳明中寒证的病机与辨证。

[条文释义及病机分析] 第191条论阳明中寒欲作固瘕之证。阳明中阳不足，不能消谷，故不能食；更因中阳不足，影响三焦气化功能致水液不能正常输布而见小便不利；阳明主四肢肌肉，中阳不足，阳不摄阴，则可见手足汗出连绵不断，但需注意本证之汗出当为冷湿之汗，与阳明燥热内盛、迫津外泄之手足热汗有本质不同。以上见症，若治疗及时，中阳得复，则无成固瘕之虞，若治疗不及，寒邪更甚，则有结为固瘕之虑，故条文中曰"欲作固瘕"。所谓固瘕，是指胃中虚冷，水谷不别，复因寒邪凝结，大肠传导失职，而使部分大便因寒凝而结，其特点是大便初硬后溏。之所以出现以上见症，全因中阳不足使然。故条文结语曰"所以然者，以胃中冷，水谷不别故也"，这是对其病机的精辟概括。

第226条补述胃中虚冷的临床表现。因胃中虚冷，不能腐熟水谷，故不能食，如再饮水，水停胃中，与寒相搏，胃失和降，则必上逆而为呃逆。

综上可知，阳明中寒本多见于胃阳不足之人，寒邪入侵，进一步损伤中阳。胃中虚冷，不能腐熟水谷，而见不能食、手足汗出、小便不利、大便初硬后溏以及呃逆诸症。

[思索与探讨] 阳明中寒之"不能食""小便不利""手足濈然汗出"类似大承气汤证，但其大便情况及其他伴随症状则与大承气汤证迥异，此足见四诊合参之重要。

(3) 吴茱萸汤证

【原文第243条】食谷欲呕，属阳明也，吴茱萸汤主之。得汤反剧者，属上焦也。

吴茱萸汤方：吴茱萸一升（洗）　人参三两　生姜六两（切）　大枣十二枚（擘）

上四味，以水七升，煮取二升，去滓，温服七合，日三服。

[方义] 吴茱萸汤由吴茱萸、人参、生姜、大枣组成。方中吴茱萸为主药，温胃暖肝，降逆止呕；用大剂量生姜，散寒止呕；人参、大枣补虚和中。全方具有温中补虚，散寒降逆的功效。脾胃虚寒，或肝胃虚寒，浊阴上逆等证，皆可用之。

[提要] 论中寒欲呕证治及与上焦热呕的鉴别。

[条文释义及病机分析] 食谷欲呕，病位有中焦、上焦之分，证有寒热之别。据第190条"阳明病不能食名中寒"之说，如中阳亏虚，寒饮内停，或中焦阳虚，浊阴上逆，不仅食不下，而且可有食谷欲呕之症此皆可用吴茱萸汤温中和胃、降逆止呕。如上焦有热，胃气上逆致食谷欲呕者，此时若用吴茱萸汤之辛温，以热助热，必拒而不纳，反使呕逆加剧。此条提示医者，呕吐一症的原因不同。病位有别，临证当参合四诊，细心分析辨证。

[临证辨治要点]

主症：不能食，食谷欲呕，或泛吐清水，或伴胃脘冷痛。

病机：胃中虚寒，浊阴上逆。

治疗：温中祛寒，和胃降逆——方用吴茱萸汤。

[吴茱萸汤方歌诀]

吴茱萸汤药四味，生姜大枣和人参。胃中虚寒食欲呕，温中祛寒降逆气。

[现代临床实际运用及其拓展] 吴茱萸汤主要用于呕吐、慢性胃炎、胃窦炎、眩晕症、血管神经性头痛、偏头痛、2型糖尿病性胃轻瘫、慢性胆囊炎、癫痫、痛经等，辨证属于（肝）胃虚寒者。

[临床应用典型验案举隅] 赵明锐医案

杨某，男，42岁。偶尔食不适即呕吐，吐出未经消化之食物，夹杂不少黏沫，吐出量并不多，如此延续了将近10年。近1年来病情加重，发展为每日饭后隔1～2小时，即频频呕吐不休，天气寒冷时尤其严重。曾用止呕和胃健胃等药品，未曾获效。现手足厥逆，消化迟滞，脉沉而迟。治以吴茱萸汤：吴茱萸12克，人参6克，生姜30克，大枣5枚。服3剂后呕吐减十分之五六。继服7剂呕吐又复发到原来的程度，经询问情况才知道因当时未能找到生姜而以腌姜代替，不仅无效反而又使病情反复。后配以生姜再进4剂，呕吐减十分之七八，饮食增加，手足厥逆好转。宗此方化裁，共服20余剂，呕吐停止，观察1年来，未见复发。

（赵明锐．经方发挥［M］．太原：山西人民出版社，1982.）

〖原文第197条〗 阳明病，反无汗，而小便利，二三日呕而欬，手足厥者，必苦头痛。若不呕欬，手足不厥者，头不痛。

[提要] 论阳明中寒饮邪上逆证。

[条文释义及病机分析] 阳明病，本应多汗，今阳明中寒，中阳不运，水气不布，故反无汗。寒饮留滞中焦而无碍下焦气化，故小便尚正常。若病情进一步发展，中焦寒饮上逆则为呕，犯肺则为咳，阻遏胃阳，使中阳不达四末，则手足厥冷，而中阳不足，四末失温，也是致厥的因素。头为诸阳之会，水寒之气上逆，直犯清阳，必苦头痛。若胃阳尚可温运，中焦寒饮不甚，既未上逆，也未阻遏胃阳，自然是不咳、不呕、不厥、头不痛了。

本证病机在于阳明胃寒气逆，逆则呕、咳、头痛而手足厥。仲景未出方治，据证论方，仍以吴茱萸汤为宜。

（4）阳明正虚无汗身痒证

〖原文第196条〗 阳明病，法多汗，反无汗，其身如虫行皮中状者，此以久虚故也。

[提要] 阳明久虚无汗身痒证。

[条文释义及病机分析] 阳明病多里实热证，因里热迫津外出，当见汗出，此证候多见于阳明病热盛期。阳明病多热实证，热迫津泄，理当多汗。今阳明病反无汗，是因为素体阴津阳气不足，汗出无源，热欲外越而不得作汗，邪热郁于肌肤，于是就出现了身痒如虫蚁在皮内爬行的异常感觉。

辨第23条（桂枝麻黄各半汤证）之身痒与本条（阳明久虚无汗）之

身痒：

第23条身痒——为寒邪郁于肌表所致——症见皮肤发红、无汗、身痒——治以辛温轻剂，微发其汗。

本条（第196条）身痒——为津气久虚而患阳明病，作汗无源，热不得越所致——其痒如虫行皮中状——治当益气津，充汗源，兼以清解阳明郁热。

上述二证还应从下两方面进一步加以区别：

太阳病表证——以有汗为虚，无汗为实；

阳明病里热实证——以汗多为实，无汗为虚。

[思索与探讨] 阳明病"法多汗"是其常、而无汗则为其变，知常而达变，方为圆机活法。就阳明病而论，寒郁阳明经之表可见无汗，湿热互结之发黄证可见身无汗；津亏气虚，热邪被郁，亦可见无汗，临床亦当区分。

第三节　阳明病变证

一、发黄证

（一）湿热发黄证

1. 茵陈蒿汤证

【原文第236条】阳明病，发热汗出者，此为热越[1]，不能发黄也。但头汗出，身无汗，剂颈而还，小便不利，渴引水浆[2]者，此为瘀热[3]在里，身必发黄，茵陈蒿汤主之。

茵陈蒿汤方：茵陈蒿六两　栀子十四枚（擘）　大黄二两（去皮）

上三味，以水一斗二升，先煮茵陈减六升，内二味，煮取三升，去滓，分三服。小便当利，尿如皂荚汁状，色正赤，一宿腹减，黄从小便去也。

[方义] 茵陈蒿汤是治疗湿热发黄证的代表方。方中茵陈蒿为主药，清热利湿，疏利肝胆而退黄；栀子苦寒，清泄三焦而利小便；大黄苦寒，泻热解毒行瘀，通腑利胆退黄。三药合用，二便通利，湿祛热泄，诸黄皆退。

[词解]

[1] 热越：热邪向外发散。

[2] 水浆：泛指多种饮品，如水、果汁等。

[3] 瘀热：湿热郁滞在里。

第二章
辨阳明病脉证并治

[提要] 论湿热郁蒸于里而致发黄的证治。

[条文释义及病机分析] 阳明病发热汗出，是内热蒸腾，热邪向外发越，故不能发黄。若发热仅伴头汗出，而颈部以下周身无汗，又见小便不利，是热为湿郁不能宣泄外达而蕴结于里。湿热熏蒸，故见头汗出。湿热郁滞于里，致三焦气化失司，使无汗或汗出不畅，小便不利等症更为加剧，二者互为因果，最终导致发黄。湿热交阻，气化不利，津液不布，且热伤津液，则渴引水浆。此湿热郁滞于中所致发黄，治用茵陈蒿汤。

【原文第260条】伤寒七八日，身黄如橘子色，小便不利，腹微满者，茵陈蒿汤主之。

[提要] 主论茵陈蒿汤证发黄的特点

〖原文第199条〗阳明病，无汗，小便不利，心中懊憹者，身必发黄。

[提要] 论阳明湿热发黄的其他症状。

[条文释义及病机分析] 第260条主论茵陈蒿汤证发黄的特点，即身黄如橘子色，并补述其因湿热郁结于中，气机阻滞而当见腹满之症。

第199条论阳明湿热发黄的其他症状。阳明湿与热合，热因湿滞不得外泄故无汗；湿因热阻不能下行故小便不利。湿热蕴结中焦，气机阻滞则心烦懊憹。湿热熏蒸，影响肝胆疏泄功能，胆汁外溢而发黄。本条"无汗"与第236条所言之"但头汗出，身无汗，剂颈而还"，都是湿与热合，互相胶着使然。

[临证辨治要点]

主症：身黄如橘子色，目黄，小便深黄而不利，身热，无汗或头汗出，齐颈而还，口渴，腹微满，舌红苔黄腻，脉弦数或滑数。

病机：湿热蕴结，熏蒸肝胆，腑气壅滞。

治疗：清热利湿退黄——方用茵陈蒿汤。

[茵陈蒿汤方歌诀]

茵陈蒿汤大黄栀，泻热清胆兼活瘀。栀黄解毒通腑气，利湿退黄此方宜。

[现代临床实际运用及其拓展] 茵陈蒿汤现代临床应用很广，如黄疸型肝炎、小儿急性黄疸型肝炎、胆囊炎、新生儿溶血症、瘙痒症、阴道炎等属湿热者，均可用本方治疗。

[临床实际应用典型验案举隅] 乔保钧医案（摘自《乔保钧医案》）

①湿热郁蒸肝乘脾，茵陈蒿汤阳黄宜——黄疸（急性黄疸型肝炎）案姜

某，女，31岁，工人，1990年8月18日初诊，门诊号：105237。

近1周来乏力、恶心、食欲不振，目珠发黄，伴口渴、小便短赤、大便干燥。舌质红、苔黄略腻，脉沉弦。肝功检查：黄疸指数15u，麝浊9u，麝絮（+）。证属湿热郁蒸，脾不健运，肝胆疏泄失常。治宜清热利湿、疏肝健脾、利胆退黄。方拟茵陈蒿汤加味：太子参10克、茵陈15克、大黄9克、山栀子7克、郁金13克、丹皮9克、黄芩10克、泽泻20克、猪苓30克、车前子15克、白术10克、虎杖15克、白花蛇舌草30克、赤小豆15克、白茅根30克。

二诊：上方为宗，间或加以川佛手、土茯苓、鳖甲、焦三仙等，续服27剂，目黄渐退、饮食复常，恶心亦失，现乏力、目涩、口干、便秘。舌质红、少苔、脉弦。证乃湿热内蕴、耗伤肝阴。治宜清热利湿、养阴柔肝。方拟一贯煎合茵陈蒿汤化裁：沙参13克、麦门冬15克、生地10克、丹皮9克、山栀子9克、茵陈15克、猪苓30克、泽泻20克、车前子15克、大黄9克、鳖甲10克、郁金13克、虎杖15克、白花蛇舌草30克、赤小豆15克、白茅根30克。

三诊：上方续服14剂，目昏口干俱失，饮食复常，大便转调。现小腹胀痛不适，稍觉乏力，大便微溏。肝功复：黄疸指数8u，凡登白直接（±）、间接（+）、麝浊8u。舌质红，苔薄黄，脉沉弦。证因肝郁乘脾、气机郁滞、湿热未尽。治宜益气健脾、疏肝理气，兼以清热利湿。方药：太子参13克、柴胡9克、白术10克、郁金13克、丹皮9克、山栀子7克、虎杖15克、茵陈10克、川佛手10克、香附15克、鳖甲10克、山药15克、白花蛇舌草30克、白茅根30克。胆疏泄失常。治宜清热利湿、疏肝健脾、利胆退黄。方拟茵陈蒿汤加味：太子参10克、茵陈15克、大黄9克、山栀子7克、郁金13克、丹皮9克、黄芩10克、泽泻20克、猪苓30克、车前子15克、白术10克、虎杖15克、白花蛇舌草30克、赤小豆15克、白茅根30克。

上方续服15剂，诸症皆失，肝功及乙肝五项复查：各项均属正常，追访半年，体健无恙。

按：本案黄疸乃湿热郁蒸所致。其治始终以清热利湿为主，或兼以疏肝健脾，或兼以养阴柔肝，或兼以疏肝理气，视病程发展过程中出现的不同兼证而各宜。因证情单纯，加之治疗中注意益气扶正，故迭进苦寒之剂而无妨正气。

第二章 辨阳明病脉证并治

上方续服 15 剂，诸症皆失，肝功及乙肝五项复查：各项均属正常，追访半年，体健无恙。

②乙肝迁延治不易，治贵坚持树信心——黄疸、胁痛（慢性乙型肝炎）案

刘某，男，20 岁，河南某大学学生，1996 年 2 月 29 日初诊，门诊号：141490。

患者 1991 年体检时发现乙肝表面抗原（+），但无任何自觉症状，曾经我科中药治疗，表面抗原一度转阴，10 天前（春节前夕），数日内连续餐食松子达 1500 克之多，随之右胁疼痛，近 3 日巩膜出现黄染，特来求诊。刻诊：巩膜黄如橘色，右胁持续隐痛，乏力，腹胀，厌油，恶心，大便偏干；舌质红，苔黄腻，脉弦滑数；实验室检查：谷丙转氨酶 1043u，总蛋白 79g/L，白蛋白 47g/L，球蛋白 32g/L，麝浊 5u，因送检标本溶血，黄疸指数无法报告。证属湿热毒邪内蕴，肝失疏泄，胆汁外溢，脾失健运，胃失和降。治宜清热解毒，除湿退黄，疏肝健脾，和胃降逆。处方：茵陈、白茅根各 45 克，猪苓、泽泻、白花蛇舌草各 30 克，大黄、赤芍药、郁金各 13 克，蒲公英、虎杖各 15 克，山栀子、丹皮、白术、土茯苓、陈皮、半夏各 9 克，枳实 7 克，4 剂，水煎服。

3 月 14 日诊：巩膜黄染渐退，乏力、腹胀减轻，恶心已止，精神转佳，谷丙转氨酶降至 657u，又服 4 剂，黄疸完全消退，胁痛消失，谷丙转氨酶降至 541u，胆红素 15.6μmol/L，麝浊 2u。治宜益气健脾扶正，疏肝健脾和胃，清热解毒利湿，方宗"乙肝饮"（自拟经验方）化裁：太子参、郁金各 13 克，辽沙参、辽五味、丹参、赤白芍药、三七、白术、焦三仙各 10 克，鳖甲、泽泻各 30 克，虎杖、石斛、茵陈、土茯苓、蒲公英、赤小豆各 15 克，猪苓 50 克，白茅根 45 克，水煎服，每日 1 剂。

5 月 13 日诊：上方出入续服 50 余剂，精神明显好转，食欲增进，唯口唇黏膜多次出现溃疡。此属"气有余便是火"之明证，再治以养阴清热、利湿解毒为主：元参、猪苓、鳖甲、白花蛇舌草各 30 克，柴胡、当归、赤芍药、丹皮、山栀子、土茯苓、板蓝、生地、三七各 10 克，辽沙参 13 克，虎杖、蒲公英、赤小豆各 15 克，茵陈 50 克，白茅根 45 克。

9 月 6 日诊：上方为宗，间或加入贯仲、山栀子、辽五味、重楼、石斛等续服百余剂，胁痛消失，精神大振，刻以口干、咽肿为主，舌质红，苔黄厚

腻，脉沉弦；肝功复谷丙转氨酶402u、胆红素15.3μmol/L、总蛋白71g/L、白蛋白41g/L、球蛋白30g/L、麝浊2u，治宜养阴清肺利咽，清热解毒化湿为主，兼以醒脾和胃。处方：元参、鱼腥草各30克，柴胡、黄芩、桔梗、牛子、连翘、川贝母、蒲公英、砂仁、白术、陈皮各10克，二花、胖大海、鳖甲、虎杖、白花蛇舌草各15克，10剂，水煎服。

10月9日诊：咽肿消，口干失，精神爽，食欲旺，肝功复查：谷丙转氨酶57u、胆红素14.8μmol/L、蛋白70u、白蛋白45u、球蛋白25g/L、麝浊4u；舌质红，苔薄黄，脉沉弦。仍宜养阴清热解毒为主，兼以疏肝健脾和胃。处方：元参、白花蛇舌草各30克，沙参、当归、生地各13克，柴胡、丹皮、土茯苓、麦门冬、三七、白术各10克，赤芍药、虎杖、鳖甲、猪苓、辽五味各15克，茵陈45克。

12月11日诊：诸症皆失，体重增加，肝功复查：谷丙转氨酶28u、胆红素14μmol/L、总蛋白87g/L、白蛋白46g/L、球蛋白41g/L、麝浊3u，乙肝五项复查乙肝表面抗原1:32，余皆转阴。病情基本痊愈，遂宗上方，倍10剂用量，共为细末，蜜炼成膏，嘱其每日冲服3次，以图巩固。

按：本案疗程近乎1年，说明慢性乙肝病程迁延，缠绵难愈，治疗应守法守方，从长计议。对此，不仅医者要心中有数，而且要明确告诉患者，使其树立信心，做好"持久战"的思想准备，向患者讲明量变引起质变的道理，只有坚持足够的疗程，才能逐步获效。据笔者经验，治疗慢性乙肝其总疗程至少要4个月乃至半年以上。对付慢性乙肝这类世界公认的顽疾，就像对付癌症一样，也要力争及早发现和及时治疗，若诊断迟误拖延时日，则治疗更加困难，疗程更加漫长。

乔振纲医案（摘自《乔振纲医案医论精编》）

胁痛（慢性乙肝）案

姜某某，男，19岁，孟津县公路段职工，2004年5月5日初诊。患者患慢性乙型肝炎四年余，曾经拉米呋定治疗一年，HBV-DNA一度降至正常，停药一年后反弹复升，又服近半年无效，且副作用明显，特转求中医。刻诊：乏力、神疲、右胁闷胀、隐疼、纳差、恶心、大便溏。检查：HBV-DNA 5.66×10^7；面色萎黄、巩膜发黄、舌质淡红、苔薄黄，脉虚弦略数。证属热毒内蕴，肝气郁滞，脾胃不和。治宜益气扶正，清热解毒，疏肝理气，调和脾胃。处方：太子参13克，柴胡9克，白术12克，陈皮9克，姜半夏9

克，藿香9克，砂仁9克（后下），焦三仙各13克，石斛15克，杞果13克，灵芝草10克，丹参10克，赤芍15克，茵陈15克，栀子9克，贯众13克，蜂房9克，土茯苓15克，猪苓30克，半枝莲10克，白花蛇舌草30克，白茅根30克。每日一剂水煎服。

2004年7月28日诊：上方加减续服80余剂，乏力明显好转，右胁闷胀、隐疼渐失，纳食恢复正常，面色较前红润，皮肤黄疸亦退，大便基本成形。再治仍以益气扶正，疏肝健脾，清热解毒为主，兼以补肾固本。处方：生黄芪15克，太子参13克，柴胡9克，黄芩9克，半夏9克，白术13克，砂仁9克（后下），生熟地各13克，山药15克，杞果10克，淫羊藿9克，贯众10克，蜂房9克，土茯苓15克，菌灵芝9克，半枝莲10克，白花蛇舌草30克，白茅根30克。每日一剂水煎服。

2004年10月29日诊：上方加减续服两月余，诸证皆失，神清气爽，近10天来先因劳累，后因餐食油腻之品，病情反复，自觉乏力、纳呆、口苦、胁疼，腹胀，大便黏腻不爽，肝功查示：转氨酶228，直接黄疸指数27；舌质暗红、苔黄厚腻，脉沉弦滑略数。证因正气受损，肝郁脾虚，毒邪内蕴，湿热内蒸。治宜益气扶正，疏肝健脾，解毒祛邪，清热化湿。处方：西洋参12克，辽沙参9克，柴胡9克，黄芩9克，半夏9克，茵陈15克，猪苓30克，云苓30克，泽泻15克，栀子9克，大黄9克，石菖蒲10克，藿香9克（后下），砂仁9克（后下），白术13克，生地10克，白茅根30克，白花蛇舌草15克，车前草30克，炙甘草13克。每日一剂水煎服。

2004年11月10日诊：复上方10剂，乏力好转，目睛黄疸消退，胁疼有减，食欲增加，腹胀好转。治宗上方去茵陈、大黄、栀子等，加五味子9克，当归13克，杞果12克，鳖甲15克，山药15克，山萸肉9克，续服。

2005年2月13日诊：上方出入续服90余剂，诸证皆消，能吃能睡，身力倍增，大便转调。肝功检查，各项皆恢复正常；HBV-DNA值明显下降，为2.14×10。说明正胜邪退，病毒受挫，治当遵循"宜将剩勇追穷寇，不可沽名学霸王"之意，继续培补正气，解毒去邪，以求根治。处方：生黄芪30克，太子参10克，辽沙参9克，柴胡9克，白术13克，当归10克，赤白芍各15克，杞果13克，贯众13克，蜂房10克，土茯苓15，蜈蚣1条，焦三仙各13克，石斛15克，菌灵芝9克，淫羊藿15克，半枝莲10克，白花蛇舌草30克，白茅根30克。每日一剂水煎服。

2005年5月6日诊：上方稍事加减，续服80余剂，自觉身强力壮。肝功复查各项正常，HBV-DNA值为$1.37×10$，五项指标提：乙抗原已转阴。至此，疗程近一年，终于取得临床治愈。遂继上方10剂，共为细末，装胶囊，嘱其每服7粒，每日三次，以巩固疗效。追访三年未反复。

1. 栀子柏皮汤证

【原文第261条】 伤寒身黄发热，栀子柏皮汤主之。

栀子药皮汤方：肥栀子十五个（擘） 甘草一两（炙） 黄药二两

上三味，以水四升，煮取一升半，去滓，分温再服。

[方义] 栀子柏皮汤以清热见长，方中栀子苦寒清泄三焦之热，并能通利水道，为主药。黄柏苦寒，清下焦湿热。甘草和中，且防栀、柏苦寒伤胃。三药合用，清泄里热，兼以祛湿，适用于湿热发黄而热重于湿之证。

[提要] 论湿热发黄，热重于湿的证治。

[条文释义及病机分析] 全身发黄，伴见发热，以方测病机，当为湿热发黄而热重于湿，本证除身黄，色鲜明如橘子色外，还可能出现心烦、口渴、舌红苔黄等。因其热重于湿，阻滞不甚，与茵陈蒿汤证相较，无腹满见症。治用栀子柏皮汤清热泄湿。

[临证辨治要点]

主症：身黄目黄如橘子色，发热，小便不利而色黄，口渴，心烦，舌红苔黄。

病机：湿热相合，热重于湿，壅滞三焦。

治疗：清解里热，泄湿退黄——方用栀子柏皮汤。

[栀子柏皮汤方歌诀]

栀子柏皮汤三味，湿热相合是病因。草须一两黄柏二，十五枚栀不去皮。

[现代临床实际运用及其拓展] 栀子柏皮汤具有消炎，抗菌，解热，利胆等作用，现代临床主要用于传染性肝炎，钩端螺旋体病发黄，胆囊炎，尿路感染，急性结膜炎等，辨证属于湿热相合，热重于湿者。

[临床应用典型验案举隅] 刘渡舟医案

患者为十岁男孩，患黄疸型肝炎，病已日久，黄疸指数一直很高。前医鲁用茵陈蒿汤多剂，住院期间也多次用过茵陈、大黄等注射液，效均不佳。证见身目黄染，专烦，便溏，两足发热，睡觉时常伸到被外，舌苔黄。遂投栀子柏皮汤治之，不数剂则黄退而诸证渐愈。此案说明，凡湿热发黄，用茵

第二章
辨阳明病脉证并治

陈蒿汤后，黄仍不退，但正气业已渐耗，脾胃之气受损，阴分尚有伏热，如见手足心热、五心烦热等证，用本方治疗很是适宜。有的医家认为本方不该用甘草，而应当用茵陈。其实不然，应该说本方妙就妙在用甘草以扶正气的治法。（刘渡舟．伤寒论诠解［M］．天津：天津科学技术出版社，1996．）

2. 麻黄连轺赤小豆汤证

【原文第262条】 伤寒瘀热在里，身必黄，麻黄连轺[1]赤小豆汤主之。

麻黄连轺赤小豆汤方　麻黄二两（去节）　连轺二两（连翘根）　杏仁四十个（去皮尖）　赤小豆一升　大枣十二枚（擘）　生梓白皮一升（切）　生姜二两（切）　甘草二两（炙）

上八味，以潦水[2]一斗，先煮麻黄再沸，去上沫，内诸药，煮取三升，去滓，分温三服，半日服尽。

[方义] 麻黄连轺赤小豆汤为表里双解之剂。方中麻黄、杏仁、生姜辛散表邪，三味相配，开提肺气以利水湿；连轺、赤小豆、生梓白皮清泄湿热；甘草、大枣共调脾胃。方用潦水煎煮，取其味薄不助湿之意。

[词解]

［1］连轺：连翘根。今多用连翘。

［2］潦（lǎo）水：地面流动的雨水。

[提要] 论湿热发黄兼表的证治。

[条文释义及病机分析] 本条述证过简，但以方测证，再结合原文分析，则本证外有寒邪束表，当见无汗、恶寒、头痛、身痒等表证；内有湿热蕴郁，当见心烦懊侬、小便不利等症。外有风寒郁闭，内则湿热互结，熏蒸肝胆，势必发黄。本证，若从湿热论，则汗法不宜，若从表证未解而言，又不得不用汗法，故需于矛盾中求统一，采取内清湿热，外散表邪之法，使表里证分途而解，治用麻黄连轺赤小豆汤宣散表邪，清热利湿。

[思索与探讨] 茵陈蒿汤证、栀子柏皮汤证和麻黄连轺赤小豆汤证，通常被称为阳明湿热发黄三方证。三方证以身黄目黄，黄色鲜明如橘子色，小便黄而不利等为共同特征。

辨发黄三方证：

茵陈蒿汤证——湿热并重，兼腑气壅滞，为湿热发黄之重者，可伴见发热，汗出不畅，腹满、便秘、舌红苔黄腻等——故以清、利见长的茵陈蒿汤为治；

栀子柏皮汤证——湿热发黄证之稍轻者，且热重于湿，可伴见口渴、舌红苔黄燥等——故以清泄里热为主，兼以祛湿的栀子柏皮汤为治；

麻黄连轺赤小豆汤证——则是湿热发黄而兼风寒郁表之证，更见发热恶寒，无汗，或兼身痒，多见于湿热发黄证之早期，故以清利湿热兼解表散邪的麻黄连轺赤小豆汤为治。

[临证辨治要点]

主症：身黄目黄如橘子色，小便不利而色黄，发热恶寒无汗，或见身痒。

病机：湿热内阻，风寒外束。

治疗：清热利湿，解表散邪——方用麻黄连轺赤小豆汤。

[麻黄连轺赤小豆汤方歌诀]

麻黄连轺赤豆汤，杏仁梓皮甘草姜。解表散邪请里热，表里双解妙退黄。

[现代临床实际运用及其拓展] 麻黄连轺赤小豆汤现代临床主要应用于急性黄疸型肝炎、急性肾小球肾炎、急性支气管炎、支气管哮喘、荨麻疹、银屑病等，辨证属于湿热偏表者。

[临床应用典型验案举隅] 陈瑞春医案

叶某，男，40岁。病者有肝炎病史。近因工作劳累，自感四肢倦怠，食结减少，腹胀气滞，大便稀软，自服"神曲茶"等腹胀减轻。随之现恶寒身倦，恶心厌油，小便短黄，巩膜黄染。查尿三胆强阳性，谷丙转氨酶215U/L。舌苔薄白微黄而腻，脉浮弦软。处方：麻黄连翘赤小豆汤加味，麻黄10克、连翘10克、桑白皮15克、郁金10克、法半夏10克、炒谷麦芽各15克、厚朴10克、茵陈20克、赤小豆30克、芦根15克。嘱服5剂，每日1剂，水煎分2次服，二诊：服前方后，巩膜黄染稍退，身形倦怠减，食欲增进，恶心止，小便仍黄，舌苔薄黄而白微腻，脉弦缓有力。守方减麻黄为6克，加生薏苡仁15克，嘱继续服10剂。三诊：服药后精神好转，食纳恢复到病前状态，巩膜黄染消退，尿三胆阴性，小便清长，舌苔薄润，脉缓不弦紧，谷丙转氨酶109U/L，其他基本正常。拟以疏肝健脾法巩固，方以小柴胡汤加减。随后复查肝功能已正常，临床痊愈。随访半年，未见反复。（陈瑞春.伤寒实践论[M].北京：人民卫生出版社，2003.）

(二) 寒湿发黄证

〖原文第195条〗阳明病，脉迟，食难用饱，饱则微烦头眩，必小便难，此欲作谷瘅[1]。虽下之，腹满如故，所以然者，脉迟故也。

[词解]

[1] 瘅：黄疸的一种，因中焦运化水谷功能失常、湿邪内阻所致，以饮食减少人食后头眩、心胸不舒为主症。

[提要] 本条论阳明中寒欲作谷瘅证及治疗禁忌。

[条文释义及病机分析] 阳明病多里热实证，可见脉迟而有力。今脉迟而食难用饱（纳差），示脾胃虚弱，运化无力，寒湿内生，其脉必迟而无力。强食则水谷不化，郁于中焦，气机升降不利，则见微烦；清阳不升则头眩；寒湿阻滞，气机不畅则腹满；湿阻气化失司则小便难。此时若治疗得当，脾阳恢复，寒湿得去，诸症可愈。若治疗不及时，水谷不消，寒湿久郁则影响肝胆，终成谷瘅。若以腹满而用攻下之法，必更伤中阳，气滞更甚，故腹满如故，之所以下后腹满不除，全因本证为脾虚寒湿中阻，而非阳明里实之证。正如条文所言"所以然者，脉迟故也"。

[思索与探讨] 本条论阳明中寒夹湿之发黄证。脾胃虚寒，运化失司，湿从内生，郁久易发黄疸。寒湿发黄，祛湿退黄是基本治法，然寒湿之邪，当温通阳气，散寒化湿，此即所谓"于寒湿中求之"。本条只出治法而不出方治，为后人留下了很大的想象空间，也为我们指出了。"师其法不泥其方"治疗思路。此证轻者通阳利水退黄，用茵陈五苓散，重者温中散寒化湿退黄，用茵陈理中汤（理中汤加茵陈），甚者可选用茵陈四逆汤（四逆汤加茵陈）。

[临证辨治要点]

主症：身黄目黄，黄色晦暗，无汗，小便不利，纳差，腹满，便溏，舌淡苔白腻，脉迟无力。

病机：中阳不足，寒湿内生，肝胆失疏。

治疗：温中散寒，利湿除黄——方用茵陈五苓散、茵陈理中汤或茵陈术附汤等。

（三）被火发黄

〖原文第200条〗阳明病，被火，额上微汗出，而小便不利者，必发黄。

[提要] 论阳明病误用火法而致火毒发黄证。

[条文释义及病机分析] 阳明病，多为里热实证，当以辛寒清泄或苦寒攻下之法为治，若以艾灸、温针、热熨、火熏等火热疗法治疗，即条文所言"被火"，则犯实实之戒，里热得火邪之助，可谓两阳相熏灼、则热更炽，津更伤，无津作汗故汗不畅泄，无液成尿故小便不利。火热熏灼肝胆，胆汁外

溢形成火毒发黄,此与第6条风温发黄及第111条火逆发黄病机相同,治法当以清热凉血,生津利胆为主。方用茵陈蒿汤、三黄解毒汤、犀角(可用水牛角代替)地黄汤等,列此以资参考。

《伤寒论》之太阳病、阳明病中先后叙述了湿热发黄、寒湿发黄、蓄血发黄、被火发黄等不同发黄的证型,临证须诸条互参,审其异同,知犯何逆,辨证治之。

二、血热证

(一) 衄血证

〖原文第202条〗阳明病、口燥,但欲漱水,不欲咽者,此必衄。

〖原文第227条〗脉浮发热,口干鼻燥,能食者则衄。

[提要] 论阳明衄血证。

[条文释义及病机分析] 第202条论阳明热入血分致衄血证。阳明病,若热在气分,当见大渴引饮,今病者口燥欲饮,但只以水含漱而不咽下,为热不在气分而已入血分。血属阴,其性濡润,热在血分,血被热蒸,荣气上潮,故口虽燥但漱而不咽。热在血分,灼伤血络,可致衄,甚则还可见吐血、便血、斑疹等各种出表现。"口燥,但欲漱水,不欲咽",是热在血分的辨证要点,已被后世温病学家所公认。如吴鞠通在其《温病条辨》中就有"太阴温病,舌绛而干,法当渴,今反不渴者,热在荣中也"之说。对热在血分之证,治当清热凉血,可选犀角地黄汤,或以水牛角代犀角。

第227条论阳明气分热盛迫血致衄证。脉浮发热,病在太阳,必与恶寒同见,且多无口干等。今脉发热而不恶寒,并伴口干鼻燥,是为热在阳明气分。足阳明胃之经起于鼻旁,上行于鼻根,复下行夹口还唇,其络脉在面部呈网状分布,热在阳明,循经上扰,故见口干鼻燥。胃热则能食,热郁阳明,不得外泄,循经上逆,迫血妄行,则发为鼻衄。

[思索与探讨] 太阳病和阳明病都有自衄的证情。二者病机不同,治法亦异:

邪在太阳经之自衄——往往伴有发烦目瞑等证,剧则必衄,为阳气闭郁较重的缘故——治以开表泄热为要;

邪在阳明经之自衄——则见口干鼻燥,且胃气强而能食。

——治以清解直折为主,甚则加凉血之品。

（二）下血证

【原文第 216 条】 阳明病，下血谵语者，此为热入血室，但头汗出者，刺期门，随其实而泻之，濈然汗出则愈。

[提要] 论阳明病热入血室的证治。

[条文释义及病机分析] 阳明病出现谵语，可见于阳明热证或阳明腑实之证，多用清、下之法治疗。今阳明热盛，侵入血室，邪热迫血妄行，故下血。热上扰神明则见谵语；热追津液不能透泄而上蒸，则但头汗出。本证多伴月经适来或适断，也可兼有胁满或少腹急结。血室指胞宫，隶属肝脉，故刺期门以泻肝实。期门为肝之募穴，针刺此穴能使气机通达，血脉调和，汗出邪达而病愈。濈然汗出是气机通调的标志，而非指刺期门有发汗的作用。此条热入血室与少阳篇后附热入血室诸条有相同之处，可互参。

（三）蓄血证

【原文第 237 条】 阳明证，其人喜忘[1]者，必有蓄血[2]。所以然者，本有久瘀血，故令喜忘。屎硬，大便反易，其色必黑者，宜抵当汤下之。

【原文第 257 条】 病人无表里证，发热七八日，虽脉浮数者，可下之。假令已下，脉数不解，合热则消谷喜饥至六七日不大便者，有瘀血，宜抵当汤。

【原文第 258 条】 若脉数不解，而下不止，必协热便脓血也。

[词解]

[1] 喜忘：喜作"善"解。喜忘即健忘。

[2] 蓄血：指瘀血停留。

[提要] 论阳明蓄血证。

[条文释义及病机分析] 第 237 条论阳明邪热与旧有之瘀血相结所致之阳明蓄血的证治。阳明证，指本证病在阳明，"喜忘"即善忘。心主血脉，主神明。阳明邪热与胃肠宿有的瘀血相结，血滞于下，下实上虚，心神失养，心气失常则喜忘。若纯属阳明里热，胃肠必燥，肠中缺乏津液的濡润，则大便秘结难下。今大便虽硬而反易，且色黑，这是阳明蓄血证的特征。血液属阴，其性濡润，离经之血与燥屎相混，则化坚为润，故大便虽硬而排便却易。此阳明邪热与宿瘀相结之蓄血证，虽与太阳蓄血证的病因、病位、临床表现不同，但热与血结的病机则一，故治疗也取泻热逐瘀之法，用抵当汤下之。

第 257 条辨阳明腑实与阳明瘀血的证治。"病人无表里证"指既无恶寒，发热，头痛等表证，又无腹满，谵语，潮热等里证。虽无表里证，但病人发热持续七八日之久而不解，此时应考虑邪热在里。脉见浮数，但无表证，说明仍属阳明热盛于内，而蒸腾于外；从文中"下之"看，本证尚有不大便的见症。此为热在里，可考虑用下法治之。若下后，脉浮已去而数脉仍在，则是气分之热已去，血分之热不解，至六七日不大便，若为阳明腑实当不能食，今见能食易饥，此为阳明血瘀热结，治宜抵当汤泻热逐瘀。然在临证中，据此断为阳明瘀血证，尚不全面，应参考第237条"其人喜忘，屎虽硬，大便反易，其必黑"方能确诊无误。本条所见之发热多为持续低热，这是瘀血发热的特点。

第258条紧承上条论下后便脓血的变证。阳明瘀血证下后脉数持续，说明热邪不去，煎迫大肠则下利不止；血热相蒸，肉腐成脓，则便脓血。

[思索与探讨] 蓄血证有太阳蓄血和阳明蓄血两种：

太阳蓄血证——为太阳之邪热在经不解，随经入腑，热与血结在下焦——以致出现少腹急结，或硬满，小便自利，如狂，发狂等症——太阳蓄血多为"新瘀"。

阳明蓄血证——为阳明邪热与久有之瘀血相结于肠内，心神失养，故现喜忘，大便虽硬而易出，其色必黑。——阳明蓄血为"本有久瘀血"，也即内有"宿瘀"。

二者成因和证候虽有差异，但其病理机转都是邪热与血相结，同为蓄血证，所以治疗都可用抵当汤。

[临证辨治要点]

主症：发热，消谷易饥，健忘，大便硬，色黑易解，脉数。

病机：阳明邪热与宿瘀相结。

治疗：泻热逐瘀——方用抵当汤。

[抵当汤方歌诀]

抵当汤中君大黄，各用三十桃蛭虻，阳明蓄血久兼瘀，活瘀攻下定其狂。

[临床应用典型验案举隅] 刘渡舟医案

魏某，女，30岁，于1969年患精神分裂症，医院用电疗与胰岛素等法，病减轻而未瘥乃出院。自觉头皮发紧，如有一铁箍勒在头上，并且言听视动，随过随忘，一点记性都没有。患者两目呆滞，神情淡漠，经期正常，唯少腹甚痛，舌苔白腻，脉沉滑有力。辨证：古人云，瘀血在下使人发狂，瘀血在上使人善忘。况有痛经为甚，脉来沉滑，故知其人有瘀血而为患。处方：生大黄三钱，桃仁四钱，水蛭二钱（炒），虻虫二钱，柴胡三钱，半夏三钱。服两剂大便泻下不甚重，似有小效而不显著。转方：桂枝二钱，桃仁四钱，大黄三钱，丹皮三钱，蒲黄二钱，五灵脂二钱，赤芍三钱，茯苓八钱。服两剂，泻下较多，头上的铁箍感觉已去，善忘转减，患者大喜，认为有了治愈希望。再转方：大黄三钱，桃仁五钱，芒硝二钱（后下），丹皮二钱，赤芍三钱，炙甘草二钱，郁金三钱，蒲黄三钱。服两剂，泻下污血秽物甚多（共泻六次）。所奇者其人体不疲，饮食不衰，而善忘十愈其八，患者欲返回河南，为疏血府逐瘀汤六帖以资巩固，由是而病愈。

（刘渡舟，聂惠民，傅世垣．伤寒挈要［M］．北京：人民卫生出版社，1983.）

第四节　阳明病预后

〖原文第210条〗夫实则谵语，虚则郑声[1]。郑声者，重语也。直视谵语，喘满者死，下利者亦死。

〖原文第211条〗发汗多，若重发汗者，亡其阳[2]，谵语。脉短者死，脉自和者不死。

[词解]

[1] 郑声：语言重复、声音低微，见于虚证。

[2] 亡其阳：此指阳气随大汗而泄。

[提要] 谵语、郑声的临证表现及预后。

[条文释义及病机分析] 谵语与郑声均是意识不清而胡言乱语，然有虚实之分：

谵语——多由邪热亢盛，扰乱心神所致——表现为声高气粗，胡言乱语，多属实证。

郑声——多为精气虚衰，心神无主所致——表现为声低息微，语言重复，属虚证。

谵语虽属实证，但如伴见直视、喘满，或下利者，则为危候。直视为里热极盛，阴液虚竭，不能上注。阴竭阳无所附，肺气上脱则喘满，中气衰败则下利，邪实正虚，故属死证，预后不良。

第211条论谵语属虚者，此因过汗亡阳，心神失养所致。其预后取决于阳气的恢复与否。如阳衰阴竭，脉道不充，则脉短，证属危重，故曰"死"。脉不短而平和，则证情虽重，但正气尚有恢复之机，故曰"不死"。

[思索与探讨] 第210条言实则谵语，是说谵语多见于实证，此言其常；第211条言亡阳谵语，提示邪气实，正气虚，病情危重，此言其变。

第五节　阳明病欲解时

〖原文第193条〗阳明病欲解时，从申至戌上[1]。

[词解]

[1] 从申至戌上：系指申、酉、戌三个时辰。即从15时至21时之前。

[提要] 提出阳明病欲解时分。

[条文释义及分析] 阳明病欲解之时，即15时至21时，正是太阳逐渐西下，自然界的阳气逐渐衰减的时候。阳明病属阳热亢盛之证，随着自然界的阳气衰减，阳热之邪亦有减退，有利于泄热于外，病情向愈。

附：备考原文

阳明病，初欲食，小便反不利，大便自调，其人骨节疼，翕翕如有热状，奄然发狂，濈然汗出而解者，此水不胜谷气，与汗共并，脉紧则愈。(192)

阳明病，但头眩，不恶寒，故能食而咳，其人咽必痛。若不咳者，咽不痛。(198)

阳明病，脉浮而紧者，必潮热，发作有时。但浮者，必盗汗出。(201)

伤寒四五日，脉沉而喘满，沉为在里，而反发其汗，津液越出，大便为难，表虚里实，久则谵语。(218)

脉浮而迟，表热里寒，下利清谷者，四逆汤主之。(225)

阳明中风，脉弦浮大而短气，腹都满，胁下及心痛，久按之气不通，鼻干不得汗，嗜卧，一身及目悉黄，小便难，有潮热，时时哕，耳前后肿，刺之小差，外不解，病过十日，脉续浮者，与小柴胡汤。(231)

脉但浮，无余证者，与麻黄汤。若不尿，腹满加哕者，不治。(232)

阳明病，脉迟，汗出多，微恶寒者，表未解也，可发汗，宜桂枝汤。(234)

阳明病，脉浮，无汗而喘者，发汗则愈，宜麻黄汤。(235)

病人烦热，汗出则解，又如疟状，日晡所发热者，属阳明也。脉实者，宜下之；脉浮虚者，宜发汗。下之与大承气汤，发汗宜桂枝汤。(240)

太阳病,寸缓关浮尺弱,其人发热汗出,复恶寒,不呕,但心下痞者,此以医下之也。如其不下者,病人不恶寒而渴者,此转属阳明也。小便数者,大便必硬,不更衣十日,无所苦也。渴欲饮水,少少与之,但以法救之。渴者,宜五苓散。(244)

伤寒论导读

少阳篇

第三章　辨少阳病脉证并治

概　述

少阳病的经络基础：

从经络而言，所谓之"少阳"，包括，手少阳三焦，足少阳胆。二者分别与手厥阴心包、足厥阴胆相表里。

手少阳之经脉——布膻中，络心包，贯膈下，属下焦。三焦主决渎而通水道，故有"中渎之腑"之称谓；又为阳气、阴津，乃至气机运行的通道。

足少阳之经脉——起于目锐眦，上头角，绕耳后，抵肩，入缺盆，行胸贯膈，络肝属胆，行人身之两侧。胆附于肝，内藏精汁（胆汁），故名"中精之腑"，协肝脏，与其共主疏泄。胆腑清宁，则肝气条达，疏泄正常，与之相关的脾胃，自无贼邪骚扰，气机升降正常，中焦必相安无恙。

手、足少阳之经脉，互有联系，若胆气能以正常疏泄，则枢机运转，三焦通常，气机得以正常升降，才能使上焦如雾，中焦如沤，下焦如渎，各有所司，内环境和谐安稳，气血阴阳保持平衡，阴平阳秘，精神乃治。

若外邪侵犯少阳或情志不调，肝失疏泄，胆气郁滞，气郁化热，胆火上炎，则可出现口苦、咽干、目眩诸症；肝气横逆，乘脾犯胃，可见胸胁苦满，默默不欲饮食，心烦喜呕，脉弦等症。

少阳居于太阳、阳明之间，太阳为表，阳明在里，故"少阳"属半表半里。病邪与正气纷争于半表，半里之间，正气盛时，热势外扬，故发热；邪气盛时，热气被遏，不能透达、布散，"卫阳"失温煦之能，故恶寒。正邪交争，胜负不定，消长变化，因而其病情往往可见时寒时热，寒热交替之症。临床称为"寒热往来"。可见，寒热往来是少阳病的特征性热型，也是"少阳病"的主证之一。

针对以上少阳病病机的分析，少阳病的治疗原则，应以和解为主。所谓和解，主要指和解表里，和解寒热，和解肝脾，和解胆胃。（其代表方剂是小柴胡汤）。汗、吐、下等法均不得妄用。误汗，则徒伤其表，吐、下则误伤其里，均可造成病邪深陷，不可不慎。

少阳外邻太阳，内近阳明，病邪多有传变，证情常有兼挟：

若少阳兼太阳表证——可见发热，微恶风寒，支节烦疼，微呕，心下支节，脉浮弦——治宜发表与和解兼施；

若兼阳明里实证——可见呕不止，心下急，郁郁微烦等症——治宜和解兼通下之法；

若兼里热下利证——宜苦寒直清里热，坚阴止利；

若兼水饮内停——证见胸胁满闷、微结，小便不利，渴而不呕，但头汗出，往来寒热，心烦者——治宜和解与化饮并行。

少阳病又有因失治、误治而致邪气弥漫，表里俱病，虚实互见者——证见胸满、烦惊、小便不利、谵语、身重等症——其治，当用和解少阳，重镇安神，泻热和胃之法治之。

由此可知：少阳病虽以和解为主，汗、吐、下均为禁忌。但随着病情变化，治疗中仍有兼汗、兼下等不同措施。临证时，必须明察病机，精心辨证，随证立法，灵活运用。

第一节 少阳病辨证纲要

一、少阳病提纲

【原文第263条】 少阳之为病，口苦，咽干，目眩也。

[提要] 少阳辨证提纲

[**条文释义及病机分析**] 少阳胆腑，内藏胆汁，主枢机而寓相火。太阳表邪化热内传少阳，枢机不利，气郁化火，胆火上炎，胆汁上逆，故口苦。口苦是胆病的重要特征，仅此一症，便揭示了少阳病病位在胆，性质属热的特点，故仲景将其置于提纲证三症之首。

胆火上炎，灼伤津液则咽干。咽干一症，与太阳表证之口不渴，阳明里热的口渴相比较，说明少阳病邪已化热，但有热势不甚，津伤不重的特点。

肝开窍于目，肝胆互为表里，内有经络相连，足少阳之脉起于目锐眦，胆火循经、上扰目窍，必头目昏眩。

因口苦、咽干、目眩三症反映了少阳病胆火上炎，灼伤津液，火气为病的特点，故可以作为少阳病的辨证提纲。临证之时，凡见此三症，即可确认为病在少阳。

[思索与探讨]

太阳主表——以脉症为提纲；

阳明主里——以病机为提纲；

少阳主半表半里——以自觉症状为提纲。

＞以上三者综合联系，又各有侧重，提示读者应互相联系，反正互明，以明了病机、脉症与自觉症之间的辨证关系。

少阳病除胆火上炎，损伤津液的病机之外，尚有枢机不利，疏泄失职，木邪犯土，脾胃受害的一面，故本条又应与第96条所述之往来寒热、胸胁苦满、默默不欲饮食、心烦喜呕等证相参，临床辨证方臻全面。

二、少阳病治禁

〖原文第264条〗少阳中风，两耳无所闻[1]，目赤，胸中满而烦者，不可吐下，吐下则悸而惊。

[词解]

[1] 两耳无所闻：即指耳聋。

[提要] 论少阳中风证的症状、治禁及误治后的变证。

[条文释义及病机分析] 足少阳经脉起于目锐眦，走于耳中，下胸中，贯膈；手少阳之脉上耳后，入耳中，出耳前，止于目锐眦，其支者布胸中，络心包，下膈。少阳中风，为风邪侵袭少阳之经，少阳主相火，又为风邪所犯，风火相煽，循经上扰，清窍不利，故耳聋、目赤；邪滞少阳经脉，枢机不利，胆火内郁，则胸中满而烦。可见本证是无形风火上扰少阳经脉所致，治以和解枢机，清降胆火之法。若误认胸满而烦为实邪阻滞，而用吐下之法，势必耗伤气血，导致胆气内虚，心失所养，而出现心悸、惊惕等变证，故少阳病禁用吐下之法。

〖原文第265条〗伤寒，脉弦细，头痛发热者，属少阳。少阳不可发汗，发汗则谵语，此属胃。胃和则愈，胃不和，烦而悸。

[提要] 论少阳病禁用汗法以及误汗后的变证与转归。

[条文释义及病机分析] 邪犯少阳,胆热内郁,疏泄不利则脉弦;正气不足,抗邪无力则脉细。另细脉乃与阳明病之脉大相对而言,为热势不甚之象。胆火上扰,清窍不宣,故头痛发热。脉症合参,其病当属少阳。若仅凭头痛发热一症,难断病在何经,因三阳病皆有头痛发热,故当结合头痛部位及其他脉症综合辨别:

若头痛连及项背,发热恶寒,脉浮是病在太阳之表,治宜汗解;若头痛多在前额,发热而脉大,是病在阳明之里,治宜清下;

唯头痛位居两侧,发热而脉弦细,为病在少阳。本条原文点明病属少阳,可见此处头痛应以两侧疼痛为主。

邪在少阳,胆火上炎,枢机不利,治宜和解,不可发汗。误汗则津液外泄,化燥伤津,胃中干燥,促使邪气内传阳明,邪热上扰心神则谵语。此乃误治变证,宜看胃气能和与否。若胃气和,为热除津复,谵语自止;若胃气不和,则热盛津伤,阴血不足,心失所养,故见烦、悸之证。此为少阳误汗所致,故少阳病禁用汗法。

[思索与探讨] 本条与第 264 条合参,互文见义,确认少阳病禁用汗、吐、下三法,即《医宗金鉴·伤寒心法要诀》所谓"少阳三禁要详明,汗谵吐下悸而惊"。另依据第 179 条"少阳阳明者,发汗利小便已,胃中燥烦实,大便难是也",可知利小便亦为少阳之禁。然此为常法,知常而达变,若少阳病兼有他经病证,也可汗吐下、利小便,如大柴胡汤中亦蕴下法,柴胡桂枝汤中也有汗法。

第二节 少阳病本证

【原文第96条】伤寒五六日中风,往来寒热[1],胸胁苦满[2],嘿嘿不欲饮食[3],心烦喜呕[4],或胸中烦而不呕,或渴,或腹中痛,或胁下痞硬,或心下悸,小便不利,或不渴,身有微热,或咳者,小柴胡汤主之。

[词解]

[1] 往来寒热:即发热与恶寒交替出现。

[2] 胸胁苦满:苦,作动词用,即病人苦于胸胁满闷。

[3] 嘿嘿:嘿,同默,指表情沉默,不欲言语。

[4] 喜呕:喜,爱好。此处引申为意欲。喜呕,即欲作呕吐

小柴胡汤方：柴胡半斤　黄芩三两　人参三两　半夏半升（洗）　甘草（炙）生姜各三两（切）　大枣十二枚（擘）。

上七味，以水一斗二升，煮取六升，去滓，再煎取三升，温服一升，日三服。若胸中烦而不呕者，去半夏、人参，加栝楼实一枚；若渴，去半夏，加人参合前成四两半、栝楼根四两；若腹中痛者，去黄芩，加芍药三两；若胁下痞硬，去大枣，加牡蛎四两；若心下悸、小便不利者，去黄芩，加茯苓四两；若不渴、外有微热者，去人参，加桂枝三两，温覆微汗愈；若咳者，去人参、大枣、生姜，加五味子半升、干姜二两。

[**方义**] 小柴胡汤为和解少阳之主方。方中柴胡气质轻清，味苦微寒，疏解少阳郁滞，使少阳气郁得达；黄芩苦寒，气味较重，清泄少阳邪热，使少阳火郁得清。二者合用，外透内泄，疏解少阳半表半里之邪。按柴胡、黄芩剂量分析，柴胡重于黄芩，其外透之力强于内泄之功。半夏、生姜调和胃气，降逆止呕。人参、炙甘草、大枣益气和中，扶正祛邪，使中土健旺，不受木邪之害。方中既有柴芩苦寒清降，又有姜夏辛开散邪，复有参枣草之甘补调中。药共七味，相辅相成，寒温并用，升降协调，攻补兼施，有疏利三焦，调达上下，宣通内外，和畅气机之作用，故为和解之良方。

本方用去滓再煎之法，乃因方中药性有寒温之差，味有苦、辛、甘之异，功用又有祛邪扶正之别，去滓再煎可使诸药气味醇和，有利于透邪外达，而无敛邪之弊，正如徐灵胎云："再煎则药性和合，能使经气相融，不复往来出入。"

少阳在半表半里之间，邪犯少阳，胆火内郁，枢机不利，内外失和，故其病变可及表里内外，上下三焦。加之邪正交争，互有胜负，故少阳病变化多端，常见多种或然症，故仲景设小柴胡汤加减法，示人临证宜加减化裁，辨证用药：

如胸中烦而不呕，是邪热扰心，胃气尚和，故去甘壅之人参以免留邪；不呕则去半夏、加栝楼以清心除烦；

如口渴是邪热伤津，故去温燥之半夏，加重人参用量以益气生津，并加天花粉以清热生津；

如腹中痛是土被木乘，脾络失和，故去黄芩之苦寒，加芍药于土中泻木，和络缓急以止痛；

如胁下痞硬，是邪气郁遏少阳较甚，去大枣之甘以免增壅满，加牡蛎软坚散结，消滞除痞；

如心下悸，小便不利，是三焦决渎失职，水饮内停，以水饮得冷则停，得淡则利，故去苦寒之黄芩，加淡渗之茯苓；

如不渴，外有微热，是太阳表邪未除，无里热伤津之象，则去人参壅补，加桂枝以解外；

如咳者，属寒饮犯肺，去人参、大枣甘温壅气及生姜辛散之品，加干姜温肺化饮，加五味子敛肺止咳。

【原文第97条】血弱气尽，腠理开，邪气因入，与正气相搏，结于胁下。正邪分争，往来寒热，休作有时，嘿嘿不欲饮食。藏府相连，其痛必下，邪高痛下，故使呕也，小柴胡汤主之。服柴胡汤已，渴者，属阳明，以法治之。

【原文第266条】本太阳病不解，转入少阳者，胁下硬满，干呕不能食，往来寒热，尚未吐下，脉沉紧者，与小柴胡汤。

[提要] 论少阳病的证治。

[条文释义及病机分析] 第96条主要论述少阳病的主症、治疗方药及药物加减法。太阳病，伤寒或中风，经过了五六日之后，出现往来寒热、胸胁苦满、嘿嘿不欲饮食、心烦喜呕等症，说明太阳表证已罢，邪入少阳。少阳位于太阳阳明之间，太阳为表，阳明为里，故称少阳为半表半里。少阳受邪，枢机不利，正邪纷争于半表半里之间，若正胜则热势外达，故发热；邪胜则热郁不发，故恶寒。正邪交争，消长变化，互有胜负，因而表现为寒去热来，寒热交替，休作有时，故称为往来寒热。往来寒热是少阳病主要热型，也是少阳病的主症之一，它既不同于太阳病发热恶寒同时并见，也不同于阳明病发热，不恶寒，反恶热，更与疟疾发作时寒热交替，发有定时有别，此种热型为少阳病所独有。

足少阳之脉，下胸中，贯膈，络肝属胆，循胁里，邪犯少阳，经气不利，故见胸胁苦满。肝胆气郁，疏泄失职，故神情默默而寡言少语，胆热内郁，影响脾胃。脾失健运则不欲饮食。胆火内郁，上扰心神则心烦。胆热犯胃，胃失和降则喜呕，以上诸症，再加之口苦、咽干、目眩，称为小柴胡汤证的"八大主症"，充分反映少阳病胆热内郁，枢机不利，脾胃失和的病理特点，治当和解少阳，畅达气机，使邪去病解，方用小柴胡汤。

第97条论少阳病的病因病机及转属阳明的证治。自"血弱气尽"至"小柴胡汤主之"为第一段，主要阐述邪犯少阳的病因病机及证候表现，自"血弱气尽，腠理开，邪气因入，结于胁下"，说明气血虚弱之人，营卫失和，卫气不固，腠理疏松，邪气易乘虚侵入，与正气相搏结于胁下。胁下为少阳经脉循行部位，故"结于胁下"，即结于少阳。此提示气血不足，复被邪侵，是少阳发病的病因；邪结胁下，经气不利，见胸胁苦满；由于正邪纷争于少阳半表半里，故见往来寒热，休作有时，胆热内郁，疏泄失常，克犯脾胃，故见神情默默，不欲饮食。

"脏腑相连"，是指肝胆相连，脾胃相关。少阳受邪，病变能影响脾胃。邪滞经脉则胁下痛；邪气乘脾则腹痛；胆热犯胃，胃气上逆则呕逆。以部位言，邪在少阳，胆与两胁部位较高，故云"邪高"，腹痛部位偏下，故称"痛下"。综上所析，无论是往来寒热，胸胁苦满，嘿嘿不欲饮食，还是呕逆，胁腹疼痛，总以邪结少阳为根本病机，故治当和解，方用小柴胡汤。

自"服柴胡汤已"至"以法治之"为第二段，阐述少阳转属阳明的证治。少阳病，若服小柴胡汤后反见渴甚者，说明邪气深入，化燥伤津，邪入阳明。病至阳明，自当以治阳明之法，或清或下，随证治之。需要说明的是，小柴胡汤证之或然症亦有口渴，但其口渴不重，且与寒热往来、胸胁苦满等少阳病症状同见。今口渴，而"属阳明"，其渴当多饮，且必见阳明病之证候。

第266条辨太阳病转入少阳病的脉症与治法。"本太阳病不解，转入少阳"，首揭此句，是言少阳病既有本经受邪而发者，也有太阳病传入者。胁下硬满即胸胁苦满之甚，干呕不能食与喜呕，不欲饮食同义，往来寒热是典型的少阳病热型；尚未吐下，自是未经误治，正气未伤，故无邪陷三阴之势；"脉沉紧"，是病已去表而转入少阳之象。邪离太阳之表，则其脉不浮。相对之下，亦可谓之沉。紧，非少阳主脉，然弦之甚者类似紧，故合称沉紧，此言脉象变化，可知邪去太阳，而转少阳。脉症合参，是病在少阳无疑。病属少阳，治当和解，故与小柴胡汤。

[**思索与探讨**] 第97条是张仲景辨证论治思维的典型代表。

"血弱气尽，腠理开"——提示本证的病理基础；

"邪气因入"——揭示病因；

"与正气相搏"——明确了邪气外侵后、正邪相争的过程，反映了中医学注重正气、强调内因的观念；

"结于胁下"则点出病位所在。以"血弱气尽"为前提的正邪纷争发生后，"脏腑相连"是病机演变过程中脏腑生克的相互影响，与《金匮要略》的"见肝之病，知肝传脾"暗合，是中医学整体观的写照。然后选择小柴胡汤作为的对之方，并以"服柴胡汤已，渴者，属阳明，以法治之"进一步完善服药后——有可能发生的转归。

可见，第97条详尽阐释了第96条所述病证的病因病机，完整体现了辨症析机，因机定证、法随证立、方从法出的辨证论治思维路径，再结合小柴胡汤针对或然症的灵活加减，仲景的临证辨治思维展露无遗。

[临证辨治要点]

主症：往来寒热、胸胁苦满、心烦喜呕、默默不欲饮食、口苦、咽干、目眩、脉弦细。

病机：邪犯少阳，胆火内郁，枢机不利。

治疗：和解少阳，调达枢机——方用小柴胡汤。

[小柴胡汤方歌诀]

小柴胡汤参草姜，半夏大枣芩三两。口苦咽干目眩证，调达枢机和少阳。

[临床实际运用及其拓展] 小柴胡汤临床应用广泛，包括消化系统疾病，如胆汁反流性胃炎、急慢性胃炎、急慢性肝炎、胆石症、胰腺炎；呼吸系统疾病，如支气管炎、肺炎、哮喘、胸膜病变；神经精神系统疾病，如神经官能症、癫痫、顽固性失眠、抑郁或躁狂；循环系统疾病，如病毒性心肌炎、冠心病、心律失常、肺心病、心病；泌尿系统疾病，如急慢性肾炎、肾盂肾炎、肾病综合征、尿路感染、尿毒症；内泌系病，如甲状腺功能亢进、糖尿病；妇科疾病，如产后发热、月经病、年期综合征等。此外，血液系、免疫系统、五官科疾病及防治肿瘤等均有使用小柴胡汤辨证治疗的报道。其使用的关键在于要符合邪入少阳，胆热内郁，枢机不利之根本病机。

[临床应用典型验案举隅] 乔振纲医案（摘自《乔振纲医案医论精编》）

①胁痛（慢性乙型病毒性肝炎）案

王某某，男，14岁，孟津县朝阳乡学生，2004年元月26日初诊。患者发现大三阳已五年，屡经中西医治疗未获显效，近三月因学习紧张，压力过大致病情加重，经他人推荐，特来求诊。现自觉乏力、神疲，纳差、厌油，有时恶心、干哕，右胁隐疼，大便稀溏。查见面色萎黄；舌苔薄黄略腻，舌质暗红；脉沉无力，略数。化验检查：谷丙转氨酶226，谷草转氨酶106，碱性磷酸酶449；HBV—DNA 3.13×10^7。证属肝郁脾虚，湿热内蕴，毒邪内植。治宜益气健脾，疏肝和胃，清热化湿，兼以解毒。处方：太子参12克，柴胡9克，黄芩9克，半夏9克，陈皮9克，竹茹9克，山楂13克，砂仁9克（后下），鳖甲15克（先煎），佛手9克，白术12克，苍术10克，薏仁10克，茵陈15克，白花蛇舌草30克，生甘草9克。

2004年2月11日诊：服上方14剂，食欲增强，食量增加，呕哕渐止，仍乏力、右胁隐疼、大便溏。治宗上方，去茵陈，加山药10克、杞果10克、生姜5片、红枣3枚继服。

2004年5月12日诊：守上方加减连服90余剂，右胁疼失，精神转佳，饮食复常，大便转调；化验检查肝功能恢复正常，HBV－DNA降至2.74×10^4。唯稍觉口干，时有腹胀，遂调方如下：太子参13克，辽沙参10克，麦冬9克，生地9克，当归10克，杞果12克，鳖甲15克（先煎），贯众10克，蜂房9克，白术10克，石斛15克，山药12克，半枝莲10克，白花蛇舌草30克，生姜3片、红枣3枚。嘱其连服。

2004年8月9日诊：又服90余剂。诸证皆失。化验检查：肝功能各项无异常，五项指标中E抗原转阴，HBV－DNA降至1.31×10^2。至此，病已临床治愈。遂配以"养肝丸"善后巩固。

按：众所周知，慢性乙型肝炎，乃由乙型肝炎病毒侵袭人体，致肝脏受损而为病。发病后多表现为乏力、纳差、恶心、胁肋胀疼等为主的症状。其乏力，说明气虚，如《内经》所云："邪之所凑其气必虚"；胁肋胀疼，因肝气郁滞所由；肝郁日久，疏泄不及，影响脾胃升降，故纳差、恶心。临床实践亦充分证明，"正气虚馁"和"肝郁脾虚"始终是慢性乙肝的基本病机。本案治疗除始终贯穿"益气扶正""疏肝健脾"的基本原则外，尚顾及和重视"化湿"。脾虚，往往酿生内湿。而湿性黏腻，若与热、毒胶结，必使其疾缠绵难愈。乙肝所以难治，与此恐有很大关系。方以小柴胡汤为主，疏肝和中，使肝气得疏，脾胃得和，另重用白术健脾运湿，苍术健脾燥湿，茵陈清热化湿，湿邪去，则热、毒无所恋，故疗效确切。

②胁痛（慢性胆囊炎）案

张某某，女，53岁，洛阳市洛龙区农民，2005年5月19日初诊。三年来常右胁疼痛，B超多次检查，均示慢性胆囊炎，屡经中西医治疗未能根治，近因餐食肥腻之品而复发加重。刻诊：右胁持续性疼痛，阵发性加重，伴口苦、恶心，大便成形。舌质暗红，边有紫斑，舌苔黄厚；脉沉弦数。证属肝郁气滞，胆经郁热，胃气失和。治宜疏肝清胆，理气活瘀，和胃降逆。处方：丹参10克，沙参9克，柴胡9克，黄芩9克，半夏9克，陈皮9克，竹茹9克，砂仁9克（后下），郁金9克，丹皮9克，佛手9克，元胡15克，公英15克，三七胶囊6个（冲服），知母9克，赤白芍各15克，生甘草9克。五剂水煎服。

2005年5月27日诊：服上方右胁疼痛明显减轻，口苦、恶心亦减。现稍头晕，胃泛酸。治宜疏肝利胆，清热制酸，和胃降逆为主。处方：丹参13克，沙参10克，柴胡9克，黄芩9克，半夏9克，白芍15克，天麻15克，郁金9克，佛手9克，砂仁9克（后下），公英15克，元胡15克，海螵蛸9克，吴茱萸7克，黄连7克，陈皮9克，竹茹7克，生甘草9克。五剂，每日一剂水煎服。

2005年6月3日诊：经上治疗诸证皆失，病告痊愈，为巩固疗效，拟下方继服七剂善后：丹参13克，柴胡9克，黄芩9克，半夏9克，白术9克，枳实7克，郁金9克，赤芍15克，丹皮9克，三七胶囊6个（冲服），佛手9克，元胡13克，公英15克，广木香9克（后下），青皮9克，败酱草15克，生甘草9克。追访三月无恙。

按：慢性胆囊炎的临床表现，除可见右胁或右上腹疼外，常伴口苦、呕恶、腹胀等消化系统的症状。中医辨证，多属肝郁气滞，胆胃郁热，宜疏肝理气，清胆和胃为治，常用小柴胡汤和温胆汤为主，具体到临床应据症化裁，因人制宜。

③治疗脾胃病——胃脘痛（慢性浅表性胃炎）案

黄某某，男，26岁，洛阳市李楼乡居民，2012年11月30日诊。一年来常胃脘疼痛，经西药多次治疗，未根治，一周前因饮酒过量致病情加重。现胃脘持续疼痛，阵发性加重，饥饿时尤为明显，食后缓解，伴口苦，泛酸，便干。胃镜提示：贲门隆起病变；慢性浅表性胃炎，局部糜烂。舌质暗红，舌苔黄厚，脉弦数。证属肝胃不和，热郁作酸，腑气不通，升降失常。治宜疏肝和胃，清热制酸，辛开苦降，导下通腑。处方：太子参10克，丹参9克，柴胡9克，黄芩9克，半夏9克，白术10克，枳实9克，吴茱萸7克，黄连7克，海螵蛸15克，内金10克，白芷9克，蒲黄7克（单包），五灵脂7克，杏仁9克，浙贝母13克，公英13克，元胡15克，炒白芍30克，炙甘草9克。每天一剂水煎服。

2012年12月8日诊：连服上方8剂，脘腹疼痛明显减轻，大便干结亦明显改善，厚苔变薄，仍稍泛酸。疗效既著，治仍宗上方化裁：太子参10克，柴胡9克，黄芩9克，半夏9克，白术10克，枳实5克，蒲黄7克（单包），五灵脂7克，浙贝母13克，元胡15克，白芷9克，广木香9克，砂仁9克（另包后下），云苓30克，海螵蛸15克，吴茱萸7克，黄连7克，炒白芍20克，炙甘草9克。每天一剂水煎服。

2012年12月25日诊：连服上方14剂，脘腹疼痛基本消失，腹胀、泛酸亦失，大便转调，黄厚苔渐退。病近痊愈，治仍宗上方：生黄芪20克，太子参10克，柴胡9克，黄芩9克，半夏9克，白术10克，枳实7克，桔梗9克，广木香9克，砂仁7克（后下），浙贝母13克，公英9克，云苓30克，佛手9克，蒲黄7克（单包），炒白芍15克。每天一剂水煎服2013年元月5日诊：又服上方十剂，诸证皆失。现食纳正常，精神转佳。遂拟下方予以巩固：太子参10克，白术10克，云苓30克，陈皮9克，半夏9克，广木香9克，砂仁7克（后下），浙贝母10克，内金9克，公英9克，海螵蛸15克，杏仁9克，炒白芍15克，炙甘草9克。10剂，每天一剂水煎服。同时嘱其生活规律，按时就餐，忌食辛辣，坚决戒酒。追访一年无恙。

按：本案患者胃脘痛，经胃镜检查，发现贲门隆起病变；慢性浅表性胃炎，局部糜烂。结合兼证，参以舌脉，其中医病机应为"肝胃不和，热郁作酸，腑气不通，升降失常"。针对病机，巧妙地将小柴胡汤、丹参饮、失笑散、枳术汤、左金丸、芍药甘草汤等融合化裁，各用其长，而又相互协力，同舟共济，使肝气得疏，胃气得和，热邪得清，腑气通畅，脾胃气机升降复常，则诸证除，病乃愈。终以香砂六君子汤调和善后、收尾亦颇精彩。

④治疗杂病——头疼案

段某某，女，14岁，洛阳市郊区李楼乡学生，2004年元月14日诊。患者9岁时曾遭家长怒打斥骂，继之经常头疼，每情志不舒或学习紧张时发作，屡经西药治疗可缓解一时，但未能根治，一个月前因受老师批评复发加重，特求中医诊治。刻诊：头部持续胀疼，有时两太阳穴部明显，有时颠顶部明显，牵掣后项僵硬，伴口干苦，渴而喜饮，大便略干；脉弦滑数；舌质暗红，舌苔黄厚。证属肝失疏泄，气郁化热，火邪上攻，扰及清府。治宜疏肝平肝、清热降火、活络解痉止疼。处方：丹参10克，玄参13克，柴胡9克，黄芩9克，半夏9克，葛根30克，川芎15克，白芍30克，天麻15克，钩藤30克

（后下），藁本7克，蔓荆子9克，生石膏15克（单包），僵虫9克，全虫7克，夏枯草15克。七剂每日一剂水煎服。

2004年元月28日诊：头疼减轻，口干渴消失，大便转调，唯后项仍僵，舌苔仍黄。宗上方，去生石膏，加羌活10克，继服七剂。2004年2月6日诊：头疼明显减轻，口苦、项僵均失，食欲大增，精神转佳，黄苔消退。宗上方去藁本、夏枯草，加细辛3克、白芷、砂仁各9克，继进七剂。数月后，患者家长陪他人来诊时当面道谢，得知上药尽剂，其疾痊愈。

按：本案患者头疼，整体辨证为"肝失疏泄，气郁化热，火邪上攻，扰及清府"所致。方选小柴胡汤、葛根汤、天麻钩藤饮化裁。用小柴胡汤主方加丹参、玄参、生石膏、夏枯草等疏肝解郁、清热降火；用葛根汤主方加蔓荆子、僵虫等，舒太阳之经腧，解颈项之痉挛；用天麻钩藤饮主方平肝柔肝；另头疼必用川芎，颠顶疼必用藁本，通络止疼必用全虫。总观全方，主攻方向明确，药力集中，精而不杂，选方择药皆恰到好处。

【原文第101条】伤寒中风，有柴胡证，但见一证便是，不必悉具。凡柴胡汤病证而下之，若柴胡证不罢者，复与柴胡汤，必蒸蒸而振[1]，却复发热汗出而解。

[词解]

[1] 蒸蒸而振：蒸蒸，内热貌。气从内达，邪从外出，而周身震栗颤抖，即寒战高热。

[提要] 论小柴胡汤的运用原则及柴胡证误下后的证治与机转。

[条文释义及病机分析] 此条可分二段理解。自"伤寒中风"至"不必悉具"为第一段，阐述小柴胡汤的运用原则。

"伤寒中风"，即不论伤寒还是中风。"有柴胡证"，是指口苦、咽干、目眩、往来热、胸胁苦满、默默不欲饮食、心烦喜呕诸症。"但见一证便是，不必悉具"，是言临床凡见到柴胡证的一部分主症，只要能反映少阳病枢机不利，胆火上炎的病机特点，确认为少阳病，即可应用和解之法，投以小柴胡汤，而不必待其主症全部具备再行其方。本条明确指出了灵活运用小柴胡汤的原则与方法。论中有"呕而发热者""胸满胁痛者""胸胁满不去者""续得寒热发作有时者"均与小柴胡汤治疗，便是典型例证。

自"凡柴胡汤病证而下之"至"却复发热汗出而解"为第二段，论误下后复服柴胡汤的机转。

第三章 辨少阳病脉证并治

凡柴胡证，当用和解之法，不可攻下。若用之，当属误治，每易使邪气内陷，产生变证。但亦有误下之后柴胡证仍在者，则知其正气未伤，邪气未陷，仍可再用柴胡汤。但误下之后正气毕竟受挫，服汤后正气得药力之助与邪抗争，正邪交争较为剧烈，必见蒸蒸发热，周身振抖，及至正胜邪却之时，遂发热汗出而解。此种病解的机转过程，后世称为战汗。

[思索与探讨] 对于"但见一证"的含义，各注家见解颇不一致，注家争论纷纷，虽各有理由，但均欠全面。实际上此条含义甚深，欲掌握其内在奥旨，需弄清三个问题：

其一，本条的前提是"伤寒中风"，不能无限扩大；

其二，前后两个证字有区别，柴胡证之"证"是"证候"之"证"，"但见一证"之"证"是"症状"之"症"；

其三，"但见一证便是"和"不必悉具"应前后联系，其重点在于"不必悉具"四字。

将此条与第98条参合考虑，可知本条所论，重在强调，小柴胡汤的使用原则是"不求症状之全备，唯务病机之相合"。

【原文第99条】**伤寒四五日，身热恶风，颈项强，胁下满，手足温而渴者，小柴胡汤主之。**

[提要] 论三阳证见，治从少阳之法。

[条文释义及病机分析] 太阳伤寒四五日，病邪未去，可逐渐由表入里，散漫于三阳，出现三阳病证：

身热，恶风——乃邪郁太阳之表；

胁下满——为邪犯少阳，枢机不利；

手足温而渴——为阳明热盛达于四末，耗伤津液。

颈项强为三阳兼有之症。因足太阳之脉循头下项行身之后；足阳明之脉下颈而行人身之前；足少阳之脉从耳后，下颈行人身之侧。合而言之，可知颈项强属三阳。

三阳证见，邪气由表入里，表邪已微而去，里热已成未盛，邪郁少阳，汗吐下三法皆非所宜，故治从少阳，法宜和解，主用小柴胡汤。使枢机运转，上下宣通，内外畅达，则三阳之邪，均可得解。但在运用小柴胡汤时，应根据表里轻重，详细分析，参照少阳病或然症之治法，随症加减，灵活运用。

[思索与探讨] 对于三阳证见，独取少阳之治法，应从以下三方面理解：

其一，当注意少阳治禁。三阳证在，太阳之邪应汗之从外而解，然发汗为少阳之禁，单治其表则遗其里，使里热更甚；阳明之邪当从里清，然攻下亦为少阳之禁，下之表邪内陷，病情易变。故不可汗下，只宜和解，治从少阳。

其二，考虑到少阳的生理、病理特点。少阳居半表半里，为三阳之枢，内合于阳明，外达于太阳，枢机宣畅，则内外畅通，表里可达。治在少阳，则枢机运转，使太阳之邪从外而解，阳明之热从里而消。

其三，体现了小柴胡汤的治疗优势。小柴胡汤为"和剂之祖"。太阳得之，则转少阳之枢，达太阳之气，以驱邪外出；阳明得之，则上焦得通，津液得下，胃气因和。小柴胡汤疏表达邪而不过，清里除热而不重，其治在表里两可之间，是故三阳证见，治从少阳，和三阳之枢，而愈三阳之邪，此又为仲景辨证论治之精细入微处。

【原文第100条】伤寒，阳脉[1]涩，阴脉[2]弦，法当腹中急痛，先与小建中汤，不差者，小柴胡汤主之。

[词解]

[1] 阳脉：指脉浮取。

[2] 阴脉：指脉沉取。

[提要] 论少阳兼里虚寒证，治宜先补后和之法。

[条文释义及病机分析] 本条平脉辨证，从脉象推测病机与病情。阳脉涩，即脉浮取之则涩而不流利，是脾胃虚弱，气血不足；阴脉弦，是脉沉取之又弦而不和缓，弦为少阳病主脉，又主痛证。脾气虚弱，气血俱亏，加之邪郁少阳，木邪乘土，经脉失养，应见腹中拘急疼痛。此为少阳兼里虚寒证，治宜辨其标本缓急，分步进行。因脾胃虚弱，气血不足之人，若先投小柴胡汤，则更伤中气，而引邪深入。故宜先补本虚，投以小建中汤，调和气血，健运中州，缓急止痛，扶正邪，是补土御木之法；若服汤后，脉弦不解，痛犹未止者，知少阳之邪未除，可投以小柴胡汤，和解少阳，运转机，使邪去痛止，为泄木和中之法。

[思索与探讨] 辨本条之腹痛与第96条或然症中的腹痛——虽同属少阳病木邪乘土之证，但：

第96条腹痛——系胆木内郁，横逆犯及脾胃，乃少阳为主，脾虚次之——故以小柴胡汤去黄芩加芍药，和解少阳兼以和络止痛；

第三章
辨少阳病脉证并治

本条腹痛——以中虚为主,少阳之邪次之,故宜先治以小建中汤,温中补虚固其本,再投以小柴胡汤,和解少阳治其标。

> 二者证虽相近,但因主次有别而治法有异,显示仲景辨证论治之精细之处。

【原文第229条】阳明病,发潮热,大便溏,小便自可,胸胁满不去者,与小柴胡汤。

【原文第230条】阳明病,胁下硬满,不大便而呕,舌上白苔者,可与小柴胡汤,上焦得通,津液得下,胃气因和,身濈然汗出而解。

[提要] 辨阳明病柴胡证未罢的证治。

[条文释义及病机分析] 第229条阳明病,发潮热,是阳明腑实证的重要特征之一,常与腹满痛,大便硬结等同时并见。且邪入阳明,化燥成实,伤津耗液,多见小便数,大便当硬。今虽见潮热,但无腹满硬痛,烦躁谵语之证,且大便溏泄,小便自调,是病及阳明,燥热未实,阳明腑实证并未形成,再结合胸胁满不去,则知邪气郁滞在少阳难以入里。此为少阳与阳明并病,里实未成而以少阳病为主,故从少阳论治,予小柴胡汤。

第230条可分二段理解,从"阳明病"至"可与小柴胡汤"为第一段,与上条相同,论少阳与阳明同病治从少阳之法。阳明病,不大便,若伴有腹满硬痛,潮热谵语等,则为阳明腑实证已成。今虽不大便,然硬满不在腹,而在胁下,舌苔不黄不燥,而为白色,知阳明腑实证未成,燥热尚轻。不大便乃邪阻少阳,三焦不利,津液不布,胃肠失润所致,更见胁下硬满而呕等少阳病主症,邪在半表半里之位,是以少阳病为主,虽不大便,不可攻下,当从少阳论治,可与小柴胡汤。

自"上焦得通"至"身濈然汗出而解"为第二段,论小柴胡汤的作用机理。小柴胡汤为和解之剂,有疏利三焦、调达上下、宣通内外、和畅气机的作用。如上焦气机宣通,则胁下硬满可去;津液布达,胃肠得以润泽,则大便自调,胃气和降,则呕逆自除。三焦通畅,营卫津液运行无阻,则身濈然汗出而解。

[思索与探讨] 第229条、第230条两条从病机而论,均属少阳阳明同病而阳明燥结里实未成,邪偏少阳为主,故皆从少阳治之。若阳明燥结里实已成,亦可和解与通下并施,取大柴胡汤之意灵活运用。

【原文第148条】伤寒五六日,头汗出,微恶寒,手足冷,心下满,口不欲食，大便硬，脉细者，此为阳微结[1]，必有表，复有里也。脉沉，亦在里也，汗出为阳微，假令纯阴结[2]。不得复有外证，悉入在里。此为半在里半在外也。脉虽沉紧，不得为少阴病，所以然者，阴不得有汗，今头汗出，故知非少阴也，可与小柴胡汤。设不了了者，得屎而解。

[词解]

[1] 阳微结：因热结于里而大便秘结，叫作"阳结"，热结的程度轻，叫作"阳微结"。

[2] 纯阴结：因脾肾阳虚，阴寒凝结，温运无力所致的大便秘结，叫作"阴结"。没有兼夹证的阴结，叫作"纯阴结"。

[提要] 辨阳微结证的证治及其与纯阴结证的鉴别。

[条文释义及病机分析] 本条可分三段理解：自"伤寒五六日"至"必有表，复有里也"为第一段，论阳微结的脉症。

伤寒五六日，头汗出，是阳郁于里，不得宣发，但蒸于上所致；微恶寒，是表证尚在，不言发热，当是省文；手足冷是阳郁于里不达于四末；脉细（结合前后文当为脉沉紧而细）是阳郁于里，脉道滞塞所致；心下满，口不欲食，大便硬是邪结胸胁，热郁于里，气机不利，津液不下，胃气失和所致。较之阳明里实燥结之证，热结尚浅，且表证未解，故称阳微结。本证既有微恶寒发热之表证；又有心下满，口不欲食，大便硬等里证。故云：必有表，复有里也。

自"脉沉亦在里也"至"故知非少阴也"为第二段。论述阳微结与纯阴结的鉴别要点。因阳微结有脉细（实为沉紧）、手足冷、微恶寒等证，类似少阴病纯阴结之证，故应加以鉴别。

辨阳微结与少阴病：

少阴病——不得有外证，因少阴病是脏气衰微，阴寒内盛的里虚寒证，邪入于里，外无表证——少阴病阴寒内盛，不得有汗（虽有亡阳而见汗出者，但必伴有虚阳外越之危重证候）；

阳微结——则是既有表证，复有里证，所谓"半在里半在外也"——阳微结是阳热内郁，不得外越，熏蒸于上而见头汗出。所以根据上述两点，虽脉亦见沉紧，不得认为是少阴病。

自"可与小柴胡汤"至"得屎而解"为第三段，论阳微结的治法。因本证为半在里半在外，阳邪微结，枢机不利，故宜用小柴胡汤以和解枢机，宜通内外，既能透达在外之表邪，又能清解在里之郁热，尚可调和胃气以通大便，使郁热得泄，则表里之证随之而解。假若里气未和，大便尚未通畅者，自当微通其便，得屎而解。

[思索与探讨] 本条所论"阳微结"证，是与阳明燥结里实证相对而言。当予鉴别：

阳明燥结里实证——乃阳明悍热之气与肠道糟粕相结——除不大便外，常见腹满硬痛，甚或潮热谵语等；

"阳微结"证——热结在里，气机不调，且表证未解——既有表证，复有里证，大便不下，又非阳明里实之重，故称阳微结。

阳微结须与纯阴结相鉴别：

纯阴结——为阳衰阴盛的里虚寒证，纯属在里，外无表证；

阳微结——既有表证，复有里证，是半在里半在外，为邪热内伏，枢机不利——本证证情虽与少阳本证不同，但病机总由阳邪内结，枢机不利，故仍选小柴胡汤和解枢机。另本条与少阳病本证虽均治以小柴胡汤，但本证之"半在里半在外"是一半为表证，一半为里证，与少阳病"半表半里，非表非里，而在表里之间"完全不同，当仔细分别。

二、小柴胡汤禁例

〖原文第98条〗得病六七日，脉迟浮弱，恶风寒，手足温。医二三下之，不能食，而胁下满痛，面目及身黄，颈项强，小便难者，与柴胡汤，后必下重[1]。本渴饮水而呕者，柴胡汤不中与也，食谷者哕[2]。

[词解]

[1] 下重：指大便时肛门有重坠感。

[2] 哕：指呃逆。

[提要] 辨表病里虚误下后的变证及小柴胡汤的禁例。

[条文释义及病机分析] 本条可分二段理解：自"得病六七日"至"后必下重"为第一段，论述表病里虚误治的变证及中虚湿郁禁用小柴胡汤。得病六七日而见脉浮弱恶风寒，知风寒未罢，表证未解。然表证不当脉迟，今脉迟且手足温，则非纯属在表，而是兼太阴之里。因脉迟虽为三阴共有，但手足温则为太阴独有，若少阴、厥阴之脉迟，则应手足厥冷。由此看来本证乃脾阳素虚，感受风寒，表里兼病，治宜温中解表。若医者不能详察病机，

辨证施治，误以手足温为阳明病而屡用攻下，必致攻伐太过，中气大伤，脾阳受损，寒湿内生。脾失健运，受纳无权则不能食；脾虚不运，寒湿郁滞，气机不利，则胁下满痛；寒湿内郁，则面目及身黄；脾失转输，水不下行，则小便难。其颈项强，乃是表证未解，邪郁经脉所致。此时治疗应以温中散寒除湿为主。若因胁下满痛，误认为邪犯少阳，投以小柴胡汤，则苦寒伤中，必致脾气虚弱，中气下陷而见泄利。

自"本渴饮水而呕者"至"食谷者哕"为第二段，论述脾虚失运，寒饮内停者禁用小柴胡汤。文中"本渴饮水而呕者"并非承上文，而是另指脾虚饮停证而言。在柴胡证或然症中可见"或渴"，乃指木火内郁，燥热气盛，津液受损，可治从少阳，与小柴胡汤。而本证之渴则因脾虚失运，寒饮内停，气不化津，津不上奉所致；因饮邪犯胃，胃气上逆则呕。其治宜温阳化气，健脾化饮。若误以寒饮之呕为少阳胆木横逆犯胃之呕，妄投小柴胡汤，苦寒伤阳，必致胃气衰败，则见食谷者哕。

[思索与探讨] 本条以禁忌误治的形式充分说明了仲景以病机辨证为准的用方法则。本条当与第101条比类而观。第101条强调"伤寒中风，有柴胡证，但见一症便是，不必悉具"，本条所论胁下满痛、不能食，均为柴胡汤主症，而身黄、颈项强、小便难在论中也属小柴胡汤主治之范畴。可以说本条有五症均与柴胡证之症状类似，似乎完全符合"但见一证便是"之法则，然而恰恰本条是为小柴胡汤之禁例。究其原因，用与不用，关键还在于病机的契合与否。病机符合，则"但见一症便是，不必悉具"；反之，如果辨证不符，虽有一症、二症，甚至五症，也决不可妄投小柴胡汤。

第三节　少阳病兼变证

一、少阳病变证治则

〖原文第267条〗若已吐、下、发汗，温针，谵语，柴胡汤证罢，此为坏病，知犯何逆，以法治之。

[提要] 论少阳病误治后的变证与治则。

[条文释义及病机分析] 此条承第266条而来，彼言少阳病未经吐下，病未传变，故以小柴胡汤和解少阳；而此条言少阳病经吐、下、发汗、温针等

第三章 辨少阳病脉证并治

误治后形成坏病，柴胡证不复存在，不能再用柴胡汤，而应遵循"知犯何逆，以法治之"的原则。

少阳病应治以和解之法，汗、吐、下法皆非所宜，今以诸法犯禁，则正气受损，邪气内陷，形成变证。其变证的临床表现也绝非"谵语"一端，此仅为举例，说明病证已不在少阳。至于变证的治疗，则须根据病人的脉症，审证求因，随证治之，即"知犯何逆，以法治之"之意。

[**思索与探讨**] 本条与太阳病篇第16条遥相呼应。第16条以桂枝证为例，说明太阳病误用发汗、吐、下、温针治疗，病已离太阳而成坏病，不可再与桂枝汤治疗；本条以柴胡证为例，说明少阳病经过误吐、下、发汗、温针，病离少阳而成坏病，故柴胡汤不可与。对于坏病的治则，第16条云"观其脉证，知犯何逆，随证治之"，本条云"知犯何逆，以法治之"，前条明确审查脉证，随证而治，本条则强调因证立法，因法选方。二条合参，则更能体会审证求因，证变治变的《伤寒论》灵活辨治之精妙。

二、柴胡桂枝汤证

【**原文第46条**】伤寒六七日，发热微恶寒，支节烦疼[1]，微呕，心下支结[2]，外证未去者，柴胡桂枝汤主之。

柴胡桂枝汤方：

桂枝（去皮） 黄芩一两半 人参一两半 甘草一两（炙） 半夏二合半（洗） 芍药一两半 大枣六枚（擘） 生姜一两半（切） 柴胡四两

上九味，以水七升，煮取三升，去滓。温服一升。本云人参汤，作如桂枝法，加半夏、柴胡、黄芩，复如柴胡法。今用人参作半剂。

[方义]

创柴胡桂枝汤由小柴胡汤与桂枝汤合方组成。方用小柴胡汤原方之半量和解少阳枢机，扶正达邪，以治微呕、心下支结；取桂枝汤原方之半量解肌祛风，调和营卫，解太阳未尽之表邪，以治发热微恶寒、肢节烦疼。此属太阳少阳并病之轻证，故投以小柴胡汤、桂枝汤原方各二分之一，是为太少表里双解之轻剂。本方后服法下原有"本云人参汤，作如桂枝法，加半夏、柴胡、黄芩，复如柴胡法。今用人参作半剂"等二十九字，与方意不合，可存疑不论。

[词解]

[1] 支节烦疼：支，通肢。即因四肢关节疼痛而烦扰不宁。

[2] 心下支结：即患者自觉心下有物支撑结聚。

[提要] 论少阳兼太阳表证的证治。

[条文释义及病机分析] 伤寒六七日，多为太阳病邪解除之时，若不解，则有传变之机。今见发热微恶寒，肢节烦疼，知太阳病未罢，即外证未去之意；微呕，心下支结，为少阳枢机不利，胆热犯胃之征。此乃太阳病邪未解，而又并入少阳，形成太阳少阳并病。然恶寒为微，仅四肢关节疼痛，而无头身疼痛，说明太阳病较轻；微呕、心下支结，较之心烦喜呕、胸胁苦满而言，足证少阳病亦不重。此太阳少阳并病而证候俱轻，治以太少两解之法，以小柴胡汤、桂枝汤各取半量，合为柴胡桂枝汤。用桂枝汤解肌祛风，以散太阳之邪，取小柴胡汤和解枢机，以解少阳之邪，为两解太少之轻剂。"外证外去者"，是强调使用柴胡桂枝汤的前提是表里同病。

[思索与探讨] 少阳病兼表证与阳明病兼表证治法有别，不可不知。少阳病兼表证，无论是用方药还是用针刺，均是两经病证合而治之，如本证和第142条、第171条；而阳明病兼表证则必须严格遵循先表后里的原则，表证未解，不可治疗阳明病，如第170条、第189条。

小柴胡汤与桂枝汤在《伤寒杂病论》中运用最广，仲景以汤命名之汤证也只有柴胡证与桂枝证，此足见仲景对两方的重视程度。

小柴胡汤——为和剂之祖——和解少阳枢机，调肝胆脾胃；

桂枝汤——为群方之魁——桂枝汤调和营卫，解肌祛风，且能调脾胃而和营血。仲景将两方相合，不仅为后世创合方之典范，也极大地拓展了其应用范围，起到了一加一远大于二的效果。

柴胡桂枝汤——用于外感，可两解太阳少阳之邪；用于内伤杂症，则可以调肝胆，和脾胃，疏畅气机，和调营血。和解少阳，既可调表里之枢机，和解脾胃，又可调上下之枢机。肝胆脾胃同调，气血阴阳并治，故其治疗范围甚广，临证可用于多种疾病的治疗。

[临证辨治要点]

主症：发热、恶风寒、肢节烦疼、微呕、胸胁心下微满，伴有舌苔薄白，脉浮弦。

病机：邪犯少阳，太阳表证未解。

治疗：和解少阳，兼以解表——方用柴胡桂枝汤。

[**柴胡桂枝汤方歌诀**]

柴胡桂枝参芍姜，芩枣半夏草一两。发热恶风胸胁满，调和营卫解少阳。

[**现代临床实际运用及其拓展**] 柴胡桂枝汤在临床上应用较为广泛，凡感冒、胃炎、胰腺炎、胆囊炎、更年期综合征、失眠、三叉神经痛、偏头痛、胸膜炎、带状疱疹、颈椎病、肩周炎、癫痫、小儿多发性抽搐症、早期肝硬化、过敏性鼻炎、荨麻疹、脂膜炎等，辨证符合本方证病机者，以之加减治疗，多有效验。

[**临床应用典型验案举隅**] 刘渡舟医案

张某，女，59岁。患风湿性心脏病。初冬感冒，发热恶寒，头痛无汗，胸胁发满，心悸。时觉有气上冲于喉，此时则更觉烦悸不安，脉结。辨证：少阳不和，复感风寒，且夹冲气上逆。治法：两解少阳、太阳，兼平冲气。处方：用小柴胡与桂枝汤合方。服3剂则诸证得安。

（刘渡舟. 伤寒论十四讲［M］. 天津：天津科学技术出版社，1982.）

三、大柴胡汤证

【**原文第103条**】太阳病，过经[1]十余日，反二三下之，后四五日，柴胡证仍在者，先与小柴胡。呕不止，心下急[2]，郁郁微烦者，为未解也，与大柴胡汤，下之则愈。

大柴胡汤方：柴胡半斤　黄芩三两　芍药三两　半夏半升（洗）　生姜五两（切）　枳实四枚（炙）　大枣十二枚（擘）

上七味，以水一斗二升，煮取六升，去滓，再煎，温服一升，日三服。一方加大黄二两。若不加，恐不为大柴胡汤。

[**方义**] 大柴胡汤为小柴胡汤去人参、炙甘草，加芍药、枳实、大黄而成。方以小柴胡汤和解少阳为主；因病兼阳明里实，故去人参、甘草，免其甘壅助邪；加芍药以和营通络，缓急止痛，且可通泄大便；加枳实、大黄破结下气，通下里实。合之共奏和解少阳、通下里实之功，实为少阳兼阳明里实双解之剂。

宋版《伤寒论》载本方内无大黄，而方后注云："一方加大黄二两，若不加，恐不为大柴胡汤"。考《金匮要略》《肘后方》《千金方》《外台秘要》等，所载本方均有大黄，结合第103条"下之则愈"来看，当以有大黄为是。

[词解]

［1］过经：邪离本经，传入他经，谓之过经。

［2］心下急：指胃脘部拘急不舒或疼痛的感觉。

【原文第165条】伤寒发热，汗出不解，心中痞硬，呕吐而下利者，大柴胡汤主之。

[提要] 以上两条均论少阳病兼阳明里实的证治。

[条文释义及病机分析] 此两条均为少阳病兼阳明里实的证治，虽见证不同，但病机相同，故治用相同之法——取大柴胡汤和解与泻下并行，少阳与阳明同治。

第103条论述了少阳病经误下，形成少阳阳明同病的治法。太阳病已罢，邪传他经，谓之过经。从"柴胡证仍在"来看，知邪气传入少阳。少阳病应治以和解之法，若二三下之，是谓误治，所幸患者正气尚旺，未因误下而造成变证。后四五日，柴胡证仍在，说明正气未伤，邪未内陷，邪仍在少阳。证不变则治亦不变，故先以小柴胡汤以运转枢机，和解少阳，病即可愈。倘若服小柴胡汤后病证不解，而反加重，由喜呕变为"呕不止"，乃少阳胆热犯胃，加之热壅阳明，胃气上逆所致；由胸胁苦满变为"心下急"，是邪入阳明，胃热结聚，气机阻滞；"郁郁微烦"是少阳气郁，热扰心神。此少阳热聚成实，兼入阳明之证，当见腹满痛，不大便等阳明里实之证。少阳病不解，则不可下，而阳明里实，又不得不下，遂用大柴胡汤和解与通下并行，两解少阳、阳明之邪。

第165条论述了少阳病兼阳明里实另一证型及其治法。伤寒发热，自当汗出表解而热已，今汗出热不解，是邪已化热，内传阳明之征；里热壅盛、内迫胃肠、升降失司，故呕吐与下利并见，心中痞硬；呕吐的机理可与第103条的呕不止，心下急互参，本条证候表现虽与第103条不尽相同，然其少阳郁火炽盛，兼阳明里实的病机则一，故皆用大柴胡汤和解少阳，兼以通下阳明。

[思索与探讨] 第165条症状表现为心中痞硬、呕吐、下利等，与痞证中的生姜泻心汤证、甘草泻心汤证、桂枝人参汤证等表现相似，应予以鉴别。

辨大柴胡汤证、生姜泻心汤证、甘草泻心汤证、桂枝人参汤证：

大柴胡汤证（第165条）——属少阳郁热兼阳明腑实证——心下痞硬是因少阳枢机不利，气机痞塞所致——常伴往来寒热，或发热，心下急，大便秘结或下利等——治以和解少阳，兼通下里实之法；

生姜泻心汤证、甘草泻心汤证——是中焦寒热错杂，脾胃受损，升降失调所致——常伴见肠鸣，干噫食臭，谷不化——治以寒热并用，辛开苦降、攻补兼施之法；

至于桂枝人参汤证——是太阴虚寒，脾失健运，浊阴上逆，兼太阳风寒不解证，属太阳太阴表里皆寒，以下利稀溏，兼发热恶寒——治以扶正为主，兼以解表，其下利证属虚寒，与本证截然相反。

从大柴胡汤看，少阳之治则有常有变。少阳为半表半里，设有汗、吐、下三禁，只宜和解之法，此是针对少阳本证而言，为其常。而今病属少阳兼阳明里实，用大柴胡汤，既和少阳，又下阳明，此是针对少阳兼证而设，此为和而兼下法，此为其变。而柴胡桂枝汤则属和而兼汗法。由此可知，少阳有汗下之禁，又有可汗可下之法。

[临证辨治要点]

主症：寒热往来，胸胁苦满，郁郁微烦，呕不止，心下急或痞硬，大便秘。

病机：少阳枢机不利，阳明腑实结聚。

治疗：和解少阳，通下里实——方用大柴胡汤。

[大柴胡汤方歌诀]

大柴胡汤用大黄，枳芍芩夏枣生姜。心下痞硬阳明实，枢机不利在少阳。

[现代临床实际运用及其拓展] 本方临证常用于胆囊炎、胆石症、急性胰腺炎、脂肪肝、高脂血症、高血压、急性细菌性痢疾、粘连性肠梗阻、带状疱疹、痤疮、糖尿病肾病、急性肾盂肾炎、痛风性关节炎、急性乳腺炎、急性盆腔炎、失眠、阳痿等，中医辨证属于肝胆胃肠不和，气血凝结不利，气火交郁者。

[临床应用典型验案举隅]

①刘渡舟医案（摘自《伤寒挈要》）

李某，女，54岁。右胁疼痛，掣及胃脘，不可忍耐，唯注射哌替啶方能控制，视其人体肥，面颊绯红，舌质红绛，舌根苔黄，脉沉弦滑有力。问其大便四日未解，口苦时呕不能饮食。西医诊为胆囊炎，亦不排除胆结石。余据其脉症分析：胁痛而大便不通，口苦呕，舌苔黄，脉弦滑，此乃肝胃气火交郁，气血阻塞不通证。治宜泻热导滞，两解肝胃。处方柴胡六钱，黄芩三钱，半夏三钱，生姜五钱，白芍三钱，郁金三钱，大黄三钱，枳实三钱，陈皮钱，牡蛎四钱。煎分三次服，一服疼痛减轻得睡；二服，大便解下一次，从此胁痛与呕俱解转用调理肝胃药而安。

②乔振纲医案——右少腹疼痛案（阑尾炎术后肠粘连）（摘自《乔振纲医案医论精编》）

陈某某，男，21岁，洛阳市嵩县居民，2004年6月3日初诊。患者一年前曾做过阑尾炎手术，继之常少腹疼痛，县医院诊断为肠粘连。经西药治疗数月不效，特转我科诊治。现少腹持续坠痛，阵发性加重，甚时绞疼难忍，伴大便黏腻不爽，舌质暗红，舌根部可见瘀斑，边有瘀血点，舌苔黄厚黏腻，脉沉滞。证属湿热瘀互结，蕴阻下焦，气机郁滞，肠腑传导不利。治宜清热除湿，活血化瘀，理气通腑。处方：丹参13克，柴胡9克，黄芩9克，半夏9克，丹皮9克，生地13克，苡仁13克，苍术9克，大黄13克，枳实5克，桃仁7克，三七粉5克（冲服），台乌药9克，元胡15克，公英15克，砂仁9克（后下），败酱草15克，白芍30克，炙甘草9克。每天一剂水煎服。

2004年7月5日诊：服上方15剂，少腹坠胀感明显减轻，疼痛亦减，大便较前爽利。治宗上方，去大黄、生地，加枳实、制乳没各7克，继服十剂，巩固疗效。

四、柴胡加芒硝汤证

【原文第104条】伤寒，十三日不解，胸胁满而呕，日晡所发潮热，已而微利，此本柴胡证，下之以不得利，今反利者，知医以丸药下之，此非其治也。潮热者，实也，先宜服小柴胡汤以解外，后以柴胡加芒硝汤主之。

柴胡加芒硝汤方：柴胡二两十六铢　黄芩一两　人参一两　甘草一两（炙）生姜一两（切）　半夏二十铢（本云五枚洗）　大枣四枚（擘）　芒硝二两

上八味，以水四升，煮取二升，去滓，内芒硝，更煮微，分温再服，不解更作。臣亿等谨按，《金匮玉函》方中无芒硝。别一方云，以水七升，下芒硝二合，大黄四两，桑螵蛸五枚，煮取一升半，服五合，微下即愈。本云柴胡再服，以解其外，余二升加芒硝、大黄、桑螵蛸也。

[方义] 柴胡加芒硝汤即小柴胡汤加芒硝。取小柴胡汤和解少阳，运转枢机；芒硝泄下燥热，软坚通便，合而共奏和解泻热之功。从本方剂量来看，小柴胡汤仅用原剂量的1/3，加芒硝2两，为和解泻热之轻剂。

[提要] 论少阳病兼阳明里实误下后的证治。

第三章
辨少阳病脉证并治

[**条文释义及病机分析**] 本条夹叙夹议，叙论并行，可分三段理解。

自"伤寒十三日不解"至"已而微利"为第一段，论述了误治前的病情。伤寒十三日不解，说明邪气有向里传变之势。传变与否，当据证而定。今见胸胁满而呕，知邪传少阳，枢机不利，胆热犯胃，日晡所发潮热，知邪入阳明，燥热结实，当见大便燥结难下。证属少阳兼阳明里实，应以和解兼通下之法，用大柴胡汤自可两解而愈。今反见下利，是与病情发展趋势不符，须探究其原委。

自"此本柴胡证"至"此非其治也"为第二段，论述了下利的原因。本证为少阳兼阳明里实，原本大柴胡汤证，故曰"此本柴胡证"。然以大柴胡汤和解少阳，攻下里实，不应出现下利，故曰"下之以不得利"。今反下利者，是前医辨证不明，误用丸药攻下所致。丸药性缓力轻，但作用持久，今以丸药攻下，不仅不能荡涤肠胃燥实，泻下之性反留中不去而致微利，故虽下利而潮热不除。

自"潮热者"至"柴胡加芒硝汤主之"为第三段，论述了误治后的处理之法。此证虽经误下，但潮热未罢，病证未除，仍为少阳兼阳明里实之证。但毕竟误下微利，正气已伤，故先以小柴胡汤和解少阳，冀枢机运转而上焦得通，津液得下，胃气因和，阳明得解。若阳明燥热较甚，病证不愈，再以柴胡加芒硝汤于和解中兼泻下燥热。

[**思索与探讨**] 本证与大柴胡汤证同属少阳兼阳明里实证，区别在于：本证阳明里实较轻而有正气受伤，故方中保留了小柴胡汤中人参、炙甘草，但加一味芒硝去里实；大柴胡汤证则是阳明里实较重而正气未伤，故方用小柴胡汤去人参、炙甘草以免助邪留寇，加大黄、枳实、芍药通下里实。

[**临证辨治要点**]

主症：胸胁满而呕，日晡所发潮热，伴有下后微利。

病机：邪犯少阳，兼阳明里实，燥热较甚，正气偏虚。

治疗：和解少阳，泻热去实——方用柴胡加芒硝汤。

本方临证可以用于小柴胡汤证兼见阳明里热，正气较虚而里实不甚者。

[**柴胡加芒硝汤方歌诀**]

柴胡加芒硝汤，参芩甘夏大枣姜。邪犯少阳兼里实，芒硝泻热量二两。

[**临床应用典型验案举隅**] 邢锡波医案

徐某，男，年58岁。患太阳病已八九日，曾服解表之剂3次，汗出，无发热恶寒症状，唯身倦默默不欲食，两胁膨闷，有时作呕。前医与加味承气汤 2 剂，腹满益甚，心烦不宁，日晡所发潮热，大便五日未行，腹部拒按，饮食不思，舌苔黄燥少津，脉沉弦有力。此本少阳证，以因循失治，津液损伤，遂由少阳陷入阳明，为少阳与阳明并发，宜用大柴胡疏少阳之邪，清阳明之燥热。从连用承气而便不行，已知其大便燥结，遂拟柴胡加芒硝汤。处方：柴胡 5 克，黄芩 10 克，半夏 10 克，枳实 10 克，瓜蒌 15 克，郁金 10 克，生姜片 3 克，芒硝 12 克（冲服），生大黄 10 克，炙甘草 8 克。服 3 小时后腹部隐隐作痛，4 小时后开始溏泄，连续泻下溏便两次，诸症减轻。连服 2 剂，潮热不作，精神清爽，胀满退而食欲渐展，后以和胃清热之剂，调理而愈。

（邢锡波．伤寒论临床实验录［M］．北京：中医古籍出版社，2004．）

五、柴胡桂枝干姜汤证

【原文第 147 条】伤寒五六日，已发汗而复下之，胸胁满微结，小便不利，渴而不呕，但头汗出，往来寒热，心烦者，此为未解也，柴胡桂枝干姜汤主之。

柴胡桂枝干姜汤方：

柴胡半斤　桂枝三两（去皮）　　干姜二两　栝楼根四两　黄芩三两　牡蛎二两（熬）　甘草二两（炙）。

上七味，以水一斗二升，煮取六升，去滓，再煎取三升，温服一升，日三服，初服微烦，复服汗出便愈。

[方义] 柴胡桂枝干姜汤即小柴胡汤去半夏、人参、生姜、大枣，加桂枝、干姜、栝楼根、牡蛎而成。柴胡、黄芩合用，清解少阳郁热；因渴而不呕，故去半夏、生姜之温燥；因水饮内结，故去人参、大枣之壅滞；加栝楼根、牡蛎逐饮开结；加桂枝、干姜通阳散寒，温化水饮；甘草调和诸药。本方寒温并用，攻补兼施，既可和解枢机，又可温化水饮。初服邪正相争，故微烦，复服气机宣通，表里皆和，则周身汗出而愈。

[提要] 论少阳病兼水饮内结的证治。

[条文释义及病机分析] 伤寒五六日，已用过发汗及下法，病不解而出现胸胁满、往来寒热、心烦等症，知邪已传入少阳。少阳包括手足少阳两经及胆与三焦两腑，邪犯少阳，正邪相争，互有胜负，故往来寒热；胆火内郁，上扰于心，心烦；三焦决渎失职，水道不调，则小便不利；枢机不利，经气郁滞，加之水饮内停，故胸胁满微结；三焦气化失司，津不上承，加之胆火

灼津，则口渴；邪在胸胁而胃气尚和，故不呕；少阳郁热为水饮所遏，不能外达而上蒸，故但头汗出。值得注意的是，胸胁满微结，寓有水饮内结之意，与胸胁苦满不尽相同。本证为少阳胆及三焦俱病，以柴胡桂枝干姜汤于和解少阳，疏达三焦中兼以温化水饮。

[思索与探讨] 少阳主手足少阳两经、胆与三焦两腑，少阳枢机不利，胆火内郁，还可导致三焦决渎失职，以致津液不布，停为水饮。本证提示少阳病不仅有枢机不利，胆火内郁的病机，少阳三焦不利，水饮内停也是其病机变化的一种。只有明确了少阳郁火与水停两种病机变化，方能全面掌握少阳病的病机特点。

[临证辨治要点]

主症：往来寒热，心烦，胸胁满微结，小便不利，渴而不呕，但头汗出。

病机：少阳枢机不利，水饮内结。

治疗：和解少阳，温化水饮——方用柴胡桂枝干姜汤。

[柴胡桂枝干姜汤歌诀]

柴胡桂枝干姜汤，栝蒌芩牡草二两。枢机不利胸胁满，温化水饮解少阳。

[现代临床实际运用及其拓展] 柴胡桂枝干姜汤主要用于胃炎、乙肝、肝硬化、慢性胆囊炎、糖尿病、肺心病、乳腺增生、鼻窦炎、慢性结肠炎、甲状腺功能减退、心律失常、间质性肺炎、室性早搏、前列腺炎、口腔炎、输尿管结石等，病机属少阳枢机不利，三焦失职，水饮内停，或是肝胆有热而脾胃有寒者，用之加减治疗，多能取效。

[临床应用典型验案举隅] 刘渡舟医案

刘某，男 35 岁。缘患肝炎住某传染病医院。突出的症状是腹胀殊甚，尤以午后为重，坐卧不安，无法可解，遂邀余会诊。切其脉弦缓而软，视其舌质淡嫩而苔白滑。问其大便情况，则每日两三行，溏薄而不成形，小便反少，且有口渴之证。辨证：肝病及脾，中气虚寒，故大便虽溏，而腹反胀。此病单纯治肝、治脾则无效。治法：疏理肝胆，兼温脾寒。处方：柴胡 10 克，黄芩 6 克，炙甘草 6 克，桂枝 6 克，干姜 6 克，天花粉 12 克，牡蛎 12 克。连服 5 剂而腹胀痊愈，大便亦转正常。后用调肝和胃之药善后。

（刘渡舟．伤寒论十四讲［M］．天津：天津科学技术出版社，1982．）

六、柴胡加龙骨牡蛎汤证

【原文第 107 条】伤寒八九日，下之，胸满烦惊，小便不利，谵语，一身

尽重，不可转侧者，柴胡加龙骨牡蛎汤主之。

柴胡加龙骨牡蛎汤方：

柴胡四两　龙骨　黄芩　生姜（切）　铅丹　人参　桂枝（去皮）　茯苓各一两半　半夏二合半（洗）　大黄二两　牡蛎一两半（熬）　大枣六枚（擘）

上十二味，以水八升，煮取四升，内大黄，切如棋子[1]，更煮一两沸，去滓，温服一升。本云柴胡汤今加龙骨等。

[方义] 柴胡加龙骨牡蛎汤是由小柴胡汤去甘草，加龙骨、牡蛎、桂枝、茯苓、铅丹、大黄而成。方以小柴胡汤和解少阳，转运枢机，畅达三焦为主；加桂枝通阳，茯苓利水、安神，苓桂相伍又能温阳化气利水；加大黄泻热和胃；加龙骨、牡蛎、铅丹重镇安神；去甘草，以免甘缓留邪。本方寒温同用，攻补兼施，安内解外，使表里错杂之邪，得以解除。

方中铅丹有毒，用之宜慎，以少量暂服为妥。临证时或可以生铁落、磁石等品代用为宜。

[词解]

[1] 棋（qí）子：棋，同棋。棋子，即六博游戏的博棋子。

[提要] 论少阳邪气弥漫，烦惊谵语的证治。

[条文释义及病机分析] 伤寒八九日，误用下法，正气受损，邪气乘虚内侵，形成邪气弥漫，虚实夹杂，表里俱病的复杂局面：

邪入少阳，枢机不利——故胸满；

胆火上炎，胃热上蒸，心神被扰——轻则心烦，重则谵语；

误下心气受损，加之邪热内扰——故惊惕不安；

三焦不利，决渎失职——故小便不利；

阳气内郁，不得通达，经气壅滞——故一身尽重，不可转侧。

本证虽病情复杂，但其病机仍以少阳枢机失运，三焦不畅为主，故以柴胡加龙骨牡蛎汤和解少阳，通阳泄热，重镇安神。

[思索与探讨] 本证病机复杂，证候多端，历代医家见解不一。学习或临证时应该抓住本证的两个特点，即以烦、惊、谵语等神志症状为主要表现，以少阳热郁为主要病机。

[临证辨治要点]

主症：胸胁苦满，心烦，心悸，惊惕不安，谵语，小便不利，一身尽重，不可转侧。

病机：邪犯少阳，弥漫三焦，表里俱病，虚实互见。

治疗：和解少阳，通阳泄热，重镇安神——方用柴胡加龙骨牡蛎汤。

[柴胡加龙骨牡蛎汤方歌诀]

柴胡龙骨牡蛎汤，铅桂苓夏枣黄参，胸胁苦满悸烦惕，和解少阳重安神。

[现代临床实际运用及其拓展]　柴胡加龙骨牡蛎汤临床应用广泛，特别对于精神、神经方面的疾病，尤具效验，如抑郁症、焦虑症、精神分裂症、惊恐障碍、自主神经功能紊乱、小儿抽动症、失眠、癫痫、心脏神经官能症、消化性溃疡、甲状腺功能亢进、经断前后诸症、遗精、高血压、偏头痛、性疲劳综合征等，具有肝胆热郁病机者。

[临床应用典型验案举隅]　刘渡舟医案

尹某，男，34岁。胸胁发满，夜睡呓语不休，且乱梦纷纭，时发惊怖，精神不安，心中烦热，汗出而不恶风，大便经常秘结。问其患病之因，自称得于惊吓之余。视其人精神呆滞，面色发青，舌质红而苔薄黄，脉来沉弦有力。辨为肝胆气郁，兼阳明腑热，而神魂被扰，不得潜敛所致。处方：柴胡四钱、黄芩三钱、半夏三钱、生姜三钱、铅丹一钱半（布包紧）、茯神三钱、桂枝一钱半、龙骨五钱、牡蛎五钱、大黄二钱（后下）、大枣六枚。服一剂大便畅通，胸胁满与呓语除，精神安定，不复梦扰。唯欲吐不吐，胃中似嘈不适，上方再加竹茹、陈皮服之而愈。

（刘渡舟，聂惠民，傅世垣. 伤寒挈要 [M]. 北京：人民卫生出版社，1983.）

七、黄芩汤证与黄芩加半夏生姜汤证

【原文第172条】太阳与少阳合病，自下利者，与黄芩汤；若呕者，黄芩加半夏生姜汤主之。

黄芩汤方：黄芩三两　芍药二两　甘草二两（炙）　大枣十二枚（擘）

上四味，以水一斗，煮取三升，去滓，温服一升，日再夜一服。

黄芩加半夏生姜汤方：黄芩三两　芍药二两　甘草二两（炙）　大枣十二枚（擘）　半夏半升（洗）　生姜一两半一方三两（切）

上六味，以水一斗，煮取三升，去滓，温服一升，日再夜一服。

[方义]　黄芩汤药仅四味，方中黄芩苦寒，清泻少阳郁热，治肠澼下利；芍药酸苦微寒，坚阴止利，并于土中伐木而缓急止痛；甘草、大枣，益气和

中，厚土以御木。

本方是治疗热利的祖方，《伤寒论》所论下利，包括后世泄泻和痢疾两种病证。本方既可治疗泄泻，尤能治疗痢疾，清汪昂称本方"为万世治痢之祖"。金·张洁古根据"行血则便脓自愈，调气则后重自除"的理论，以本方去大枣，加木香、槟榔、肉桂、当归、黄连、大黄等，更名芍药汤，成为后世治疗痢疾的常用方。

黄芩加半夏生姜汤，是在黄芩汤的基础上加半夏、生姜而成，于清热止利中，增降逆止呕之功。观黄芩加半夏生姜汤药物组成，为黄芩、芍药、半夏、生姜、大枣、甘草，实为小柴胡汤去柴胡、人参加芍药而成，本方乃小柴胡汤加减变法之一。小柴胡汤用柴胡，其意在解少阳在经之邪；黄芩汤及黄芩加半夏生姜汤去柴胡而留黄芩，其意在泄少阳在腑之热。

[提要] 论少阳郁热内迫阳明下利或呕的证治。

[条文释义及病机分析] 条文冠以"太阳与少阳合病"，但观其证候与方药，却病无太阳之证，方无太阳之药，病机的重点实在少阳。此证属少阳邪热内迫大肠，大肠传导失职之下利——其下利多因少阳热郁，疏泄不利而呈现黏腻臭秽不爽，里急后重等特点，可伴有痛，肛门热，口苦，脉弦数等脉症——治以黄芩汤清泻少阳郁热，坚阴止利。

若少阳邪热内迫于胃，胃失和降，则见呕吐，可于黄芩汤中加半夏、生姜以和胃降逆止呕。

[思索与探讨] 论中言合病下利的条文有三条：

（第32条）太阳与阳明合病的下利——是太阳表邪内迫大肠所致，病机偏重于太阳，——故以葛根汤发汗解表，升阳止利；

（第256条）条阳明少阳合病之下利——是属热结旁流，病机偏重于阳明，——故用大承气汤荡涤燥实而止利，是通因通用之法；

（第127条）太阳与少阳合病之下利——实为少阳邪热内迫阳明所致，当属少阳与阳明合病，病机偏重于少阳——故以黄芩汤清热止利。

本方（第172条）与葛根芩连汤均有苦寒坚阴清热之功，但本方中用芍药以柔肝敛阴和营，葛根芩连汤则用葛根以解表升阳。

[临证辨治要点]

主症：下利灼肛，或下利黏腻而不爽，有热臭气，甚则里急后重，腹痛，或见呕吐，伴发热，口苦，小便短赤，脉弦数。

病机：少阳邪热内迫阳明，胃肠升降功能失职。

治疗：清热止利，或兼和胃降逆——方用黄芩汤，或黄芩加半夏生姜汤。

[现代临床实际运用及其拓展] 黄芩汤、黄芩加半夏生姜汤主要用治细菌性痢疾、阿米巴痢疾、小儿秋季腹泻、慢性结肠炎、肺炎、传染性单核细胞增多症、妊娠恶阻、带状疱疹、痤疮、鼻窦炎等，病机与本证相符者。

[临床应用典型验案举隅]

①妊娠下痢案（摘自《乔保钧医案》）

段某某，女，27岁，工人，1980年7月15日初诊。

患者10日前饮食不慎，次日即腹痛、腹泻，继又转为痢，大便腥臭，夹带黏液脓血，因孕在身（已5月有余），恐药毒伤胎，未经治疗，持续10余日病情不减，特求于中医。刻诊：腹痛下痢，日10余行，粪物红白相兼，红多白少，里急后重，厌食喜呕，全身乏力，口干苦而不欲多饮，小便短赤。舌质红，边不整，苔中部淡黄厚腻，脉弦滑。证属湿热交蒸，蕴积胃肠，阻滞气血，扰动胎元。治宜清热化湿，理气调血，和胃安胎。处方：生白芍药30克、当归身10克、焦白术12克、条黄芩10克、缩砂仁10克、广木香6克、大槟榔10克、潞党参10克、姜半夏9克、焦艾叶3克、炙甘草6克、红白糖各15克，3剂水煎服。

7月18日二诊：服上药呕逆消失，下痢腹痛及里急后重均减轻。大便仍兼红白，腹部胀满，食欲不振。黄厚苔略减，脉弦滑。仍宗原方，去党参、半夏，加枳壳9克、陈皮10克。续服3剂。

7月21日三诊：胀消痛失，食欲增进，大便日1~2次，但仍有少量脓血，略有后重之感；舌质稍红，边不整，苔转薄白；脉滑弦。此乃余邪尚存，仍宜清热安胎，兼以理气化湿为治。处方：当归身15克、土白术10克、制香附10克、缩砂仁9克、川厚朴9克、白茯苓30克、炙甘草6克、焦艾叶3克、生姜1片、大枣1枚。

上药叠进5剂，诸症悉瘥。

按：本案属产前痢，又名"子痢"，病发于长夏暑湿当令之季，因饮食不慎，湿热交蒸，蕴积肠胃，阻滞气血，而现诸症。欲止痢，当用苦寒、温燥、疏利、泻下之品，然此诸法，皆易伤胎，故应慎之又慎。如是，补之则邪愈猖，攻之则胎必伤，实不能泻，湿不能燥，瘀不能活，补泻两难，确属难治之疾。本案之治，妙在始终以清热安胎为主，兼以理气化湿。方用黄芩汤与参苓白术散融合加减。用黄芩汤清热燥湿，缓急和中，以治标；用参苓白术散益气扶正，醒脾和胃，以治本。其当归、白芍药调血和营，"行血则脓便自愈"；木香、槟榔理气导滞，"调气则后重自除"；茯苓淡渗利湿；半夏降逆止呕；砂仁醒脾和胃；黄芩、砂仁、白术、艾叶俱为安胎圣药，共享协同，其效益彰；党参、甘草、大枣，益气补中，调和诸药。如此，虽有木香、槟榔之疏利，更有党参、白术以扶正；虽有半夏、木香之温燥，却有黄芩以坚阴；虽有参、术之甘补，亦用砂仁以醒脾。故疏利而不耗气，温燥而不伤阴，理血而不碍胎，可谓有制之师。待湿热清，积滞除，气血调畅，则下痢自止。

②产前下痢案（摘自：扬志一. 经方实验录 [J]. 江西中医药，1954 (10)：46-50.）

欧阳某，女，22岁，干部。9月21日入院。下痢红白，腹痛，里急后重已两天。患者妊娠2个多月，9月4日因头晕呕吐，青蛙试验弱阳性。9月20日早晨起，忽腹痛频频，下痢红白黏液，红多白少，日二三十次，里急后重颇剧，并觉小腹坠胀，有如欲产情形而入院。诊查：体瘦神疲，按腹呻吟，有重病感。脉象稍沉弱，每分钟76次。舌质淡苔白。体温37.9℃。心肺无异常，肝脾未触及，腹部有压痛。大便检出阿米巴原虫。诊为阿米巴痢疾。方用黄芩汤加减：黄芩3克，白芍9克，甘草4.5克，香连丸3克。服上药3剂后，腹痛、里急后重已除，下痢次数大减，日仅二三次，并带有黄色稀粪。体温正常，食欲渐启。原方再进1剂，下痢红白全除，大便正常，唯觉起床行走时，头晕足软。再以原方去香连丸，加党参9克，当归6克。调理数日，连检大便2次，已无阿米巴原虫，于9月29日出院。

八、太阳少阳并病刺法

〖原文第142条〗太阳与少阳并病，头项强痛，或眩冒，时如结胸，心下痞者，当刺大椎第一间[1]、肺俞[2]、肝俞[3]，慎不可发汗。发汗则谵语、脉弦。五日谵语不止，当刺期门[4]。

〖原文第171条〗太阳少阳并病，心下硬，颈项强而眩者，当刺大椎、肺俞、肝俞，慎勿下之。

〖原文第150条〗太阳少阳并病，而反下之，成结胸，心下硬，下利不止，水浆不下，其人心烦。

第三章
辨少阳病脉证并治

[词解]

[1] 大椎第一间：督脉大椎穴。在第七颈椎和第一胸椎棘突之间。第一间为大椎的互词。

[2] 肺俞：足太阳膀胱经穴，在第三、四胸椎棘突间，中线外旁开一寸五分处。

[3] 肝俞：足太阳膀胱经穴，在第九、十胸椎棘突间，中线处旁开一寸五分处。

[4] 期门：足厥阴肝经募穴，在乳头直下第六、七肋骨之间。

[提要] 论太阳少阳并病的证治及禁忌。

[条文释义及病机分析] 上述三条论述了太阳少阳并病偏重于经脉的证候、治法及治禁。

第142条言太阳与少阳并病，是太阳经邪不解，又并入少阳之意。邪在太阳，经气不利，故头项强痛；邪犯少阳，循经上扰，则头目眩晕；邪郁少阳，经气壅滞，则心下痞硬，因经气郁结较甚，故时如结胸之状，但不同于结胸证硬满疼痛之甚，无休止之时。证属太少并病而病机偏重于经脉，故治疗以针刺为主，因其势而利导之，随其实而宣泄之。从选穴来看，大椎隶属于督脉，为六阳之会，刺之能发越邪热；肺外合皮毛，刺肺俞可解太阳之邪；肝胆互为表里，刺肝俞则可泄少阳之邪。合之则太少邪气得宜、经气畅达而愈。治法选穴与证候悉相合拍。因证属太少并病，自不可随意发汗，误汗则未火愈炽，扰及心神而发谵语。谵语与脉弦并见，提示此谵语之关键仍偏于少阳之火热，故期门穴以泄热安神。

第171条与第142条所述证候大致相同，同为太阳少阳并病，病机的重点都在于经气不利，故治疗都采取了针刺之法。但前者云慎勿下之，后者云不可发汗，说明太阳少阳并病，汗下皆非所宜。第150条论述了太阳少阳并病误用下法引起的变证。太少并病，汗下在所当禁，前两条已有明训。若下之，少阳邪热内陷与体内有形之痰水相结，成为结胸，面见心下硬满疼痛，心烦等症；同时误下亦可损伤脾胃，脾虚气陷则下利不止，胃失和降则水浆不入。此系正虚邪实之危候，须及时救治。

[思索与探讨] 综合少阳全篇，上述三条，可以从以下两个方面深入了解：

其一，太阳少阳并病，临床同时表现出太阳少阳症候，第142、第171条使用针刺方法治疗、以其症重在经脉；第14第6条临床也同时表现出太阳少阳症候，用柴胡桂枝汤治疗，以其证兼经腑。由是可知，若临床表现同时出现太阳少阳经腑症候，当可采用针、药并治之法。

其二，太阳少阳并病治疗，可太少同治，而禁汗、下。若误治则易致邪气内陷，下陷之邪若与痰水相结，可成结胸实证；同时脾胃受损，若出现脾胃之气行将败绝之症，治疗攻实邪则伤正，扶脾胃则恋邪，攻补两难，易成危候，故当谨慎。

第四节　少阳病传变与预后

〖原文第269条〗伤寒六七日，无大热，其人躁烦者，此为阳去入阴[1]故也。

[词解]

[1] 阳去入阴：即去表入里之意。

[提要] 辨伤寒表病入里之证。

[条文释义及病机分析] 伤寒六七日，病程较长，邪无外解向愈之机，则有向内传变之势。太阳主表，阳明主里，少阳为表里之枢机。如果少阳枢机不利，无法抗邪外出，邪气就通过少阳而内传。但是否发生传变以及传入何经，应以脉症为凭。

今无大热，是指表无大热，即发热恶寒、头痛、脉浮等表证已不存在，故本条"阳去"当理解为病离太阳之表。"入阴"指表无大热，躁烦，病邪已传入里。若邪入阳明，阳热亢盛，扰及心神，便可见躁烦，除本症外，还当见不恶寒，反恶热，口渴汗出，腹胀便秘，脉沉实有力等；若邪入阴经，阳衰阴盛，虚阳浮越，亦可见躁烦，但应当伴有吐利、肢厥、脉微等。总之，不论内传阳明还是邪陷三阴，均是表病入里，阳去入阴。

〖原文第270条〗伤寒三日，三阳为尽，三阴当受邪，其人反能食而不呕，此为三阴不受邪也。

[提要] 辨伤寒不传三阴之证。

[条文释义及病机分析]《素问·热论》的传经理论是以日数为凭，所谓"一日太阳，二日阳明，三日少阳，四日厥阴"，这只是大势趋势。对此，仲景指出病情是否发生传遍应以脉症为凭，不能拘泥于日数，详见原文第4条、

第 5 条。本条又进一步强调了这一问题，伤寒三日，是指外感病过了三天，若按《内经》理论，三阳为尽，三阴当受邪，但是否发生传经，绝不可以日数为凭，而应以脉症为据，如果病人表现为能食不呕，不见太阴病之"腹满而吐"（第 273 条），少阴病之"欲吐不吐"（第 282 条），厥阴病之"饥而不欲食，食则吐蛔"（第 326 条）等症，说明正气相对较旺，胃气尚和，疾病没有发生传变，故曰"此为三阴不受邪也"。本条总的精神是再次强调疾病是否发生传变，应以脉症为凭，不能拘于日数之说。

〖原文第271条〗伤寒三日，少阳脉小者，欲已也。

[提要] 辨少阳病欲愈的脉象。

[条文释义及病机分析] 邪入少阳，其脉多弦，乃胆火较盛所致。今少阳病已过数日，脉象由弦变为小者，说明少阳之邪渐退，其病欲愈。此脉小是脉象渐趋和平，除脉象外，其症状亦必逐渐减轻，故《素问·脉要精微论》云："大则病进，小则病退"。反之，若脉小而症状加剧，出现肢冷吐利等证，则是邪胜正衰，病邪有内陷之势，不可与本条同论。

少阳病的预后大体上有三种：

一是痊愈，即治法得当或正气来复，表解里和，邪气得退；

二是传经，即由于失治或误治导致邪气内传，或内传阳明，或邪陷三阴；

三是变证丛生，即由于正虚邪盛或治疗不当，导致病机发生变化，少阳胆火与各种病理产物相结合而产生结胸、痞证、吐、泻、惊悸等证候。

第五节　少阳病欲解时

〖原文第272条〗少阳病欲解时，从寅至辰上[1]。

[词解] 从寅至辰上：指寅、卯、辰三个时辰。即从 3 时至 9 时。

[提要] 论少阳病欲解的时间。

[条文释义及病机分析] 少阳属木，其气通于春，春建于寅，是阳气生发之始。从一日来看，子时为阴极之时，阴极之后，寅、卯、辰时为阳气生发之际，值此三时，少阳气旺，得自然界阳气之助，抗邪有力，故其病易解。但欲解时并不等于其病必解，临证时应趁这有利之机，及时施治，和解少阳，扶正祛邪，以加速疾病向愈。

附：热入血室证

【原文第143条】妇人中风、发热恶寒，经水适来，得之七八日，热除而脉迟身凉。胸胁下满，如结胸状，谵语者，此为热入血室[1]也，当刺期门，随其实而取之。

[词解]

[1] 血室：胞宫，即子宫。

[提要] 论热入血室，胸胁下满谵语的针刺刺法。

[条文释义及病机分析] 妇人中风，发热恶寒是表证。证属外感，而适逢经水来潮，血室空虚，则表邪易乘虚化热内陷。热邪深入血室，与血相搏形成本证，故称热入血室。因表证已罢，故外热去而身凉。热与瘀血结于血室，脉道阻滞不利，故脉迟。肝之经脉循于两胁，肝为藏血之脏，今因血室郁滞，必致肝脉受阻，气血流行不利，故胸胁下满，如结胸状。血热上扰，神明不安，故发谵语。此皆热入血室所致，肝主藏血，故刺肝经之募穴期门，以泄血分之实热，使热去瘀解而病愈。

【原文第144条】妇人中风，七八日续得寒热，发作有时，经水适断者，此为热入血室，其血必结故使如疟状，发作有时，小柴胡汤主之。

[提要] 论热入血室寒热如疟的证治。

[条文释义及病机分析] 妇人中风，初起当有发热恶寒等表证。以其得病之初，适值经期，抗邪力弱，邪热陷入血室，与血相结，而经水适断。因血室瘀阻，气血不畅，故延及七八日后，续有寒热。此时之寒热，与初发之寒热属太阳表证不同，盖太阳之寒热，终日如是，无间歇之时，而热入血室之寒热，发作有时如疟状。"如疟状"者，言其有似疟疾之寒热，但非疟疾之定时而发，故非疟疾，此为热入血室。

妇人感受外邪，经水适断，热入血室，与血相搏，当有谵语及胸胁或少腹满等证。血室瘀阻，气血流行不畅，肝失疏泄，少阳不和，正邪纷争，故寒热发作有时。本证治法当因势利导，主用小柴胡汤以和解枢机、扶正祛邪，邪去则寒热自止，血结可散。

【原文第145条】妇人伤寒，发热，经水适来，昼日明了，暮则谵语，如见鬼状者，此为热入血室，无犯胃气及上二焦[1]，必自愈。

[词解]

[1] 上二焦：合指上焦与中焦。

[**提要**] 论热入血室的证治与禁例。

[**条文释义及病机分析**] 上两条言妇人中风，此条复言"妇人伤寒"，以明无论中风，抑或伤寒，一旦恰逢经水适来适断，均有表邪化热乘虚内陷，形成热入血室证之可能。

妇人伤寒发热，适值月经来潮，热邪乘机内陷血室，与血相结，此为热入血室。病在血分，不在气分，气属阳，血属阴，阳气昼行于阳，夜行于阴，血分之热与夜行于阴之阳相合，邪热增剧而扰乱心神，故患者白天神志清楚，夜暮则神志昏蒙，谵语妄言。

本证因血热上扰所致，与阳明腑实证不同，故不可用下法伤其胃气；又因其病不在上中二焦，亦不可妄用汗、吐等法。所谓"必自愈"，与桃核承气证"血自下，下者愈"的用意略同，说明瘀血尚有出路，邪有外泄之机，病可自愈。若经血已止而病仍在，则可参考前面两条原文，斟酌运用针刺期门，或用小柴胡汤加减。

[**思索与探讨**] 上述三条原文所论之热入血室证，皆属妇人之病，总由妇女经期感受外邪，以致邪热乘虚内陷，与血相结所致。其临床证候有三个特点：

一是多由外感引起；

二是与经水时来时断有关；

三是多见神志症状。

热入血室证可分为须治与自愈两种，须治者又可分为针刺治疗与药物治疗。第143条为热随血陷，肝脉受阻，神明不安，当针刺期门以泄肝胆之热；第144条为血因热结，少阳不和，正邪纷争，当以小柴胡汤和解祛邪；第145条为热随血泄，邪有出路，故病可自愈。

伤寒论导读

太阴篇

第四章 辨太阴病脉证并治

概 论

1. 太阴经的相关脏器及其生理、病理：

太阴之经脉包括足太阴脾经与手太阴肺经。而脾与胃相表里，加之其经脉亦互相络属，所以它们在生理、病理上，都有密切的关系。

在正常状态下，水谷的腐熟消化和糟粕的传导、排泄功能，分别由胃与肠负担，而水谷之精微，赖脾的运化和肺的宣发、敷布以充养全身。脾主运化，升清阳，代胃行津液；大肠赖肺气之肃降和津液之敷布功能，而履行排泄、传导之职。脾与胃、肺与大肠的功能协调，则水谷之消化、运输，及消化后水谷精微的敷布、气机的升降，得以维持正常。如此，清阳得升，精微得布，则四肢百骸、五脏六腑得到充足的营养；浊阴得降，则糟粕废物才能顺畅排出体外，人体才能健康无恙。

在病理状态下，若寒邪内阻而损及脾阳，或寒邪直犯中焦，或治疗失当损及肠胃，都会影响饮食水谷的消化和排泄。由于寒湿之邪，阻碍运化，故致脘腹自痛；寒湿犯胃，胃气不降反而上逆，故见呕吐；脾运不健，胃气呆滞故而食不下；寒湿不化，脾不升清，清气与糟粕、浊物随水湿混而从肠道外排，从而出现腹泻。若医者辨证不确，治疗失当，误用攻下，则伤其中阳，损其脾胃，可导致下利不止之证；若寒邪乘虚结与膈下，则可形成腹部硬满之证。

2. 太阴病的临床表现： 太阴病在临床上主要表现为中焦阳虚，脾虚湿盛的证候。其发病，可因三阳治疗失当，损及脾阳而致；也可由风寒之邪直接侵袭犯中焦引起。临床上，凡见腹泻而吐，食不下，自利，时腹自痛，脉相缓弱者，即谓之太阴病。

3. 太阴病的治疗原则：

太阴病属里虚寒症，故其治疗原则，当以温法、补法为主，以温中散寒为要。但太阴病常兼有其他证候，临证时，要据证分析，辨证施治：如表证偏重者，当先行解表；里证为急者，应先治其里。

4. 太阴病的预后：

太阴病是三阴病的初始阶段，此阶段病情仅属中焦脾虚寒湿证，阳虚程度较轻，病变相对局限，一般预后较好。太阴病转归主要有三个方面：其一是治疗得当或自身阳气恢复，病乃得愈；其二是太阴病过用温燥，或寒湿郁久化热，阳复太过，可转属阳明；其三是太阴病因失治、误治，致阳衰加重，病邪传及少阴或厥阴，病情有恶化可能。

第一节 太阴病辨证纲要

〖原文第273条〗太阴之为病，腹满而吐，食不下，自利益甚，时腹自痛，若下之，必胸下结硬[1]。

[词解]

[1] 结硬，即痞坚之状。

[提要] 论太阴病提纲及误下后的变证。

[条文释义及病机分析] 太阴为病，阴寒之邪传里也。太阴之脉布胃腑。邪气壅于胃腑，则腹部胀满；影响胃气升降，则呕吐而食不下；吐与食不下，总为寒格也。若医者辨证有错，治疗失当，误用攻下，损及中阳，则脾胃更寒，可造成下利不止；若寒邪乘虚解于膈下，也可发生脘腹硬满之证。

第二节 太阴病本证

【原文第277条】自利不渴者属太阴，以其藏有寒[1]故也，当温之，宜服四逆辈[2]。

[词解]

[1] 藏有寒，指脾脏有寒。

[2] 辈：指一类之意。四逆辈，这里指理中汤、四逆汤一类的方剂。

[条文释义及病机分析] 本条承提纲证，进一步补充了太阴虚寒下利的辨证要点、病机和治法方例。自利为太阴病主症之一，乃因脾阳虚弱，运化失职，寒湿内盛，水湿下渗所致。因无热邪，仅是中焦脾胃阳虚，寒湿内停，

且下利轻，津未伤，故口不渴。自利不渴不仅可与里热下利之口渴作鉴别，而且亦与少阴病"自利而渴"有别，是太阴寒湿下利的审证要点。此条与太阴病提纲证相参，使太阴病脾虚寒证的临床辨证要点更趋完善。太阴病总的病机为脾脏虚寒，故称"脏有寒"。治疗上仲景提出当温之的大法，即温中散寒，健脾燥湿。文中未言具体方药，而曰"宜服四逆辈"，即四逆汤、理中汤一类的方剂。临证可视病情的虚寒程度，单纯脾胃虚寒者宜理中汤（丸），重者由脾及肾，伴肾阳虚者宜四逆汤。

[**思索与探讨**] 本条很好地体现了仲景辨证论治的精神。"自利不渴"，是言其主症，"属太阴"是言其病位，"脏有寒"是辨证结论，"当温之"是因机立法，"四逆辈"则是据法以选方。虽仅仅23字，但内容丰富，层次清楚，言简意赅，理法方药一以贯之。

此外，本条又指出了太阴病里虚寒证治当以"四逆辈"温中散寒，健脾燥湿，仲景为何不明言理中汤，而以"四逆辈"例之？其实本条内涵十分丰富：

（1）说明四逆汤具有补土生火之功效；

（2）说明理中汤也是太阴病的主方；

（3）体现了治中有防治未病的思想；

（4）反映出并病同治的精神

（5）示人以灵活变通之法

[**临证辨治要点**]

主症：自利不渴，腹满而吐，食不下，自利益甚，时腹自痛。

病机：中阳不足，脾胃虚弱，寒湿内盛，升降失常。

治疗：温中散寒，健脾燥湿——轻者方用理中丸，重者四逆汤。

[**理中丸方歌诀**]

理中丸用四味药，参草白术和干姜。散寒燥湿止土利，理中旨在温中阳。

[**四逆汤方歌诀**]

四逆汤用附草姜，草需二两少阴方。姜附二将重温阳，将将建功籍草狂。

[**现代临床实际运用及其拓展**] 理中丸（汤）临床主要用于治疗消化系统疾病，如胃炎、消化系溃疡、慢性肠炎、溃疡性结肠炎、慢性腹泻、小儿腹泻等，其辨证属中焦阳虚、寒湿内阻、清气不升、浊气上逆者。均可使用本方加减化裁，多有较好疗效。

四逆汤以附子为主，重在温少阴以回阳救逆。且附子生用，又佐以干姜、甘草，乃取其效速而力大持久。临床常用于现代医学之循环系统疾病，如心力衰竭、休克、心肌梗死、完全性传导阻滞、病态窦房结综合征，呼吸系统疾病之肺气肿、肺心病、支气管哮喘，以及消化系统疾病之急慢性胃肠炎、胃下垂等，其辨证属阳气大虚，阴寒极盛者。

[临床应用典型验案举隅]

①四逆汤合玉屏风散治疗咳嗽2年（汪钊医案，摘自：汪钊．蜀山医案——经方临证知行录[M]．北京：人民卫生出版社．2020.4）

张某，女，33岁，云南省昆明市人，2017年5月19日诊。反复咳嗽2年余，加重3周余。

患者2年前感冒后出现咳嗽，连续咳嗽3个月不止，当时服中西药治疗后稍缓解，但不久后又开始咳嗽。此后2年多，反复咳嗽，遇冷加剧。天气暖和时，咳嗽可稍减轻，但不咳嗽的时间最多1个月，一年中有大半年都处于咳嗽状态。自诉2年多来，咳嗽基本没有停歇过。到医院检查，诊断考虑支气管炎，但治疗无效。3周前，无明显原因咳嗽加剧，咽痒，咳白色泡沫痰，清晨尤为严重。饮食正常，二便调，无明显感冒症状。舌质淡，舌尖红，苔微黄腻，脉沉弦细，寸脉略浮滑。

辨证：肺卫不足，肺失宣肃，阳虚夹湿。治法：温阳益气，宣肺化痰。处方：四逆汤合玉屏风散加减。方药如下：

制附片15克（另包，先煎45分钟），干姜15克，炙甘草6克，黄芪30克，炒白术15克，防风10克，炙紫菀15克，前胡12克，杏仁12克，桔梗12克，黄芩10克，陈皮12克，厚朴15克，茯苓20克，泽泻15克，桂枝15克。3剂，水煎服，两日一剂。

5月26日二诊：患者服上方3剂后，咳嗽明显减轻，续予上方3剂煎服。

6月5日三诊：患者已无咳嗽，再予前方3剂巩固善后。

7月3日四诊：此时昆明阴雨绵绵已持续半个月，阴冷潮湿，但患者诉咳嗽再未发作。

按：本案患者咳嗽2年余，咳嗽日久，伤及肺气，肺卫不足，肺气受损日久，伤其肾气。从脉象来看，亦有阳气不足之征。阳气不足，肺气虚寒，不能宣降，痰湿停聚，咳嗽不止。肺卫不足，不耐外感，反复感冒，肺气更虚。其症状遇冷加剧，天气暖和则减轻，为肺气虚、阳气不足之故。

第四章 辨太阴病脉证并治

方拟四逆汤加桂枝温阳气，玉屏风散补肺卫，以切中病机。寸脉略浮而滑，是肺气不宣而痰湿闭阻，以防风、前胡、桔梗宣肺，炙紫菀、杏仁润肺利肺，陈皮、厚朴和中化痰。舌微黄腻，是痰湿内阻，轻微郁热，略加黄芩清肺解郁，茯苓、泽泻利湿，陈皮、厚朴行气化痰除湿。诸药合用，阳气得温，肺卫得补，肺气得宣，故迁延2年之咳嗽，服中药6剂即愈。

② "冠心病"休克证（崔章信医案，摘自《〈伤寒论〉临证实践录》）

王某，男，65岁。初诊：2001年5月1日。

病史：患者冠心病11年，昨日突然犯病，心区剧痛、绞痛，神志昏迷，急送医院，收住内科，经过抢救，病情缓解，神志清醒，病人述说，昨日吃韭菜馅包子，上吐下泻，测血压80/40mmHg，病情十分危急，邀我会诊。

中医检查：望舌苔薄，舌质淡白，六脉沉微。摸汗清凉。证乃真阳欲脱，故脉沉微无力，血压下跌。选方：四逆汤加野山参。拟方：熟附子20克（先煎60分钟）、干姜20克、炙甘草12克、野山参12克。一剂服完，血压上升至90/50mmHg，上方加黄芪40克、当归15克，续服一剂，测血压100/60mmHg。患者神志已清，心区疼痛已消。

心语：触汗清凉为阳脱，汗出如油为阴竭。舌苔薄，舌质淡白，脉沉微，这是辨证要点。大剂四逆汤加用野山参，大补元气，以助熟附子回阳救逆。

第三节 太阴病兼变证

一、太阴兼表证

【原文第276条】太阴病，脉浮者，可发汗，宜桂枝汤。

[提要] 论太阴兼表的证治。

[条文释义及病机分析]

原文举脉略证，文首冠以太阴病，揭示太阴脾虚寒的本质，其脉当缓弱或沉弱，今脉不沉反浮，当属太阴兼表之证，且太阴里虚不甚，病机向外。此证除脉浮外，当伴发热恶寒、四肢疼痛、便溏或脘腹胀满，食少纳差等症，以桂枝汤治之，既可调脾胃，又可解肌祛风和营卫，从而达到扶正祛邪的目的。

本证为素有脾阳不足，复感风寒之邪而患病，故不可用麻黄汤发汗。然对此太阴兼表之表里同病，若里证较重者、应以四逆辈先温其里，后解其表，或用桂枝人参汤温里为主，兼以解表。

[临证辨治要点]

主症：发热恶寒，四肢疼痛，食少纳差，脘腹胀满，便溏，脉浮。

病机：素体脾阳不足伴风邪袭表，营卫不和。

治疗：调和营卫，温阳和里——方用桂枝汤。

二、太阴腹痛证

【原文第279条】本太阳病，医反下之，因尔腹满时痛者，属太阴也，桂枝加芍药汤主之；大实痛者，桂枝加大黄汤主之。

桂枝加芍药汤方：桂枝三两（去皮） 芍药六两 甘草二两（炙） 大枣十二枚（擘） 生姜三两（切）

上五味，以水七升，煮取三升，去滓，温分三服。本云桂枝汤，今加芍药。

[方义] 桂枝加芍药汤即桂枝汤倍用芍药而成，虽只有一味药量不同，但其配伍意义和方剂功效却有很大差别。桂枝加芍药汤重用芍药以导药入内，使整个药力在内发生作用，变桂枝汤解外为解内，变和外为和内。方中桂枝配甘草辛甘化阳，通阳益脾；生姜与大枣合用亦能辛甘合化，补脾和胃；重用芍药取其"主气腹痛，除血痹"的双重作用，一者与甘草配伍，缓急止痛，再者活血和络，经络通则满痛止。全方具有通阳活络，缓急止痛，建中益气之功，故用于腹满时痛十分恰当。

桂枝加大黄汤方：桂枝三两（去皮） 大黄二两 芍药六两 生姜三两（切） 甘草二两（炙） 大枣十二枚（擘）

上六味，以水七升，煮取三升，去滓，温服一升，日三服。

桂枝加大黄汤即桂枝加芍药汤再加大黄二两而成。加大黄亦有双重作用，其一因气血经络致大便不行，加大黄能导滞通便，邪气去则络脉和，其病自愈。

[临证辨治要点]

①桂枝加芍药汤证

主症：以腹满时痛为主症，无食不下、呕吐、下利等明显的脾虚寒湿证。

病机：脾伤气滞络瘀。

治疗：通阳益脾，活络止痛——方用桂枝加芍药汤。

第四章 辨太阴病脉证并治

②桂枝加大黄汤证

主症：在上证基础上腹痛较剧，疼痛拒按或伴便秘。

病机：脾伤气滞络瘀，郁滞较甚。

治疗：通阳益脾，活络止痛，化瘀导滞——方用桂枝加大黄汤。

[桂枝加芍药汤、桂枝加大黄汤方歌诀]

桂枝倍芍转输脾，脾伤气滞止痛宜，大实痛因肠腑瘀，加黄二两下无疑。

[现代临床实际运用及其拓展] 现代临床主要将桂枝加芍药汤、桂枝加大黄汤应用于胃痛（包括多种胃病）、慢性肠炎、慢性病疾、肠结核、肠痉挛、肠麻痹、便秘、肠易激综合征等，证属脾虚邪陷，气滞络瘀或兼里实者。

[临床应用典型验案举隅] 刘渡舟医案

王某，男，46岁。大便下利达1年之久，先后用多种抗生素，收效不大。每日腹泻3~6次，呈水样便，并夹有少量脓血，伴里急后重，腹部有压痛，以左下腹为甚，畏寒发热（37.5℃），舌红，苔白，脉沉弦。粪便镜检有红、白细胞及少量吞噬细胞。西医诊为"慢性菌痢"。辨证：脾脏气血凝滞，木郁土中所致。治法：调脾家阴阳，疏通气血，并于土中伐木。方药：桂枝10克，白芍30克，炙甘草10克，生姜10克，大枣12枚。上方服两剂，下利次数显著减少，腹中颇觉轻松。3剂后则大便成形，少腹之里急消失，服至4剂则诸症霍然而愈。

（陈明，刘燕华，李芳. 刘渡舟临证验案精选[M]. 北京：学苑出版社，1996.）

〖原文第280条〗太阴为病，脉弱，其人续自便利，设当行大黄芍药者宜减之，以其人胃弱，易动故也。

[提要] 论太阴病脾胃虚弱，当慎用酸苦攻伐之药。

[条文释义及病机分析] 第280条曰太阴病，脉弱，这是太阴病的主脉，因脾阳虚弱，鼓动无力所致阳虚日久，脾虚气陷，清阳不升，寒湿下注，可出现下利。此时即使出现络脉不和，气滞络瘀的腹满时痛或大实痛，需用大黄、芍药者，其用量宜轻，否则，必更伤脾胃，致中虚气陷，泄利不止而发生变证，故曰"易动故也"。"宜减之"，含有适当减少用量或减去不用之义，必须使用时，应适当配伍培补脾胃之品，以兼顾脾胃虚弱体质。

[思索与探讨] 本条是强调应根据病人的体质及脉症来增减药量，使方药更适合于病情亦针对素体脾胃虚弱之人，不仅栀子、大黄、芍药要少用或慎

用,其他苦寒、攻伐、阴柔之品也须注意。《伤寒论》第81条"凡用栀子汤,病人旧微溏者,不可与服之"与本条内容相似,可联系起来理解。其精神在于强调临证治病用药,不仅要遵循辨证论治原则,而且还要注意病人的体质因素,尤其是脾胃状况,做到因人制宜。另外,本条将大黄、芍药并论,再参以《名医别录》:"利膀胱大小肠"之说,可知芍药有通便之效。

三、太阴发黄证

〖原文第259条〗伤寒发汗已,身目为黄,所以然者,以寒湿在里不解故也。以为不可下也,于寒湿中求之。

[提要] 论太阴寒湿发黄的证治

[条文释义及病机分析] 伤寒过汗,损伤脾阳,使之运化失职、寒湿内生,或阳明实证清、下太过损伤脾胃阳气,或素有寒湿内停,虽发汗,寒湿不去而阳气反伤,以致寒湿中阻,进而影响肝胆疏泄功能,使胆汁不循常道,溢于周身,而致身目为黄。"以寒湿在里不解故也",点明了本证发黄的病机关键为寒湿中阻。其发黄特点是黄色晦暗如烟熏而无光泽,同时伴有神疲乏力,口不渴或渴喜热饮,食欲不振、脘痞满、大便溏薄,舌淡苔白腻,脉沉缓等症。治疗"于寒湿中求之",即温中散寒,除湿退黄,仲景未出方剂,但根据治疗大法,后世多用茵陈术附汤、茵陈五苓散治之。因本证属太阴脾虚,寒湿中阻,故禁用下法,否则必更伤脾胃阳气,加重病情。

[思索与探讨] 发黄有阳黄与阴黄之别,二者同属湿邪内蕴之发黄证,临床皆以身黄、目黄、小便不利而黄、食纳差等为主症,均以除湿退黄为治疗大法。但两者证治差异较大。

辨阳黄与阴黄:

阳黄——多由湿热内郁,重蒸肝胆所致——其证黄色鲜明如橘子色,无汗或但头汗出,发热,心烦,口渴,大便秘结或不畅,小便不利,舌苔黄腻,脉弦滑数——治阳黄应清热利湿退黄,方用茵陈蒿汤、栀子柏皮汤等。

阴黄——多由脾胃阳虚,寒湿中阻,土壅木郁所致——其证黄色晦暗,口不渴或渴喜热饮,大便稀溏,舌淡苔白腻,脉沉缓等。——治阴黄应温中散寒,除湿退黄、方用茵陈术附汤、汤中加茵陈等。

而本条只云"以寒湿中求之",未列方药,亦示人大法不可变而方可随证选用,灵活加减之意。

[临证辨治要点]

主症：身目发黄，黄色晦暗，倦怠乏力，畏寒肢冷，口不渴或渴喜热饮，食欲不振，脘腹痞满，大便溏薄，舌淡苔白腻，脉沉缓。

病机：寒湿中阻，脾阳不振，肝胆疏泄失职。

治疗：温中散寒，除湿退黄——方用茵陈术附汤、理中汤加茵陈等。

[茵陈术附汤歌诀]

茵陈术附药六味，干姜甘草和肉桂，

健脾理中重温阳，散寒除湿退阴黄。

[现代临床实际运用及其拓展] 该方广泛应用于急、慢性肝炎、胆囊炎、胆结石胰腺炎及胆管癌、胰腺癌、肝癌等诸多疾病，在其病程中出现黄疸，且黄色晦暗，倦怠乏力，畏寒肢冷，口不渴或渴喜热饮，食欲不振，脘腹痞满，大便溏薄，舌淡苔白腻，脉沉缓，其病机属寒湿中阻，脾阳不振者皆可应用。

[临床应用典型验案举隅] 乔振纲医案

患者蔡××，女，52岁，洛阳市孟津县朝阳镇居民。2009年7月16日初诊。该患者素患胆结石并胆囊炎十多年。一周前因餐食蒸肉过量，随之腹撑，口渴，又喝冰箱中矿泉水两瓶以解渴。次日，出现黄疸，身目俱黄，其色晦暗，伴右胁疼痛，纳呆、腹胀，舌苔白腻，脉沉滞而缓。分析其中医病机，乃因餐食过量肥腻厚味，伤及肝胆和脾胃，加之暴饮冰水，损及中阳，遂肝胆疏泄失常，胆汁不能循常道正常排泄，与寒湿胶结，溢于肌肤，遂黄疸作矣。治宜：健脾和中，温阳散寒，疏肝利胆，除湿退黄。方用茵陈术附汤加减化裁：茵陈15克，白术13克，云苓30克，薏仁13克，郁金10克，元胡13克，老陈皮7克，附子10克（先煎），焦三仙各13克，猪苓30克，车前子15克（单包），柴胡9克，川佛手9遍，内金13克，金钱草30克，生姜3片。每天一剂水煎服。

上方服7剂，腹胀及腹痛减轻，食欲增进，食量增加，黄疸渐退。又12剂，黄疸尽退，诸证皆失。

第四节 太阴病预后

一、太阴中风欲愈候

〖原文第274条〗太阴中风，四肢烦疼，阳微阴涩[1]而长者，为欲愈。

[词解]

[1] 阳微阴涩：此处是指脉象，阴阳指脉之浮取沉取。阳微阴涩，即脉浮取微、沉取涩。

[提要] 论太阴中风欲愈的脉症特点。

[条文释义及病机分析] 本证多因脾阳素虚，复感风邪所致。因脾主四肢，四肢为诸阳之本，脾阳与风邪相搏，"风淫末疾"，四肢气血运行不畅，故四肢烦疼。此证较轻，经过适当治疗或自身阳气来复可转愈，并可通过脉象测知。太阴外受风邪，应当脉浮，今浮取而微，说明风邪在表而轻微，外邪将解；脉沉取而涩，乃脾虚气弱夹有湿邪，脉行不畅之故；由涩转长，标志着脾阳渐复，气血充沛、邪气将去之征，因此说"脉阳微阴涩而长者，为欲愈。"

二、太阴阳复自愈证

〖原文第278条〗伤寒脉浮而缓，手足自温[1]者，系在太阴[2]，太阴当发身黄，若小便自利者，不能发黄；至七八日，虽暴烦下利日十余行，必自止，以脾家实[3]，腐秽[4]当去故也。

[词解]

[1] 手足自温：手足温温发热。

[2] 系在太阴：系，联系之意，即病属太阴。

[3] 脾家实：实，此指正气充实。脾家实，即脾阳恢复之义。

[4] 腐秽：指肠中腐败秽浊之物。

[提要] 辨太阴病的脉证，寒湿发黄及脾阳恢复的转归。

[条文释义及病机分析] 本条首先论述了伤寒转属太阴的证候以及与太阳中风的区别。伤寒，脉浮而缓，虽似太阳中风脉象，但无发热、头痛、汗出等证，而是手足自温，知非太阳病，而是属于太阴病。因脾主四肢，四肢为诸阳之本，太阴为至阴，感受外邪之后，抗邪之力不足，故无明显发热。太

阴阳虚不甚，脾阳尚能达于四末，故虽身恶寒，但尚手足自温，这也是与少阴病手足厥逆不同之处。

其次论述了太阴寒湿可能发黄的机理。太阴为湿土之脏，各种原因导致脾阳虚弱，运化失职，寒湿困滞，土塞木郁，影响肝胆疏泄功能，胆汁外溢而身发黄。但发黄一般均伴有小便不利、无汗或但头汗出，若小便自利，则湿有出路，寒湿不能郁阻于内，故不能发黄。可见小便利与不利，是太阴病能否形成发黄的先决条件。

最后论述太阴病阳复向愈的表现及机理。患太阴病七八日，突然发生烦扰不安，继而下利日十余行，此乃脾阳来复，正胜邪去，肠中腐秽随大便而出，是疾病向愈的佳兆，其后下利必自止。然而如何区别突然出现烦扰不安，伴下利日十余行是病情加重还是向愈呢？如果病情加重，则下利不能自止，同时伴有手足不温，神疲畏寒，苔腻不化等证。反之若伴手足温和，食欲转佳，精神慧爽，苔腻渐化，下利自止，则说明脾阳恢复，疾病向愈。

[思索与探讨]

太阴虚寒证，突然出现"暴烦下利"，有阳复病退和阳衰病进的两种情况，二者的预后转归截然不同，应详细辨别：

若虽突然心中烦乱不安，日下利十余行，但泄利渐止，伴全身状况好转，精神慧爽，手足温暖，食欲增加，脉象和缓——是脾阳恢复，正气渐旺，正气驱邪，腐秽外排的佳兆，主病退向愈，预后良好；

若下利不止，或下利清谷，伴躁烦不安，神疲畏寒，四肢厥逆、舌苔不退，脉沉微欲绝或无脉——乃太阴阳虚发展至少阴阳衰，阴寒内盛，虚阳躁动。示病进恶化，预后不良。

三、太阴转属阳明证

〖原文第187条〗**伤寒脉浮而缓，手足自温者，是为系在太阴。太阴者，身当发黄，若小便自利者，不能发黄。至七八日大便硬者，为阳明病也。**

[提要] 论太阴转出阳明的机转和特征。

[条文释义及病机分析] 本条前半段内容与第278条同，只是末尾略异，故移至此处，以资鉴别。第278条论太阴病至七八日，脾阳来复，下利自止，其病向愈；而本条则是阳复太过，转属阳明。太阴脾与阳明胃同居中焦属土，但脾属阴土主湿，胃属阳土主燥，在生理情况下，二者升降相依，燥湿相济，

维持正常的水谷纳化功能。在病理情况下，燥湿可以互化，寒热可以演变，虚实可以转换。本条即属太阴虚寒证过用温燥，阳复太过，化热伤津，由寒变热，由虚转实，由阴出阳，变成阳明病。转为阳明病的主要标志是"大便硬"，当然在此是举一端而略其他，临证时可抓住关键证候，以此类推，一隅三反，方不至误诊误治。凡转为阳明病者，当按阳明病辨证论治。

本条旨在说明太阴病与阳明病相互转化关系。阳明病的来路除三阳病外，还可由太阴病转属而来，此即"实则阳明，虚则太阴"。

[思索与探讨] 综合第187条、第278条两条，可知太阴病有以下三种转归：

其一，太阴寒湿内盛，小便不利，寒湿壅滞，可成为寒湿发黄之阴黄证；

其二，脾阳恢复，正气渐旺，其病可自愈；

其三，过用温燥，脾阳恢复太过，化热伤津，病转阳明。

此外，太阴病阳衰阴盛，病情加重还可转属少阴或厥阴，当属第四种转归。

第五节　太阴病欲解时

[原文第275条] 太阴病，欲解时，从亥至丑上[1]。

[词解]

[1] 从亥至丑上：指亥、子、丑三个时辰。即由21时至次日3时之间。

[提要] 论太阴病欲解的时间。

[条文释义及病机分析] 按阴阳消长规律，阴尽则阳生，太阴为至阴之脏，阴极于亥，阳生于子，至丑时阳气渐增。足太阴脾气旺于亥、子、丑时，此时脾气来复，阳气渐旺，正胜邪却，则疾病有欲解之机。治疗太阴病应抓住此有利时机，采用温阳健脾的方法，扶助正气，祛除病邪，促进病体早日康复。

伤寒论导读

少阴篇

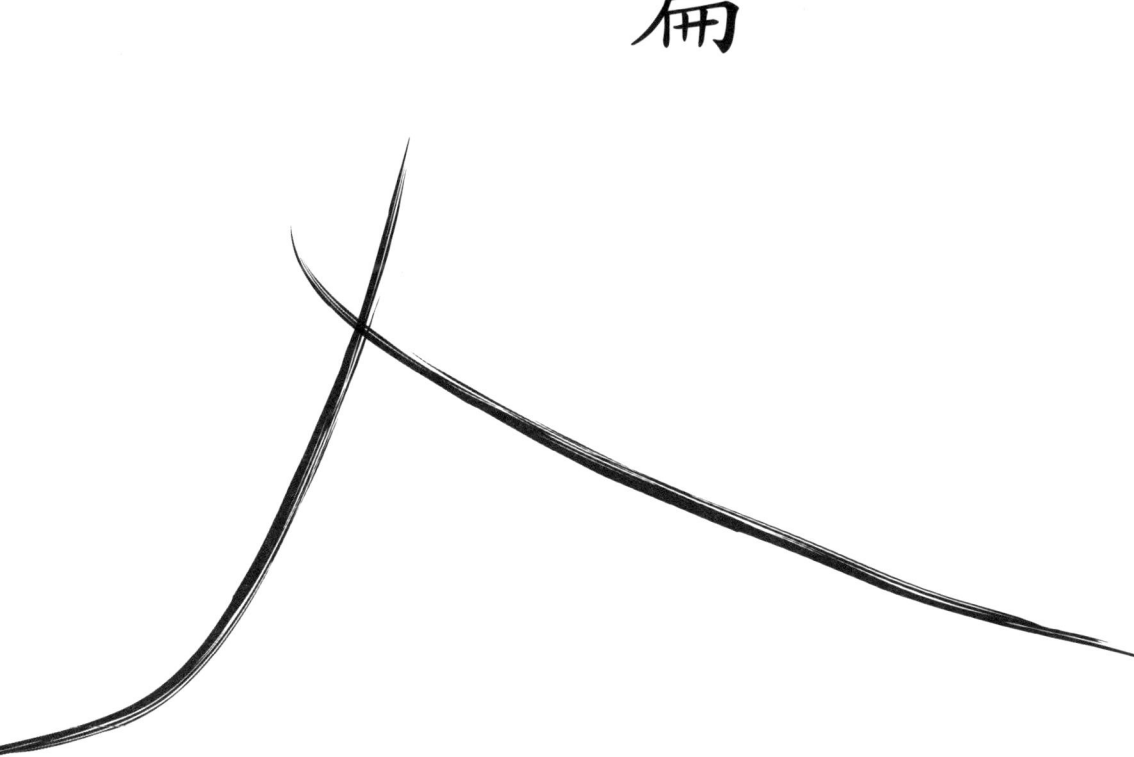

第五章　辨少阴病脉证并治

概　述

一、少阴经的相关脏器及其生理、病理：

少阴为三阴之枢，属心肾，统水火之气。由于经脉的相互络属关系，心与小肠相表里，肾与膀胱相表里。所以这些脏腑的生理、病理关系都是非常密切的。

在正常状态下，因心主血脉，又主神明，被封为"君主之官"，对人体生理（尤其是精神）活动起着统领和主宰的作用；肾主藏精，水火（真阴真阳）寄于其中，为"先天之本""生命之根"。就"阴""阳"的各自属性而言，阴性寒凉，主降而下行；阳性火热，主升而炎上，"阴阳"两者又互根互依，由此，心在上位，心火可随心阴的寒凉之性下潜于肾，使肾水不寒；而肾阴可随肾阳升腾之性，上济于心，使心火不亢。如此，水升火降，水火互济，维持着心肾之间的阴阳平衡，从而保持了人体正常的生理状态。

在病理状态下，由于病邪的侵袭及损伤，或因营养亏乏，或因操劳过度，致心肾虚衰，水火不济。因心血不足，脉管失于充盈，故脉细；因阳气不足，脉管搏动无力，故脉微。因心血不足，神明失养，故精神萎靡，但欲寐。

心肾水火不济，病邪从水寒化，甚者阴寒内盛而阳气虚衰，可出现一派寒化证；若寒盛虚极，阳气被格拒于外，可见面部潮红、躁扰不宁等假热之证，此即所谓之戴阳证；反之，若病邪从火化热伤阴，致阴虚阳亢，则可出现心烦、不得眠、咽疼、舌红、脉细数等一派热化诸证。

少阴病的"寒化"和"热化"，是少阴病病程中的重要机转，精准把握"二化"对于少阴病的复杂变化和辨证施治，都有着极其重要的临床指导意义。

由于少阴为三阴之枢，所以，当正复阳回的情况下，少阴病也可转为太阳或阳明病。如《论》所云："少阴病八九日，一身手足尽热者，已热在膀胱，必便血也"；又"少阴病六七日，腹胀不大便者，急下之，宜大承气汤"。

二、少阴病的临床表现

少阴病为伤寒六经病变发展过程中最后和最危重的阶段，所以少阴病的"死候"较其他各经为多。病至少阴，其抗病机能明显衰减，表现为全身的里虚寒证。其主要脉证为"脉微细，但欲寐"。由于阳气极度衰微，营血失充，所以脉微细；"心为君主之官，神明出焉"，血不养心，神明失养，可见精神极度疲惫，欲睡不睡，似睡非睡的昏沉迷糊状态。

总之，少阴病的变化比较复杂，有阳虚，也有阴虚，甚至阴阳俱虚，有里虚兼热的发热证，也有阳明燥化的里实证。

三、少阴病的治疗原则

少阴病的治疗原则，以扶阳、育阴为主：扶阳——针对寒化，宜温补；育阴——针对热化证，宜清热。

若出现戴阳证，除扶阳之外，还需加温通上下之品，以加强疗效；

若少阴兼有表证，可用温经发汗之法；

若湿热内结者，可用急下存阴之法；

由于寒邪最易损伤阳气，少阴病又以虚寒垂危证候为多见，因此，在整个治疗过程中时刻都应注意扶阳，因为阳气的存亡关系着人体的生命，保得一份阳气，便保得一份生命，对此要铭记于心！

第一节 少阴病辨证纲要

一、少阴病提纲

【原条文第281条】少阴之为病，脉微细，但欲寐也。

[提要] 少阴病提纲。

[词解] 但欲寐：精神萎靡，呈似睡非睡状态。

[条文释义及病机分析] 此条为少阴病之总纲。此言少阴者，函手少阴心

及足少阴肾两个方面，涉心、肾两个脏器。盖心主血脉，主导血液运行；肾寓元阴、元阳，主司周身气化。今肾虚阳弱，气化无力，脉搏失去卫阳之气的激荡，搏动无力，故显微弱；阴血亏乏，不能充盈血脉，故呈细脉；另则，心主神明，今心血不足，心神失养，加之肾水亏乏，不能上济于心，更使神不守舍，故不能寐。其"但欲寐"，言之即不得寐，希望宁谧，对啥都不感兴趣，只想睡觉，闭目倦卧的衰弱状态。

二、少阴寒化证辨证要点

〖原条文第282条〗 少阴病欲吐不吐[1]，心烦但欲寐，五六日自利而渴者，属少阴也。虚故引水自救，若小便色白[2]者，少阴病形悉具。小便白者，以下焦虚有寒，不能利水，故令色白也。

[词解]

[1] 欲吐不吐——想吐，又吐不出来（无物可吐）。

[2] 小便色白——指小便清凉，其色不黄而言。

[条文释义及病机分析] 本条文须分为两段来看：

上半段，曰"烦"，曰"渴"，曰"欲吐"，曰"但欲寐"，曰"饮水自救"——此为上"热"方面；

下半段，曰"小便白"，曰"有寒"，曰"不制水"，曰"下焦虚"——此为下寒方面。

少阴者，阴藏也；寒者，阴邪也。以阴受阴，理当不渴，此渴者，并非有热所致，乃因少阴之藏虚，肾虚阴燥，渴欲饮水自救，是人体缺水状态时的本能反应，况且，此下利虽渴，然小便色白，（若热邪所致，邪热足以消水，其小便必显赤色）这就进一步说明，其"自利而渴者"，并非热邪所致。

所谓之上"热"，并非实热，而是虚热，乃由下焦寒邪盘踞，阳气被格局于上所致。

〖原条文第283条〗 病人脉阴阳俱紧，反汗出著，亡阳也，此属少阴，法当咽痛而复吐利。

[提要] 少阴病阴盛阳亡的脉证。

[条文释义及病机分析] 脉现阴阳俱紧，乃阴寒之极的征象。寒邪盘踞于里，岂能有汗，而此反汗出者，真阳衰微，卫阳不固，腠理疏松，津液自然外泄而为汗。此汗，显然不是热则汗出之汗，而是真阳衰微的标志。

病属少阴，当用四逆汤，温中回阳。庶几挽回真阳，诸症可解，否则虚阳被下焦阴寒格局与上，上越及咽，则咽痛、呕吐；若寒湿下注，而为下利，种种危候，不一而足。

三、少阴病治禁

〖原条文第285条〗少阴病，脉细沉数，病为在里，不可发汗。

[提要] 少阴里证禁用汗法。

[条文释义及病机分析] 少阴病，脉细沉数。细为血虚，沉脉主里。沉、细与数脉并见，且不发热，不能以脉数为热，而误用汗法。常见阴寒之证，其脉一息七、八至者，按之必散而无力。今少阴病脉细沉数，亦当无力。一般病在里者，切不可发汗，况少阴里证，汗法更为不宜。

〖原条文第286条〗少阴病，脉微，不可发汗，亡阳故也；阳已虚，尺脉弱涩者复不可下之。

[提要] 少阴病阴阳两虚者，禁用汗、下法。

[条文释义及病机分析] 本条承接上条，仍以脉象提示禁忌。少阴病，脉微为肾阳亏虚，阳气衰微，不可发汗，发汗可致阳气外泄散失，大汗者，更可亡阳，由此险象丛生，甚而殃及生命；在阳气虚弱的情况下，复见尺脉弱涩，说明阴血亦虚，此时，不但不可发汗，也不可攻下。若误用攻下，则可导致阴阳双竭。

汗、下两法，均为攻邪手段。本条承上条，并与上条，互文互充，进一步提示、警诫：无论阳虚、阴虚、阴阳两虚，乃至所有虚证，皆不可贸然施用发汗、攻下之法。

〖原条文第284条〗少阴病，咳而下利，谵语者，被火气劫故也，小便必难，以强责少阴汗也。

[提要] 少阴病禁用火法

[条文释义及病机分析] 少阴受邪，应用温药扶阳，兼以祛邪，邪去正复，其病自愈。若施以火法，迫使汗出，则阳未复，而阴大伤。伤及肺阴，宣肃失常，故而为咳；少阴病，本已阳虚，加之大汗亡阳，使真阳衰微于下，寒湿下注而为利；真寒盘踞于下，阳热被迫格浮于上，神明被扰而谵语；大汗耗津，津亏者，小便必难。凡皆少阴被火之过，故少阴病，首戒强汗治之。

第二节　少阴病本证

一、少阴寒化证

（一）四逆汤证

【原文 323 条】少阴病，脉沉者，急温之，宜四逆汤。

四逆汤方：甘草二两　干姜一两半　附子一枚（生用，去皮，破八片）

上三味，以水三升，煮取一升三合，去渣，分温再服。强人可大附子一枚，干姜三两。

方义　本方主治少阴阳虚阴盛之四肢厥逆，故定名为"四逆汤"。方中生附子入肾经，为温肾回阳之主药；干姜温脾散寒，以强中阳；炙甘草健脾和中，以资化源。三药合用，共奏温补脾肾，回阳救逆之功。

【原文 324 条】少阴病，饮食入口则吐，心中温温欲吐，复不能吐。始得之，手足寒，脉弦迟者，此胸中实，不可下也，当吐之。若干呕者，不可吐也，当温之，宜四逆汤。

[词解] 温温：温（yùn），同愠，心中自觉蕴结而难于形容的不适。

[提要] 少阴病阴盛阳衰的证治

[条文释义及病机分析] 第 323 条论四逆汤证的脉象与治疗原则。条文以脉代证，提示并强调少阴病施治宜早，不得拖延。既以"少阴病"冠首，则当结合少阴提纲证综合分析，故此"脉沉"，当与"微细"脉同在，加之沉而难寻，标明阳气已微，阴寒内盛，若不及早救治，则恶寒、呕吐、下利、四肢厥逆、但欲寐等症将相继出现，甚者，可有格阳、亡阳之虞，故应赶快以温热药治之，方以四逆汤急救回阳。由上不难看出，本条据脉定治，实乃见微知著，防微杜渐之先见之明，具有防患于未然的积极意义，但具体临证时还要脉证合参。

第 324 条论少阴阳虚前提下，寒饮内生与实邪阻滞的辨证治疗。少阴阳虚，气化失职，浊饮上逆与实邪胶结，滞阻于胸膈，胸脘气机壅塞，进而影响中焦气机该降不降，反而上逆，故"饮食入口则吐""心中温温欲吐""复不能吐"等症。其辨证要点在于：若病之初期，即兼见手足寒，脉弦迟者，乃为邪阻胸膈之实证。由于痰湿饮邪阻滞胸膈，殃及脾胃，使脾胃失和，中焦气机升降失常，拒食纳入，入口即吐；不进食时，胸中亦郁郁不舒而泛泛欲吐，但因痰实之邪胶着黏腻，难以卡出，故虽欲吐，而复不能吐；痰湿浊阴阻于胸膈，使肺气、胸阳不得宣达，使脾气（中焦清阳之气）不得布散，而脾主四肢，四肢失于温煦，故手足寒凉；实邪内结，阳气闭郁，故脉象弦、迟、有力。证属痰湿浊邪停滞于胸膈，病位偏上，故不可攻下，治当因势利导，"其高者，因而越之"，宜施以吐法，可选用瓜蒂散之类的涌吐剂较妥。反之，若起病数日后方见此证，且脉不是弦而有力，而是沉而细微，其病机责之少阴肾阳虚衰，属少阴寒化证。因肾阳虚衰，气化失职，以致寒饮不化，停于膈上，虽可出现类似实邪阻滞于胸膈的症状，但少阴为病，阳气为本，寒饮为标，故必兼脉微细、但欲寐等一派阳虚征象。其干呕，乃因肾阳虚衰，不能温煦脾土，脾胃不和，胃失和降，胃气上逆，欲吐为快，而胃中又无物可吐，故为干呕。是证可判定为少阴寒化证，不能用吐法，若误用吐法，更损正气，致虚虚之变。正确的治法——当温之，宜用四逆汤，温阳化饮，阳复饮去，病乃自愈。

[临证辨治要点]

主证：四肢厥逆，身蜷恶寒，自利而渴，小便色白，脉微细，但欲寐。

病机：肾阳虚衰，阴寒内盛。

治疗：温肾回阳——方用四逆汤。

[四逆汤方歌诀]

四逆汤用附草姜，阴寒内盛肢体凉，

自利而渴脉微细，辛甘并用温肾阳。

[临床的实际应用及拓展] 四逆汤常用于现代医学之循环系统疾病，如心力衰竭、休克、心肌梗死、完全性束支传导阻滞、病态窦房结综合征；呼吸系统疾病之肺气肿、肺心病、支气管哮喘，以及消化系统疾病之急慢性肠炎、胃下垂等。临床上，凡辨证为阳气虚衰，阴寒内盛者，皆可用之。

[临床应用实例举隅]

乔振纲医案（摘自《乔振纲医案医论精编》）

①心悸（病态窦房结综合征）案

陈某某，女，26岁，广东中山市个体户居民，1999年8月26日初诊。患者两年来常心悸、胸闷，稍劳即作，曾先后就诊于省、市级医院，诊为"病态窦房结综合征"，经用抗心律失常药物，心率一度恢复到48次/分，诸证亦有所缓解，一月前因感冒病情加重，再服西药无明显效果，遂转求中医治疗。刻诊：乏力、神疲、心悸、头晕、胸闷如塞，大便稀溏；舌质淡红，苔白滑润；脉沉结代；心电图查示：1. 心动过缓，心率36次/分；2. Ⅱ度窦房结传导阻滞；3. 房室交接性逸搏心律。证属心气虚馁，胸阳不振。治宜益气养心，温振胸阳。处方：红参13克、麦冬10克、生地9克、麻仁9克、川芎9克、全瓜蒌9克、阿胶9克、云苓30克、桂枝9克、炙甘草15克。每日一剂，水煎服。

9月12日诊：连服上方15剂，心悸好转，早搏次数稍减，但心率未明显提升，每分波动在45次上下，且胸闷如旧，大便仍溏，自觉手足发凉。细究其因，乃阴邪弥漫，阻遏心阳所致。再治应重加温阳，俟阴霾之邪廓散，胸阳得以伸展，心阳重获活力，心率自可复常。遂宗上方基础，植入四逆汤和麻黄附子细辛汤：红参13克、麦冬10克、麻仁9克、川芎9克、全瓜蒌9克、阿胶9克、云苓30克、桂枝9克、麻黄7克、附子9克（先煎）、干姜3克，辽细辛3克，炙甘草15克，水煎续服。

10月12日诊：上方服至28剂，心悸、胸闷基本消失，精神转佳。心电图查示：心率63次/分；2. 偶发室性早搏（每分2~3个）。既获显效，仍以上方为宗，间或加当归、龙眼肉、五味子等养血敛阴之品，续服月余，早搏完全消失，心率升止65~74次/分。追访半年无恙。

按：本案初诊，据"心动悸""脉结代"之脉证，套用"炙甘草汤"，服之效果不著。再诊时，深加追究，其证所以胸闷如窒，脉所以迟而频歇，病机根本在于阴邪弥漫，遮天蔽日，致使心阳遏阻，心气不得伸展所致。正如《医门法律》所言："胸中阳气，如离照当空，旷然无外。设地气一上，则窒塞有加。"遂于原方中加入四逆汤并增入麻黄，取其温阳宣肺之功，利气机，以调胸中血脉；增附子，使其温命门之火；增细辛、干姜以其通少阴之阳，善化寒凝，此三味与桂枝协力，共主温阳。阳气得复，离照当空，阴霾得散，则清气运转，心气展舒，诸证乃消。

②心悸、喘促（急性心力衰竭）案

朱某某，男，72岁，梅州客家人，2012年，4月17日诊。患者素有慢性支气管炎合并支气管哮喘15年余，经常咳喘，近半月来心悸频发，伴喘促、呼吸困难，两天前求诊于深圳X大医院，诊断为急性心力衰竭，劝其住ICU采取急救措施，客家人风俗，怕病逝他乡，因而拒绝住院，欲返老家安排后事，恰逢余飞赴广州出诊之际，其外甥担心舅舅病情重笃，恐危及生命，特邀余前往诊治。刻诊：自觉胸闷、心悸，喘促，端坐呼吸，不能平卧，不时咳嗽，痰黏稠，难以咯出，小便较少，大便黏、溏不畅。检查：下肢高度浮肿，按之凹陷不起，手足发凉；舌质暗红，舌苔滑腻；脉沉细数，频显间歇。证属心气虚弱，血行受阻，痰饮蓄肺，宣肃失常，气化不利，水湿潴留。治宜益气强心，化痰宣肺，利湿逐饮，宽胸理气。处方：白人参、陈皮各10克，沙参13克，丹参12克，云苓、猪苓、泽泻、车前子各30克，白术、炙冬花、炙甘草各15克、制附子、杏仁、苏子、佛手各9克，炙麻黄6克，降香5克，生姜五片。3剂，每天一剂，上、下午各煎两次，每次水煎至160毫升，每服80毫升，上、下午各服两次。鉴于病情较重，嘱家属提高警惕，密切观察，限制饮水，预防感冒，并嘱三天后定汇报病情。4月20日电话告知，经服上药，尿量大增，下肢浮肿消退，随之，咳喘及心悸、胸闷、呼吸困难均明显减情，已能平卧睡眠。疗效既佳，嘱其原方继服4剂。4月25日患者儿子发来信息告知："我父亲现在好多了，基本恢复病前的状况，只是偶尔还气喘"，要求继续中药治疗。遂调方如下：红参、丹参、红花各10克，麦冬13克，辽味、全瓜蒌、杏仁、苏子、郁金、薤白、炙附子各9克，干姜5克，云苓30克，降香5克（后下），白术12克，猪苓、车前子各30克（纱布单包），三七粉6克（冲服），桃仁7克，炙冬花、炙甘草各15克。10剂水煎服。三月后电话随访得知，上药尽剂，诸证皆失，已能到处走动。

按：本案根据主证（心悸、喘促，胸闷、呼吸困难，不能平卧，下肢高度浮肿），结合脉象、病史，疑为肺心病之心力衰竭。从中医角度分析，当属本虚标实之证。心力衰竭，肺气虚馁为本；痰饮内蓄，水湿潴留，血行不畅，循环受阻为标。心主血，由于心力衰竭，泵血不及，血行不畅，循环受阻，血瘀于肺，加之痰饮内蓄，肺失宣降，故咳嗽、喘促，胸闷、呼吸困难；肺主气，为水之上源，由于肺气虚馁，加之痰饮内蓄，影响气化，水湿不能正常宣布、运化，故下肢高度浮肿。而水湿潴留日久，必水气凌心，更损心之阳气，影响心之功能，如此形成恶性循环。其治疗必须标本兼治，用白人参、沙参、炙甘草等补益心、肺之气，以固其本；用丹参活血化瘀，配合人参之益气，改善血液循环；用陈皮、姜半夏温化痰饮；用制附子、白术、云苓、猪苓、生姜等，共凑"真武汤"温阳利水之功，借"四逆汤"温肾回阳之力；用炙麻黄、杏仁、全瓜蒌、苏子、佛手等，旨在宣肺理气，使肺气得宣，胸气得展，则痰浊易化，水湿易布、易排，有助于心功能之恢复。

③心悸、喘促并全身高度浮肿（全心衰竭）案

李某某，男，82岁，洛阳市宜阳县盐镇乡农民，2009年2月19日初诊。患者素患高血压及慢性支气管炎数十年，两月前感冒合并右下肺感染，经西药输液治疗，烧退咳止。但继之，全身浮肿，伴心悸，胸闷，气短，喘促又经西医治疗月余，未获显效，特转求中医诊治。刻诊：自觉乏力，心慌，稍动加剧，胸闷、气短，不能平卧，卧则喘促不息，呼吸困难，纳差，便溏，畏寒肢冷。查见脸面及下肢高度浮肿，按之凹陷不起；舌体胖大，质紫暗，舌苔白厚腻；脉沉细濡弱。X线胸片提示：全心扩大；心电图提示：心肌缺血；BP160/105mmhg。证属心气衰弱，脾气不健，肺气不宣，阳不化气，水湿潴留。治宜益气强心，补脾健运，宣达肺气，温阳化气，利水消肿。处方：红参8克，西洋参8克，制附子9克，麦冬13克，五味子9克，陈皮9克，云苓30克，桂枝9克，白术15克，白芍25克，炙麻黄7克，杏仁9克，苏子10克，干姜7克，车前子30克（单包），葶苈子9克，猪苓30克，炙甘草15克。七剂，另蛤蚧3对分作七份，加入主方中，每日一剂水煎服。2009年3月2日诊：经上治疗，浮肿完全消退，饮食大增，心悸、胸闷、气短明显好转，喘促渐平，已能平卧休眠，大便转调。治以益气强心为主，兼以温肺化饮，利水祛湿：红参9克，辽沙参10克，麦冬13克，辽味9克，云苓30克，桂枝9克，猪苓30克，葶苈子9克，车前子15克（单包），陈皮13克，苏子9克，炙甘草15克。七剂，另蛤蚧3队，剪碎分七份，加入主方中，每日一剂水煎服。上方尽剂，诸证皆除，能以自主活动。

按： 本案患者根据就诊时的临床表现及各种体征，结合影像检查，参考既往史，诊为全心衰竭无疑。脉症合参，其中医病机为"心气衰弱，脾气不健，肺气不宣，阳不化气，水湿潴留"。针对病机分析，确立"益气强心，补脾健运，宣达肺气，温阳化气，利水消肿"的治疗原则。在此原则指导下，缜密组方，精心择药，方用参附养心汤与真武汤、四逆汤、小青龙汤、二陈汤、五苓散等融合化裁。通过用药，使心气得补，搏动强劲，脾气健运，肺气宣达，阳气旺盛，气化有力，水湿得排，则诸证皆失，病获速愈。本案之治再次证明，面对急危重症，作为一个老中医，首先要临危不惊，知难而上，更要站稳中医立场，坚定中医治疗的信心，立足中医辨证，准确分析和把握病机，只要辨证准确，识透证，组好方，用对药，即使危急重症，也会力挽

危逆于顷刻。

(二) 通脉四逆汤证

【原文317条】少阴病，下利清谷，里寒外热，手足厥逆，脉微欲绝，身反不恶寒，其人面色赤，或腹痛，或干呕，或咽痛，或利止脉不出者，通脉四逆汤主之。

通脉四逆汤方：甘草二两　附子大者一枚（生用，去皮，破八片）　　干姜三两（强人可用四两）

上三味，以水三升，煮取一升二合，去渣，分温再服，其脉自出者愈。面色赤者，加葱九茎；腹中痛者，去葱，加芍药二两；呕者，加生姜二两；咽痛者，去芍药，加桔梗一两；利止脉不出者，去桔梗，加人参二两。病皆与方相应者，乃服之。

方义：通脉四逆汤与四逆汤，两者基本方的药味组成相同（均由附子、干姜、甘草三味组成）但药物用量大有差异。前者，重用附子，倍用干姜，凭借大辛大热之药力，急驱内寒，破阴回阳，通达内外。面赤者，加葱白，宣通上下阳气；腹痛者，加芍药缓急和中止痛；干呕者，加生姜，温胃降逆止呕；咽痛者，加桔梗，利咽开结止痛；利至脉不出者，加人参大补气阴，固脱复脉。方后附言："病皆与方相应者，乃服之"，示人处方择药，必须符合病机、病情，兼证不同，又当随证加减，才能收到预期效果。

[提要] 少阴阴盛格阳的证治。

[条文释义及病机分析] 本条所论之"下利清谷"，"手足厥逆"，"脉微"，为少阴寒化证之典型脉症。在此基础上，若见脉微欲绝，则提示此少阴寒化证，已属真阳衰竭之危候。阳气虚极，阴寒内盛，病生格拒之变，阴盛格阳，虚阳被格拒于外，其身反不恶寒；虚阳上浮于面，则颜面显示赤色，以嫩红色为特点，且游移不定，与阳明病（属热属实）之"面合色赤"及二阳并病的"面色缘缘正赤"而无游移的病状，截然不同。本证为阴盛格阳证。所谓之"里寒外热"，实指真寒于内，逼阳外越，假热于外的病理现象。由于阴阳格拒，病势危重，且复杂多变，故除主证外，又颇多或然证：阴寒凝结，脾络不通则腹痛；阴寒犯胃，胃气不降，胃气上逆则干呕；虚阳上浮，燎及咽部则咽痛；阳气衰微，下利至甚，肠腑空虚，无物可下，阴液将竭，则利虽止而脉不出。此证较四逆汤证情危重，一旦进一步发展，则会阴阳离决，生命可危，急需大力回阳，驱逐内寒，宜用通脉四逆汤破阴回阳，通达内外。

第五章 辨少阴病脉证并治

[临证辨治要点]

主证：下利清谷，手足厥逆，脉微欲绝，身反不欲寒，其人面色赤。

病机：阴寒内盛，格阳于外。

治疗：破阴回阳，通达内外，方药——通脉四逆汤。

[通脉四逆汤方歌诀]

通脉四逆附草姜，重用附子倍干姜，通达内外加葱白，驱逐内寒急回阳。

[临床的实际应用及拓展] 通脉四逆汤常用于现代医学之冠心病心衰、休克、脑血管意外、无名热、急性肠胃炎等。诸病的中医病机，凡属"阳虚阴盛，格阳于外"者，皆可用此方加减治之。

[临床应用验案举隅] 乔振纲医案

严重腹泻伴四肢厥逆证案

郭某某，女，63岁，洛阳市孙旗屯乡农民，1996年3月7日初诊。患者素有慢性结肠炎病史十多年。十天前，餐食过期饭菜后，又喝凉水多次，引起严重腹泻，每日至少7~10次，发病严重时泻下如水，经西药治疗三天，由水泻变为溏泻，但恶心不止，精神状况很差，遂转求中医诊治。刻诊：乏力、气短、神疲欲寐，不欲饮食，呕哕频作；虽面色淡红，但恶寒，手足冰凉；脉沉弱细微；舌质暗淡，舌面少薄白苔，乏津。其中医病机为：阴寒之邪内盛，伤及脾肾之阳，进而胃气失和，格拒阳气于外。治宜益气扶正，健脾和胃，温阳救逆，通达内外。方以参苓白术散与通脉四逆汤合而化裁：生黄芪25克，红参10克，焦白术13克，陈皮9克，砂仁7克（后下），葛根30克，制附子13克（先煎一个小时），干姜7克，焦三仙各9克，川芎10克，炙甘草9克，生姜三片，红枣五枚。三剂，每日一剂水煎服。

1996年3月11日二诊：服上方三剂，大便虽溏，但次数显减至每日1~2次，呕哕渐止，食欲大增（但鉴于胃肠功能正在恢复期，劝其暂时节食），四肢逆冷减轻，精神明显好转。再以上方为主，加芡实13克，山药10克，续服三剂。

三天后，患者之子电话告知，上药尽剂，诸证皆失，病告痊愈，遂嘱其服用人参健脾丸调养善后。

（三）白通汤证

【原文第314条】少阴病，下利，白通汤主治之。

白通汤方：葱白四茎　干姜一两　附子一枚（生，去皮，破八片）

上三味，以水三升，煮取一升，去渣，分温再服。

方义：本条乃以四逆汤为基础，去其甘草，减其干姜用量，另加葱白而成。方中附子味辛、甘，性大热而散寒破阴，直入肾经，温补先天之肾阳；干姜，味辛性热，善温中散寒，入脾胃，而温中土之阳；姜附合用，增破阴回阳之力；借葱白辛温走窜、宣通内外、上下之功，解除阴阳格拒之势，使上浮之阳。得以回归，则诸证随之而消。

[提要] 少阴病阴盛戴阳的证治。

[条文释义及病机分析] 少阴病下利，为阴寒内盛，脾肾阳虚，肾的气化及脾的运化，均失职，胃腑不得温煦，水谷不得腐熟运化，随水湿浊邪下注，从肠道外排而为下利。本条对病证的叙述非常简约，省略了少阴病必见的"但欲寐""手足厥冷""脉微细或沉微"等症。若以方测证，除以上诸证外，还应有"面赤"之证。参阅第317条，其方后注云："面色赤者加葱九茎"，而白通汤中有葱白，此可为证。

[类证比较与鉴别] 辨格阳与戴阳：

二者病机均阴寒内盛
- 格阳——阳气被格拒于外者，谓之格阳
  ——以反不恶寒为特点。
- 戴阳——阳气被格阻于上者，谓之戴阳
  ——以面赤为特点。

[临证辨治要点]

主证：下利，面赤，恶寒蜷卧，四肢逆冷，脉微细，但欲寐等。

病机：阴寒内盛，格阳于上。

治疗：破阴回阳，宣通上下——方用白通汤。

[白通汤方歌诀]

白通四逆去甘草，妙用葱白专温通。主角仍用附干姜，破阴回阳收奇功。

[临床的实际应用及拓展] 现代临床主要应用于各种原因引起的心力衰竭、尿毒症、肝昏迷、霍乱、肠伤寒以及雷诺综合征等，以上诸证凡辨证属阳虚戴阳证者，皆可以此方为主治之。

[临床应用典型验案举隅] 刘渡舟医案

林某，60岁。因食冷物病泻，每日四五次，腹中冷痛幽幽，脉沉而伏，极不易辨，而手足亦厥冷。先给四逆汤方，服后腹痛似少减而脉仍如故，泻未止。因想仲景有"少阴病，下利，白通汤主之"之说，想正为此证而设处

第五章
辨少阴病脉证并治

方：附子15克，干姜10克，葱白5茎。

服1剂，即脉起手温，再服1剂，则泻止而病愈。

（刘渡度舟．伤寒论十四讲［M］．天津：天津科学技术出版社，1982.）

（四）白通加猪胆汁汤证

【原文第315条】少阴病，下利脉微者，予白通汤。利不止，厥逆无脉，干呕者，白通加猪胆汁汤主之。服汤脉暴出者[1]死，微续[2]者生。

白通加猪胆汁汤方：葱白四茎　干姜一两　附子一枚（生，去皮，破八片）　人尿五合　猪胆汁一合

上五味，以水三升煮取一升，去渣，内胆汁、人尿，和令相得，分温再服。若无胆汁，亦可用。

[方义] 白通加猪胆汁汤即由白通汤加人尿、猪胆汁而成。以白通汤破阴回阳，通达上下，加人尿、猪胆汁，以其咸寒苦降之性，一则用为反佐，制约诸大热阳性药物，使其药力不致太过；二则作为使药，引阳入阴，缓解阴阳格拒之势；三则，当此阴寒内盛，下利阴伤之时，加人尿及猪胆汁，以其均属血肉有情之品，意在补津血，增阴液，此用药之妙也。

[词解]

[1] 脉暴出：指脉搏突然浮大躁动

[2] 微续：指脉搏由小到大，由微细到显亮，逐渐浮起。

[提要] 少阴病阴盛阳衰证，服热药发生格阳证的证治及预后。

[条文释义及病机分析] 本条可分三段来理解：

第一段"少阴病，下利脉微者，予白通汤"。此段的病机与第314条基本相同；

第二段从"利不止"到"白通加猪胆汁汤主之"。是说服白通汤后，仍下利不止，并出现厥逆无脉、干呕、心烦等症状，标明病情进一步发展。利下不止，自比下利为甚，此时非但真阳不能固守，而且阴液亦随之内竭。厥逆无脉，标明阳气衰微已达严重程度；干呕、心烦，乃因阴寒极盛，格拒热药，逼迫虚阳上越，胃气随之上逆而干呕，虚阳扰及心神，则心烦。纵观是证，断知阴阳格拒有加重之势。而细寻导致加重的原因，乃因阴寒盛极，对大热药物拒而不受，反向加重寒邪之势，致使服药后证情不减，反而增剧。有鉴于此，谨遵《内径》"甚者从之"之训，于白通汤中加入猪胆汁、人尿两味阴性咸寒之品，使大热阳性药物不致太过；二则作为引经"使者"，引阳

入阴，庶可调和、缓解阴阳格拒之势，以达破阴回阳，阴阳和谐之目的，此用药如用兵之道也！

第三段从"服汤"至"微细者生"进一步阐明、预判服白通加猪胆汁汤后的两种转归：若服汤后，若脉突然"暴出"，呈现浮大、躁动之象，则标志阴液枯竭，孤阳外越，预后严重不良；若脉象由微细无力，沉伏难寻，渐而缓缓浮现，又渐趋明显，说明阴液尚存，阳气渐复，阴阳格拒之势有所和缓，预后良好。

[临证辨治要点]

主证：白通汤证兼见寒盛格拒阳性热药症，包括下利不止，厥逆无脉，面赤，干呕，心烦等。加人尿（应以童尿为佳）。

病机：阳脱阴竭，寒热格拒。

治疗：破阴回阳，宣通上下，兼以咸苦反佐——方用白通加猪胆汁汤。

[白通猪胆汁汤歌诀]

白通汤加尿胆汁，血肉有情补阴津，破阴回阳达上下，苦降引阳而入阴。

[临床的实际应用及拓展] 临床上主要用于虚寒性腹泻、烦躁症、顽固性心衰，咽峡炎及皮肤结节性黄斑等。

[临床应用典型验案举隅] 崔章信医案（摘自《〈伤寒论〉临证实践录》）

严重寒厥案：邱某，男，52岁。初诊：1995年6月24日。

病史：患者两足厥冷如踏冰地，寒冷透骨。从小爱色，见女滑精。见人羞于谈性，一忍再忍，不愿诊治。近年来，病情加重，似乎精液流尽，转而两足厥冷，上至背脊，寒冷透心，夏天仍穿棉衣，冬日生炉火取暖，痛苦不堪，中西药物，单方偏方，从无生效。诸医皆说此为疑难怪症。中医检查：骨瘦如柴，难有80斤。精乃为肾所主所藏，系元阴元阳所化生，是传宗接代之根本。因此，性事是人生不可缺少的。但是，房事过多，则会伤肾，梦遗滑精，甚则无色无思，亦有滑精。这是病象，并不丢人，可治疗痊愈。证乃耗精伤液过量，不仅伤阴，亦伤阳。伤阴不守而流精，伤阳不摄而滑精。病之本在肾阳将脱，肾阴将竭。治予破阴回阳，宣通上下，佐苦寒引阳入阴。选方：白通加猪胆汁汤。拟方：熟附子20克（先煎60分钟）、干姜10克、童男晨尿300ml、猪胆汁1枚、葱白30克。一剂服完，望色心动遗精减轻，背脊怕冷缓解。再续服三剂，两足厥冷，梦遗滑精皆退。但口燥咽干，可能附子大热之缘，减为10克，再服一周，诸症尽愈。改两日一剂，续用七剂，

第五章 辨少阴病脉证并治

诸疾已差。

心语：患者自认为可以根除，这是治性疾病的精神保证。因此建议患者加强科学文化学习，从根本上理解性事疾病；安排好生活，时时有工作干，时时有事情做，避色无事生端多虑。

（五）真武汤

【原文 316 条】 少阴病，二三日不已，至四五日，腹痛，小便不利，四肢沉重疼痛，自下利者，此为有水气。其人或咳，或小便不利，或下利，或呕者，真武汤主之。

真武汤方：茯苓三两　芍药二两　生姜三两（切）　附子一枚（炮，去皮，破八片）

方义：真武汤原方方义详见"辨太阳病脉并治"。本条病情与太阳病之真武汤证病情，当然不同，故此处的真武汤对原方有加减的变化：若咳者，是寒水犯肺，故加干姜、细辛以温散水寒；加五味子以敛肺气。小便利，则无须利水，故去茯苓；下利甚者，是阴盛阳衰，因其芍药味酸性寒，易动胃气，亦舍而去之；加干姜，以温里；寒水犯胃而呕者，当重用生姜，以和胃降逆。

[**提要**] 少阴阳虚水泛的证治。

[**条文释义及病机分析**] 少阴病，二三日不已，至四五日，邪气深陷，肾阳日衰，阳气衰微，阴寒盛极，气化停摆，制水无权，从而导致水气不化，泛溢为患。水泛上焦，犯及胸肺，宣肃失常，则为咳；水泛中焦，犯及胃腑，胃气不降反而上逆，则呕吐；寒水内渍肠腑，络脉挛缩，则腹部疼痛，水湿下注则为下利；水停下焦，有碍膀胱气化，则见小便不利；水邪泛溢肌表，浸淫肢体，脉络阻滞，经气不通，故肢体沉重疼痛。总之，水饮内停，流行周身，内而脏腑，外而四肢，上中下三焦，无处不到，见证颇多，其病机总属肾阳虚衰，气化失职，水饮泛溢为患，可用真武汤治主治。

[**临证辨治要点**]

主证：腹痛，小便不利，四肢沉重疼痛，下利，其他主证参阅原文第82条。

病机：肾阳虚衰，水湿泛溢。

治疗：温补肾阳，化气行水——方用真武汤。

[**真武汤方歌诀**]

真武温补壮肾阳，茯苓术附芍生姜。腹痛肢重兼下利，化气行水效彰彰。

[**临床的实际应用及拓展**] 真武汤临床常用于慢性肾小球肾炎、肾病综合

征、慢性肾衰、肾结石、肾积水、心肾综合征、肠易激综合征、慢性腹泻、妇科羊水过多及慢性盆腔炎，尿崩症等，只要其病机与真武汤证的病机相符合，皆可放胆用之。

[临床应用实际案例举隅] 乔振纲医案——心悸、喘促（急性心力衰竭）案（摘自《乔振纲医案医论精编》）

朱某某，男，72岁，梅州客家人，2012年，4月17日诊。患者素有慢性支气管炎合并支气管哮喘15年余，经常咳喘，近半月来心悸频发，伴喘促、呼吸困难，两天前求诊于深圳X大医院，诊断为急性心力衰竭，劝其住ICU采取急救措施，客家人风俗，怕病逝他乡，因而拒绝住院，欲返老家安排后事，恰逢余飞赴广州出诊之际，其外甥担心舅舅病情重笃，恐危及生命，特备轿车邀余前往诊治。刻诊：自觉胸闷、心悸，喘促，端坐呼吸，不能平卧，不时咳嗽，痰黏稠，难以咯出，小便较少，大便不畅。检查：下肢高度浮肿，按之凹陷不起；舌质暗红，舌苔滑腻；脉沉细数，频显间歇。证属心气虚弱，血行受阻，痰饮蓄肺，宣肃失常，气化不利，水湿潴留。治宜益气强心，化痰宣肺，利湿逐饮，宽胸理气。方以真武汤为主加减：白人参、陈皮各10克，沙参13克，丹参12克，云苓、猪苓、泽泻、车前子各30克，白术、炙冬花、炙甘草各15克、制附子、杏仁、苏子、佛手各9克，炙麻黄6克，降香5克，生姜五片。3剂，每天一剂，上、下午各煎两次，

每次水煎至160毫升，每服80毫升，上、下午各服两次。鉴于病情较重，嘱家属提高警惕，密切观察，限制饮水，预防感冒，并嘱三天后定汇报病情。

4月20日电话告知，经服上药，尿量大增，下肢浮肿消退，随之，咳喘及心悸、胸闷、呼吸困难均明显减情，已能平卧睡眠。疗效既佳，嘱其原方继服4剂。4月25日患者儿子发来信息告知："我父亲现在好多了，基本恢复病前的状况，只是偶尔还气喘"，要求继续中药治疗。遂调方如下：红参、丹参、红花各10克，麦冬13克，辽味、全瓜蒌、杏仁、苏子、郁金、薤白各9克，云苓30克，降香5克（后下），白术12克，猪苓车前子各30克（纱布单包），三七粉6克（冲服），桃仁7克，炙冬花、炙甘草各15克。10剂水煎服。三月后电话随访得知，上药尽剂，诸证皆失，已能到处走动。

按： 本案患者根据主证（心悸、喘促，胸闷，呼吸困难，不能平卧，下肢高度浮肿），结合脉象、病史，疑为肺心病之心力衰竭。从中医角度分析，

当属本虚标实之证。心力衰竭，肺气虚馁为本；痰饮内蓄，水湿潴留，血行不畅，循环受阻为标。心主血，由于心力衰竭，泵血不及，血行不畅，循环受阻，血瘀于肺，加之痰饮内蓄，肺失宣降，故咳嗽、喘促、胸闷、呼吸困难；肺主气，为水之上源，由于肺气虚馁，加之痰饮内蓄，影响气化，水湿不能正常宣布、运化，故下肢高度浮肿。而水湿潴留日久，必水气凌心，更损心之阳气，影响心之功能，如此形成恶性循环。其治疗必须标本兼治，用白人参、沙参、炙甘草等补益心、肺之气，以固其本；用丹参活血化瘀，配合人参之益气，改善血液循环；用陈皮、姜半夏温化痰饮；用制附子、白术、云苓、猪苓、生姜等，共奏"真武汤"温阳利水之功；用炙麻黄、杏仁、全瓜蒌、苏子、佛手等，旨在宣肺理气，使肺气得宣，胸气得展，则痰浊易化，水湿易布、易排，有助于心功能之恢复。

（六）附子汤证

【原文 304 条】 少阴病，得之一二日，口中和，其背恶寒者，当灸之，附子汤主之。

【原文 305 条】 少阴病，手足寒，骨节痛，脉沉者，附子汤主之。

附子汤方：附子两枚（炮，去皮，破八片） 茯苓三两 人参二两 白术四两 芍药三两。

上五味，以水八升，煮取三升，去渣，温服一升，日三服。

方义：方中重用炮附子，温经驱寒，以除诸痛之因；其人参，温补元气，培补真阳，起扶正固本之能，辅以白术、茯苓，健脾以化湿；其芍药，《神农本草经》载：芍药"除血痹……利小便"，此用以为佐，和营血而通血痹，既可加强止痛效果，又可养血育阴，以防白术、制附之燥。诸药合力相携，共奏温阳化湿，驱寒镇痛之效。

[提要] 少阴阳虚寒湿致身疼痛的证治。

[条文释义及病机分析] 原文第 304 条，指出了少阴病阳虚寒湿证的辨证要点，其所谓"口中和"，是指口不苦、不燥、不渴而言，此言表明里无邪热。背为督脉循行所经部位，而督脉者，督一身之阳，今阳虚而寒湿凝滞，致督脉阳气不能通达，背部失于温煦，故背部恶寒。本证施以灸、药并行之法，内服附子汤以温阳除湿，外用艾灸法以温通经脉。至于艾灸穴位，可选大椎、肾俞、陶道、关元、气海等穴。

第 305 条承上条，续论阳虚寒湿凝结之证治。其"手足寒""脉沉"是辨证的关键所在。少阴阳衰阴盛，寒湿凝结，留着筋脉关节，故身体痛、骨结痛；阳气虚衰，不能通达四肢，故手足寒；阳虚阴盛，寒湿凝滞，故脉沉。治宜附子汤扶阳温经，散寒除湿止痛。

[临证辨治要点]

主证：背恶寒，口中和，体疼痛，手足寒，骨节痛，脉沉。

病机：肾阳虚衰，寒湿内盛，督脉失温，筋脉失和。

治疗：温通督脉，培补真元，健脾除湿，散寒镇痛——方用附子汤。

[附子汤方歌诀]

附子汤用五味药，茯苓人参术白芍。温阳通督补真元，散寒镇痛效力卓。

[临床实际运用及拓展] 附子汤主要用于风湿性关节炎，风湿性肌肉痛、习惯性流产、壬辰腹痛、慢性盆腔炎、慢性附件炎等，其辨证属阳虚寒盛者，皆可以此方加减治之。

[临床应用实际案例举隅] 俞长荣医案（摘自《伤寒论汇要分析》）

陈某，男，30岁。初受外感，咳嗽愈后，但觉精神萎靡，食欲不振，微怕冷，偶感四肢腰背酸痛。自认为病后元气未复，未即京就医治，拖延十余日，天天如是，甚感不适，始来就诊。脉象沉细，面色苍白，舌滑无苔，此乃月俾肾虚寒，中阳衰馁。治当温补中宫，振奋阳气，附子汤主之。处方：炮附子三钱，白术四钱，潞党参三钱，杭芍（酒炒）二钱，茯苓三钱，水煎服。服一剂后，诸症略有瘥减，次日复诊，嘱按原方继服二剂。过数日，于途中遇见，病者愉快告云：前后服药三剂，诸证悉愈，现已下田耕种。

（七）吴茱萸汤证

【原文第309条】 少阴病，吐利，手足逆冷，烦躁欲死者，吴茱萸汤主之。

吴茱萸汤方由吴茱萸、人参、生姜、大枣四味药物组成。

方义：方中吴茱萸味辛苦，辛开苦降；性热温阳。具散寒止痛，降逆止呕，温阳止泻之功；其人参味甘，大补元气；生姜辛温，助阳温中，和胃止呕；大枣味甘，健脾补中。全方共凑益气养元，温中祛寒，降逆止呕。

[提要] 少阴阳虚阴盛，寒邪犯胃，浊阴犯胃的证治。

[条文释义及病机分析] 本条所云"少阴病，吐利"，从用吴茱萸汤治之推测，其"吐利"，必是以呕吐为主，缘于中阳虚衰，阴寒犯胃，胃失和降，胃气上逆之故。下利，即使并存，亦并非主证，亦非下利清谷，乃因寒湿困

脾，运化失职，清气不升，随湿气下注而为泻。手足逆冷，因寒邪内盛，脾阳受困，阳气不能达于四末，肢体失于温煦所致。由于呕吐过甚，加之下利，阴液及水谷精微大量丢失，心君失养，神明不宁，则烦躁欲死。此烦躁，与少阴病虚阳外越不同，病者虽苦不堪言，但病因寒邪内盛为主为重，尚未达到阳衰阴竭程度，故用吴茱萸汤温胃散寒，降逆止呕即可。

[思索与探讨] 吴茱萸汤在《伤寒论》中凡三见，分载于三篇：

一为阳明虚寒"食谷欲呕"（第243条），以其"得汤反剧者属上焦"，阳明呕吐有虚寒、实热之不同。

二为"少阴病，吐利，手足逆冷，烦躁欲死"（第309条），乃少阴阳虚阴盛，寒浊犯胃，但未至阳衰，阳气尚能与阴邪抗争，而与第296条阳气将绝"吐利躁烦，四逆"的死证相鉴别。

本条（第378条）则为肝寒犯胃，浊阴上逆。三条叙证存在区别，但阴寒内盛，浊阴上逆的病机是一致的，故可异病同治，均用吴茱萸汤温阳散寒降浊。

[类证对比] 辨四逆汤证与吴茱萸汤：

病机均为阳虚内寒

吴茱萸汤——以呕吐为主——吴茱萸、人参、生姜、大枣

四逆汤——以下利为主——甘草、干姜、附子

[临证辨治要点]

主证：吐，利，手足逆冷，烦躁欲死。

病机：肾阳虚衰，寒邪内盛于中，中焦气机升降失常，脾阳受困，清气不升，清气与水湿混杂下注而为利；胃气不降，浊阴上逆而为呕。

治疗：温中散寒，和胃降浊——方用吴茱萸汤。

[吴茱萸汤方歌诀]

吴茱萸汤参草姜，寒邪内盛胃失降，参草味甘补元气，生姜吴萸温中阳。

[临床应用实际案例举隅]

乔振纲医案（摘自乔俭、郭海涛《乔振纲医案医论精编》北京：学苑出版社．2016.8）

慢性腹泻（慢性肠炎）案

李某某，女，55岁，机车厂职工，2012年3月20日诊。患慢性腹泻10余年，2007年经我科诊治，服中药5剂痊愈，数年未犯。半年前复发，今年

2月6日肠镜检查提示：直肠黏膜充血水肿，散在红斑，点状糜烂，距肛门17CM处见片状多发黏膜桥状隆起。现自觉少腹坠疼，胃脘怕凉，大便稀溏，挟带黏液。舌质淡红，舌苔薄白滑腻。脉沉濡弱。证属脾肾两虚，命火不足，下焦寒湿，气滞肠府。治宜益气健脾，补肾温阳，散寒燥湿，理气舒肠。处方：生黄芪15克，太子参13克，白术15克，云苓30克，制附子9克，干姜7克，葛根30克，黄连7克（姜汁炒），补骨脂10克，赤石脂10克，吴茱萸6克，台乌药9克，香附15克，广木香9克，炒白芍30克，炙甘草9克。每日一剂水煎服。

2012年3月27日诊：服上方7剂，少腹坠疼及大便黏液均消失，且便亦成形，脘腹觉暖，舒适很多。疗效既佳，仍宗上方化裁，继进五剂巩固：生黄芪15克，太子参13克，白术15克，云苓30克，葛根30克，黄连7克，山药15克，焦楂13克，香附15克，台乌药9克，补骨脂13克，芡实15克，赤石脂10克，制附子9克，干姜7克，炒白芍30克。

按：慢性腹泻多属虚寒。本案脉证合参，其虚寒缘于命火不足，进而土失温煦，脾不健运，湿邪内生，水湿与饮食糟粕混杂下注，故大便稀溏，夹带黏液；寒邪犯中，中阳不振，故胃脘怕凉；寒湿蕴阻于下，肠府传导气机不畅，故少腹坠胀。方选附子理中汤合参苓白术散、四神丸、吴茱萸汤等加减化裁，其中制附子补命火，复元阳；干姜、吴茱萸暖中焦，温中阳；生黄芪、太子参、白术、云苓、葛根益气健脾，升清、健运；补骨脂、赤石脂补肾涩肠；所用黄连，强调在姜汁中先煮后炒，意在弃祛其寒凉之性，保留其苦味，取其苦能厚肠止泻之能。如是，命火得补，脾土得温，脾运得健，清气得升，寒湿得化，则泄泻止亦。其台乌药、广木香、香附等理气舒肠，配以芍药甘草汤旨在疏通肠府气机，解除肠道痉挛，消除少腹坠胀，此乃治标之举也。

（八）桃花汤（肠道不固便脓血）证

【原文第306条】 少阴病，下利便脓血者，桃花汤主之。

【原文第307条】 少阴病，二三日至四五日，腹痛，小便不利，下利不止，便脓血者，桃花汤主之。

桃花汤方：赤石脂一斤（一半全用，一半筛末） 干姜一两 粳米一升

上三味，以水七升，煮米令熟，去渣，温服七合，内赤石脂末方寸匕，日三服。若一服愈，余无服。

方义：本方重在温涩，方以赤石脂涩肠止泻而固脱，干姜温中散寒，粳米补脾益胃，共凑温中涩肠之功。赤石脂，取其半量研为粉末冲服，令其留着肠中，增其收敛之性。本方固涩之力强劲，适用于久泻滑脱不禁者。

[提要] 少阴虚寒，下焦不固，便脓血的证治。

[条文释义及病机分析] 证见下利、便脓血者，一般多属热症。然，少阴病见下利、便脓血，乃由脾肾阳虚，寒湿中阻，络脉受损，统摄无权，肾关不固，致大肠滑脱所致。其证候特点是便色暗淡，脓血混杂，兼见腹痛明显，喜温喜按，口淡不渴，舌淡苔滑等。此证，与热性下利之脓血鲜红，里急后重，肛门灼热，腹痛较剧，口渴喜冷，舌红苔黄之证迥别。治当温中散寒，涩肠固脱。投桃花汤为宜。

[思索与探讨] 本方对煎煮法，有独具特色的要求。赤石脂一半煎汤，一半散用，如此，既取其温涩之气，又可使药末不直接作用于肠道，以便更好发挥药物的固涩作用，此法足以体现仲景临证用药技法之缜密和精巧。

[临证辨治要点]

主证：下利不止，便脓血，色赤暗，白多红少，腹痛绵绵，小便不利；舌淡，苔白，脉沉弱。

病机：脾肾阳虚，滑脱不禁。

治疗：温涩固脱——方用桃花汤。

[桃花汤方歌诀]

桃花汤用赤石脂，另加干姜和粳米。补阳温涩固肠腑，久泻滑脱此方宜。

[临床中的实际应运用及其拓展]

现代临床主要将桃花汤用于慢性结肠炎、慢性痢疾、慢性阿米巴痢疾、消化道出血、功能性子宫出血等。

[临床应用实际案例举隅] 乔振纲医案

赵某，男，47岁，干部。于2012年8月6就诊。患者自诉患病已有三年，现在主要症状为：午后感觉头晕身倦，心悸胸闷，腹胀纳差，每日腹泻5~6次，便质黏腻，夹带食物残渣，甚时夹带脓血，脘腹部隐痛喜按，神疲倦怠，面色萎黄，时而自汗，舌质淡苔白，脉微细无力。经胃肠钡餐及电子肠镜检查，确诊为溃疡性结肠炎，遂予"乔氏止泻散"合桃花汤加减治之。处方：太子参50克，焦白术50克，海螵蛸35克、吴茱萸20克、姜黄连35克、补骨脂75克、白及35克、炒蒲黄35克、石榴皮35克、乌梅肉35克、炒山药35克，干姜15克，赤石脂50克，粳米75克。上药共为细末，每次服5克。2012年8月28日复诊，诉腹泻次数已经减少至每日2~3次，食纳见增，消化好转，体重略有增加，余症亦减，脉象缓而有力。此乃脾胃运化功能逐渐恢复之兆。嘱其继服前药。

2012年11月9日，患者电话报喜，上药尽剂，诸症皆失，病告痊愈。

按：此患者中焦虚寒，脾肾阳虚，纳化失常，固摄无权，故表现为腹泻以及完谷不化；因脾虚，清气不升，水谷精气不能上奉于脑，故头晕；脾为气血生化之源，今脾虚，气血生化不及，气血双亏，周身失去营养，故身倦；心君失养，故心悸、胸闷、面色萎黄、自汗、脉弦细无力均为气血不足所致。治用"乔氏止泻散"与"桃花汤"，融合化裁，取前者益气健脾；温中驱寒，酸涩收敛，活淤止疼之功；依后者，补肾温阳，涩肠固脱之力。方切病机，药证相符，故收效甚速。

（九）证虚气陷证

【原文第325条】少阴病，下利，脉微涩，呕而汗出，必数更衣，反少者[1]，当温其上，灸之。

[词解]

[1] 数更衣，反少者：即大便次数多而量反少。

[提要] 少阴下利，阳虚气陷，阴血不足的证治。

[条文释义及病机分析] 少阴下利，脉见微涩，脉微主阳气虚，涩主阴血少。阳虚气陷，故大便次数多，阴血虚损，故大便量反少。阳虚阴寒气逆则呕。阳虚不能固表则汗出。本证以阳虚气陷下利为主，治以灸法温阳举陷。阳回利止则阴血可保，阳气充盛阴血化生。温灸以百会穴为佳，可配用关元、气海等。

二、少阴热化证

（一）阴虚火旺（黄连阿胶鸡子黄汤）证

【原文第303条】少阴病，得之二三日以上，心中烦，不得卧，黄连阿胶汤主之。

黄连阿胶汤方：黄连四两　黄芩二两　芍药二两　鸡子黄二枚　阿胶三两

上四味，以水六升，先煮三物，取二升，去渣，内胶烊尽，小冷，搅令相得，温服七合，日三服。

方义：方中黄连、黄芩清心火，除烦热；其阿胶、芍药、鸡子黄等滋肾阴、养营血、安心神。如是，心火得清，肾阴得滋，水火相济，心神得宁，则心烦、不得卧诸症自愈。

[提要] 少阴病阴虚火旺的证治。

[条文释义及病机分析] 少阴病，平素肾阳不足者，其邪易于从阴化寒；平素肾阴虚者，（阴虚则内热），邪入少阴，易从阳化热。本条乃肾阴先虚，故得之二三日，即表现为阴虚阳亢之证。热灼真阴，则肾水不能上济于心，致心火亢旺，扰及心神则心中烦，不得卧；肾水亏于下，虚阳亢于上，还可出现咽干、口燥、舌红、苔少、脉沉细数诸症。治宜清心火、滋肾阴，交通心肾，以达除烦、宁神之功。

[临证辨治要点]

主证：心中烦，不得卧，口干咽燥，舌红少苔，脉细数。

病机：阴虚火旺，心肾不交。

治疗：滋阴清火，交通心肾——方用黄连阿胶汤。

[**黄连阿胶汤方歌诀**]

黄连阿胶鸡芍芩，清泻心火滋肾阴。心烦咽燥不得卧，口干舌红脉数细。

[临床中的实际应用及拓展]

该方现代临床被广泛用于内科、妇科、精神病等各种杂病，如失眠、抑郁、耳鸣、头胀、头痛……等属于肾阴亏于下，心阳亢于上之水火不济者。

[**临床应用实际案例举隅**] 乔振纲医案（摘自《乔振纲医案医论精编》）

①汗证（腰以下多汗）并失眠、健忘案

董某，男，42岁，洛阳市涧西区干部，2007年3月26日初诊：患者两年来常腰以下（腰臀部、少腹、会阴部及下肢）多汗，夜晚尤重，伴眠差、健忘，腰膝酸软。舌质淡红，舌苔薄黄；脉沉细无力。证因肾阴亏虚，心血不足，营不敛阴，阴津外泄所致。治宜滋肾养心，固营敛阴，交泰天地，安神益智。处方：黄精13克、丹参10克、沙参9克、麦冬15克、云苓30克、五味子9克、炒枣仁30克、益智仁10克、莲子9克、天麻15克、山萸肉13克、煅龙牡各15克、芡实15克、黄连6克、阿胶3克、知母9克、夜交藤30克、肉桂3克、女贞子9克、旱莲草15克、鸡子黄2枚。10剂水煎服。

3月7日诊：服上方腰以下多汗明显减轻，睡眠亦明显好转。疗效既佳，仍宗上方稍调：生黄芪15克、麦冬15克、五味子9克、云苓30克、山药15克、山萸肉13克、炒枣仁30克、天麻15克、益智仁10克、金樱子9克、龟板30克、芡实15克、煅龙牡各15克、黄连6克、阿胶3克、知母9克、夜交藤30克、女贞子9克、旱莲草15克。10剂水煎服。

3月21日诊：上方尽剂，下部多汗已愈，眠转佳，记忆力增强，腰膝酸软均失。病既痊愈，遂予六味地黄丸和天王补心丹各三盒，按说明同时服用，善后巩固。

按：本案，脉证合参，断其"肾阴亏虚"为病机之本。盖肾藏真阴，乃一身阴液之根本。今肾阴亏虚，必导致心血不足→营脉不充→营不敛阴→阴津外泄而为汗证。肾主下焦，下部属阴，故表现为腰以下部位多汗。至于眠差，乃心血不足，神不守舍所致；健忘，与心（主神智）、肾（脑肾相通，脑的思维、记忆功能要靠肾精上奉荣养）密切相关；腰膝酸软，更是肾阴亏虚之见证。可见，心肾阴虚，天地不交，乃本病基本病机，而肾阴亏虚为病机的本中之本。故其治疗，方选黄精、山萸肉、五味子、蒸首乌、女贞子、旱莲草等滋补肾阴；以丹参、麦冬、炒枣仁、莲子、天麻、夜交藤等养心阴，宁心神，配益智仁等强神智；如是，"集中优势兵力"针对病机之本，肾阴得补，心阴得滋，则心营充盈，营阴得固，心神得宁，脑得荣养，在此基础上，稍加芡实、煅龙牡等固涩敛汗，更以"黄连阿胶鸡子黄汤"滋肾阴，清心热，交泰天地，使水火相济，如是则出汗得止，睡眠复常，诸证除矣！

（二）猪苓汤（阴虚水热互结）证

【原文第319条】少阴病，下利六七日，咳而呕渴，心烦不得眠者，猪苓汤主之。

猪苓汤方：猪苓（去皮）　茯苓　阿胶　泽泻　滑石各一两

上五味，以水四升，先煮四物，去渣，纳阿胶烊尽，温服七合，日三服。

方义：其猪苓、茯苓、泽泻，均淡渗利水；阿胶滋阴润燥；滑石清热利水而不伤阴。全方具养阴润燥，清热利水之功。

[提要] 少阴病阴虚内热，水热互结的证治。

[文释义及病机分析] 少阴病，其基本病机为肾阴亏虚于下。今下利六七日，说明脾虚亦甚，水湿不化；又阴津丢失，使下焦阴寒更甚，随之，格阳于上，虚阳上腾，扰及心神，则烦而不得眠；水湿随虚阳上逆，犯及肺金，致宣肃失常，则为咳；犯及胃腑，则为呕；因阴津枯竭，不能上承，则口渴；

本条见证，与阳明篇第223条之猪苓汤证互参，还当见小便不利，乃因肾阴匮乏，尿液乏源，加之肾阳亏虚，气化受阻，故小便短赤不利。综观病机，属阴虚格阳于上，虚热水湿互结之证。其治，当清热利水，育阴潜阳，方用猪苓汤。

[临证辨治要点]

主证：心烦不得眠，小便不利，或兼见下利、咳、呕、渴等。

病机：阴虚内热，水热互结。

治疗：利水，清热，育阴——方用猪苓汤。

[猪苓汤方歌诀]

猪苓汤用五味药，茯苓泽滑和阿胶，清热利水兼育阴，心烦不眠咳呕渴。

（注：猪苓汤的临床应用详见"辨阳明病脉证并治"篇）

[类方类证对比]

1. 辨猪苓汤证与真武汤证：二者皆有下利、咳、呕、小便不利诸症，但：

猪苓汤证——肾阴虚，邪从热化，水热互结——证见心烦、不眠、口渴欲饮，舌红、脉细数；

真武汤证——肾阳虚，气化失司，阳虚水泛——证见腹痛、四肢沉重后背痛、或心悸、头眩、振振欲擗地、脉沉；

2. 辨黄连阿胶汤证与猪苓汤证、栀子豉汤证的比较：三者均有心烦、不得眠、均有热，不同点在于：

黄连阿胶汤证——心火亢旺，肾水不足——证见心烦、失眠、舌红少苔、脉细数——治用芩连苦寒直折；

猪苓汤证——水气内停，兼阴虚内热——证以小便不利为主——用猪苓汤重在利水清热；

栀子豉汤证——邪热内郁胸膈所致——证

【原文第318条】少阴病，四逆，其人或咳，或悸，或小便不利，或腹中痛，或泄利下重者，四逆散主之。

（三）少阴阳郁证

四逆散方：甘草（炙）　枳实（破，水渍，炙干）　柴胡　芍药

上四味，各十分，捣筛，白饮和服方寸匕，日三服。咳者，加五味子、干姜各五分，并主下利；悸者，加茯苓五分；腹中痛者，加附子一分，炮令坼；泄利下重者，先以水五升，煮薤白三升，煮取三升，去渣，以散三方寸

内汤中，煮取一升半，分温再服。

方义：本方为宣达气滞阳郁之剂。方中用柴胡疏肝理气，升发清阳，使阳气能以透达于外；其枳实通腑消积，行气破滞；其芍药养血和营，与枳实并用，具通经散结之能；其甘草，甘缓和胃，与柴胡并用，和中解郁，调和气机。

[词解]

[1] 泄利下重，泄利即腹泻；下重指重坠不爽感。

[2] 坼（che）：破裂

[提要] 少阴阳郁致厥的证治

[条文释义及病机分析] 少阴病，见四逆者，以阳衰阴盛者为多，当兼见恶寒蜷卧、下利清谷、脉微细等里虚寒的证候，治之予"四逆汤"。而本条之四肢厥逆，并未见上述里虚寒证。其治，非用"四逆汤"，而另以"四逆散"。说明本条之"四逆"，与"四逆汤"证之"四逆"，病机大不相同。本条之"四逆"，乃少阴枢机不利，阳气郁闭于里，不能透达四末，四肢失于温煦所致。阳气内郁所致四逆，病情程度较轻，仅表现为手足不温或指、趾微寒。治宜调畅气机，透散郁阳，使气机调畅，郁阳得伸，则四逆可除。

至于或见诸症，可以原方加减化裁，随证治之：若兼咳者，加五味子、干姜以温敛肺气；兼见心悸者，加桂枝温通心阳；兼见小便不利者，加茯苓淡渗利水；兼见腹中痛者，加附子温阳散寒止痛；若泄利下重者，加薤白通阳行滞。

[临证掌握要点]

主证：四肢厥逆，或见腹痛、泄利下重、咳嗽、心下悸、小便不利。

病机：少阴阳气内郁，不能透达四末。

治疗：调畅气机，透达郁阳——方用四逆散。

[四逆散方歌诀]

四逆散非四逆汤，柴甘枳芍共煎偿。阳郁厥逆脘腹痛，疏肝透阳效力彰。

[临床中的实际应用及拓展]

四逆散，在现代临床中，被广泛用于治疗反流性食管炎、急慢性胃炎、消化性溃疡、肠易激综合征、胰腺炎、肝胆疾病、肋间神经痛、顽固性咳嗽、痛经、睾丸肿胀（鞘膜积液）男子性功能障碍等，其辨证属枢机不利，气滞阳郁者。

[临床应用典型案例举隅] 乔振纲医案

陈某某,男,47岁,广东省中山市民众镇居民,1999年10月3日就诊。患者两天前与近邻因纠纷而大吵大闹,被劝解息怒后,自觉口干口苦,渴而欲饮,遂抓住自来水猛喝,喝后,大渴有所缓解,但口干苦依然,且增心烦、心悸之证,又吃大量冰激凌,企借冰凉之力,以消口苦及心烦。当天后半夜,脘腹疼痛,呈阵发性,伴以呕吐、腹泻,急送当地镇医院就诊,经口服西药及输液,呕吐得止,腹泻次数减少,但腹痛如故,特转诊于余。刻诊:脘腹疼痛,阵发性加剧,甚则胀痛难忍,伴食欲不振,恶心,口苦,四肢发凉,乏力,心悸,大便频溏;舌苔薄白,脉沉滞、微细。病属肝气失疏,脾胃不和,寒邪犯中,阳气闭郁,脉络阻滞,寒湿下注。治宜:疏肝理气,健脾和胃,温阳散寒,结郁通络。方用小柴胡汤与四逆汤、四逆散、香砂六君子汤融合化裁:太子参13克,柴胡9克,黄芩10克,姜半夏9克,干姜7克,制附子9克(先煎),焦白术10克,广木香9克(后下),砂仁7克(后下),枳壳7克,炒白芍30克,炙甘草9克,生姜3片,红枣5枚。五剂,每日一剂水煎服。

1999年10月9日电话告知:上方服三剂,脘腹胀痛基本消失,食欲大增,手脚转温;五副尽剂,诸症皆失。

按: 本案诸症,其病因十分明了。乃生气后,过度喝进寒凉饮品所致。因生气而肝气失疏,致脾胃不和,故食欲不振,伴以恶心;寒湿犯及中焦,气机升降失职,气机郁滞阻滞,故脘腹胀痛;清阳不升,寒湿下注,故腹泻;中阳被寒邪困遏,不能达于四末,故四肢不温,手脚冰凉。针对其病因、病机;其治用小柴胡汤疏肝理气,调畅气机;用香砂六君子汤健脾和胃;用四逆汤温中散寒;用四逆散透达郁阳。治则针对病因,直切病机肯綮,加之药证相符,五剂而愈。

第三节 少阴病兼变证

一、少阴兼表证

(一)麻黄附子细辛汤证

【原文第301条】 少阴病,始得之,反发热,脉沉者,麻黄附子细辛汤主之。

麻黄附子细辛汤方：麻黄二两（去节）　细辛二两　附子一枚（炮，去皮破八片）。

上三味，以水一斗，先煮麻黄，减二升，去上沫，纳诸药，煮取三升，去渣，温服一升，日三服。

方义：方中麻黄发汗解表，附子温经扶阳，细辛辛温雄烈，逐散里寒，内合附子以温阳，通达内外，外助麻黄以解表。阳气一振，则寒邪可散，表邪一解，则内外和谐。此乃补散兼施，表里双解之剂。

[提要] 少阴病阳虚兼表证的证治

[条文释义及病机分析] 少阴病，不应有热，今反热，故曰"反"。发热为外感寒邪，脉沉为病属少阴。病之初始即见发热，多见于太阳病，然太阳病其脉当浮，今脉不浮反沉，知其并非单纯表征。脉沉主里，为少阴里虚寒之征。其所以然者，乃少阴阳虚，阴不出阳，少阴之阳弱不能透达太阳，故而出现发热、脉沉等少阴阳虚兼太阳外感之证，谓之"太少两感"。本证虽属少阴阳虚里寒，却未见呕吐、下利清谷、四肢厥逆等症，说明里阳虚寒不甚，故用麻黄附子细辛汤，温阳解表，表里同治。

[临证辨治要点]

主证：发热不甚，恶寒无汗，头身痛，神疲发乏力，脉沉。

病机：少阴阳虚兼感寒太阳表证。

治疗：温阳解表——方用麻黄附子细辛汤

[麻黄附子细辛汤方歌诀]

麻黄附子细辛汤，扶阳解表两法彰。发热恶寒头身痛，乏力脉沉此方良。

[临床中的实际应用及拓展] 麻黄附子细辛汤广泛用于治疗呼吸系统、循环系统、泌尿系统、运动系统及妇、儿科等多种疾病，如感冒、支气管炎、支气管哮喘、肺炎、肺气肿、肺心病、心肌炎、冠心病、窦房结综合征、急慢性肾炎、荨麻疹、过敏性鼻炎等，凡临床见证属阳虚、阳郁、阳气不升或兼外感寒邪而表征不解者。

[临床应用实际案例举隅] 乔振纲医案（摘自《乔振纲医案医论精编》）

①心悸（病态窦房结综合征）案

陈某某，女，26岁，中山市个体经商者，1999年8月6日初诊。患者两年来常心悸、胸闷，过劳即作，曾先后就诊于省、市级人民医院，诊为"病态窦房结综合征"，经用抗心律失常药物，心率一度恢复到48次/分，诸证亦有所缓解。一个月前因感冒病情加重，再服西药无效，遂转求中医治疗。刻诊：乏力、神疲、心悸、头晕、便溏；舌质淡红，苔白滑润，脉沉结代。心电图示：(1) 心动过缓，心率36次/分；(2) Ⅱ度窦房室传导阻滞；(3) 房室交界性逸搏心律。证属心气虚馁，胸阳不振。治宜益气养心，温振胸阳。处方：红参、麦冬、生地、火麻仁、川芎、阿胶各10克，云苓30克，桂枝5克，炙甘草15克。每日一剂，水煎服。9月12日诊：续服上方13剂，心悸好转，早搏次数稍减，但心率提升不著，每分在45次上下波动，且胸闷如旧。此乃阴邪弥漫，阻遏胸阳所致。再治应重以温阳，俟阴霾之邪廓散，胸阳得以伸展，则心率可复。遂宗上方，去生地，加麻黄、附子各9克、细辛3克，水煎续服。

10月2日诊：服至28剂，心悸、胸闷基本消失，心电图示：(1) 心率63次/分，(2) 偶发性早搏（每分2~3个）。既获显效，仍宗上方，间或加当归、元肉、五味子等养血阴柔之品，续服月余，早搏完全消失，心率升至65~74次。追访半年无恙。

按：本案初诊，据"心动悸""脉结代"之脉证，套用"炙甘草汤"，服之效果不著。再诊时，深加追究，其证所以胸闷如窒，脉所以迟而频歇，病机根本在于阴邪弥漫，遮天蔽日，致使心阳遏阻，心气不得伸展所致。正如《医门法律》所言："胸中阳气，如离照当空，旷然无外。设地气一上，则窒塞有加"。遂于原方中增入麻黄附子细辛汤，取麻黄温阳宣肺之功，利气机，以调胸中血脉；增附子，使其温命门之火；增细辛，以通少阴之阳，善化寒凝，此三味与桂枝协力，共主温阳。阳气得复，离照当空，阴霾得散，则清气运转，心气展舒，诸证乃消。

②咳嗽（慢性支气管炎急性发作）案

赵某某，女，61岁，洛阳市老城区居民，2012年2月3日初诊。素患慢性支气管炎已30余年，屡治未根除，半月前因受凉复发加重。刻诊：咳嗽频作，痰多，呈泡沫状，伴呼吸不畅，不能平卧，影响睡眠，饮食尚可，大便不爽。舌质暗红，苔白腻；脉沉滑。证属肺气虚馁，寒邪内袭，痰湿内蕴，肺失宣肃，气道不利。治宜益气补肺，温肺化痰，宣降肺气，通利气道。处方：生黄芪30克，陈皮13克，半夏9克，白术15克，云苓30克，桔梗9克，川贝7克，百合9克，全瓜蒌9克，细辛4克，干姜7克，桂枝9克，炙麻黄7克，五味子9克，车前子15克（单包），杏仁9克，白芥子9克，炒卜子9克，苏子9克，炙甘草9克。五剂，每日一剂水煎服。

2012年2月8日诊：上方尽剂，咳嗽次数明显减少，痰量显减，已能平卧，仍咽部不利。治仍宗上方化裁：生黄芪30克，桂枝9克，炙麻黄7克，白芍15克，制附子7克（先煎），干姜7克，辽细辛3克，陈皮13克，半夏9克，云苓30克，白术13克，川贝7克，炙冬花15克，炙紫菀9克，荆芥9克，白芥子9克，炒卜子9克，杏仁9克，苏子9克，蝉衣9克，桔梗9克，前胡9克，炙甘草9克。五剂，每日一剂水煎服。

2012年2月13日诊：咳止，痰消，气道通利，病近痊愈，再予上方五剂收尾巩固。

按：本案素患慢性支气管炎30年之久，肺气虚馁可知。肺虚日久，一方面卫外不固，抗力低下，易致外感；另一方面子盗母气，必致脾虚。而脾"为生痰之源"，"肺为储痰之器"，痰湿内蕴，蓄积于肺，复加寒邪内袭，宣肃失常，气道不利，故咳嗽作矣。其病机显而易见，以气虚、肺虚、脾虚为本，而以痰湿内盛、寒邪内袭为标。其治在重用黄芪补益肺气，重用白术、云苓健脾的基础上，方选小青龙汤、麻黄附子细辛汤（其桂枝、麻黄、制附子、干姜、细辛等）温阳宣肺，化饮祛湿，以二陈汤与三子养亲汤合而化裁，化痰宣肺，通利气道，降逆止咳。如是，肺气得补，卫外及气化功能增强；脾气得健，根绝生痰之源；加之饮邪得温，湿邪得运，痰邪得化，气道通利，肺得清肃、宣降功能恢复正常，咳嗽得以速止。

（二）麻黄附子甘草汤证

【原文第302条】 少阴病，得之二三日，麻黄附子甘草汤证微发汗。以二三日无证，故微发汗也。

麻黄附子甘草汤：麻黄二两（去节）　甘草二两（炙）　附子一枚（炮，去皮，破八片）

上三味，以水七升，先煮麻黄一两沸，去上沫，内诸药，煮取二升，去渣，温服一升，日三服。

方义：麻黄附子甘草汤即麻黄附子细辛汤除去细辛，另增炙甘草而成。与第301条（麻黄附子细辛汤证）相比较，里虚程度不甚，无须细辛外通内助，故而去之，需加炙甘草，用其甘缓以达微汗而不伤正气之目的。

[词解] 文中所谓"无证"：《金匮玉函经》《注解伤寒论》中均作"无里证"，是指无呕吐、下利等里虚寒。

第五章 辨少阴病脉证并治

[条文释义及病机分析] 本条应与第301条互参。其"二三日无里证",是本证辨证的关键。所谓"无里证"者,是指无下利、厥逆等。方中既用"微发汗"法推测,其证应有发热、无汗、恶寒、头痛等表证;其脉仍沉,表明少阴阳虚。但少阴病"得之二三日",言病已数日,正气较虚,与"始得之"不同,因病情较轻且缓,治宜微发其汗,虽宗第301条方,但去掉细辛,弃其辛散走窜之性,另加炙甘草,取其甘缓调和之能,减弱麻黄、附子,温阳发汗之力,以达微微发汗之目的。

[临证辨治要点]

主证:发热不甚,恶寒无汗,头身痛,神疲乏力,脉沉,病势轻缓。

病机:少阴阳虚兼表,病势相对较轻。

治疗:温阳解表,微发其汗——方用麻黄附子甘草汤:

[麻黄附子甘草汤方歌诀]

麻黄附子甘草汤,发热不甚头身痛。少阴阳虚兼表证,微发其汗重温阳。

[临床中的实际应用及拓展] 现代临床多用于治疗支气管哮喘、肺源性心脏病、病态窦房结综合征、急慢性肾炎、低热、偏瘫等,其辨证属肾阳虚弱,外感寒邪,且正虚不甚者,皆可用麻黄附子甘草汤加减之。

[临床应用实际案例举隅] 乔振纲医案

慢性肾炎案:杨某某,女,56岁,洛阳市瀍河区居民,2016年6月19日初诊。慢性肾炎病史八年有余,常觉腰部酸困,头昏闷不清,眼睑及下肢浮肿,一直用激素药物,尿蛋白常年维持在++~++++之间;诸症时轻时重。两周前,洗澡后吹风扇时间过长,外感风寒,出现低烧、头痛、鼻流清涕,乏力、腰困、下肢浮肿,小便量少不畅;舌苔薄白,脉沉微细。其中医病机为少阴阳虚,外感风寒,气化无力。水湿潴留。治宜温阳解表,微发其汗,以治标;健脾补肾,促使气化,以治本。方用麻黄附子甘草汤与金匮肾气汤、五苓散融合化裁:生黄芪30克,制附子9克(先煎),麻黄7克,川芎13克,苏叶13克,白术15克,云苓30克,猪苓30克,泽泻25克,车前子30克(单包),山药15克,山萸肉10克,补骨脂13克,芡实15克,甘草9克。5剂,每日一剂水煎服。

2016年6月26日二诊:上药首剂即有汗出,服三剂低烧、头痛、鼻流清涕等外感症状皆除;服五剂后,小便较前通利,浮肿有所减轻,再治针对基础病(慢性肾炎),用桂附八味丸与五苓散化裁,继续调理。

按：本案素患慢性肾炎八年有余，又外感风寒两周，从标本辨证分析，当以基础病（慢性肾炎）为本，外感风寒（低烧、头痛）为标。其治，既要以治标为急，又必须顾及慢性肾炎之本。方中之麻黄，辛温宣肺，发汗解表，是治疗外感风寒的主药，同时，因肺为水之上源，其宣肺功能，亦能起到肃降肺气，通调水道，助肾利尿的作用；其附子既作温阳散寒，强卫解表之用，同时，又温补肾阳，促使气化，配以五苓散，温阳利水，针对慢性肾炎之浮肿诸症。此方之二者，皆具一"专"多能，一箭双雕之妙！

二、少阴急下证（大承气汤证）

【原文第320条】 少阴病，得之二三日，口干咽燥者，急下之，宜大承气汤。

【原文第321条】 少阴病自利清水，色纯青，心下必痛，口干燥者，可下之[1]，宜大承气汤。

【原文第322条】 少阴病六七日，腹胀不大便者，急下之，宜大承气汤。

[词解]

[1] 第321条之"可下之"，与"急下之"意同。

[提要] 少阴病，需急下法治之的三种证候。

[条文释义及病机分析] 第320条与阳明急下证，其义相同。得病二三日，即见口燥咽干，此伏热在里，燥热炽盛，耗伤肾阴，如不急下，肾水有枯竭之危，故用大承气汤峻泻燥实，釜底抽薪，以救将竭之阴。

少阴下利，多稀薄清冷，或下利清谷，治宜急温。而第321条自利清水，所下之物，多为青黑色污水，且兼有心下痛，口干燥，此为燥矢内结，迫夜旁流所致。燥热炽盛，其下利必臭秽异常；燥屎内阻，腑气壅滞不通，必心下满；燥热灼耗真阴，必口干燥。证属热结旁流，火炽津枯，若不及时救治，真阴将随之消亡，故遵《内经》通因通用之法，用大承气汤急下存阴。

第322条之少阴病六七日，腹胀不大便者，乃因邪气入里成实，加之病患者胃腑积热，邪从热化，阴津受灼，将有干涸竭绝之虞，故急用下法，泻热以存阴。

以上三条，其证的基本病机均为少阴阴虚，邪从热化，致胃燥津枯，只是热化程度、病情轻重不同而已。总而观之，是病由少阴涉及阳明，再由阳明燥热，反灼真阴，形成阳明燥结，燥结不去，则浊热不除，欲救将竭之真阴，则必泻阳明之燥实。

[类证对比] 辨阳明病篇三急下证与少阴病篇三急下证：

阳明三急下证——阳明腑实证，病势急，有劫伤少阴之势时——急下泻热存阴——腑热灼伤脏阴——从腑者言其邪——从燥热亢极立论——救其胃津。

少阴三急下证——少阴之阴被燥热所灼，有亡阴津竭之势时——急下燥热，釜底抽薪，以存阴——脏阴被腑热耗伤——从脏者言其证——从真阴被耗伤立论——救其肾阴。

> 实则一个问题两个方面，祛邪是手段，护证是目的。所下者，竭为阳明燥热，所存者，皆人体真阴。无论阳明还是少阴，凡急下者，必须具备燥实内结之证，尤其是少阴急下，必须以阳明腑实与少阴之虚并见作为辨证依据。

[临证辨治要点]

主证：口燥咽干，或自利清水、色纯青，腹痛拒按，或腹部胀满，不大便。

病机：少阴津亏，胃腑燥热，燥屎内结，真阴将绝。

治疗：急下存阴——方用大承气汤。

三、热移膀胱证

[原文第293条] 少阴病，八九日，一身手足尽热者，以热在膀胱，必便血也。

[提要] 少阴阴虚热化，移热膀胱的变证。

[条文释义及病机分析] 病在少阴，一般不发热。今少阴病已八九日，不见少阴虚寒证，而见一身手足尽热，说明寒邪已化生内热，病情由阴转阳，由肾热移于膀胱，虚火内炽灼伤血络，故小便见血；热邪循太阳膀胱经外燔，致一身手足尽热。治宜育阴清热，宁络止血。

本条之"一身手足尽热"是本证的辨证要点：首先，与阴盛格阳证之身热而不恶寒，但见手足必冷，显然有别；再者，其身热，是热在膀胱的标志，因太阳膀胱经，循行周身上下，为人体之藩篱，热在膀胱，循经外燔，故见"一身手足尽热"。

清代医家柯韵伯曰："少阴传阳经有二：六七日腹胀不大便者，是传阳明;八九日一身手足尽热者,是传太阳",其治宜用"轻则猪苓汤,重则黄连阿胶汤"。此言可供临床参考。

四、伤津动血证

〖原文第284条〗少阴病,咳而下利谵语者,被火气劫[1]故也,小便必难,以强责少阴汗[2]也。

[词解]

[1] 被火气劫:劫,作强取劫。被不当火疗之法,迫汗所伤。

[2] 强责少阴汗:强责,过分强求之意。强责少阴汗,其意为对少阴病强而发汗的不当发汗。

[提要] 本条论少阴病被火疗伤阴的变证。

[条文释义及病机分析] 少阴病咳而下利,多为水气病,若阳虚水泛,治宜真武汤,若阴虚水热互结,治宜猪苓汤,无论阳虚或阴伤,皆不可用汗法。今误用火法,强发其汗,致火热内迫,劫伤津液。胃中阴津不足则干燥,热扰心神则谵语;阴液耗竭,化源不足则小便难。本条提示少阴阴气本虚,即使有水气,也不可用火法逼汗,由此推之,辛温汗法亦当慎用,否则伤及真阴,救治不易。

〖原文第294条〗少阴病,但厥无汗,而强发之,必动其血,未知从何道出,或从口鼻,或从目出者,是名下厥上竭[1],为难治。

[词解]

[1] 下厥上竭:因阳气虚于下而致厥逆,故称下厥;因阴血自口鼻目等上窍出而被耗竭,故称上竭。

[提要] 少阴病强行发汗引起动血的变证。

[条文释义及病机分析] 少阴病,由于阳气衰微,既不能温煦四肢,更不能蒸浴作汗,所以但厥无汗。若因其无汗而强行发汗,不但徒伤虚阳,而且有动血竭阴之弊。耗伤阳气则血失统摄,峻剂强汗伤及脉络,虚阳浮躁升腾,扰动营血,血随虚阳上溢,或从口鼻、或从目而出,形成血从上窍流失的上竭危候。体质本已阳虚,加之强汗,使阳气更加受损,阳气衰于下而致厥逆,阴血流失于上的而竭涸,故曰"下厥上竭"。下厥非温不可,血气冲逆,不宜辛热,上竭止血,当清凉止血,但又不得碍于下厥,顾此失彼,攻补两难故曰难治。

第四节 咽痛证

一、猪肤汤证

【原文第 310 条】 少阴病，下利咽痛，胸满心烦，猪肤汤主之。

猪肤汤方：猪肤一斤

上一味，以水一斗，煮取五升，去滓，加白蜜一升，白粉[1]五合，熬香[2]，和令相得[3]，温分六服。

方义：猪肤汤由猪肤、白蜜、米粉组成，为甘润平补之剂。猪肤即鲜猪皮，甘润微寒，滋阴润肺明道虚热；白蜜甘寒，滋阴润燥，清虚热以止咽痛；米粉甘淡，炒香则和胃补脾以止利。诸药合用，共奏滋阴降火，养阴润燥，甘缓止痛之效。

[词解]

[1] 白粉：米粉。

[2] 熬香：即炒出香味。

[3] 和令相得：即调和均匀。

[提要] 少阴阴虚，虚热上扰咽痛的证治。

[条文释义及病机分析] 手少阴心经，起于心中，下络小肠，其支脉挟咽；足少阴肾经，从肾上贯肝膈，入肺中，循喉咙，挟舌本。少阴下利伤阴，阴虚生热，虚热循经上扰，经气不利则咽痛、胸满、心烦。因其证以阴虚为主，故治疗既不宜苦寒，亦不宜温补，所以用猪肤汤滋肾润肺，和中止利。本证虽有咽痛，但非实热所致，故咽痛红肿不甚，咽部干涩疼痛而轻微，伴口干咽燥。与风热实邪而致的红肿显著、疼痛剧烈者有别，亦与阳虚阴盛亡阳之咽痛不红不肿者有异，临床应当注意鉴别比较。

[临证辨治要点]

主症：咽喉疼痛轻微，红肿不甚，咽部干涩、伴下利，胸满、心烦。

病机：少阴阴虚，虚火上炎。

治疗：滋肾润肺，和中止利——方用猪肤汤。

[猪肤汤方歌诀]

猪肤斤许斗水煎，咽喉疼痛虚火炎。更以蜂蜜熬香服，滋阴润肺除烦胸。

[临床中的实际应用及拓展] 猪肤汤主要用于治疗慢性咽炎、慢性扁桃腺炎、声音嘶哑、失喑、虚火牙痛、口腔溃疡、牙龈出血、牙周炎、原发性血小板减少性紫癜、肺结核、细菌性痢疾、再生障碍性和营养不良性贫血、糖尿病、尿崩症、干咳、手足皲裂等,只要辨证属于肺肾阴虚而有热者、皆可用猪肤汤加减治疗。

[临床应用典型验案举隅] 刘渡舟医案

李某,女,22岁。擅唱歌,经常演出。忽声音嘶哑,咽喉干痛,屡服麦冬、胖大海等药不效。舌红、脉细,辨为肺肾阴亏、虚火上扰、"金破不鸣"之证。授以猪肤汤法,令其调鸡子白,徐徐呷服。尽一剂而嗓音亮,喉痛除。

(刘渡舟. 伤寒论通俗讲话 [M]. 上海:上海科学技术出版社,1980.)

二、甘草汤证与桔梗汤证

【原文第 311 条】少阴病,二三日,咽痛者,可与甘草汤,不差,与桔梗汤。

甘草汤方:甘草二两

上一味,以水三升,煮取一升半,去滓,温服七合,日二服。

桔梗汤方:桔梗一两 甘草二两。

上二味,以水三升,煮取一升,去滓,温分再服。

方义:甘草汤,用生甘草一味,凉而泻火,清热解毒,消痈肿而利咽喉。

桔梗汤,在甘草汤基础上加桔梗辛开苦泄,宣肺散结,利咽止痛。二药相伍,为治疗实热咽痛之基础方,适用于客热咽痛而病情轻浅者。

[提要] 少阴客热咽痛的证治。

[条文释义及病机分析] 外感邪热客于少阴经脉,经气不利故致咽痛,病之初起,邪热轻浅,仅见咽喉轻微红肿疼痛,用甘草汤清热解毒而止咽痛。若服甘草汤而咽痛不除,是肺气不宣而客热不解,用桔梗汤清热解毒,开肺利咽。

[临证辨治要点]

主症:咽部轻度红肿疼痛。一般不伴全身症状。

病机:少阴客热,循经上扰。

治疗:清热解毒,开肺利咽——方用甘草汤或桔梗汤。

[甘草汤与桔梗汤方歌诀]

甘草汤:甘草汤名咽痛求,单味二两须生用。后人只认调和药,谁知少阴主角优。

桔梗汤：甘草单味治未瘥，再加桔梗莫错过。

清热利咽开肺气，奇而不效改用偶。

[临床中的实际应用及拓展] 甘草汤和桔梗汤是治疗风热咽痛的基础方，如常用于治疗急性扁桃体炎、扁桃体周围炎、急性咽炎、急性喉炎、急性会厌炎等，亦用于口舌生疮、肺痈肺痿之痰涎多、舌卒肿大、疖疮等；还有报道治疗小儿遗尿、溃疡病、红茴香中毒、蟾蜍胆中毒、木薯中毒、毒蕈中毒等病证。上述病证辨证属风热郁肺者，可选用本方加减治疗。

[临床应用典型验案举隅] ①崔信章治乳蛾（咽痛）证案（摘自《〈伤寒论〉临证实践录》）

王某，男，11岁。初诊：2009年5月16日。

病史：患者乳蛾肿大2年，咽痛加重一天，发热恶风，满面通红。检查：左右乳蛾肿大1cm×1.5cm，表面散布白色脓点，体温38.1℃，大便干结，医院诊断为慢性扁桃体炎急性发作。给糖盐水加抗生素，病情缓解，一周后又复发。

中医检查：急性病容，满脸通红。舌苔黄，舌质红。乳蛾肿大，如小枣大，表面满布白色脓点。综上性症、体征，辨证：乳蛾红肿咽痛实热证。选方：桔梗汤加味。拟方：生甘草10克、桔梗10克、牛蒡子10克、射干6克、薄荷6克（后下）。三剂，水煎服完，咽痛缓解，发热依然，大便未通。上方加酒大黄10克（后下）、金银花15克。服一剂，大便通下，发热已退，上方去酒大黄，再服三剂，咽痛已止，乳蛾脓点消失。上方续服七剂，以资巩固。

心语：

* 生甘草单薄，临证常与桔梗、牛蒡子、射干、薄荷合用，效果较好。

* 临证只要发热与便秘并见。只要大便一下，发热随之而退。本证加酒大黄后入，便通热退。其他依辨证结果，选用不同的药物，也会取得便通热退的效果。

②岳美中治咽喉痛案（摘自：中医研究院西苑医院．岳美中医话集[M]．北京：中医古籍出版社，1981.7）

昔在山东时曾治一患者咽喉痛如刀刺，曾用中西药未效。细察咽喉，局部不红不肿，诊断为少阴咽痛。病由少阴经气不能舒展所致，予服《伤寒论》甘草汤。生、炙甘草并用，以舒其痉挛。饮后二日，其痛若失。

三、苦酒汤证

【原文第312条】 少阴病，咽中伤，生疮[1]，不能语言，声不出者，苦酒汤主之。

苦酒汤方：半夏（洗，破如枣核）十四枚　鸡子一枚（去黄，内上苦酒，着鸡子壳中）。

上二味，内半夏煮苦酒[2]中，以鸡子壳置刀环[3]中，安火上，令三沸，去滓少少含咽之，不差，更作三剂。

方义：苦酒汤由半夏、鸡子清、苦酒组成。方中半夏涤痰散结，鸡子清甘寒清热消肿，苦酒消肿敛疮。半夏得鸡子清，有利咽之功而无燥津之弊，半夏得苦酒，更能辛开苦泄，以增涤痰敛疮之力。本方的服用方法为少少含咽之，意在使药物直接持久作用于咽部，以提高疗效。

[词解]

［1］生疮：咽部受损，局部发生溃烂。

［2］苦酒：米醋。

［3］刀环：刀柄一端之圆环。可架鸡蛋壳于环中，亦可用粗铁丝作圆环代柄以置蛋壳。

[提要] 少阴病咽中生疮的证治。

[条文释义及病机分析] 邪热与痰浊阻闭咽喉，致使咽部损伤，局部肿胀或溃烂，痰热闭阻，波及会厌，局部肿胀，使声门不利，则不能语言，声不出。治以苦酒汤，清热涤痰，消肿散结，敛疮止痛。

[临证辨治要点]

主症：声哑咽痛，红肿溃烂，有阻塞感，甚或不能语言。

病机：痰热壅阻，咽喉不利。

治疗：清热涤痰，敛疮消肿——方用苦酒汤。

[苦酒汤方歌诀]

苦酒汤方药三味，半夏米醋鸡子清。少阴之病咽生疮，清热涤痰消疮肿。

[现代临床实际运用及其拓展] 苦酒汤主要用于治疗口腔溃疡、咽喉部红肿溃烂的扁桃体炎、急性化脓性扁桃体炎、扁桃体周围炎、急性咽炎、急性喉炎、急性会厌炎、失喑、食道炎等病证。只要辨证属于痰热壅阻咽喉者，均可用此方加减治疗。

[临床应用典型验案举隅] 崔信章治声带水肿证案（摘自《〈伤寒论〉临

第五章 辨少阴病脉证并治

证实践录》）

王某，女，20岁。初诊：2009年6月1日。

病史： 患者突然失音两天。病人为讲解员，讲话过多，突然失音，不得语言，急护前赴医院，检查，验血，终诊：声带水肿。由于讲解时长，疲劳过度，导致声带水肿。医院给予服药打针两天。虽然病情好转，但是发音仍然困难，病人急欲恢复，又看中医。

中医检查： 苔脉无异，口干无津，咽喉红肿，波及声带，难以振动，失音难语。辨证：综上所述，性症、体征、病因，可以确定声带生疮证。选方：苦酒汤加木蝴蝶10克，如《伤寒论》制备，服两剂，失音恢复如常。心语：严格按《伤寒论》苦酒汤炮制，洗半夏6克、鸡蛋清1枚冲，另外纳入木蝴蝶10克，水煎，温服两剂，失音即复。

四、半夏散及汤证

【原文第313条】 少阴病，咽中痛，半夏散及汤主之。

半夏散及汤方：半夏（洗）　桂枝（去皮）　甘草（炙）

上三味，等分。各别持筛已，合治之，白饮和服方寸匕，日三服。若不能散服者以水一升，煎七沸，内散两方寸匕，更煮三沸，下火令小冷，少少咽之。半夏有毒，不当散服。

方义： 半夏散及汤由半夏、桂枝、甘草组成。方中半夏涤痰开结，桂枝、甘草通阳散寒，缓急止痛，三药合用，共奏通阳散寒，涤痰开结之切之功。

半夏散及汤是一证两法：此方可作散剂服，方法是取三药等分为末，日3次，每次3~9克；亦可取散剂用水煎服。本方服法为少少含咽，或频频含咽，徐徐咽下等，意在使药力持久作用。缓而起效。

[提要] 少阴客寒咽痛的证治。

[条文释义及病机分析] 本条叙述简略，仅据"咽中痛"一证，难辨寒热虚实，然以方测证，当为寒邪客于咽喉，邪气闭郁，痰湿阻滞所致。因属寒邪痰湿客阻咽喉，故咽部一般不见红肿，同时可伴见恶寒、痰涎多、气逆欲呕、舌淡苔润等。治用半夏散及汤，通阳散寒，涤痰开结。

[类证对比] 辨少阴咽痛4证：

猪肤汤证——因少阴阴虚，虚热上扰所致，证见咽痛红肿不甚，咽部干涩疼痛而不甚，下利、胸满、心烦等——治以滋肾润肺，和中止利；

甘草汤证、桔梗汤证——为邪热客于少阴经，上犯咽部所致，证见咽部红肿疼痛较为轻微，无全身症状——治以清热解毒，开肺利咽；

苦酒汤证——为痰热相结，壅阻咽喉而成，以咽喉部红肿溃烂、咽中伤、生疮、不能语言为主——治以清热涤痰，敛疮消肿；

半夏散及汤证——是寒邪痰湿客阻咽喉，其咽痛一般较甚，同时伴有恶寒、痰涎缠喉、咳吐不利、气逆欲呕等证——治以半夏散及汤散寒利咽，涤痰开结。

[临证辨治要点]

主症：咽中痛，无红肿。可伴有恶寒、痰涎多、气逆欲呕、舌淡苔润等。

病机：寒客咽喉，痰湿凝聚。

治疗：通阳散寒，涤痰开结——方用半夏散及汤。

[半夏散汤方歌诀]

半夏散汤草桂枝，三味各捣共治之。通阳散寒涤痰结，咽痛痰涎和气逆。

[临床中的实际应用及拓展] 半夏散及汤主要治疗咽喉病如喉痹、急慢性咽炎、急慢性扁桃体炎、音哑；亦有报道用于治疗食管炎、食道癌等，只要辨证属寒客咽喉，痰湿凝聚者，均可用本方加减治疗。

[临床应用验案案举隅] 彭万年治咽喉疼痛案（摘自：彭万年．对仲景运用有毒方药的探讨［J］．广州中医学院学报，1987，4（3）：8-12.）

王某，女。海军某部队医院护士。经海军某部队医院诊断"慢性咽炎"。症见：咽喉疼痛，声音不扬，神疲乏力，苔白腻，脉细而滑。查：患者表情痛苦，咽部无红肿，双侧扁桃体无肿大，咽后壁淋巴细胞增生。观前医均用大剂银翘、板蓝根、牛蒡之属，或甘凉清润，动辄玄参、地、麦之类，据证求因，咽喉乃少阴枢机出入门户，患者初感风热，未能及时开泄，过投寒凉，寒客少阴，真阳受遏，阳郁化热，循经上逆，故病咽痛，若再投苦寒遏郁之，则邪盛正孤，如陷重围，必急投温散开通之剂，以通营卫，畅气血，鼓锐气，抵病巢，破重围，方用半夏散及汤，半夏12克，桂枝9克，甘草6克。嘱其频频含咽，每天1剂。药后复诊，自诉：药含入口，顿觉爽快，神情舒展，守原方再服10剂而愈。

第五节　少阴病预后

一、正复欲愈证

〖原文第287条〗少阴病，脉紧，至七八日，自下利，脉暴微[1]，手足反温，脉紧反去者，为欲解也，虽烦下利，必自愈。

〖原文第290条〗少阴中风，脉阳微阴浮者，为欲愈。

[词解]

[1]脉暴微：暴，突然；微，与紧相对而言。指脉紧突然变为脉和缓。

[提要]　少阴病阳回自愈的辨证。

[条文释义及病机分析]　第287条"少阴病，脉紧"，是少阴阴寒内盛，寒邪凝敛所致。至七八日后见下利者，有两种可能：一为邪盛正衰，当见下利清谷，恶寒蜷卧，手足厥逆，甚则自汗躁烦，此乃阴盛阳亡之危候；一为正胜邪退，阳气渐复，其病向愈。今见"脉暴微"是指脉搏由紧突然变为和缓，是寒邪消退之象。手足反温，标志着阳气来复，故称"为欲解也"。此时烦而下利是因为阳气来复，与邪相争则烦，寒从下泄，驱邪外出则下利，故云"必自愈"。本条用"手足反温""脉紧反去"作为少阴寒化证向愈的临床表现，揭示此类病证，当用扶阳抑阴之法，促使阳气恢复，阴寒消退。本条"虽烦下利"，与太阴病第278条"虽暴烦下利日十余行，必自止"，同属阳复邪退之佳兆，只是本条为肾阳恢复，第278条属脾阳恢复。

第290条阐述少阴中风欲愈的脉象。本条脉之"阴""阳"，是指尺脉和寸脉。少阴中风，乃少阴感受风邪之证。少阴为阴经，其为病多有正气不足，故少阴中风寸脉当浮，尺脉应沉。寸代浮为表受风邪之征，尺脉沉为正气不足之象。今反见寸脉微而尺脉浮，寸脉微表示邪气已衰，尺脉浮表示阳气来复，正复而邪衰，故曰"为欲愈"。当然在临床辨证时还须结合其他证候综合分析。

二、阳回可治证

〖原文第288条〗少阴病，下利，若利自止，恶寒而蜷卧[1]，手足温者，可治。

〖原文第289条〗少阴病，恶寒而蜷，时自烦，欲去衣被者，可治。

〖原文第229条〗少阴病，吐利，手足不逆冷，反发热者，不死。脉不至者，灸少阴[2]七壮[3]。

[词解]

[1] 蜷卧：指身体四肢蜷曲而卧。

[2] 灸少阴：灸少阴经的穴位。

[3] 七壮：一炷为一壮。七壮，即灸七个艾炷。

[提要] 少阴病阳复可治之证。

[条文释义及病机分析] 第288条论少阴虚寒证手足温者可治。少阴病下利，恶寒而蜷卧为肾阳虚衰所致。今利自止，有两种可能：一为阳亡阴竭，无物可下而利止。在这种情况下，利虽止，但四肢始终厥冷，病情毫无改善，为病情危重，如通脉四逆汤证之"利止脉不出"，即属此例。一为阳气恢复，阴寒渐去之利止。此则必见手足转温等阳复阴退佳兆，虽仍恶寒蜷卧，但预后较好，故云"可治"。四逆汤、通脉四逆汤等方，可酌情选用。

第289条论少阴虚寒证阳气来复，时自烦欲去衣被者可治。少阴病阳衰阴盛，恶寒而蜷，喜近衣被，多静而不烦。如由恶寒蜷卧转为时时自烦，欲去衣被，是阳气来复与寒邪相争所致，故云"可治"。阳气来复则必伴见手足转温等阳复征象，若时自烦，欲去衣被而手足厥逆，脉微欲绝，则为虚阳外越而躁动不安，非阳复，而为阳脱。

第292条阳可治证及吐利后脉不至的治法。少阴虚寒证出现呕吐下利，杀般有手足逆冷等症，今未见手足逆冷，说明阳虚不甚，尚能温煦四末。少阴虚寒证当无发热，若发热而手足不逆冷，知非亡阳重证而是阳气来复，阴寒消退，故谓"不死"。少阴虚寒证脉不至，如与厥、恶寒、身蜷等同时出现，为阳气大衰，阴阳有离决之征。本条脉不至，伴手足不逆冷而反热，乃因吐利导致升降失常，气血逆乱，阳气一时不续所致，可用灸法以温通阳气，阳气通则脉自复。论中提出"灸少阴七壮"未及穴位，后世医家认为，可灸少阴太溪、涌泉及关元、气海穴。

三、正衰危重症

〖原文第295条〗少阴病，恶寒身蜷而利，手足逆冷者，不治。

〖原文第296条〗少阴病，吐利躁烦，四逆者死。

第五章
辨少阴病脉证并治

〖原文第297条〗少阴病,下利止而头眩,时时自冒[1]者死。

〖原文第298条〗少阴病,四逆恶寒而身,脉不至,不烦而躁者死。

〖原文第299条〗少阴病,六七日,息高[2]者死。

〖原文第300条〗少阴病,脉微细沉,但欲卧,汗出不烦,自欲吐,至五六日自利,复烦躁不得卧寐者死。

[词解]

[1] 冒:冒者,指以物蔽首之状。此指眼发昏黑,目无所见的昏晕状态。

[2] 息高:息指呼吸,息高是指吸气不能下达,呼吸浅表,为肾不纳气的表现。

[提要] 少阴病之危候。

[条文释义及病机分析] 第295条论纯阴无阳的危候。少阴病恶寒身蜷,为阳气虚衰,失于温煦;下利为阳衰阴盛寒湿下注;更见手足逆冷,为元阳衰败,纯阴无阳之象,故云"不治"。"不治"为病情危重预后不良之意,临证当用四逆汤或通脉四逆汤回阳救逆。本条与第288条皆有恶寒蜷卧而利,均属少阴寒化重证。但288条经过治疗手足转暖,乃阳气渐复之象,故谓可治;本条证虽经一段治疗,仍无丝毫阳复之象,故云"不治"。

第296条论少阴阴盛阳绝的危候。少阴病吐利交作,为肾阳虚衰,阴寒内盛,累及脾胃,升降失常所致;躁烦是正不胜邪,虚阳欲脱之征;更兼四肢厥逆,乃阳绝阴盛,虚阳外浮,神不内守之征,故属危殆,预后不良。本条与第309条比较:第309条以呕吐为主,而下利不甚,因剧烈呕吐,导致手足逆冷,使病人烦躁难忍,虽有"欲死"之势,但并非危重,故用吴茱萸汤泄浊通阳。本条虽吐利交作,但以下利为甚,逆冷见于四肢,且神志躁扰不宁,为虚阳外越,神不守舍所致,故预后不良。

第297条论阴竭于下,阳脱于上的危候。少阴病,下利止有两种转归:一为阳复阴退之顺证,其人多脉转和缓,手足转温等;一为阴津竭于下,阳脱于上之逆证,其人多脉微欲绝,手足逆冷等。本条属于后者,乃下利过甚,阴津涸竭无物可下的结果。时时自冒,为阴液竭于下,阳气脱于上,残阳扰乱清窍所致。阴阳有离决之势,故预后不良。

第298条论少阴病阴盛阳绝的危候。少阴病,四逆,恶寒而身蜷,为肾阳虚衰,阴寒内盛之象,脉不至为真阳败绝,无力鼓动血行所致。不烦而躁,即病人神志昏迷而手足无意识的躁动,是阳脱神亡的表现。此证不仅阳气败绝，且神气将亡，预后不良，故曰"死"。本条与第292条皆有脉不至，一则主生，一则主死。第292条之脉不至，是因为骤然吐利，阳气一时不能接续，虽脉不至，但手足不逆冷，非阳气败绝，故用灸法通阳复脉，多有阳回脉复之望。本条脉不至是少阴阳衰阴盛重证发展而成，不仅肾阳衰微，且阴寒极盛，故难于救治。

第299条论少阴肾气绝于下，肺气脱于上的危候。肺主气，司呼吸，肾主纳气，为气之根，少阴病日久，出现浅表性呼吸，是肾不纳气，吸气不能下达，肺气欲脱的危候，预后不良，古曰"死"。

第300条少阴病阳离决的危候。脉微细沉是少阴病本脉；但欲卧为少阴本证；不烦是阳衰至极，无力与阴邪相争；自欲吐为阳虚阴盛，阴寒上逆；汗出为阴盛阳衰，阳气外越。此证已属阳衰阴盛，若能急温回阳，尚有救治的可能。若迁延失治，至五六日，更增下利，则阳衰阴盛更甚，又现烦躁不得卧寐，系阳气外脱，阴阳有离决之势，预后极差，故云"死"。

综上所述可知：少阴病寒化证的基本病机为肾阳虚衰，其预后重在肾阳的存亡，阳存则生，阳亡则死。又因肾阳为一身阳气之根本，故治疗少阴病寒化证，当以"急温"为首务，不可稍有懈怠，以免病情恶化，难以救治。

第六节　少阴病欲解时

〖原文第291条〗少阴病，欲解时，从子至寅上[1]。

[词解] 从子至寅上：指子、丑、寅三个时辰，即从23时至次日5时之前。

[提要] 少阴病欲解时。

[条文释义及病机分析] 从子时至寅时，为自然界阴气已衰，阳气渐长之时。少阴病多心肾阳衰，阴寒内盛，若正气渐复，又得自然界阳气之助，则有利于阳气的恢复及阴寒的消退，故此三时为少阴病的欲解时。方有执《伤寒论条辨》云："子丑寅，阳生之时也。各经皆解于其所王之时，而少阴独如此而解者，阳进则阴退，阳长则阴消，且天一生水于子，子者少阴生王之地，故少阴之欲解必于此时欤。"

附：备考原文

〖原文第308条〗少阴病，下利便脓血者，可刺。

伤寒论导读

厥阴篇

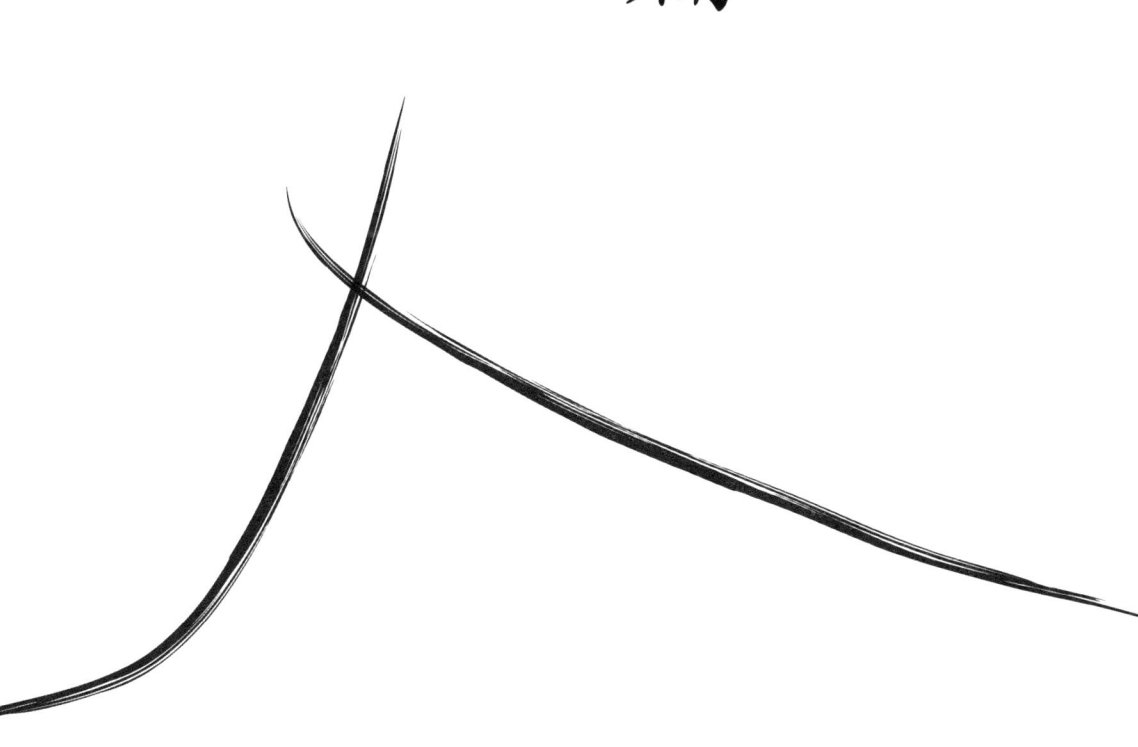

第六章 辨厥阴病脉证并治

概 说

厥阴包括手厥阴心包、足厥阴肝，并与手少阳三焦、足少阳胆相表里。

肝居于胁，其经脉络胆，主藏血，主疏泄，性喜条达，在体合筋，开窍于目。心包为心之外围，代心用事。心包之火以三焦为通路，可通达于下焦，使肾水温暖以涵养肝脏，这样则上焦清和，下焦温暖，以促进脏腑机能活动，保持人体健康。

病邪侵及厥阴，则肝失条达，心包亦受影响。其临床表现较为复杂，大体可分为以下三种：

一为邪从寒化，可见巅顶痛，干呕，吐涎沫等肝胃虚寒、浊阴上逆的证候；或见四肢厥冷，脉细欲绝的血虚寒凝证候；一为邪从热化，而见一系列热盛证候，如肝热迫肠下利等。

二为邪热内陷，心包之火上炎而为上热，火不下达，肝失温养而为下寒，故见消渴，气上撞心，心中疼热，饥而不欲食，食则吐蛔，或呕吐，下利等一系列上热下寒的证候。

三为肝失疏泄，气郁不舒，而且胸胁满闷，手足不温等证。

上述各种证候，虽互不相同，变化复杂，但多具有四肢厥逆的特点，厥逆的病机是阴阳之气不能相互贯通，即"阴阳气不相顺接"。可由寒邪内盛，热邪深伏，寒热错杂等原因所导致。

邪入厥阴，还可出现厥热胜复的情况，即厥与热交替出现。厥表示阴胜，热表示阳复。阴邪胜则厥冷下利而不发热；阳气复则发热而厥回利止，由于正邪交争较剧，互有胜负，因而厥热交作。其实，厥热胜复不是一个单独的病证，而是厥阴病邪正交争、阴阳消长的临床表现之一。如正胜邪却，则厥少热多，其病为退；若厥逆虽回，但阳复太过，则可转为热证。依据厥冷与发热时间的长短情况，来推断病势的进退，有一定的参考价值，但在临床上厥与热很少像原文所述厥几日，热几日那样呆板，因此，要在领会精神，不必拘泥时日。

同时，厥阴与少阳相表里，故在一定条件下病情可互相转化。如少阳陷入厥阴则为逆证，反之，厥阴转出少阳则为顺证。

厥阴病的治法，寒者宜温，热者宜清，寒热错杂则寒温并用，如：

肝胃寒逆者——当暖肝降浊，用吴茱萸汤；

血虚寒凝者——当养血行血、温经散寒，用当归四逆汤；

上热下寒，寒热错杂者——当温清并用，用乌梅丸或干姜黄芩黄连人参汤；

气郁证——当疏肝解郁，用四逆散。

总之，在治疗厥阴病时，应了解阴阳消长变化，辨别寒热多少、邪正虚实，掌握病机进退，及时予以适当治疗。由于厥阴病比较复杂，故治疗禁忌不可一概而论，例如，寒证及寒热错杂证，汗、吐、清、下等法均属禁忌；至于热证，虽所述不详，但治疗原则及禁忌已概略提及，即热厥治宜清下，忌用发汗温补等法。

第一节　厥阴病提纲

【原文第326条】厥（阴）之为病，消渴，气上撞心，心中疼热，饥而不欲食，食则吐蛔，下之，利不止。

[提要]　厥阴病提纲。

[原文释义及病机分析]　厥阴与少阳相表里，禀风木而寄相火，下连寒水，为乙癸同源；上接心火，成子母相应。它本身具有阴尽阳生极而复返的特性。邪入厥阴，往往使这种生理状况受到破坏以致心包之火炎上，则为上热；火不下达，不能温暖肾水以涵养肝木，而为下寒，于是形成上热下寒，寒热错杂之证。正如《诸病源候论》所说："阳并于上则上热，阴并于下则下冷。"因上焦有热，津液消耗，故消渴不已。厥阴之脉挟胃，上贯膈，今火性上炎，肝气横逆莫制，故见气上撞心，心中疼热，嘈杂似饥等证。又因下焦有寒，脾失健运，故不能进食，强食则吐，内有蛔虫者，常可吐蛔。其病既属寒热错杂，治法就当寒温并用，若只看到有热的一面，误用苦寒攻下，则

上热未必即去，而下寒反更加剧，故可能造成下利不止等变证。

本条虽名为厥阴病之提纲，但实际只概括了上热下寒证，为了理解厥阴病之性质，还应结合以下各节内容，方为全面。

〖原文第337条〗凡厥者，阴阳气不相顺接，便为厥。厥者，手足逆冷者是也。

[提要] 厥证的病机与症状。

[释义及病机分析] 厥阴病多见厥逆的证候。厥，即是手足逆冷。厥不是一个单独的疾病，而是在许多疾病过程中出现的一个证候，其原因虽多，但不论什么原因导致的厥证，总不外阴阳之气失去了相对平衡，不能相互贯通的结果。陈平伯云："盖阳受气于四肢，阴受气于五脏，阴阳之气相贯，如环无端。若寒厥则阳不与阴相顺接，热厥则阴不与阳相顺接也。或曰：阴不与阳相顺接，当四肢烦热，何反逆冷也？而不知热邪深入，阳遏于里，不能外达四肢，亦为厥冷，岂非阳不与阴相顺接之谓乎！"更有蛔虫内扰，寒热错杂于内，有碍阳气运行而厥者，称为蛔厥；因肝气郁结，疏泄失常，阳气被遏而厥者，称为气厥等。所以从其病机而论，"阴阳气不相顺接"，是多数厥阴病的一个共同点，故列于提纲中，以补上条之不足。

第二节　厥阴病本征

一、厥阴寒热错杂证

(一) 蛔厥（乌梅丸）证

【原文第338条】伤寒，脉微而厥，至七八日肤冷，其人躁无暂安时者，此为藏厥[1]。非蛔厥[2]也。蛔厥者，其人当吐蛔。今病者静，而复时烦者，此为藏寒[3]，蛔上入其膈，故烦，须臾复止，得食而呕又烦者，蛔闻食臭[4]出，其人常自吐蛔。蛔厥者乌梅丸主之。又主久利。

乌梅丸方：乌梅三百枚　细辛六两　干姜十两　黄连十六两　附子六两（炮，去皮）　当归四两　黄柏六两　桂枝六两（去皮）　人参六两　蜀椒四两出汗[5]

上十味，异捣筛[6]，合治之。以苦酒渍乌梅一宿，去核，蒸之五斗米下，饭熟捣成泥，和药令相得，内臼中，与蜜杵二千下，丸如梧桐子大，先食饮服十丸，日三服。稍加至二十丸，禁生冷、滑物、臭食等。

方义：本方益气扶正，寒温及酸苦辛热并用，安蛔驱蛔，对于寒热错杂，正虚邪实的蛔厥证，确实有疗效。乌梅用醋渍，增强其酸性，为安蛔止痛之主药。细辛、干姜、附子、当归、蜀椒、桂枝辛温散寒。黄连、黄柏苦寒清热。人参补益脾胃。方中酸苦辛热并用，为安蛔止痛之要法。所以有蛔得甘则动、得苦则安、闻酸则静、得辛则止的说法。本方又有酸涩固脱之作用，故可治疗寒热错杂之久利证。

本方除治疗蛔厥证外，还应视为治厥阴病寒热错杂证的主方。《医宗金鉴·删补名医方论》在本方下面注明"治厥阴，消渴，气上撞心，心中痛热，饥而不欲食，食即吐蛔，又主久利，"它将厥阴病提纲的内容概括在主治范畴内，是很有见地的。

[词解]

[1] 藏厥：内脏阳气极虚而致四肢厥冷。

[2] 蛔厥：因蛔虫内扰而致四肢厥冷。

[3] 藏寒：一般指内脏虚寒。这里所说的脏寒，可作脾胃虚寒解释。

[4] 食臭：臭（xiù），指食物的一种气味。

[5] 出汗：此处所谓之出汗，是指用微火炒蜀椒，炒至其水分与油脂向外渗出。

[6] 异捣筛：将药物分别捣碎，筛出细末。

[提要] 辨脏厥与蛔厥及蛔厥的证治。

[原文释义及病机分析] 伤寒脉微肢厥，乃阴盛阳衰之候，病至七八日，不但四肢厥冷，周身肌肤皆冷，加之病人躁扰无一刻安宁，乃是内脏阳气将绝，称为脏厥，病情十分险恶，预后多为不良。此非蛔厥也，提示脏厥应与蛔厥鉴别，蛔厥证因蛔虫内扰而成，因此病者素有蛔虫史，常有吐蛔或大便排出蛔虫的表现。又因病者上焦有热，脾胃虚寒，迫使蛔虫窜动而上扰，胃气因而上逆，故呕吐，心烦，甚则腹痛。得食则蛔动更甚，故心烦，呕吐，疼痛等证加剧。痛剧时气血流行不畅，故可发生厥逆。移时蛔虫安静，则心烦、疼痛可自行缓解，诸证也可随之减轻，故曰"静而复时烦"。蛔厥者，当用乌梅丸治疗。此方亦可治疗寒热错杂的久利。

（按：蛔厥证与西医学所说的胆道蛔虫病颇相类似，其主要表现为剑突下或右上腹发生强烈的阵发性绞痛，有钻顶感，可放射至背部或右肩胛部，疼痛缓解时，病者表现安静。常伴有剧烈的恶心与呕吐，可吐出胆汁或蛔虫，用乌梅丸治疗这类病情，临床报道甚多，疗效甚佳。）

原文中"蛔上入其膈，"可能是蛔虫窜至胃中或胆道。古人因受历史条件限制，对具体部位未能作精确阐述，仅就心烦及疼痛的部位在横膈附近，而大致言之。又据"蛔上入其膈，故烦"，说明此"烦"字，当是对主证的总概括，含有疼痛，呕吐，烦躁不安之意。

[思索与探讨] 本条文主要论治蛔厥。蛔厥发生的基本病机为肠寒胃热，即上热下寒，寒热错杂。此证本在厥阴肝木而标在脾胃，乌梅丸以当归乌梅养肝血而令肝气不逆，用黄连、黄柏以清上热，用附子、干姜、蜀椒以温下寒，以桂枝、细辛温通上下，更以人参、米饭、蜂蜜扶脾和胃而助正。本方为有制之师，正契合厥阴寒热错杂之证治，实为厥阴病之主方。另，此方之法，亦暗合《金匮要略·脏腑经络先后病脉证》篇第1条："夫肝之病补用酸，助用焦苦，益用甘味之药调之"之大法。

[类证鉴别] 辨蛔厥证与少阴寒厥证（二者均有四肢厥逆、呕吐、腹痛等症）二者的不同点在于：

蛔厥证的厥逆——多见于剧痛之时，痛减或痛止时消失，腹痛拒按，时作时止，时静时烦，进食后随即发生呕吐与腹痛——证属上热下寒，治宜乌梅丸清上温下。

少阴寒厥证之手足厥逆——持续不减，腹痛喜温喜按，呕吐常与下利清谷、恶寒蜷卧、脉沉微等相伴见——证属阳衰阴盛，治宜四逆汤回阳救逆。

[临证辨治要点]

主症：时静时烦，呕吐，腹痛，时作时止，与进食有关，痛剧时手足厥冷，有呕吐蛔虫

病机：上热下寒，蛔虫内扰。

治疗：清上温下，安蛔止痛——方用乌梅丸。

[乌梅丸汤方歌诀]

乌当党，川黄黄，附子细辛和干姜，上热下寒蛔虫扰，再加桂枝和蜀椒。

[现代临床实际运用及其拓展] 现代临床对乌梅丸的应用较广，包括胆道蛔虫病、蛔虫性肠梗阻、慢性肠炎、结肠炎、急性菌痢、过敏性腹泻、十二指肠球部溃疡、慢性萎缩性胃炎、崩漏、带下、痛经、月经不调以及慢性角膜炎、角膜溃疡等，辨证属于寒热错杂，病变部位与肝经循行部位有关者。

临床实际运用参考资料：*乌梅丸治疗胆道蛔虫病作用机制的实验报告：

该小组共收治47例胆道蛔虫病人，均用乌梅丸治疗，治愈43例，占91%；2例好转，占4%；1例复发，占2.5%；1例无效，占2.5%。并以动物试验研究乌梅丸作用机制，总结如下数点：（1）乌梅丸有麻醉蛔虫的性能，有抑制蛔虫活动的作用。（2）乌梅丸吸收后由胆汁排泄，并改变胆汁的酸碱度（pH值下降）。（3）服乌梅丸后能使欧狄氏括约肌弛缓扩张，因此推测其作用机制有二：①服乌梅丸后，使蛔虫麻醉，失去了蛔虫固有的附着肠壁的能力。由于胆汁量分泌增加，冲击这些没有活动能力的蛔虫，而退回十二指肠。②服乌梅丸后，改变了胆汁的酸碱度，使胆汁逐渐趋于酸性，蛔虫本来有喜碱恶酸的特性，此种改变，使胆道成为不利于蛔虫生存的环境，蛔虫即能通过弛缓大的欧狄氏括约肌退回十二指肠，而使胆道蛔虫病治愈。（《福建中医药》1957年第6期第29页）

[临床应用典型验案举隅] 乔保钧医案（摘自《乔保钧医案》）

①腹痛（胆道蛔虫）案

李某某，女，37岁，1962年9月20日初诊。患者半月前曾剧烈腹痛，经某医院按胆道蛔虫治愈。10天前因贪食凉饭，引起右上腹疼痛，始为胀痛，渐呈绞痛，阵发性加剧，经抗菌消炎治疗，效果不佳，特转诊于中医。刻诊：右上腹绞痛难忍，向右肩背放射，伴发热、呕吐，吐黄绿色苦水，口干苦不欲饮，纳差，大便3日一行，先干后溏，小便色黄。检查：发育正常，形体消瘦，表情苦楚；手足发凉，右下腹压痛明显，拒按；舌质红，苔微黄厚腻，脉沉弦；体温37.9℃。化验：白细胞$13.5 \times 10/L$，中性粒细胞0.86。病由寒热错杂，蛔虫扰胆，肝郁气滞所致。治宜安蛔扶正为主，兼以辛温散寒，苦寒清热，疏肝理气。方宗乌梅丸化裁：乌梅50克、潞党参10克、当归身10克、嫩桂枝9克、辽细辛5克、川干姜9克、制附子9克、川花椒5克、姜黄连9克、枳实30克、川黄柏10克、广郁金15克、广木香6克，2帖，水煎服。二诊：药后腹痛大减，恶心呕吐亦止，索食小米粥一碗，大便日行3次，泻物腥臭，状如面酱。舌质红，苔黄白略厚腻，脉弦略数，右胁下触之微有痛感，四肢转温，体温有降（37.2℃）。病情有减，效不更方，宗上方去枳实续服2帖。三诊：腹痛消失，体温复常，唯饮食欠佳，精神疲倦，小便微黄，大便正常。舌质红，苔白有津，脉沉细，右胁下触痛消失。大邪虽去，中气受损，须益气扶正，健脾补中，促其康复。处方：潞党参10克、土白术9克、白茯苓21克、广陈皮957克、清半夏9克、姜砂仁9克、炙甘草6克、生姜1片、大枣1枚，3帖，水煎服。

按：本案以"右胁绞痛""手足逆冷"为主症，根据胁痛性质伴以呕吐黄绿色苦水的症状特点，联系前时"胆道蛔虫症"之病史，断其与蛔虫扰胆有关，至于手足逆冷当属蛔厥无疑，认证既准，遂投乌梅丸方，2剂疼痛大减，3剂疼痛消失。三诊时邪去正虚，中气受损，故拟香砂六君子汤益气扶正，健脾补中，善后复原。

②乌梅汤合承气汤治愈胆道蛔虫致蛔厥案

乔某，男，56岁，农民，1953年6月3日诊。患者3个月来常形寒肢冷，时值6月仍棉不离身，前医按"厥"投以当归四逆汤不效，又按"中阳不足"投以附子理中汤亦罔效，特转诊于余。刻诊：四肢厥冷如冰，喜暖恶寒，身着棉衣，乏力身疲，心烦欲死，得食则安，多食易饥，呕恶频作，口干不欲饮水，大便黏而不爽，间有蛔虫混杂，小便量少色黄。查见形体虚浮，面色晦暗，间见点状白斑；舌质淡，苔黄厚腻；脉沉滞。证属蛔厥，乃寒湿内郁，郁久化热，复加虫积，诸邪合聚，中阳被遏，四肢失于温煦所致。治宜寒热并用，清热燥湿，益气养血，温脏安蛔。益气养血，方宗乌梅丸化裁：乌梅30克、党参15克、当归15克、细辛5克、干姜10克、川椒9克、桂枝15克、附子10克、黄连9克、黄柏10克、食醋适量为引，3帖，水煎空腹温服。二诊：药后心烦、呕吐均减，惟肢冷、恶寒如故，大便3日未行，腹部胀满，疼痛拒按，脉沉实，舌质红，苔黄腻。此乃寒、湿、热、虫诸邪结聚，形成积滞，中阳受阻，不能布达所致。治宜通腑导下，荡涤有形积滞。拟大承气汤化裁：大黄30克、芒硝10克、枳实15克、川厚朴10克、乌梅15克、槟榔13克、川椒9克、干姜5克，2帖，水煎服。三诊：服后便泄两次，其色如酱，质黏、腥臭，混杂蛔虫数十条之多，泻后腹内顿觉舒适，食量减半，四肢渐温，但肢端仍有冷感，厥未全回，内在虫积未净，仍宗一诊方药，续服2剂。四诊：四肢转温，脱棉换单，食量趋于正常，唯腹胀且痛，大便不爽，舌苔稍黄，脉沉滞。邪去未尽，复又作祟。当追其穷寇，除恶务尽，仍拟大承气汤，药量较二诊减半，再进1剂。五诊：日泻四次黏液稀便，间见蛔虫数条，随而四肢温和，身力渐增，但食欲减退，腹部微胀；舌淡红，苔白略腻。虫积虽除，中土受损。治宜益气健脾和胃，方宗香砂六君子汤调理旬日而愈。

按：本案脉证合参，当属蛔厥，以乌梅丸汤治之，可谓药证相符，然服后不效,厥逆如故。细究其理,乃寒、湿、热、虫诸邪结聚肠道,阻滞气机,阳气不能外达所致。诸邪既已结聚成实,非泻下不能荡除,有形积滞不除,气机终难畅利,气机弗通,阳气不布,厥亦难回。忆及诸驱虫剂中,常用槟榔、黑丑、使君子、大黄,其意皆在泻下以荡虫积。遂断然投予大承气汤,且重用大黄达30克、枳实15克,续服于乌梅丸之后。仅服药1剂,即泻下蛔虫数十条,又服2剂,诸邪已尽,厥逆随之而瘥。

蒲辅周医案——乌梅汤加味治愈慢性腹泻案

王某,男,47岁。慢性腹泻已3年,常有黏液便,大便日3～5次,常有不消化之物。大便化验有少量白细胞;乙状结肠镜检查为肠黏膜充血、肥厚;钡餐检查有慢性胃炎。近年来腹泻加重,纳呆,腹胀,体重下降10余斤。半年来,心悸渐加重,伴有疲乏无力,查心电图为频发室性期前收缩,有时呈二联、三联律,服西药即中药活血化瘀之剂未效。脉沉细而结,舌尖边略红,苔灰。证属久利,肠胃失调,厥气上逆,心包受扰。治宜酸以收之,辛以温之,苦以坚之,拟乌梅汤加味。处方:乌梅3枚,花椒4.5克,黄连6克,干姜4.5克,黄柏6克,细辛3克,党参9克,当归6克,桂枝6克,制附片6克,炙远志4.5克。服5剂药后,食欲大振,大便次数减少,黏液消失,心悸减轻,睡眠亦见好转。又服7剂,大便已成形,复查心电图亦转正常。(薛伯寿.乌梅丸的临床应用[J].中医杂志,1982(1):49-51.)

《广东中医》1959年第4期第165页刊载"乌梅丸治疗结肠炎"医案

阮某,男,32岁。大便不正常15年,日下三、四次或一、二次溏粪,细如笔杆,食肥肉则便次增多,近年来觉消瘦,曾多方治疗无效。经西医诊断为结肠炎,给予乌梅丸治疗,三日后症状好转,每日大便一次,精神尚佳,再给药七天,服后食欲增加,精神旺盛,腹部舒适,一连服四十天左右停药,诉一切正常,四月后随访,未见复发。

《江西医药》1963年第9期刊载"用乌梅丸加减治疗不全性肠梗阻(厥阴呕吐)医案":

孙某某,女,52岁。因宫颈癌手术,术后发生呕吐,不p今五天,曾服中药微予通利,虽便泄数次,呕吐仍不止。西医进行输液及胃肠减压,未见好转。证见头痛,耳鸣,口苦,心中疼热,呕吐涎沫,食不得入,渴不欲饮,大便先泄而后闭,肠鸣,不失气,小便短黄,唇暗舌苔薄黄,脉弦。辨证为厥阴寒热夹杂,肝风扰胃,肝胃不和,治用辛苦酸甘合剂,从乌梅丸化裁。

方用乌梅三钱，川黄连二钱，花椒一钱，西党参三钱，当归二钱，黄柏一钱五分，干姜一钱，赭石五钱，橘皮一钱五分竹茹一钱五分。服药一剂，呕吐止，涎沫减，府气得行，并下蛔虫一条，但仍口苦溺黄，脉细弦，苔黄质红，转方去花椒、赭石，加玉竹、丹参。继仿炙甘草汤意调治收功。

（二）寒格吐利（干姜黄芩黄连人参汤）证

【原文第359条】伤寒本自寒下，医复吐下之，寒格[1]，更逆吐下，若食入口吐，干姜黄芩黄连人参汤主之。

上四味，以水六升，煮取二升，去滓，分温再服。

方义：本证寒热相格，但以上热剧吐为主，故重用芩、连苦寒清热，热清则胃气得降。配干姜辛温散寒，寒去则脾气能升，于是寒热互格之势得以解除，并以人参益气补中，促进脾胃功能恢复，则吐利自止。

本方治寒热格拒，与治寒热相结成痞的半夏泻心汤略有不同，所以只取芩、连、姜、参，不用半夏、甘草、大枣。柯韵伯曰："去生姜、半夏者，胃虚不堪辛散，不用甘草、大枣者，呕不宜甘也。"不过二者取辛开苦降法则一。征之临床，中虚胃热之呕吐，用本方确有良效。

[词解]

[1] 寒格：指上热与下寒相格拒，致食入口即吐，故称寒格。

[提要] 寒格吐利的证治。

[条文释义及病机分析] 伤寒本自寒下，是说平素脾胃阳虚而有腹泻证，医者不查虚实，反用吐下之法，以致更伤脾胃，使下利更甚，进而抗力低下，致外邪内陷，入里化热，邪热被阴寒格拒于上，形成上热下寒证。上热则胃气不降，故呕吐或食入即吐；下寒则脾气不升，故见下利。治以干姜黄芩黄连人参汤，寒温并用，清上温下，辛开苦降，调理脾胃，脾胃得和，寒热格局得除，气机升降复常，则吐利俱止。

一般而言，食入即吐，属于胃热；朝食暮吐或暮食朝吐，属于胃寒。本条之"食入口即吐"，乃胃热气逆所致，显系辨别"上热"之根据。

[类证比较]

1. 本方证与寒热相结成痞的半夏泻心汤证的比较：

干姜黄芩黄连人参汤证——其病机为寒热格拒——治宜清上温下，辛开苦降方用干姜黄芩黄连人参汤方——不用半夏、甘草、大枣。

半夏泻心汤证——所治为寒热错杂，中焦痞塞——治宜和中降逆，消痞散结——既要和中降逆，即需半夏、甘草、大枣。

> 柯韵伯曰："去生姜、半夏者，胃虚不堪辛散，不用甘草、大枣者，呕不宜甘也。"不过二者取辛开苦降法则一。验之临床，中虚胃热之呕吐，用本方确有良效。

2. 本证与黄连汤证皆属上热下寒证。区别在于：

黄连汤证——胃热尚轻，脾虚较重，寒多热少，以下寒为主——证见腹中痛，欲呕吐——方中一味黄连清上热，加桂枝、炙甘草、大枣等温阳扶脾；

干姜黄芩黄连人参汤证——胃热较甚，脾虚较轻，热多寒少，以上热为主——证以食入口即吐为主——方中黄连、黄芩并用，以清降胃热；散寒只用干姜，补虚单用人参。

[临证辨治要点]

主证：食入口即吐，下利便溏。

病机：寒热格拒，上热下寒，脾虚下利，胃气上逆。

治疗：清上温下，辛开苦降——方用干姜黄芩黄连人参汤方。

[人参干姜芩连汤方歌诀]

人参干姜芩连汤，清上温下辛开而苦降。寒热格拒胃不和，食入即吐下利或便溏。

[临床中的实际应用及拓展] 现代临床主要用于消化系溃疡、急慢性肠炎、痢疾等病属中虚夹热，寒热夹杂之证；亦有用于尿毒性肾炎、慢性痢疾、小儿秋季腹泻等，其辨证属上热下寒者。

[临床实际应用验案举隅] 汪石山医案（摘自《新锲汪石山医案按》第二卷）

一人年逾六十，色紫，平素过劳好酒，病膈，食至膈不下，化为脓，吐出痰或脓，食肉过宿吐出，尚不化也。初卧则气壅不安，稍久则定，医用五膈宽中散，丁沉透膈汤，或用四物加寒凉之剂，或用二陈加耗散之剂，罔效。求予治，其脉浮洪弦，予曰：此大虚证也，医以为热而用凉药，反助其阴，而伤其阳；又以时痰，用二陈香燥之剂，又反竭其津而伤胃，此本得之酒与劳也，且年逾六十，血气已衰，脉见浮洪弦，非吉兆，乃以人参三钱，白术、归身、麦冬各一钱，白芍八分，黄连三钱，干姜四分，黄芩五分，陈皮七分，香附六分。煎服五贴，脉和而膈颇宽，饮食亦进矣。

第六章 辨厥阴病脉证并治

(2) 麻黄升麻汤证

【原文第357条】 伤寒六七日，大下后，寸脉沉而迟，手足厥逆，下部脉[1]不至，喉咽不利[2]。唾脓血，泄利不止者，为难治，麻黄升麻汤主之。

麻黄升麻汤方：麻黄二两半（去节） 升麻一两一分 当归一两一分 知母十八铢 黄芩十八铢 葳蕤[3]（一作菖蒲）十八铢 芍药六铢 天门冬六铢（去心） 桂枝六铢（去皮） 茯苓六铢 甘草六铢（炙） 石膏六铢（碎，绵裹） 白术六铢 干姜六铢

上十四味，以水一斗，先煮麻黄一两沸，去上沫，内诸药，煮取三升，去滓，分温三服。相去如炊三斗米令尽，汗出愈。

方义：麻黄升麻汤中重用麻黄、升麻发越郁阳为君，使郁阳得伸，邪能外达。知母、黄芩、石膏、葳蕤、天冬滋阴清热，以除上热。桂枝、白术、干姜、茯苓、甘草温阳健脾，以除下寒。当归、芍药养血和阴。诸药相合，集温、清、补、散于一体，共奏发越郁阳、清上温下、滋阴和阳之功。本方药味虽多，但重点突出，用量悬殊，而主次分明，配合严谨有序，可谓有制之师。方以发越内陷之邪，升散内郁之阳为主，药后可使汗出邪去，阳气得伸而病解，故方后注云"汗出愈"。"相去如炊三斗米顷令尽"，是指药物要在短时间内服完，意在使药力集中，作用持续，以达祛除病邪的目的。

[词解]

[1] 下部脉：有两种解释，一指寸口脉的尺脉，一指三部九候中的趺阳脉与太溪脉。

[2] 喉咽不利：咽喉疼痛，吞咽困难。

[3] 葳蕤：即玉竹。

[条文释义及病机] 伤寒六七日，言病程稍长，但表邪未解，仍当先解其表。若表邪未解而误用苦寒攻下，病不得愈，反使表邪内陷，阳气郁遏，伤阴损阳而发生一系列变证。邪陷于里，阳郁不伸，则寸脉沉而迟，手足逆冷。阳气受损，寒盛于下，则下部脉不至。热盛于上，灼伤津液，则喉咽不利，灼伤肺络，则吐脓血。脾虚寒盛，清阳下陷，则泄利不止。证属阳郁不伸，寒热错杂，虚实互见。若单治其寒则助其热，单治其热又增其寒，欲补其虚必实其实，欲泻其实则虚其虚故曰"难治"。本证的关键在于阳郁不伸，故治以麻黄升麻汤发越郁阳，兼清上温下，滋阴和阳。

[临证辨治要点]

主症：咽喉不利，唾脓血，泄利不止，手足厥逆，寸脉沉迟，下部脉

不至。

病机：阳气内郁，肺热脾寒。

治疗：发越郁阳，清肺温脾——方用麻黄升麻汤。

[麻黄升麻汤方歌诀]

麻黄升麻一两归，芩知冬芍苓葳蕤。石膏桂草术干姜，清上温下发郁阳。

[临床中的实际应用及拓展] 该方多适用于肺系及肠胃病证。如肺结核、自发性气胸、结核性胸膜炎、慢性喘息性支气管炎、老年性口腔炎、无菌性肠炎、慢性非特异性溃疡性结肠炎、自主神经功能紊乱、结核性腹膜炎以及银屑病等，辨证属于阳气内郁、寒热错杂者。

[临床实际应用验案举隅] 李寿山医案

韩某，女，50岁。6年来常头昏脑涨，面部烘热汗出，口燥咽干，但不欲饮，口舌时有糜烂溃疡，胸闷烦热，心神不安，少寐多梦。半月前外感风寒，发冷热，头痛，身痛，服羚翘解毒丸等药表不解，且增咽痛，泛恶欲吐，大便溏薄日二三行。诊断：上呼吸道感染，自主神经功能紊乱。迁延3周不解，诊脉两寸弦大，关尺细弱，舌红尖赤、根部苔白腻，咽红而不肿，体温37.8℃，白细胞总数$12.8 \times 10/L$。脉证合参，证系素有阴虚火旺，复感风寒外闭，表邪郁久不解，内外合邪，以致虚实兼夹寒热错杂。治以外宣郁阳，内调寒热，益气养阴，清上温下兼顾之法，方用麻黄升麻汤加减。炙麻黄、升麻各7.5克，干姜5克，桂枝、白芍、白术、茯苓、党参、天冬、玉竹各15克，生石膏25克，知母、甘草各10克。水煎服，2剂。药后诸症减轻，继进清热和胃之竹叶石膏汤调理数剂而安。（李寿山.麻黄升麻汤治验［J］.新中医，1984（7）：46-57.）

二、厥阴寒证

（一）当归四逆汤证

【原文第351条】 手足厥寒，脉细欲绝者，当归四逆汤主之。

当归四逆汤方：当归三两　桂枝三两（去皮）　芍药三两　细辛三两　甘草二两（炙）　通草二两　大枣二十五枚（擘，一法，十二枚）

上七味，以水八升，煮取三升，去滓，温服一升，日三服。

方义：当归四逆汤即桂枝汤去生姜，倍用大枣，加当归、细辛、通草而成。方中当归补肝养血以行血，配以芍药益营养血，桂枝、细辛温经散寒以通阳，通草入血分而通行血脉，炙甘草、大枣补中益气以生血。诸药合用，养血通脉，温经散寒，是临床治疗血虚寒凝证的首选方剂。

[提要] 论血虚寒凝致厥逆的证治。

[原文释义及病机分析] 手足厥寒，当察气血阴阳，辨其寒热虚实。四肢逆冷，脉微欲绝，属少阴阳衰、阴寒内盛之寒厥证。今手足厥寒，而不言四肢逆冷，说明其厥逆的范围仅在手足而未过肘膝，其程度是虽寒而不至于冷，即本证厥逆的程度较寒厥证的四肢逆冷为轻。脉细欲绝与脉微欲绝有别，细主血虚，微主阳虚。本证手足厥寒与脉细欲绝并见，是血虚感寒，寒凝经脉，气血运行不畅，四末失于温养所致，故治以当归四逆汤养血通脉，通经散寒。

从临床可见，由于血虚寒凝部位的不同，患者可出现不同的临床表现。若寒凝经脉，留着关节，则见四肢关节疼痛，或身痛腰痛，或指尖、趾尖青紫；若寒凝胞宫，则见月经愆期。经期腹痛，经血量少色暗；若寒凝腹中，则见脘腹冷痛。这些都是当归四逆汤证常见的临床表现。

[临证辨治要点]

主症：手足厥寒，脉细欲绝。或见四肢关节疼痛，身痛腰痛，或见月经愆期，量少色暗，痛经等。

病机：血虚寒凝，血脉不畅。

治疗：养血通脉，温经散寒——方用当归四逆汤。

[当归四逆汤方歌诀]

当归四逆芍桂枝，细辛甘草通草施。

温经散寒通血脉，血虚寒厥此方宜。

[类方类证的鉴别] 当归四逆汤与通脉四逆汤的比较及其汤证的鉴别：

通脉四逆汤证——为少阴阳衰阴盛，虚阳外越致厥——故见脉微欲绝，且伴有下利清谷，身反不恶寒或发热等真寒假热证。

当归四逆汤证——属厥阴肝血不足，或复感寒，寒凝经脉致厥——故见脉细欲绝，并可伴见头晕，面色苍白，肢节、少腹冷痛等血虚寒凝的表现。

[临床的实际应用及拓展] 现代临床将当归四逆汤广泛应用于内、外、妇、皮肤、骨伤等科疾病，包括血栓闭塞性脉管炎、雷诺病、坐骨神经痛、肩关节周围炎、颈椎病、腰椎间盘突出、骨折后期肢端肿胀、冠心病、风湿性心脏病、心肌梗死、偏头痛、风湿性关节炎、小儿麻痹症、血管神经性水肿、梢神经炎、前列腺肥大、痛经、闭经及多形性红斑、硬皮病、冻疮、皮

肤皲裂等，辨证属于男凝肝脉，血虚肝寒者。

[临床应用实际案例举隅] 陈瑞春医案

漆某，女，教师。自谓易患冻疮每年发作，此次因新感风寒，通身不适，肢体寒凉，手足麻痹，适值月经临期，并伴有腰痛腹胀，舌质淡红，苔薄白润，脉象微细，两手背冻疮红肿，病属血虚经寒，寒凝血滞所致，故从温经散寒兼佐疏肝为治，方用当归四逆汤加味：当归、桂枝各10克，通草5克，细辛3克，炙甘草5克，白芍、柴胡、郁金各10克，大枣5枚。连服2剂见效，寒厥已罢，冻疮好转尤甚，经痛等症亦随之而平，脉缓有力，仍宗前法，继进3剂而瘥。笔者经验，治冻疮须在开始瘙痒时即用此方，如已成疮服之不效。（陈瑞春．陈瑞春论伤寒［M］．北京：中国中医药出版社，2012.）

（二）当归四逆加吴茱萸生姜汤证

【原文第352条】 若其人内有久寒[1]者，宜当归四逆加吴茱萸生姜汤。

当归三两　芍药三两　甘草二两（炙）　通草二两　桂枝三两（去皮）　细辛三两　生姜半斤（切））

上九味，以水六升，清酒六升和，煮取五升，去滓，温分五服（一方，水、酒各四升）。

方义： 当归四逆加吴茱萸生姜汤取当归四逆汤养血通脉，外散经脉之寒，以复脉回厥；加吴茱萸、生姜内温肝胃之寒，以除痼疾。更有清酒以增强温通血脉、温散内寒之力。本方煎服法：将药物放入水酒各半的溶液中，煎煮，分5次温服。

既见手足厥寒，又兼内有久寒，但方中不加附子、干姜，却用吴茱萸、生姜，此因厥阴为风木之脏，内寄相火，附子、干姜大辛大热、入肾而温肾中之阳，且易化燥伤阴。而吴茱萸、生姜，宣泄苦降，直入厥阴，散寒而不燥伤阴液。

[词解]

[1] 久寒：指脏腑陈寒痼冷。

[提要] 论血虚寒凝厥证兼内有久寒的证治。

[条文释义及病机分析] 本条承接上文，论述血虚寒凝证兼"内有久寒者"，可选用当归四逆加吴茱萸生姜汤治疗。"内有久寒"，是言患者素有呕吐脘痛，舌卷囊缩，寒疝痛经，少腹冷痛等肝胃沉寒痼疾。既有血虚寒凝经脉，又有寒邪沉积脏腑，故治以当归四逆加吴茱萸生姜汤养血温经，暖肝温胃，

以驱在内之久寒。

[临证辨治要点]

主症：在当归四逆汤证的基础上，兼有脘腹冷痛、呕吐涎沫、寒疝囊缩等肝胃沉寒证。

病机：血虚寒凝，兼肝胃沉寒。

治疗：养血温经，暖肝温胃——方用当归四逆加吴茱萸生姜汤。

[当归四逆加吴茱萸生姜汤方歌诀]

吴萸辛桂芍归行，枣须廿五脉重生。甘通二两能回厥，血虚寒凝脘腹冷。

[类证类方鉴别] 辨（第352条）当归四逆加吴茱萸生姜汤证与（第351条）当归四逆汤证：

（第351条）当归四逆汤证——针对血虚寒凝——重在经脉，以手足厥寒等肢体症状为主。

（第352条）当归四逆加吴茱萸生姜汤证——针对血虚寒凝致厥，兼内有久寒的证治——"内有久寒"之"内"，提示病位已深入脏腑之意——"久寒"即陈寒冷，寓病情较久，或头痛日久，或脘腹冷痛，或舌卷囊缩，或寒疝痛经等。顽固难治之意——此时当归四逆汤已显力弱，宜加吴茱萸、生姜、清酒等增强其暖脏散寒之功。

[临床的实际应用及拓展] 目前临床主要将当归四逆加吴茱萸生姜汤应用于头痛、血栓闭塞性脉管炎、雷诺病、肢端动脉痉挛症、腰椎管狭窄、坐骨神经痛、心功能不全、胃及十二指肠溃疡、慢性胃炎、硬皮窗、类风湿性关节炎、疝气、痛经、月经不调、冻疮、阳痿、阴缩等，辨证属于血虚而肝胃寒凝者。

[临床应用实际案例举隅]

岳美中医案

朱某，女，已婚。自述于1958年12月发现两手发紧、麻木、厥冷、抽搐绀。3个月前两手指尖发白，继而青紫、麻木，放入热水中则刺痛，诊断为"雷诺现象"。12月份，右手食指末梢发现瘀血青紫小点，逐渐扩大如豆粒，日久不消，最后破溃，溃后久，稍见分泌物，创面青紫。诊其两脉细弱，舌尖红，两侧有白腻苔，双手置于冷水中经5钟后指尖变黯，10分钟后指尖即现发绀，15分钟后发绀更加明显，尤以中指为甚。投以当四逆汤以通阳和营。当归9克，细辛3克，木通1.5克，白芍6克，炙甘草4.5克，桂枝6克，大枣 5 服药 3 剂，手指遇冷则青紫如前，唯左脉现紧象。前方加吴茱萸 4.5 克，生姜 6 克。服 30 剂，尖发紫大为减退，右手食指创口愈合，舌两侧之苔渐退，指尖冷水试验疼痛减轻，脉已渐力唯晨起口干，右侧腹痛。原方当归、芍药各加 3 克。又服 6 剂停药观察。随访手指坏疽未。（中医研究院．岳美中医案集［M］．北京：人民卫生出版社，1978.）

（三）吴茱萸汤证

【原文第 378 条】 干呕吐涎沫，头痛者，吴茱萸汤主之。

吴茱萸汤方：由吴茱萸、人参、生姜、大枣四味药组成。（其各自分量及服用法，详见阳明篇脉证并治）

方义：该方之吴茱萸辛苦而热，气味俱厚，主入肝经，兼入胃脾，具有温肝暖胃，降逆止呕之功，为方中主药；重用生姜之辛温，旨在以温化饮，降逆止呕；配人参之甘温，大枣之甘平，以补虚和中。综而观之，吴茱萸汤具有温中散寒、暖肝和胃、降逆止呕的作用。凡肝胃虚寒，浊阴上逆之证皆可用之。

[提要] 论肝寒犯胃，浊阴上逆的证治。

[条文释义及病机分析] 本条"干呕吐涎沫"，是谓或干呕，或吐涎沫。《医宗金鉴》释曰："今干呕者，有声无物之谓也；吐涎沫者，清涎冷沫随吐而出也，此由厥阴之寒，上干于胃也。"厥阴肝寒犯胃，胃失和降则干呕；胃寒饮停，冷溢于口，故吐清稀涎沫。厥阴肝经与督脉会于巅顶，阴寒之邪循经上攻，故见头痛以巅顶为甚，痛连之系，遇寒加重。本证为肝寒犯胃，浊阴上逆，故以吴茱萸汤暖肝温胃，散寒降浊治之。

[临证辨治要点]

主症：头痛，呕吐或干呕吐涎沫，舌淡苔白或白腻，脉沉细弦紧等。

病机：肝寒犯胃，浊阴上逆。

治疗：暖肝温胃，散寒降浊——方用吴茱萸汤。

[吴茱萸汤方歌诀]

吴茱萸汤参姜枣，暖肝温胃可降浊，主证头痛伴呕吐，舌苔白腻吐涎沫。

[类证辨别] 辨吴茱萸汤在《伤寒论》中三处应用的鉴别：

①在阳明篇中（第 243 条）——"食谷欲呕"，以其"得汤反剧者属上焦"——胃中虚寒，浊阴上逆；

②在少阴篇中（第 309 条）——"少阴病，吐利，手足逆冷，烦躁欲

死"——少阴阳虚阴盛,寒浊犯胃;

③在厥阴篇中(第378条)——"干呕吐涎沫,头痛"——肝寒犯胃,浊阴上逆。

三条叙证存在区别,但阴寒内盛,浊阴上逆的病机是一致的,故可异病同治,均用吴茱萸汤温阳散寒降浊。

三、厥阴热证

【原文371条】 热利下重者,白头翁汤主之。

【原文373条】 下利欲饮水者,以有热故也,白头翁汤主之。

白头翁汤方:白头翁二两　黄柏三两　黄连三两　秦皮三两

上四味,以水七升,煮取二升,去滓,温服一升,不愈,更服一升。

方义:白头翁汤药用四味,其白头翁味苦性寒,善清肠热,疏肝凉血,是治疗热毒赤痢之要药;秦皮苦寒偏涩,清肝胆及大肠湿热,主热利下重,与白头翁配伍,清热解毒,凉肝止利,为治疗厥阴热利的主药;黄连、黄柏苦寒而味厚重,清热燥湿,坚阴厚肠。四药均是苦寒,寒能胜热,苦能燥湿,相伍为用,共奏清热燥湿,凉血止利之功,为临床治疗热利下重的常用方剂。

[提要] 厥阴热利的证治

[条文释义及病机分析] 下利有寒热之分。"热利下重"四字,言简意赅,明确概括了白头翁汤证下利的病性和特点。"热",指出了本证病性为热,自当有发热、渴欲饮水、舌红、苔黄腻等热象;"利",说明了病证,《伤寒论》所言下利,既指泄泻,又指痢疾。此处当指热性痢疾。"下重",即里急后重,表现为腹痛急迫欲下,而肛门重坠大便难出。此为本证的临床特征。究其原因,当为厥阴肝经湿热,下迫大肠,气滞壅塞,秽浊郁滞,欲下不得所致。由于湿热邪毒郁遏不解,损伤肠道络脉,化腐成脓,故便中常夹有红白黏液或脓血。治宜白头翁汤清热燥湿,凉肝解毒。热利是指热性痢疾而言,《内经》谓之"肠澼"。厥阴下利有寒热之分。厥阴热利,是由于肝经湿热内蕴,气机不畅,肠间阴络受伤而致,其病机为"肝经湿热,郁于下焦,阴络受伤"。因为肝热下迫大肠,而下焦血分受伤,秽气郁滞于魄门,故见下利而里急后重。下重为湿热利的关键证候,便脓血更是一个特征证候。因为厥阴肝主藏血,热迫血分,灼伤阴络腐化为脓,故下重而便脓血。因热必伤津,津伤而口渴欲饮水,故为常见症状。此外,常伴有腹痛,发热,舌红苔黄腻

等表现。

[临证辨治要点]

主症：下利便脓血，血色鲜艳，里急后重，肛门灼热，伴发热、口渴、舌红、苔黄等热象。

病机：肝经湿热，下迫大肠。

治疗：清热燥湿，凉肝止利——方用白头翁汤。

[白头翁汤方歌诀]

白头翁汤治热痢，黄连黄柏和秦皮。肝经湿热迫大肠，下利脓血伴里急。

[类方比较及其汤证的鉴别] 辨白头翁汤证与少阴病桃花汤证，二者均可见下利便脓血，但病机有寒热之别虚实之异：

桃花汤证——为脾肾阳虚，滑脱不禁所致——其下利滑脱失禁，脓血颜色晦暗，无里急后重，且无臭秽气，常伴有腹痛绵绵、喜温喜按、口不渴、舌淡苔白等症——治宜温中祛寒，涩肠止利。

白头翁汤证——属肝经湿热，下迫大肠——其下利里急肛门灼热，脓血颜色鲜红，大便臭秽，常伴见腹中绞痛，口渴喜冷饮，舌红苔黄等症——治宜清热燥湿，凉肝解毒。

[临床的实际应用及拓展] 现代临床主要将白头翁汤应用于细菌性痢疾、阿米巴痢疾、急性胃炎、肠炎、慢性结肠炎等胃肠道疾病。取本方清热燥湿之功，后世变通用以治疗泌尿系感染、盆腔炎、阴道炎、崩漏、阴痒、黄水疮、直肠癌等疾病。取本方凉肝解毒之功，还可用于急性结膜炎、病毒性结膜炎等眼科疾患。

[临床应用典型验案举隅] 乔保钧医案

肠癌下血湿热毒，白头翁汤效桴鼓——大便下血（直肠癌）案（摘自《乔保钧医案》）

高某某，女，30岁，陕县观音堂镇农民，1987年10月24日初诊，病历号：66625。

患者素体康健，2月来少腹坠胀疼痛，阵发性加剧，大便夹带血性黏液，里急后重，当地卫生院诊为"痢疾"，经用痢特灵、庆大霉素等住院治疗十多天，少腹胀痛不减，血便日益严重，特转诊我科求治。刻诊：大便下血，每日数次，血多粪少，夹带脓液，甚则纯血无便，血色鲜红，气味异常，伴少腹胀痛、里急后重，口干喜饮，饮食尚可。检查：形体消瘦，精神尚佳，面色晦暗；体温正常；小腹腹肌紧张，按压疼痛；肠镜检查怀疑直肠癌（浸润型），病灶组织经洛阳医专附院病检，确诊为直肠癌。舌质红、苔黄腻，边不齐，脉弦滑数。证为湿热毒邪结聚，下焦气机阻滞，灼伤肠道血络。治宜清热燥湿，凉血解毒，行气导滞。方用白头翁汤化裁：白头翁15克、黄连9克、黄柏10克、苦参10克、广木香9克、槟榔13克、沉香3克、大黄5克、焦楂13克、枳壳7克、地榆10克、白芍药30克、白花蛇舌草30克。10剂，水煎频服。

1987年11月10日二诊：上方显效。胀失痛消，下血明显减少，患者喜不自禁，唯后重不除。查：舌质红、苔黄略腻，脉弦滑数。病虽有减，病机未变，治仍宗上方加槟榔9克、白花蛇舌草30克，继进10剂。

2月后患者登门相告：上药尽剂，血止痛失，精神大振，已恢复正常劳动。遂劝其趁正气不虚及时手术，以求根治。

按：本案下血，显系肠癌所致。治疗却立足中医辨证，不受西医诊断所囿。据少腹胀痛、里急后重、便带脓血等兼症分析，证乃湿热毒邪结聚，阻滞下焦气机，灼伤肠道血络。其病机恰与湿热疫毒痢相同，故可异病而同治，方选白头翁汤为基础，治重清热燥湿，凉血解毒，加苦参助黄连、黄柏以燥湿；加白花蛇舌草助白头翁以解毒；加大黄、地榆、白芍药、仙鹤草增凉血止血之功；加木香、槟榔、沉香、山楂行气导滞。谨守病机，据证用药，效如桴鼓。

第三节　辨厥热胜复证

〖原文第331条〗伤寒先厥，后发热而利者，必自止，见厥复利。

〖原文第334条〗伤寒先厥后发热，下利必自止，而反汗出，咽中痛者，其喉为痹。发热无汗，而利必自止，若不止，必便脓血，便脓血者，其喉不痹。

[词解] 其喉为痹：痹者，闭塞不通也。此处指咽喉肿胀，吞咽不利。

[提要] 此二条讨论寒利作止与厥热的关系。

[条文释义及病机分析] 厥阴病的发展过程中，可出现厥热胜复之象，此乃邪正相争，阴阳消长所致。正邪互有进退，阳胜则发热，阴胜则厥寒，故其表现以手足厥冷下利与发热交替出现为特征。

第 331 条论述厥热与寒利的关系。伤寒病入厥阴，症见四肢厥冷，是阳气衰微，不能外达于四肢；其所伴见的下利，当为寒利。若医疗调护得当，阳气来复，则厥冷自消；阳气恢复，脾运得健，则下利可止，这是阳复佳兆。若阳复之后，又见手足厥冷、下利，是阳气又衰，寒邪复盛，病将复作之象。

第 334 条论述厥阴阳复太过的两种病证。先厥后发热，是阳起阴退的表现。虚寒下利，阳气来复，利当自止。厥阴寒厥，本身是在阴阳不足的基础上产生的，因此厥阴病有易寒易热的特点。在治疗寒厥时，若阳复太过，则易伤阴而转为热证。邪热内迫，壅遏气血，有偏气偏血的不同和偏上偏下的差异。若邪热偏在气分，阳升较甚，则多表现在上的变证，出现汗出，咽痛等；若邪热偏在血分，壅聚于内，则易出现便脓血，因为邪热已从下泄，故一般不出现咽痛。

〖原文第 336 条〗伤寒病，厥五日，热亦五日，设六日当复厥，不厥者自愈。厥终不过五日，以热五日，故知自愈。

〖原文第 341 条〗伤寒发热四日，厥反三日，复热四日，厥少热多者，其病当愈。四日至七日，热不除者，必便脓血。

〖原文第 342 条〗伤寒厥四日，热反三日，复厥五日，其病为进。寒多热少，阳气退，故为进也。

[提要] 论根据厥热时间长短与比例判断预后的方法。

[条文释义及病机分析] 从第 331 条可知厥证的解除，常常会有一个过程，在这个过程中每每会出现厥热反复的现象。为了把握这种变化，张仲景提出了以厥与热的时间长短进行判断的方法。一般说来但厥无热，为阳气不复，病情危重；厥而见热，为阳气来复，病有好转；厥多热少，为阳复不及，病仍发展；厥与热相等，为阳复适中，其病向愈；厥少热多，阳气回复，其病当愈；若厥回热不止，为阳复太过，则邪从热化。

第 336 条论厥与热相等，疾病将愈。厥热日数相等，提示体内阴阳平衡，故病能自愈。

第 341 条论厥少热多当愈与阳复太过的变证。伤寒发热四日，厥三日，复热四日，发热日数长于厥冷日数，其病可愈。但病愈必须阴阳平衡，若阳复太过，热久不退可伤及阴络而便血。

第 342 条论厥多于热其病为进。对于常见的寒性厥证而言，为阴盛，热是阳复。厥胜于热，说明阳气日渐不足，抗邪能力也日渐衰减，故主病进。

第六章 辨厥阴病脉证并治

以上各条所言之日数，只为说明时间长短而设，不可拘泥。

〖原文第332条〗伤寒始发热六日，厥反九日而利。凡厥利者，常不能食，今反能食者，恐为除中[1]。食以索饼[2]，不发热者，知胃气尚在，必愈，恐暴热[3]来出而复去也。后日脉[4]之，其热续在者，期之旦[5]夜半愈。所以然者，本发熟六日，厥反九日，复发热三日，并前六日，亦为九日，与厥相应，故期之旦日夜半愈。后三日脉之，而脉数，其热不罢者，此为热气有余，必发痈脓也。

〖原文第333条〗伤寒脉迟六七日，而反与黄芩汤彻其热[6]。脉迟为寒，今与黄芩汤，复除其热腹中应冷，当不能食，今反能食，此名除中，必死。

[词解]

[1] 除中：证候名，中气败绝之危候。表现为证情危殆而反思饮食。

[2] 索饼：饼，可作为面食的通称。索饼，即条索状的面食。

[3] 暴热：指发热突然出现。

[4] 脉：此处作诊察解。

[5] 旦日：明天。

[6] 彻其热：彻，除也。即除其热。

[提要] 论厥热胜复中出现的除中证。

[条文释义及病机分析解析] 第332条论厥热胜复过程中的除中疑似证、阳复太过证，可分为三段理解：第一段从"伤寒始发热六日"至"其热续在者，期之旦日夜半愈"，辨除中疑似证。伤寒始发热六日，厥反九日而利，是厥多于热，阴寒内盛，正不胜邪，其病为进。其厥利属阴盛阳衰，故当不能食，今反能食，则有两种可能：一是阳复阴退，胃阳恢复；二是胃气垂绝，除中危候。此时，可采用喂食索饼的方法加以试探，食后不发热或仅有微热，表明胃气尚在，病有向愈之机，故曰"必愈"；如果食后突然发热，热又马上消失，似"回光返照"之征，乃将绝之胃阳完全发露于外，此名除中证。究竟属于哪种情况，尚须继续观察。"后日"，宋本同，《金匮玉函经》《注解伤寒论》卷六作"后三日"，可参。本段意为食后微热者，持续三天以上，到第四天的半夜时分，待阴阳趋于相对平衡，则病当愈。至于病愈在夜半，乃因夜半少阳之气起，人得天阳相资，故有获愈之机。

第二段从"所以然者"至"故期之旦日夜半愈"，自注说明阳复转愈的机理。本病发热六日，厥反九日，今又复发热三日，厥与热的时间相等，阴阳趋于平衡，病当自愈。然而，所举日数仅作为判断阴阳是否平衡的一个标志，临床之时不可过于拘泥。

第三段从"后三日脉之"至"必发痈脓也"，论阳复太过的变证。如果后三日诊见脉数，发热不退，则为阳复太过，热气有余，邪热偏盛，郁蒸经脉，气血壅滞，故可发生痈脓的变证。

第333条论除中证的成因、特征及其预后。伤寒脉迟主寒，证属里寒证，在治疗上自当用扶阳抑阴的一类方剂。为什么会以黄芩汤彻其热？文中"伤寒六七日"是其眼目，可能是因伤寒阳虚寒利，在六七日时正当阳气初回，而利尚未止，已见微热口渴，医者辨识不清，误认为是热利，而与黄芩汤，是以寒治寒，必致中阳更伤，而出现腹中冷痛，不能食等证。中阳虚衰，受纳腐熟无权，本不能食，今反能食者，是胃气垂绝的表现，名为除中。上条疑似除中，尚须食以索饼法以进一步辨证，本条证情明显，病情险恶，预后不良，所以断为"必死"。

[类证鉴别] 辨临床上引起除中证的不同原因：

第332条——以厥多热少而反能食，疑似除中；

第333条——因中寒误投黄芩汤，导致除中。

一般而言，除中证多发生在疾病的后期真脏之气将竭之时，病人临终前突然能食，或神昏骤然转清，这些都是假象，是疾病迅速恶化的先兆，临床当细心观察，认真辨别。

中焦虚寒之人服用黄芩汤导致除中证，是仲景举例而言，旨在说明除中证不只是因疾病恶化而引发，有时也可由误治引起。

第四节 辨厥逆证

一、厥逆的病机与证候特点

〖原文第337条〗凡厥者，阴阳气不相顺接，便为厥。厥者，手足逆冷者是也。

[提要] 厥逆的病机与证候特点。

[条文释义及病机分析] 厥逆不是单独的疾病，而是可以出现于多种疾病过程中的一种症状。人体在正常情况下，阴阳相贯，如环无端。阴阳之气相

辅相成，相互维系，气血和顺，则厥逆不生。导致厥逆的病因很多，如寒、热、痰、水等，但其病机皆在于"阴阳气不相顺接"。

《注解伤寒论》："手之三阴三阳，相接于手十指，足之三阴三阳，相接于足十趾，阳气内陷，阳不与阴相顺接，故手足为之厥冷也。"可见，不论病因属寒、属热、属痰、属水、属虫积，厥逆发生的最终机理都是导致了阴阳经脉之气机失调，阴阳气不能顺接于手足。因此，就厥逆的病机而言，是"阴阳气不相顺接"，导致阳气不能正常布达温煦，四肢失温则厥；就其证候特征而言，为"手足逆冷"。

[类证鉴别] 厥证不同类型鉴别：

1. 寒厥——"阳气衰……，阴气独在——手足为之寒"而为之寒厥。

2. 热厥——"阴气虚，阳气独在，手足为之热"——而为之热厥。

3. 气郁致厥——肝气郁结，气机不利——阳气内郁，不能布达四肢致四肢逆冷者。

4. 昏厥——卒然暴怒，气机逆乱，冲上犯脑，或痰瘀胶结，阻闭脑腑——致神明被蒙，卒然昏倒者。

二、厥逆证治

(一) 热厥

1. 热厥的特点与治禁：

〖原文第35条〗伤寒一二日至四五日，厥者必发热，前热者后必厥，厥深者热亦深，厥微者热亦微。应下之，而反汗者，必口伤烂赤[1]。

[词解]

[1] 口伤烂赤：口舌生疮，红肿溃烂。

[提要] 热厥的特点、治则与治禁。

[条文释义及病机分析] 本条分两段讨论：第一段从开始至"厥微者热亦微"，论热厥的发病过程和证候特点。"伤寒，一二日至四五日"，是指热厥证的出现，有从热证逐渐演变而来的一个过程。"厥者必发热，前热者后必厥"说明热与厥的因果关系即热为因，厥为果，热厥的证候特点是在厥的同时伴有热证的临床表现如发热等，热厥的病机是热邪内伏到一定程度，郁遏阳气不能外行温煦四肢。因此，先热后厥是诊断热厥证的重要依据之一。"厥深者热亦深，厥微者热亦微"是说明因热所致的厥，其厥和邪热郁遏的程度呈正

比关系。邪热深重,手足逆冷就重;邪热轻浅,手足逆冷就轻。热厥是属于内真热外假寒的病证,临床表现除手足厥冷外,尚可见胸腹灼热,口渴引饮,便秘溲赤,舌红苔黄等。

第二段从"厥应下之"至"必口伤烂赤",论热厥的治疗原则与治疗禁忌。"厥应下之"是治疗热厥证的基本原则。热厥属里热实证,治以清泻为主,故文中"下之",不能仅理解为攻下,应包括清热、泻热二法。热结于里,肠中燥结,当用攻下之法。若腑实未成,仅无形邪热内郁,则当用清法。因热厥属阳热内郁,邪不在表,故禁用辛温发汗,若误用辛温之品,引热上行,助热伤津,蒸腐于上,可发生口舌生疮,红肿溃烂的变证。所以文末告诫后人:"而反发汗者,必口伤烂赤"。

[类证鉴别] 辨热厥和阴盛格阳的寒厥,二者皆有发热和厥冷,不同点在于:

热厥——属于内真热外假寒,特点是先热后厥,热重转厥,见厥而热不退;

阴盛格阳的寒厥——为内真寒外假热,特点是先厥后热,见热而厥不止。

2. 热厥轻证

《原文第 339 条》伤寒热少微厥[1],指头寒,嘿嘿不欲食,烦躁,数日小便利,色白者,此热除也,欲得食,其病焉愈。若厥而呕,胸肠烦满者,其后必便血。

[词解]

[1] 微厥:程度轻微的厥冷。

[提要] 热厥轻证及其转归。

[条文释义及病机分析] 按第335条所言"热微者厥亦微","伤寒热少微厥"当属热厥轻证。由于阳热内郁较轻,故仅表现为指头寒,与手足逆冷相比,范围小,程度轻。邪热内郁,胃气不和,故见嘿嘿不欲饮食。热郁内扰心神,故见烦躁。火热内郁,小便当见黄赤,文中不明言,属省文也,从后文"数日小便利,色白者"可推知。热厥轻证,有向愈与加剧两种转归。若经过数日,小便畅利,尿色由黄转清,说明里热已除,气机畅行;欲得饮食,表明胃气已和,故"其病为愈"。若数日后未见小便利、欲得食等向愈之象,证候由原来仅手指寒凉变为四肢厥冷,除嘿嘿不欲饮食外又增呕吐,再加胸胁烦满,说明郁热不得清透而加重,影响肝胆疏泄,经气不利,病情加

剧，此即厥深热深之证。如病情进一步加重，热伤下焦血络，迫血妄行，则可引发便血。

3. 热厥重证

【原文第350条】**伤寒脉滑而厥者，里有热，白虎汤主之。**

（白虎汤方及方义见"辨阳明病脉证并治"篇）

［提要］ 热厥重证的证治。

［条文释义及病机分析］ 虚寒致厥，脉多微弱，今虽四肢厥冷，但脉象动数流利而呈滑象，滑脉是本条辨证的关键。滑脉属阳主热，故当为热厥。因热邪内伏，阳被热郁而不达四末，故手足厥冷。"里有热"。概括了本证的病机关键。脉滑与大承气汤证中的脉迟截然不同，此里热属无形之热而非有形之结，治疗当以白虎汤清热回厥。文中言"里有热"，示在手足逆冷的同时，当伴见胸腹灼热，口渴心烦，小便短赤等症。本证属无形邪热内盛致厥，治以白虎汤辛寒清解里热；临床若见有形燥热邪内结致厥者，则宜承气汤类方苦寒攻下。

［临证辨治要点］

主症：四肢厥冷，胸腹灼热，口渴舌燥，心烦尿赤，脉滑。

病机：邪热内盛，阳郁于内，不能通达四肢。

治疗：清热回厥——方用白虎汤。

（二）寒厥

1. 阳虚阴盛厥

【原文第353条】**大汗出，热不去，内拘急[1]，四肢疼，又下利厥逆而恶寒者，四逆汤主之。**

【原文第354条】**大汗，若大下利，而厥冷者，四逆汤主之。**

［词解］

［1］内拘急：腹中拘挛急迫。

［提要］ 论阳虚阴盛寒厥的证治。

［条文释义及病机分析］ 第353条为阳虚寒厥兼表证治。阳虚卫外不固，则大汗出，阳气不足，阴津亏损，而大汗出又加重阳气阴津的损伤；阳气不足，阴津亏损筋经失于温养，则内见腹内拘急、外见四肢疼痛；阳虚不能正常腐熟水谷，水谷杂下，故为下利。阳衰阴盛，四肢失于温煦，故手足厥逆而恶寒。本证热不去，是说原有之发热仍在，证属表证未罢，表里同病，以里证未重且

急,与第92条"病发热头痛,脉反迟,若不差,身体疼痛,当救其里,宜四逆汤;第225条"脉沉迟,表热里寒,下利清谷者,四逆汤主之"相似。阳虚为甚,自当先里后表,故用四逆汤回阳救逆,"热不去"其治均当以四逆汤急救回阳,以除厥利。至于"热不去",也有认为是阴寒极盛,虚阳被格拒于外之征。"热不去"不论是兼表不解,还是阴寒极盛,虚阳被格于外,其治均当以四逆汤急救回阳,以除厥利。

第354条亦论阳虚寒证治。大汗大下,均能伤阳。若大汗或大下利之同时见有四肢厥冷阳虚失温之明征,也是寒厥最基本的病理和表现,故以四逆汤扶阳治厥。

2. 冷结关元厥

【原文第340条】病者手足厥冷,言我不结胸,小腹满,按之痛者,此冷结[1]在膀胱关元[2]也。

[词解]

[1]冷结:阴寒凝结。

[2]膀胱关元:关元为任脉经穴,在脐下三寸。膀胱关元是指脐下少腹,膀胱所在的部位。

[提要] 冷结膀胱关元致厥证。

[条文释义及病机分析] 病者手足厥冷,形成原因不一,当细辨其因。言我不结胸,说明没有实邪结于胸胁的病变,病位不在上中二焦。厥阴经脉"过阴器,抵小腹",此证见小腹满,按之痛,是寒在厥阴经脉,提示病在下焦。此证当属下焦阳虚,阴寒凝结膀胱关元之证。关元为三阴经脉与任脉相会之处,冷结在此,阻碍下焦气机,故小腹满,按之痛。阳气因寒阻而不达四末,则手足厥冷。病为阳虚寒凝,临床上尚可见喜温怕寒,小便清长,舌淡苔白,脉沉迟弱等。本条虽未列方,但根据病情,灸可选关元,药物可选用当归四逆加吴茱萸生姜汤温散寒结。

(三)痰厥

【原文第355条】病人手足厥冷,脉乍紧[1]者,邪[2]结在胸中,心下满而烦,饥不能食者,病在胸中,当须吐之,宜瓜蒂散。

瓜蒂散方:瓜蒂一分(熬黄) 赤小豆一分

方义:见"辨太阳病脉证并治"篇。

[词解]

[1] 脉乍紧: 乍, 忽然, 脉乍紧指脉忽然变紧。

[2] 邪: 此指停痰、食积等致病因素。

[提要] 痰食阻滞于胸而致厥的证治。

[条文释义及病机分析] 病人手足厥冷的同时, 脉象忽然变紧, 是由于"邪结在胸中"所致。紧脉不仅主寒主痛, 亦主内伤饮食,《金要略·腹满寒宿食病》篇即明确指出: "脉紧如转索无常者, 有宿食也。"痰食之邪内阻, 气血流行不畅, 故脉乍紧。痰食有形之邪停留胸中, 阻遏阳气, 不能充达四末, 故手足厥冷。宿食停痰阻滞, 胸阳被郁, 浊阴不降, 则见胸中满而烦。邪结胸中, 不在胃中, 故病人知饥; 但因痰食壅滞则不能食。病在胸中, 病位偏高, 病势向上, 故治用瓜蒂散因势利导, 涌吐胸中之实邪。即《内经》所谓"其高者, 因而越之"。实邪得吐, 不结胸中, 阳气畅行, 则厥逆可愈。

[临证辨治要点]

主症: 四肢厥冷, 心下满而烦, 饥不能食, 脉乍紧。

病机: 痰食阻滞胸中, 阳郁不达四末。

治疗: 涌吐停痰宿食——方用瓜蒂散。

[瓜蒂散方歌诀]

瓜蒂散方仅两味, 瓜蒂赤豆各一分。四肢厥冷心下满, 涌吐停痰消宿食。

[类证比较]《伤寒论》中涉及痰食阻滞者共有三条。其三条比较如下:

厥阴篇中（第335条）——四肢厥冷, 心下满而烦, 饥不欲食, 脉乍紧——痰食阻滞胸中, 阳郁不达四末;

太阳病篇中（第166条）——胸脘痞塞胀满, 气逆上冲咽喉, 呼吸急促, 欲吐不能吐, 或有发热、恶风、头痛等表证, 寸脉微浮——痰湿阻滞胸膈, 气机不利, 而呈上越之势。

> 痰湿阻滞胸膈为上两条共同病机, 故均可用瓜蒂散涌吐痰湿以治之;

少阴病篇中（第324条）——饮食入口则吐, 心中温温欲吐而不能吐, 始得时手足寒, 脉弦迟——阴盛格阳, 中焦虚寒, 胃失和降, 欲吐而无物可吐——治宜温肾回阳——方用四逆汤——不能用吐法——若用吐法, 则更伤中阳。

（四）水厥

【原文第356条】伤寒厥而心下悸, 宜先治水, 当服茯苓甘草汤, 却[1]治其厥。不尔[2]，水渍入胃[3]，必作利也。

（茯苓甘草汤组成及其方义均见太阳篇之第73条）

[词解]

[1] 却：然后。

[2] 不尔：不这样，指不先治水。

[3] 水渍入胃：水饮之邪浸入肠。

[提要] 论阳虚水停中焦致厥的证治。

[条文释义及病机分析] 伤寒厥而心下悸，为水停心下胃脘的病证。太阳病篇第127条云："太阳病，小便利者，以饮水多，必心下悸。"《金匮要略·痰饮咳嗽病》云："水停心下，甚者则悸。"可见心下悸是水饮内停的主症之一。胃阳不足不能化饮，水气凌心则悸；水饮内停，阳气被遏，不能通达四末，故手足厥冷。厥与悸皆因水饮为患，宜先治水，当以茯苓甘草汤温阳化饮，水饮得去，阳气恢复而畅行，则悸厥可愈。若水饮去而厥仍不回，再议治厥。若不先治水，直接治其厥，为先后本末倒置，不仅悸与厥难愈，水饮还可进一步浸入肠中，传导失职，续发下利。这里的胃，泛指肠道。

[临证辨治要点]

主症：四肢厥而心下悸，口不渴。

病机：胃阳不足，水停中焦。

治疗：温中阳，化水饮——方用茯苓甘草汤

三、厥证治禁与寒厥灸法

〖原文第330条〗诸四逆厥者，不可下之，虚家[1]亦然。

〖原文第347条〗伤寒五六日，不结胸，腹濡，脉虚复厥者，不可下，此亡血[2]，下之死。

〖原文第349条〗伤寒脉促，手足厥逆，可灸之。

[词解]

[1] 虚家：素体虚弱的病人。

[2] 亡血：阴血亏虚，并非尽亡。

[提要] 论虚寒厥证的治禁及灸法。

[条文释义及病机分析] 第330条论虚寒厥证禁用下法。"诸四逆厥者"，非指各种厥证，当为虚寒类厥证。临床上厥证种类很多，有寒热虚实之分，

但以虚寒者较为多见。如阳虚阴盛之厥，治当温复阳气；血虚寒凝之厥，又当温经养血，均禁用苦寒攻下。若误投下法，必犯虚虚之弊，导致病情加重。"虚家亦然"是引申说明，凡是素体虚弱之人，不论气虚、血虚、阳虚，都禁用攻伐泻下之剂。本条"不可下之"，第335条"厥应下之"，这是两个不同范畴的治则，彼条是邪热致厥的治疗原则，而本条是虚寒致厥的治禁。两者同为厥证，但病机不同，治法亦异。四制首第347条论血虚致厥的脉症及治禁。伤寒五六日，若表邪入里化热，并与痰水相结而成结胸者，当见胸胁满痛，心下痛，按之石硬，脉沉实有力等证候。此言"不结胸，腹濡"，可知并非邪热与痰水互结，故不可贸然攻下。"此亡血"说明本证病机为阴血亏虚。脉虚，是血脉不充之象。复厥，为血虚阳气不得四布所致。阴血不足者，也可能伴有大便秘结，但切不可把血虚之便秘误认为阳明腑实之证而妄投攻下之剂，否则可能导致病情恶化，预后不良，故曰"下之死"。

第349条论阳虚厥证可用灸法。伤寒见脉促，当辨其寒热虚实。脉促有力，为阳盛主热；脉促而无力，为阳虚主寒。本条脉促与手足厥逆并见，多为阴盛阳虚之证。钱潢《伤寒溯源集》指出："此所谓脉促者，非结促之促，乃短促之促也。阴邪太盛，孤阳不守，故脉作虚数而短促。"阳虚阴盛，导致阴阳气不相顺接则四肢厥逆。治宜温灸，以通阳散寒回厥。至于温灸何处？有医家主张灸太冲穴，亦有主张灸关元、气海穴者，可酌情选之。亦可灸药并用，据脉症而适当选用回阳救逆之剂，如四逆汤、通脉四逆汤等。

第五节　辨呕哕下利证

一、辨呕证

(一) 阳虚阴盛证

【原文第377条】 呕而脉弱，小便复利[1]，身有微，见厥者难治，四逆汤主之。

[词解]

[1] 小便复利：复，仍然之意，表示没有变化。小便复利，即指小便仍然清长而通利。

[提要] 论述阳虚阴盛呕逆的证治。

[条文释义及病机分析] 呕为临床常见症状,病性有寒热虚实之分,证情有轻重之别,当结合脉症以综合判断。今症见"呕而脉弱",脉弱为正虚阳弱之征象,本证是里阳虚,胃寒气逆而致呕。"小便复利",即小便清长而利,是因阳虚失于固摄所致。结合呕而脉弱及小便通利来看,本证应属脾肾虚寒,火不生土之候。虚寒之证,出现"身有微热",若属阳气恢复之兆,当无肢厥表现,现仍见四肢厥冷,则非阳复,而是阴盛格阳,虚阳外越之象。阳虚阴寒内盛,格阳于外,故预测其证"难治"。应急用四逆汤回阳破阴,挽救浮越之虚阳。

[思索与探讨] 本证既然以呕为主症,且属阴寒之呕,为何不用吴茱萸汤?这是因为阳虚之程度严重,吴茱萸汤虽长于温胃阳而止呕,但温复肾阳之力不足。本证之呕由阳虚阴寒上逆,胃气不降,且脉弱而小便利,知胃阳不足之根,在于肾阳之虚衰,故以四逆汤回阳抑阴主之,治疗充分体现出切中疾病的关键所在。为何本证"身有微热"属于阴盛格阳证,却不用通脉四逆汤?因为通脉四逆汤即是四逆汤加重干姜、附子的用量而成,二者并无本质的区别。若阳虚阴寒格阳严重者,当用通脉四逆汤救治,若阴寒格阳不甚者,则只需以"四逆汤主之",这正是仲景制方法度的精妙之处。

(二)邪传少阳证

【原文第379条】 呕而发热者,小柴胡汤主之。

[提要] 论述病邪由厥阴转出少阳的证治。

[条文释义及病机分析] 厥阴与少阳相表里,少阳病进,可入厥阴;厥阴病退,也可转出少阳,故有"实则少阳,虚则厥阴"之说。"呕而发热",提示当有少阳心烦喜呕,往来寒热等症出现,为胆热内郁,胆逆犯胃所致。厥阴病,脏邪还腑,里病达外,阴证转阳,是病情向愈之佳兆。本证除呕而发热外,还可见口苦、咽干、心烦、不欲食、脉弦等脉症,当用小柴胡汤和解少阳,因势利导,达邪外出。

[思索与探讨] 联系太阳病篇、少阳病篇的相关条文,可以看出少阳病形成的原因有多种形式,或由太阳病传经而入少阳,或因病邪侵入少阳,或从厥阴脏邪还腑,只要符合胆热内郁的病机,即可用小柴胡汤,而不必拘泥于来路的不同。

(三)痈脓致呕证

【原文第376条】 呕家[1]有痈脓者,不可治呕,脓尽自愈。

[词解]

[1] 呕家：指素有呕疾之人。

[条文解析及病机分析] 呕家有痈脓者，提示呕因痈脓而发，必久有内热，气血腐败，蕴而成脓。此时若人体正气不衰，驱邪外出而呕者，为邪有出路。医生不可见呕则止呕，应因势利导，治疗当以排脓为主，令脓排尽，其呕则有自愈之转机。

[思索与探讨] 此条虽简略，却寓意深刻，揭示了治病必求于本，以及给邪以出路的思想，对临床极富指导意义。"不可治呕"即不可强以止呕，或单纯止呕之意。以此推断，本证治疗当以消痈排脓法为主，使内痈除而脓无生源，故呕必自止，可与《金匮要略》的排脓汤试用。

二、辨哕证

（一）误治胃寒证

〖原文380条〗伤寒大吐大下之，极虚，复极汗者，其人外气怫郁[1]，复与之水，以发其汗，因得哕[2]，所以然者，胃中寒冷故也。

[词解]

[1] 外气怫郁：外气，指体表之气。怫郁，有郁遏、不舒畅之意。外气怫郁，指体表之气不宣，可表现为肌表无汗而有郁热感。

[2] 哕：即呃逆，是由胃气上逆动膈而致，症状特点为呃呃连声，其声短促，不能自主。

[提要] 论述误治伤阳，胃寒致哕证。

[条文释义及病机分析] 伤寒经过大吐、大下误治后，使正气大伤，身体极度虚弱。此时本不应再行汗法，但医者不察病情，重发其汗，以致中阳大伤。"其人外气怫郁"说明误治后正气大虚，表气被郁，而见面赤、无汗等。此类似表证，而实非单纯的表证。医者误认为表证不解，复与水疗之法以发其汗，则阳从汗泄。几经误治，而使中阳极虚，胃中虚寒，气逆不降，故生呃逆。"所以然者，胃中寒冷故也"为自注句，阐明了本证哕的病机在于胃中虚寒。原文未出方治，治法当以温中散寒，和胃降逆，可选用理中汤、吴茱萸汤、四逆汤之类。

（二）哕而腹满证

〖原文第381条〗伤寒哕而腹满，视其前后，知何部不利，利之即愈。

[**提要**] 论述哕逆证的辨证与治则。

[**条文释义及病机分析**] 哕有虚实之分,一般而言,证见哕而腹满,多与实邪内结有关。实邪阻滞,气机壅塞则腹满。中焦气机不利,胃气上逆则哕。治疗总以通利为原则,使实邪去,胃气降,则腹满消,而哕逆止。"视其前后,治何部不利,利之即愈"是强调找到哕逆产生的症结所在而治病必求于本的原则。"视其前后"之"前"字,指小便。若因湿邪阻滞,膀胱气化不利者,当利小便,是湿邪得化,浊气得降,哕逆自止;"视其前后"之"后"字,指大便。若因肠中燥屎内结,腑气不通,当通其大便,泻热润燥,除其燥屎,通降腑气,使胃气得降,哕逆、腹满自愈。原文未列处方,根据脉证及病机推断,若因湿邪阻滞,膀胱气化不利者之小便不通者,宜五苓散治之;若因肠中燥屎内结,腑气不通,而致大便不通者,宜用承气汤类治之。

[**类证鉴别**] 辨哕证之虚实:

虚证——其声低微,隔时而发——伴肢冷、便溏、脉弱等虚衰证候——多属胃气败绝。

实证——其声响亮高亢,连续不断——伴有腹满便结、发热、脉滑数有力等实热症候——多由肺胃邪郁滞,气机上逆所致。

三、辨下利证

(一) 下利辨证

〖原文第358条〗 伤寒四五日,腹中痛,若转气下趋[1]少腹者,此欲自利也。

〖原文第365条〗 下利,脉沉弦者,下重也;脉大者,为未止;脉微弱数者,为欲自止,虽发热,不死。

[**词解**]

[1] 下趋:向下运行的意思。

[**提要**] 论述下利的先兆和转归

[**条文释义及病机分析**] 第358条"伤寒四五日"为邪气转里之期。"腹中痛,若转气下趋少腹",欲作自利,是由于脾阳不足,运化不及,水谷不消,清气不布加之寒湿凝滞,故出现腹痛。若自觉腹中气往下行,伴有肠鸣声,乃为脾虚失运,清气不升,反而随寒湿浊气下泄,遂出现下利。

第365条下利伴见"下重",是指厥阴热利。邪热下注,迫于大肠,故肛门会有里急后重感。脉沉弦，其沉主里，弦主肝气郁滞、主痛。肝热气郁，壅滞于大肠之腑，故里急后重。脉大，应为沉弦而大，"大"，则病进，下利而脉大，属邪气盛，表明病势仍在发展，故为"未止"。脉微弱数，是相对脉弦大而言，是热势衰减之征兆，故推断其为"欲自止"。"虽发热，不死"，是指，虽有发热，热势不甚，病邪已渐退，其发热亦可随之渐消，表明邪气并非实盛，故云"不死"。本条辨证以脉为主，结合临床，仍应脉证结合。

（二）实热下利证

【原文第374条】 下利谵语者，有燥屎也，宜小承气汤。

[提要] 论述燥屎内结下利的证治。

[条文分析及病机分析] 下利一症，有寒热虚实之异。厥阴下利多属寒的性质，应见下利清谷，脉微肢厥，舌淡苔白等症，而本证下利、谵语并见，应属阳明实热燥结，故下利当属热结旁流，因肠中有燥屎阻结，邪热逼迫津液从结粪旁下流，其大便特点应是下利清水，色纯青，即泻下稀粪臭水，量不多，颜色青黑，不见粪渣，臭秽难闻。本证除下利、谵语外，还应见腹胀满拒按，潮热，脉沉实等阳明里热实证的表现。治用小承气汤通便泻热，使里热实邪去则下利、谵语皆自止。

[**类证鉴别**] 辨阳明燥热下利与厥阴热利：

第374条下利——属阳明燥热结实，热结旁流，——必伴见谵语，腹满胀痛，舌苔黄燥等阳明热盛里实之象——所下者，为污浊臭秽治宜小承气汤——通因通用，攻下燥结。

厥阴湿热下利——肝经湿热下迫所致——多便下脓血，且伴见里急后重——治以白头翁汤凉肝解毒，清热燥湿。

【原文第375条】 下利后更[1]烦，按之心下濡者，为虚烦也，宜栀子豉汤。

[词解]

[1] 更：更加，越发。

[提要] 论述下利愈后，热扰胸膈的证治。

[条文释义及病机分析] 联系本条以栀子豉汤论治心烦，按之心下濡等症，可以推断其之前的下利当属热性下利，经治疗后下利虽止，但余热未尽，上扰胸膈，故心烦更甚。按之心下濡，表明此非为有形之实邪所致，而是下利止后余热未尽，无形邪热留扰胸膈之故。虚烦，即强调是因无形邪热而致

的心烦。临床上，本证还可见心中懊忱、口渴、舌红、脉数，甚或伴有失眠、胸中窒闷等症，宜栀子豉汤清宣胸膈郁热。

(三) 虚寒下利证

1. 阳虚阴盛下利证

【原文第370条】下利清谷，里寒外热，汗出而厥者，通脉四逆汤主之。

[提要] 论述阴盛格阳下利的证治。

[条文释义及病机分析] 下利清谷为脾肾阳虚，阴寒内盛下利的特征。里寒外热是对本证性质属于内真寒外假热的高度概括。结合下利清谷，四肢厥冷等症以及通脉四逆汤方破阴回阳，通达内外的功效作用判断，本证汗出为阳气虚衰，失于固摄所致，说明已有亡阳欲脱之势。联系通脉四逆汤所主的第317条各症，此证也可见阳衰之脉微欲绝以及身反不恶寒，其人面色赤等阴寒内盛，格拒虚阳于外的假热征象。因其虚阳外越，证势危急，故用通脉四逆汤挽救欲脱之残阳。

2. 虚寒下利兼表证

【原文第364条】下利清谷，不可攻表，汗出必胀满。

【原文第372条】下利腹胀满，身体疼痛者，先温其里，乃攻其表，温里宜四逆汤，攻表宜桂枝汤。

[提要] 论述虚寒下利兼表证的治法及治禁。

[条文释义及病机分析] 第364条下利清谷是脾肾阳虚，火不生土，土衰不能运化腐化水谷的征象，应予四逆汤温阳祛寒。阳虚里寒兼有表证，应遵循里证急，先里而后表的治疗原则。反之，若以解表发汗论治，则阳气随汗外泄，使阳气更伤，阴寒凝滞，运化无力，浊气壅滞，则不仅下利不止，更增腹部胀满。即《内经》"脏寒生满病"之意。

第372条下利、腹胀满，是脾肾阳衰，寒凝气滞，浊阴不化所致，此时虽有身体疼痛的表证，但以里虚寒证为重、为急，治疗宜先温里，用四逆汤。待真阳得复，下利止而腹满消，表邪或可自解。倘若里虽和而表未解者，再治其表，用桂枝汤。本条与第91条"伤寒，医下之，续得下利清谷不止，身疼痛者，急当救里；后身疼痛，清便自调者，急当救表。救里宜四逆汤，救表宜桂枝汤"内容相似，只是疾病形成来路不同，第91条是伤寒误下所致，本证是未经误治而成。

[类证鉴别] 虚寒下利不同兼证的鉴别及不同应对：

第 364 条下利清谷——为脾肾阳虚，阴寒内盛，水谷运化失常所致——此时即使兼有表证不解，亦不可先行发汗，否则，势必产生不良后果。（"汗出必胀满"，即汗后阳气随汗外泄，使里阳更虚，寒凝气滞，则腹必胀满）——治当遵循先里后表的原则：急救其里——温补脾肾，驱寒回阳——宜四逆辈。

第 372 条下利腹胀兼身疼痛——脾肾阳衰，兼寒邪束表——此时虽有身体疼痛的表证，但以里虚为急，宜先温里，用四逆汤——待真阳得复，下利止而腹满消，里已和而表未解者，可再治其表，用桂枝汤。

以上两证皆属于表里同病而以阳虚里寒证为急为重者，治疗应以温阳散寒为先，后以发汗解表，才不至于耗散阳气，始害性命。

3. 虚寒下利转归

〖原文第 360 条〗下利，有微热而渴，脉弱者，今自愈。

〖原文第 361 条〗下利，脉数，有微热汗出，今自愈，设复紧为未解。

〖原文第 363 条〗下利，寸脉反浮数，尺中自涩者，必清脓血。

〖原文第 366 条〗下利，脉沉而迟，其人面少赤，身有微热，下利清谷者，必郁冒[1]汗出而解，病人必微厥。所以然者，其面戴阳[2]，下虚[3]故也。

〖原文第 367 条〗下利，脉数而渴者，今自愈。设不差，必清脓血[4]，以有热故也。

〖原文第 368 条〗下利后脉绝[5]，手足厥冷，晬时脉还，手足温者生，脉不还者死。

〖原文第 369 条〗伤寒下利，日十余行，脉反实者死。

[词解]

[1] 郁冒：头目昏眩，如有物蒙蔽之状。

[2] 戴阳：因下焦阳虚，阴寒内盛，虚阳浮越于上，表现为面色浮红，脉浮大空虚无力，是真寒假热之象。

[3] 下虚：下焦阳虚。

[4] 清脓血：清，同圊，圊者，厕也。清脓血，即便脓血

[5] 脉绝：即脉伏不现，与"脉不出"意同。

[提要] 论述虚寒下利的预后及转归。

[条文释义及病机分析] 第 360 条为虚寒下利，见微热而口渴不甚，是阳复之征，脉弱是邪退之象，故今曰自愈。本条为虚寒下利的向愈转归，故除

"有微热而渴，脉弱"外，还应见下利渐止，四肢转温，精神渐复等阳复邪衰、病退向愈的表现。

第361条为虚寒下利见脉数，脉数一般主热，本条则为阳复之象。微热汗出表示阳气通达，驱邪外出；而微热表明阳复适度，故可自愈。假如脉复紧，紧主寒盛，说明阳复不及，阴寒之邪复聚，故病为未解。

第363条为虚寒下利，脉当见沉迟无力，今寸脉反浮数，是阳复热盛。尺中自涩为阳复太过而化热，热郁使血行不畅之象，热伤肠道血络，蒸腐为脓，故见大便脓血。

第366条脉沉迟，下利清谷，病人微厥说明阳气已虚，内不能腐熟水谷，外不能温煦四末，属于阳虚阴盛之证。身热，面赤乃虚阳外浮、上越之假热现象，此即戴阳证。从"面少赤，身有微热""必微厥"来看，此证比少阴病篇通脉四逆汤证阴盛格阳、白通汤证阴盛戴阳的证情轻浅，属于戴阳轻证。此时，如果人体阳气能够与阴邪相争，正胜驱邪从肌表而出，则有郁冒汗出而解之转机。"所以然者，其面戴阳，下虚故也"是自注句，说明本证戴阳的病机在于下焦肾阳虚衰。

第367条为厥阴虚寒下利，若阳气来复，则有病愈，或化热致病不愈的两种转归。今下利伴见脉数、口渴，正是阳气来复，阴寒消退之佳兆，如果阳复适度，其病当自愈。若阳复太过则化热，热邪损伤肠道血络，蒸腐为脓，而致便脓血。"以有热故也"说明阳复太过而化热，热伤肠道血络，故"必清脓血"。

第368条辨下利后脉绝、肢冷的预后。下利后，病人突见脉伏不现，手足厥冷，多因卒中寒邪，泻下剧烈，使津液骤伤，阳气暴脱所致。其特点是突然发病，病势急，病情重。下利后是本病发生的关键，此类病证一般属于暂时性暴脱，经过周时之后，阳气尚有来复的可能。经过了一昼夜的时间之后，若其脉能还，手足渐温者，为阳气来复，即有生机；若周时之后，脉仍不还，肢仍不温者，则为阳气已绝，生机无望，即为死证，预后不良。当然，对"脉不还者"，不可消极对待，当用急救回阳复阴之法，可选用四逆加人参汤等方，或用灸法积极救治。

第369条为虚寒性下利日十余行，表明脏气极虚，脉当沉微，方为脉证相符。现"脉反实"为里虚证反见脉实之象，提示正气衰败而邪气盛实。证虚而脉实，脉症不符，故曰"反"，乃正衰邪实，真脏脉已现，是胃气败绝，阴阳离决的征兆，此时治疗攻补两难，攻邪则伤已衰之正，补虚则助盛实之邪，故推测其预后不良而曰"死"。

[思索与探讨] 本小节七则条文集中论述了虚寒下利证因受证情轻重缓急的不同、患者体质禀赋的差异、治疗是否正确合理以及调护得当与否等相关因素的影响，可有将愈、未解、阳复太过等病情变化，以及下利后见脉绝和脉实的多种预后及转归。要求医者对各种情况均应加以重视，准确掌握各种证情，以便采取相应的措施和手段，以促进病愈，或控制和纠正疾病的发展和变化。如作好阳复向愈者将息的指导，使其能够顺利康复；对于阳复不及，阴寒复聚的下利者，应继续以四逆辈温阳散寒，健脾燥湿救治；对于阳复热盛而致大便脓血者，则应以清热凉血，消痈排脓治疗；对于虚寒下利之戴阳轻证，可以四逆汤加减益火消阴，镇摄浮阳；针对泻下剧烈，津液骤伤，阳气暴脱的危重症，不仅重视其预后吉凶的判断，更应当以急救回阳为治；对于脉症不相符合的正衰邪实之证，也应在准确把握证情的前提下积极应对，不可坐以待毙。

总而言之，仲景通过虚寒下利的预后及转归具有多样性的特征与表现，以警示医者对每一位患者的证情均应作精细而全面地把握，决不可粗心大意，更不可偏执一端，否则则有性命之虞。再次从细微之处体现出仲景医术之精湛，可谓叹为观止！

第六节 厥阴病预后

一、正复可愈证

〖原文第327条〗 厥阴中风，脉微浮为欲愈，不浮为未愈。

〖原文第329条〗 厥阴病，渴欲饮水者，少少与之愈。

[提要] 厥阴病正气来复的可愈证。

〖条文释义及病机分析〗 第327条从脉象论厥阴中风证预后。邪入阴经乃属里证，其脉当见沉迟细弱之象。今厥阴中风，脉见微浮，乃是正胜邪却，阳气来复之佳兆，故断为欲愈。如果不见微浮脉象，则是阳气未复，阴邪尚盛，故非愈候。当然，临床还须结合其他见症综合分析，始能做出正确诊断，切不可仅凭脉象定其愈与不愈。同时，还须注意的是，如果脉象不是微浮而是浮，按之无根，或脉象暴浮者，则多为虚阳越脱之象，万不可认为是欲愈之候而放松警惕。

第329条论厥阴病阳复口渴的调护之法。厥阴病在邪退阳复，诸症消减时，见到"渴欲饮水"者，多为阳气初复，津液一时不能上承所致。本证的辨证关键在于，他症消失，唯存口渴。这种口渴，不需药疗，只需少少饮水，以滋润其津液，阴津得充，阳自不亢，阴阳平衡，则不药可愈。

[思索与探讨] 厥阴病中的上热下寒证，本就有消渴的证候，而本条却又谓"渴欲饮水者，少少与饮之"，表面看似乎有一些矛盾，实则两者的病理机制截然不同，因此在渴的程度上亦必有所区别。厥阴病，阳气来复，是厥阴病向愈的首要条件，但阳复太过，热反亢盛，则会发生大渴。这种口渴，"少少与之"是解决不了的。厥阴上热证的消渴，其渴的程度不像白虎汤证之大渴引饮，但从饮水多，渴仍不止来看，亦非"少少与之"所能解除。厥阴病阴邪退阳气复的渴欲饮水，因阳气乍复，津液一时不及上承，因而口渴，此时口渴绝不会是消渴或大渴引饮。文中"欲"字正可说明本证口渴的程度不会太甚。也是判断本证预后的主要依据。所以不用药饵，但采取少少与饮之的措施，以滋助其津液，阴阳平衡则病可自愈。少少与饮之又包含不可恣意多饮的深意。因证非热盛伤阴，饮水多则不得消散，反易内停生变。如第75条："发汗后，饮水多则喘"，第127条"太阳病，小便利者，以饮水多，必心下悸，小便少者，必苦里急也"，皆是水饮过多的变证。所以，渴欲饮水，少少与饮之，是饮水调护必须遵循的原则，不可忽视。

二、正衰危重症

〖原文第343条〗伤寒六七日，脉微，手足厥冷，烦躁，灸厥阴[1]，厥不还者，死。

〖原文第344条〗伤寒发热，下利厥逆，躁不得卧者，死。

〖原文第345条〗伤寒发热，下利至甚，厥不止者，死。

〖原文第346条〗伤寒六七日不利，便发热而利，其人汗出不止者，死。有阴无阳[2]故也。

〖原文第348条〗发热而厥，七日下利者，为难治。

〖原文第362条〗下利，手足厥冷，无脉者，灸之不温，若脉不还，反微喘者，死。少阴负趺阳[3]者，为顺也。

[词解]

[1] 灸厥阴：指灸厥阴经穴位。有注家主张灸厥阴经的行间、章门穴。

[2] 有阴无阳：下利为阴邪甚，汗出不止为阳外亡，故称有阴无阳。

[3] 少阴负趺阳：少阴即太溪脉，趺阳即冲阳脉。少阴负趺阳，即太溪脉小于趺阳脉。

[提要] 论厥阴病正气衰弱的危重症。

[条文释义及病机分析] 第343条论阳衰阴盛灸治无效的危候。伤寒六七日，症见脉微，手足厥冷，是阳气虚衰，阴寒内盛，血脉失于阳气鼓动，四肢失于温煦所致。虚阳上扰则烦躁。当此病情危急之时，若用汤药扶阳抑阴，唯恐缓不济急，故直用灸法灸其厥阴，以散寒复阳。灸后，若肢冷转温者，为阳气得复，其病可治，预后较好。若肢冷如故，即所谓"厥不还"者，为阳气衰绝，复阳无望，故断为死候，预后不好。此条只提出灸法，未及汤剂，若论药物治疗，当不外温经回阳，如四逆汤之类。在施以灸法的同时加复汤药，更有助于阳气的恢复。

第344条论阴盛阳亡神越的危候。厥阴寒证见发热，有阳复和阳亡两种可能，如属阳复，发热之时，往往会利止厥回。今虽见到发热，但下利仍然不止，肢冷仍然存在，可知是阴寒内盛，格阳于外的假象，其病机与少阴病通脉四逆汤证基本相同，然本证更有躁不得卧，为阴寒至盛，阳气将亡，心神行将越脱的征象，其病势较通脉四逆汤证尤为严重，故断为死候。

第345条论阴竭阳绝的危候。本条发热下利厥冷的病机与第344条相同，唯无躁不得卧之象，但下利厥逆却较之为甚。从下利至甚，厥逆不止来看，可知此时的发热也非阳气来复，而是阴盛格阳的假象。今虽发热，而厥逆非但不止，却相反更加严重，说明病势尚在进展，已趋阴竭阳亡的危境，故亦断为死候。

第346条论病情突变阳气外亡的危候。"伤寒六七日不利"，即在六七日期间，患者可能出现四肢厥冷等寒象，却没有下利，而且从"便发热而利"来看，亦无发热。六七日后，忽见发热而利，则知病情有变。如是阳气来复，当不该利，今热利并见，则示本证为阴盛格阳。阳虚不固则汗出，汗出不止则阳亡，正所谓"有阴无阳故也"，故亦断为死候。

第348条论虚阳外浮阴寒内盛证的预后。本条"发热而厥"者，为阴盛阳越，"七日下利"者，是阴寒日渐转甚使然。其与前第344条、第345条同为虚阳外浮，阴寒内盛而见的内有真寒、外有假热的发热厥利证。但第344条因"躁不得卧"，为阴寒至盛，阳气将亡，心神行将越脱的征象，故主死。第345条因"下利至甚，厥不止"，为阴液即将下竭、阳气行将外亡的阴竭阳绝，故亦主死。本条虽然也是真寒假热证，但尚未达到上述严重程度，故不言主死，仅曰"难治"。但难治并不等于不治，医者决不可坐视待毙，仍当积极选用四逆汤类方剂以图救治。

第362条判断厥阴危证之预后。下利、肢厥、无脉，是阳气虚衰，阴寒内盛的厥阴病危证，此时使用汤药唯恐缓不济急，故直用灸法进行急救。有注家谓"当灸关元、气海二穴"，可资参考。灸后手足转温，脉搏微续者，其阳渐复，病尚可治。如果灸后手足仍然不温，脉搏仍然不起，反而见微喘者，是真阳竭绝于下，肺气越脱于上，故断为死候。此与第299条"少阴病六七日，息高者，死"的机理基本相同。

此外，当寸口无脉时，也可诊察足部脉搏判断疾病的吉凶预后。足部脉有太溪与趺阳二处：太溪脉属足少阴肾经，趺阳脉属足阳明胃经。"少阴负趺阳"者，意在说明，其病虽危，但胃气尚存，生化有源，病尚能治，所以为顺；反之，如果趺阳负少阴者，不仅真阳已衰，胃气亦已败绝，生化无源，病必不治，自当属逆。

[思索与探讨] 第344条断为死候的主要依据是躁不得卧，因为躁扰与烦躁不同，烦躁为阴与阳争，躁扰为纯阴无阳，孤阳外亡。本条与第298条少阴病"不烦而躁"、第338条"其人躁无暂安时"同属阳亡之死候。与第61条"昼日烦躁不得眠，夜而安静"的干姜附子汤证，第69条以烦躁为主的茯苓四逆汤证等必须鉴别，前者为纯阴无阳，孤阳外亡，故但躁不烦。后者为弱阳与盛阴相争，争而不胜，故烦躁同见。第362条下利，手足厥冷无脉，与第315条"利不止，厥逆无脉"相似，是由盛阴与阳药格拒所致，尚伴有"干呕烦"等证，本条无格拒之因，可见证情更为严重，若此时用汤药来挽救其阳，恐缓不济急，故以灸法急救。如果灸后，回脉还，可转为安，若灸后手足依然不温，反见"微喘"，是阳竭于下，气脱于上，多属死候。若不见微喘，寸口脉虽未还，只要足部脉未绝，尚有转机，尤其是趺阳脉胜于太溪脉，虽证势严重，仍有治疗的余地。对于危重病人，诊察足部脉，尤其是趺阳脉，对决诊生死有重要参考价值。

第七节 厥阴病欲解时

〖原文第328条〗 厥阴病欲解时,从丑至卯上[1]。

[词解]

[1] 从丑至卯上:指丑、寅、卯三个时辰,即从1时至7时这段时间。

[条文释义及病机分析] 本条论厥阴病的欲解时间。厥阴病欲解时是丑、寅、卯这三个时辰,是凌晨1~7时。此时,自然界正处在阳气升发的阶段。作为阴尽阳生之脏的厥阴为病,往往会在此时得到自然界阳升之助而有利于其病向愈,反映了中医学天人相应的学术思想。对此,读者领会其精神即可,切不可生搬硬套,更不能坐以待愈。

总而言之,仲景通过虚寒下利的预后及转归具有多样性的特征与表现,以警示医者对每一位患者的证情均应作精细而全面地把握,决不可粗心大意,更不可偏执一端,否则则有性命之虞。再次从细微之处体现出仲景医术之精湛,可谓叹为观止!

伤寒论导读

霍乱篇

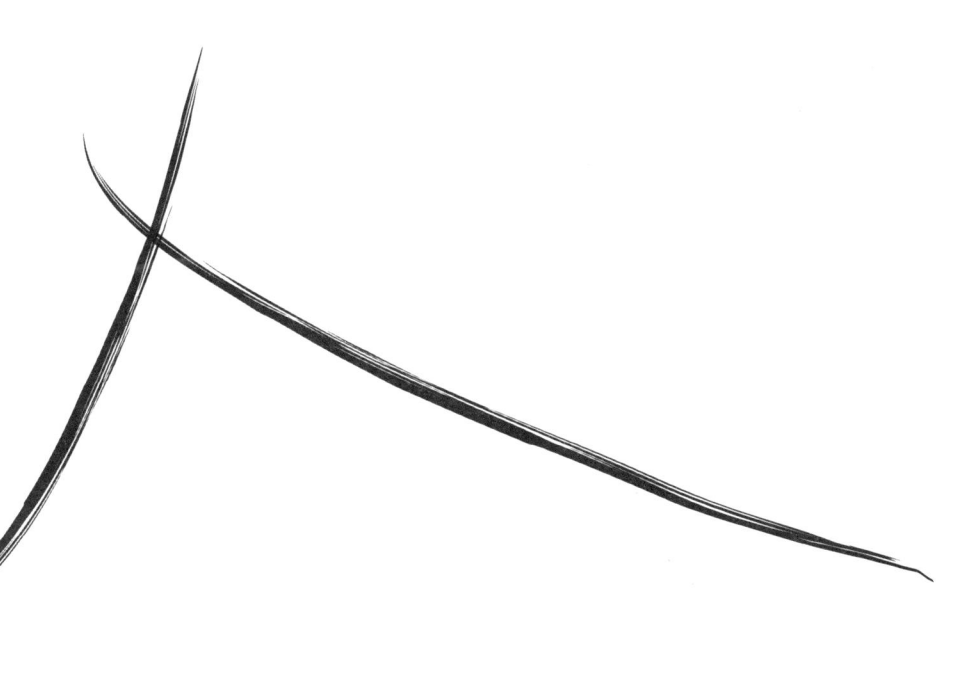

第七章 辨霍乱病脉证并治

概　说

霍乱是以突发呕吐下利为主要临床表现的病证。霍，有急骤、卒然之意；乱，即缭乱、变乱之意。因其发病突然，顷刻之间升降失序，吐泻交作，故名曰霍乱。

霍乱病多发于夏秋季节，其病因多由外感（寒、暑、湿、疫疠之邪），或内伤饮食，生冷不洁，伤及脾胃，使中焦升降失职，清浊相干，气机逆乱所引起。此正如《灵枢·五乱》所说："清气在阴，浊气在阳……清浊相干……乱于肠胃，则为霍乱。"

本篇所讨论的霍乱病实际上包括了多种急性胃肠病证。后世根据临床表现不同，将霍乱分为湿霍乱和干霍乱两类。即上吐下泻，挥霍无度者，为湿霍乱；欲吐不吐，欲泻不泻，腹中绞痛，烦闷不安，短气汗出者，为干霍乱。本篇所论当属湿霍乱。因为湿霍乱又有因寒因暑之异，故有寒霍乱与热霍乱之分；寒霍乱者，因于寒湿；热霍乱者，因于邪热。本篇所论当属湿霍乱中的寒霍乱。

因霍乱病的发生多与外邪有关，且常见头痛、发热、恶寒、身疼等症，与伤寒有相似之处，故仲景将本证列于伤寒六经病证之后，以兹鉴别。

本篇所论的霍乱与现代医学所说的由霍乱弧菌引起的霍乱概念不同，但对其也有一定的参考价值。

第一节　霍乱病脉证

〖原文第382条〗问曰：病有霍乱者何？答曰：呕吐而利，此名霍乱。

[提要] 论霍乱病的主要临床表现。

[条文释义及病机分析] 本条自设问答，以揭示霍乱的证候特征。霍乱病的证候特点是起病急骤，吐利交作。本病多因饮食不节（洁），寒温失调，以致胃肠功能紊乱，清浊相干，脾胃升降失常所致。浊阴之邪上逆则呕吐，清阳之气下陷故下利。此正如成无己《注解伤寒论》所说，"三焦者，水谷之道路。邪在上焦，则吐而不利；邪在下焦，则利而不吐；邪在中焦，则既吐且利。以饮食不节，寒热不调，清浊相干，阴阳乖隔，遂成霍乱。轻者，止曰吐利，重者，挥霍缭乱，名曰霍乱。"本证与太阴脾虚之吐利有相似之处，但太阴病证势轻缓，以腹满而吐，食不下，自利益甚，时腹自痛等为主；此则发病突然，顷刻之间，吐泻交作，挥霍缭乱。二者不难区分。

〖原文第383条〗问曰：病发热头痛，身疼恶寒，吐利者，此属何病？答曰：此名霍乱。霍乱自吐下，又利止，复更发热也。

[提要] 论霍乱兼表证及其与伤寒的鉴别。

[条文释义及病机分析] 霍乱病在脾胃，但亦不乏因感受外邪而发者，故除见吐利交作外，每每兼见表证。邪客于表，经脉不利，故头痛身疼；正邪相争于表，则恶寒发热并见。霍乱吐利兼表证与伤寒见吐利证不同；伤寒病只有当邪气内传，影响里气不和，脾胃升降失常时才见呕吐下利；而霍乱初病即见吐利，且病势急暴，兼见表证，故与伤寒有别。霍乱虽兼表证，但其症状以吐利为主，正如原文"霍乱自吐下"之言，可见本病自内而发，非表邪内传或内扰所致。因霍乱病从内而外，表里兼病，故吐利与寒热并见，甚或有起病即只见吐利而无发热，吐利已作而稍后方见发热者，是以文中云："又利止，复更发热也。"

第二节 霍乱病证治

一、辨霍乱与伤寒下利异同

〖原文第384条〗伤寒，其脉微涩者，本是霍乱，今是伤寒，却四五日，至阴经上，转入阴必利，本呕下利者，不可治也。欲似大便，而反失气，仍不利者，此属阳明也，便必硬，十三日愈，所以然者，经尽故也。下利后当便硬，硬则能食者愈，今反不能食，到后经中，颇[1]能食，复过一经能食，过之一日当愈，不愈者，不属阳明也。

第七章
辨霍乱病脉证并治

[词解]

[1] 颇：古为双向词，此处不作"甚"字解，意为"稍微""略微"。

[提要] 论霍乱与伤寒脉症的异同及转归。

[条文释义及病机分析] 本条可分三段理解：自"伤寒，其脉微涩者"至"不可治也"为第一段，承继上条论述了霍乱兼表证与伤寒传里证的异同及两种病证的不同转归。霍乱兼表证，感受外邪，出现发热头痛，身疼恶寒，吐利并作。伤寒表不解传入阴经亦可见身热恶寒和吐利，与霍乱吐利兼表证十分相似，因此应注意鉴别。

从"欲似大便"，至"经尽故也"为第二段。论述霍乱病吐利后津伤化燥的转归及预后。若霍乱吐利之后，患者欲似大便而不能，反出现矢气现象，这是因为吐下后津伤化燥，胃肠失润所致，故曰"属阳明也"。因非邪热内传所致，故虽属阳明而无潮热、谵语之症，仅见大便硬，不可贸然攻下，须仔细观察。若病邪已去，正气渐复，经过一段时间，经气来复，津液恢复则大便自通，故曰："十三日愈，所以然者，经尽故也。"

"下利后当便硬"至"不属阳明也"为第三段。是承前段论述下利后便硬的预后。下利后，津伤失润，大便当硬。因不属阳明胃家实证，虽大便硬，但腑气尚通，胃气尚和，故能食者，此示人正气充、胃气复，故有自愈之机。"今反不能食"，是霍乱吐下后胃气受损而尚未完全恢复，须仔细观察，若经过数日，即"到后经中"，经气来复，而"颇能食"，即食欲稍有恢复者，说明胃气已逐渐恢复。若又经过一段时间，即"复过一经而转为能食，提示病情又有好转而痊愈的可能，故可判断"过之一日当愈"。因按古代"传经"之说，六日为一经，已过两经，再加一日，共为十三日，与前文所述"十三日愈"正合。若到后经中能食而病不愈者，则不属津伤便硬之阳明病，而应观其脉证，知犯何逆，随证治之。

[类证鉴别] 伤寒表不解之吐利与霍乱兼表证之吐利的鉴别：

伤寒表不解——其脉必浮——多在四五日后，邪传阴经之时才见吐利；

霍乱兼表——因吐利交作，气血津液大伤——故脉来微涩而无力——起病即见吐利。

"本呕下利者，不可治也"是说霍乱为病，起病即见呕吐下利，与伤寒邪传阴经见下利证病机有别，因此治法各异，故不能用治伤寒之法以治之。

二、霍乱治法

(一) 五苓散证、理中丸证

【原文第386条】 霍乱，头痛发热，身疼痛，热多欲饮水者，五苓散主之；寒多不用水者，理中丸主之。

五苓散方（见辨太阳病脉证并治）

理中丸方——人参　干姜　甘草（炙）　白术各三两

丸法：上四味，捣筛，蜜和为丸，如鸡子黄许大。以沸汤数合，和一丸，研碎，温服之，日三四，夜二服。腹中未热，益至三四丸，然不及汤。

汤法：以上四物，依两数切，用水八升，煮取三升，去滓，温服一升，日三服。若脐上筑[1]者，肾气动也，去术，加桂四两；吐多者，去术，加生姜三两；下多者，还用术；悸者，加茯苓二两；渴欲得水者，加术，足前成四两半；腹中痛者，加人参，足前成四两半；寒者，加干姜，足前成四两半；腹满者，去术，加附子一枚。服汤后如食顷[2]，饮热粥一升许，微自温，勿发揭衣被。

[方义] 五苓散方：见"辨太阳病脉证并治"篇。

理中丸用人参、炙甘草健脾益气，干姜温中散寒，白术健脾燥湿。脾阳得运，寒湿可去，则中州升降调和而吐利自止。本方为太阴病虚寒下利的主方，因具有温运中阳，调理中焦之功，故取名"理中"。此方又名人参汤。

煎服法：理中丸为一方二法，既可制成丸剂，亦可煎汤服用。一般规律是病情缓而需久服者用丸剂，病势急重者用汤剂。

服丸法：①将4味药捣碎，过筛，以蜜和丸如鸡蛋黄大小。②服时以热水与研碎之药丸1丸和匀，温服。③白天服3~4次，晚间服2次，每昼夜共服5~6次。④服药后腹中由冷而转热感者，说明有效，可续服；若腹中未热，说明药效不明显或无效，多为病重药轻之故，当增加丸药的服用量，由一丸加至三四丸。

服汤法：①浓煎1次，分3次温服。②服药后约一顿饭的时间，可喝些热粥，并温覆取暖，以助药力。

理中丸方后记载随证加减法有八种：

①脐上悸动者，是肾虚水气上冲之象，方中去白术之壅补，加桂枝以温肾降冲，通阳化气。

②吐多者，是胃寒饮停而气逆，故去白术之补土壅塞，加生姜以温胃化饮，降逆止呕。

③下利严重者，是脾气下陷，脾阳失运，故还需用白术健脾燥湿以止利。

④心下悸者，是水邪凌心，可加茯苓淡渗利水，宁心安神。

⑤渴欲饮水者，乃脾不散精，水津不布，宜重用白术健脾益气，以运水化津。

⑥腹中痛者，是中气虚弱，故重用人参至四两半。

⑦里寒甚，表现为腹中冷痛者，重用干姜温中祛寒。

⑧腹满者，因寒凝气滞，故去白术之壅塞，加附子以辛温通阳，散寒除满。

[词解]

[1] 脐上筑：筑者捣也，形容脐上跳动不安如有物捶捣。

[2] 食顷：约吃一顿饭的时间。

[提要] 论霍乱病表里寒热不同的证治。

[条文释义及病机分析] 开篇首论霍乱病症状特点，即卒然吐利，根据兼症不同，则治法各异：

若伴见头痛，发热，身疼痛，脉浮，小便不利，渴欲饮水等——属霍乱偏表偏热——其病机乃因吐利，清浊不分，三焦水道不利，津液运行失常，既不能上承于口，又不能下输膀胱，但浸渍胃肠——常兼见口渴、小便不利——宜用五苓散外疏内利，表里两解。后世称此法为急开支河。

若伴见腹中冷痛，喜温喜按，舌淡苔白，脉缓弱等——属偏里偏寒——其病机以里虚寒证为重，吐利同时兼寒多不渴，说明此乃中焦阳虚，寒湿内阻，清阳不升，浊阴不降——当伴见腹中冷痛，喜温喜按，舌淡苔白，脉缓弱等——故以理中汤（丸）温中散寒，健脾燥湿。

[思索与探讨] 五苓散与理中丸两方均有温阳利湿的作用，故适用于寒湿霍乱证治。其中用五苓散者，以霍乱偏表证为主，因其发热明显，故言其"热多"。用理中丸者，治霍乱里虚寒证突出，故言其"寒多"。若里虚寒兼表者，则可用治"协热而利"的桂枝人参汤，该方即理中汤加桂枝而成。

[临证辨治要点]

①五苓散证

主症：吐利，发热，头痛，身疼痛，渴欲饮水，小便不利，脉浮。

病机：表邪不解，里气不和，清浊相干，升降失序。

治疗：外疏内利，表里两解——方用五苓散。

②理中丸证

主症：吐利频繁，腹中冷痛，喜温喜按，不欲饮水，舌淡苔白，脉缓弱。

病机：中焦阳虚，寒湿内阻，清气不升，浊气上逆。

治疗：温中散寒，健脾燥湿——方用理中丸。

[理中丸方歌诀]

理中丸用附草姜，另加白术各三两。吐利频繁腹冷痛，散寒燥湿温中阳。

[现代临床实际运用及其拓展] 理中丸（汤）临床主要用于治疗消化系统疾病，如胃炎、消化性溃疡、慢性肠炎、溃疡结肠炎、慢性腹泻、小儿腹泻等，辨证属中焦阳虚，寒湿内阻，清气不升，浊气上逆者。均使用本方加减化裁，且有较好疗效。

[临床应用典型验案举隅] 乔振纲医案（摘自《乔振纲医论医案精编》）

1. 黎明泻（慢性肠炎案）

徐某，女，37岁，洛阳市李楼乡居民，2015年4月15日初诊。患者八个月来，每晨起6点左右，急于登厕，大便稀溏，先后在解放军某医院和另一家三甲医院治疗多时，未获显效，10天前因贪食生冷病情复发加重。现黎明即泄，形势急迫，甚则水泻，伴以腹鸣，每日2~5次，自觉乏力神疲，肢体发凉，舌苔薄白、舌质淡红，脉沉濡细。证属肾阳虚馁，脾失温煦，水谷不化，挟湿下注。治宜益气扶正，补肾温阳，健脾化湿，升清止泻。处方：生黄芪30克，红参10克，白术25克，云苓30克，焦楂13克，葛根30克，山药15克，补骨脂15克，车前子25克（单包），制附子9克（先煎），干姜5克，芡实15克，赤石脂13克，砂仁9克（后下），炒白芍30克，炙甘草9克，红枣5枚。10剂，每日一剂水煎服。2015年4月30日诊：上方仅服2剂，腹部即觉温暖舒适，5剂后腹鸣消失，大便次数明显减少，尽剂腹泻渐止，大便成形，随之精神明显好转，但见患者神情振奋，喜不自禁。舌苔薄黄，舌质淡红，脉沉无力。疗效既佳，仍宗前法，守方化裁：生黄芪30克，太子参15克，白术25克，云苓30克，山药15克，补骨脂13克，山萸肉10克，制附子9克，干姜5克，葛根30克，益智仁10克，焦楂13克，芡实15克，砂仁9克（后下），车前子15克（单包），吴茱萸7克，炙甘草9克。10剂，每日一剂水煎服。2015年5月15日，因乳房胀痛复诊，告知上药尽剂，肠炎已愈。

按：本案患者所患疾病属中医"泄泻"和"黎明泄"。西医诊断疑似慢性肠炎，抑或慢性结肠炎。究其中医病机，应属本虚标实之证。其标实表现在，清浊不分，水谷不化，挟湿下注；其本虚责之肾阳虚馁，下焦虚寒，脾失温煦，清气不升，运化失常。方中重用生黄芪为君，旨在补气升清，用红参为臣，大补元气，以防虚脱。再臣以白术、云苓、干姜、炙甘草等健脾助运，温补中阳；臣以山药、补骨脂、制附子等温补肾阳。佐以焦楂、砂仁调胃和中，葛根升清以止泻，芡实固涩以止泻，赤石脂收涩以止泻，车前子利尿以止泻。芍药、红枣为使，酸甘缓急。综观全方，标本兼治，本而标之，疗效著矣！

2. 慢性腹泻（慢性肠炎）案

王某某，女，66岁，正骨医院职工，2005年11月8日诊：患慢性腹泻四十余年，西医诊为慢性肠炎，屡经诺氟沙星、泻痢停、黄连素等治疗，可短暂缓解，但始终未能根治。一个月前因饮食不慎致病情复发加重。刻诊：大便较频，每日3~5次，每便前先觉少腹隐痛，继则欲便，质呈稀糊状，夹带不消化物。平素乏力、腹胀，舌质淡红、舌苔薄白，脉沉无力。证因脾肾两虚，中阳虚馁，清气下陷所致。治宜益气温中，健脾补肾，升清止泻。处方：太子参13克，白术15克，云苓30克，陈皮9克，半夏9克，焦楂13克，山药13克，肉豆蔻9克，吴茱萸7克，补骨脂13克，干姜7克，五味子9克，葛根30克，黄连7克，炒防风10克，车前子15克，炒白芍30克，炙甘草9克。每日一剂水煎服。2015年11月24日诊：服上方14剂，腹泻次数明显减少，精神好转。治仍宗上方化裁：生黄芪30克，升麻7克，白术15克，云苓30克，乌梅9克，肉豆蔻9克，车前子15克，猪苓30克，山药15克，姜炒黄连7克，炒防风13克，补骨脂9克，葛根30克，赤石脂9克，芡实15克，炒白芍30克，炙甘草9克。每日一剂水煎服。2015年12月22日诊：续服上方20余剂，腹泻次数减至每日1~3次，便前腹痛亦明显减轻，乏力亦明显好转，惟大便仍溏。治宗上方去猪苓、黄连，加制附子、制米壳各9克。嘱其每剂煎三次，前两次喝，第三次用毛巾蘸药水，裹以暖水袋，置于少腹部，热敷10~20分钟。2006年元月16日诊：经上治疗20余日，腹泻已止，大便逐渐成形，便前腹痛亦失，精神完全恢复正常。病告痊愈，遂予补脾益肠丸3盒，调理巩固善后。

按：腹泻之证，应首辨虚实。慢性腹泻，多以虚为主。该案脉证合参，责之脾肾两虚，中阳虚馁，清气下陷。脾主升清，司运化水湿；肾为胃关，司前后阴，调控二便。今脾虚，升清失职，加之中阳虚馁，水湿不能正常运化，水湿与清气混而下趋，复因肾关不固，遂为泄泻。方选参苓白术散、理中汤、四神丸、葛根芩连汤合而化裁。其参苓白术散健脾升清运化水湿；其理中汤温补中阳，促使水湿之气化；其四神丸通过温补肾阳而温煦脾土，同时强固"胃关"；用葛根、炒防风以升清；用姜炒黄连者，以姜炒祛其寒性，留其"苦"味，燥湿厚肠以止泻；用车前子者，意在利小便而实大便。总观全方，不仅紧扣病机，而且组方严谨，用药精当，既立足根本，又着眼细微，可谓匠心独具，至善至妙。

（二）四逆汤证

【原文第388条】 吐利汗出，发热恶寒，四肢拘急，手足厥冷者，四逆汤主之。

【原文第389条】 既吐且利，小便复利，而大汗出，下利清谷，内寒外热，脉微欲绝者，四逆汤主之。

[提要] 论霍乱致阴盛亡阳的证治。

[条文释义及病机分析] 第388条主要论霍乱吐利交作，亡阳脱液的证治。阳虚不固则汗出；盛阴迫虚阳于外而见身热；阳虚不温四末，则手足厥冷；吐利致阴液耗损则阴阳两虚，筋脉失其温养而四肢拘急。本证虽为亡阳脱液之证，但以亡阳为主，治当急温回阳，宜四逆汤，虚阳回而吐利、汗出止，则阴液自复。

第389条论霍乱亡阳里寒外热的证治。"既吐且利"，即霍乱吐利交作。上吐下利，津液耗伤，小便当少而不利，此则不仅小便复利，而且大汗出，下利清谷，此乃真阳虚极，失于固摄阴液所致。阳虚不能制水，失于摄敛津液，故小便清长；阳虚不能固表，腠理开泄，故大汗出；脾肾阳衰，水谷失于腐熟温化，故见下利清谷；心肾阳衰，无力鼓动血脉，则脉微欲绝；阴寒格拒虚阳于外则"内寒外热"，此乃真寒假热之阴盛格阳证。病重且急，先与四逆汤回阳救逆，不效可再投通脉四逆汤破阴回阳。

[临证辨治要点]

主症：吐利汗出，发热恶寒，四肢拘急，手足厥冷；或既吐且利，小便复利，而大汗出，下利清谷，内寒外热，脉微欲绝。

病机：吐利亡阳，火不温土。

治疗：回阳救逆——方用四逆汤。

（三）通脉四逆加猪胆汤证

【原文第 390 条】 吐已下断[1]，汗出而厥，四肢拘急不解，脉微欲绝者，通脉四逆加猪胆汤主之。

通脉四逆加猪胆汤方：甘草二两（炙）　　干姜三两（强人可四两）　　附子大者一枚（生，去皮，破八片）　　猪胆汁半合

上四味，以水三升，煮取一升二合，去滓，内猪胆汁，分温再服，其脉即来。无猪胆，以羊胆代之。

煎服法：

①将甘草、干姜、附子浓煎1次取汁，加猪胆汁，分2次温服。

②如无猪胆汁，可以羊胆汁代替。

[方义] 本方由通脉四逆汤加猪胆汁组成。通脉四逆汤破阴回阳救逆，猪胆汁苦寒性润，一则借其寒性，引姜附之热药入阴，以免盛阴对辛热药物之格拒不受，取"甚者从之"之意；二则借其润燥滋阴之功，以补充吐下后伤阴之虚竭；三则制约姜附辛热伤阴燥血之弊。此即所谓益阴和阳之法。

[词解]

[1] 吐已下断：已，停止；断，断绝。吐已下断，指吐利液竭而停止。

[提要] 论霍乱阳亡阴竭的证治。

[条文释义及病机分析] "吐已下断"，即吐利停止，若兼见四肢转温，脉象缓和，为将愈；若兼见厥逆、脉微欲绝，并非阳复，而是吐利过甚致水谷津液涸竭，无物可吐，无物可利而自断。更见汗出而厥，是阳亡欲脱，既不能固表以止汗，又不能通达四末以温养，可见病势危笃。阴阳气血虚竭，筋脉失于濡养，故四肢拘急不解。阴虚血脉不充，阳虚推动无力，故脉微欲绝。此证不仅阳亡，更有液竭，故以通脉四逆回阳救逆，加猪胆汁益阴和阳。

[临证辨治要点]

主症：频繁吐利后，无物可吐且无物可下，伴见汗出而厥，四肢拘急，脉微欲绝。

病机：吐利过重，阳亡阴竭。

治疗：回阳救逆，益阴和阳——方用通脉四逆加猪胆汁汤。

[**通脉四逆加猪胆汁汤方歌诀**]

一枚生附三两姜，蜜炙甘草用二两。脉微内竭资汁液，猪胆须加四合囊。

[临床实际运用及其拓展] 本方具有升高血压、强心、抗心律失常、改善微循环障碍等作用,可与通脉四逆汤、白通加猪胆汁汤等汤证条文互参。临床适用于吐泻之后,阳衰阴胜,阳亡阴脱的病证;也可用于急性胃肠炎、食物中毒等所致的脱水、循环衰竭等;对于垂体功能低下、甲状腺及肾上腺皮质功能低下而有阳衰阴盛之临床表现者,亦可用本方治之。

[临床应用典型验案举隅] 余听鸿医案

常熟东门外叶泳泰市布行一童子,年约十二三,吐泻止后,两尺皆伏,唯寸关脉浮,汗多气促。余曰:此证大有变局。进和中分清芳香淡渗之品,至明日又邀余诊,汗如珠下,面红目赤,肢厥脉伏,口中要饮井水,烦躁不休。余曰:此证阳已外脱,非为热证。即干姜一钱,附片一钱,肉桂八分,猪胆汁一钱,童便二两,三物先煎,将汁滤清,合入胆汁、童便,沸一二次冷服。此症本可通脉四逆加人尿猪胆汁为是,因症已危险,故去炙甘草之甘缓,恐其夺姜、附之功,加以肉桂之辛,如猛将加以旗鼓,万军之中,以夺旗帜。不料已在哺,胆汁、童便但无觅处。病家先以姜、附、桂三味煎而饮之,欲将胆汁、童便,明晨再饮,余闻而大骇,即送字与其父曰:姜、桂、附,阳药,走而不守,一误犹可;胆汁、童便,阴药,守而不走,再误不可,一服即死。明晨速将原方照服,或可挽回。明晨服一剂,至午,汗止,口渴亦止,面红目赤亦退,脉细如丝而已见。余曰:脉已微续,可无虑也。即进四逆加人参、人尿,再一剂而病霍然。(聂惠民. 名医经方验案 [M]. 北京:人民卫生出版社,2009.)

(四)四逆加人参汤证

【原文第385条】 恶寒脉微而复利,利止亡血[1]也,四逆加人参汤主之。

四逆加人参汤方:甘草二两(炙)　附子一枚(生,去皮,破八片)　干姜一两半
干人参一两

上四味,以水三升,煮取一升二合,去滓,分温再服。

[方义] 四逆加人参汤由四逆汤加人参一两而成。方用四逆汤回阳救逆,加人参益气固脱,生津滋液。张路玉云:"亡血本不宜用姜附以损阴……此以利后恶寒不止,阳气下脱已甚,故用四逆以复阳为急也。其所以加人参者,不特护持津液,兼阳药得之,愈加得力耳"。

[词解]

[1] 亡血:此处作亡失津液解。

[**提要**] 论霍乱亡阳脱液的证治。

[**条文释义及病机分析**] 霍乱病吐利交作，气随液泄，阳随气脱，不能温暖周身而蒸化水谷，故恶寒脉微而利不止。复因泄利无度，阴血耗伤，以致无物可下而利自止，此利止绝非阳气来复之候，故曰"利止亡血也"。《金匮玉函经》曰："水竭则无血"，其意与此相似，故急用四逆加人参汤，回阳救逆，益气生津。

[**思索与探讨**] 本条（四逆加人参汤证）与第390条通脉四逆加猪胆汤证皆属阳亡液竭之证，但二者病情轻重有别：

本条虽属亡阳脱液，且亦有无物可下而下利自止，但并无汗出、四肢厥冷及拘急不解，另虽见脉微而未欲绝，说明亡阳不至太重，且阴阳格拒之势未成，故宜用四逆加人参汤；

第390条之证已见汗出、四肢厥冷且拘急不解，显然重于本证，故以通脉四逆加猪胆汤治之，以大量姜、附回阳，且加猪胆汁之咸寒苦降，引阳入阴，使热药不被寒邪所格拒，以利于发挥回阳救逆作用。

[**临证辨治要点**]

主症：频繁吐利后利止，恶寒而脉微。

病机：吐利过重，阳亡液脱。

治疗：回阳救逆，益气生津——方用四逆加人参汤。

[**四逆加人参汤方歌诀**]

四逆汤中加人参，回阳救逆而生津，频繁吐利阳受损，阳亡夜脱脉沉微。

[**现代临床实际运用及其拓展**] 现代临床，四逆加人参汤及其加减方主要治疗循环系统疾病，如心肌缺血、冠心病及心衰、心源性休克等病证辨证属阳亡液脱者，均可使用本方加减化裁。

[**临床应用典型验案举隅**] 邢锡波医案

裴某，男，58岁。夏令因饮食不洁，患急性胃肠炎，初起发热恶寒，头痛脘闷，继则吐利交作，腹痛烦躁不安。曾服导滞分利止呕药2剂，吐利不止。渐至四肢厥逆，心烦身出冷汗，口干舌燥，饮食不思，脉象微细欲绝。证属阴阳两伤，津液内竭。治宜扶阳救逆，益气生津。处方：炙甘草18克，炮附子10克，干姜10克，吉林参6克。服药1剂后，四肢回暖，吐利不作，心不烦躁，能安然入寐。3剂后，症状消失，精神安静，食欲渐展，脉象虚缓。后以和胃化滞之剂，调理而愈。（邢锡波．邢锡波医案集［M］．北京：

人民军医出版社，1991.）

（五）桂枝汤证

【原文第 387 条】 吐利止，而身痛不休者，当消息[1]和解其外，宜桂枝汤小和之。

[词解]

[1] 消息：斟酌的意思。

[提要] 论霍乱里和而表未解的证治。

[条文释义及病机分析] 吐利是霍乱的主症，条文言吐利止，说明里气已和，脾胃升降功能恢复，病自向愈。吐利止而身痛不休，是表邪未罢。此证吐下之后，阳气大伤，津液未复，故不可乱投发汗峻剂，以免大汗亡阳，变证再起。然既有表证之未罢，亦须解表，宜少与桂枝汤微发汗解肌表之邪，且在内调和脾胃振奋气血生化之源。所谓消息，即斟酌病情之轻重，灵活变通而用药。小和之意即不宜用药过量使汗出过多，此正如方有执《伤寒论条辨》所言："小和，言少少与之，不令过度之意也。"临床中可根据实际病情变通用药，不必拘泥于桂枝汤。

三、愈后调养

〖原文第 391 条〗 吐利发汗，脉平[1]，小烦者[2]，以新虚不胜谷气故也。

[词解]

[1] 脉平：脉见平和之象。

[2] 小烦：微觉烦闷。

[提要] 霍乱病治疗后的调理。

[条文释义及病机分析] 霍乱病经过治疗之后，脉见平和，说明大邪已去，病情向愈。若尚有微烦不适，多为吐泻之后、大病新差之余，脾胃之气尚弱，不能消化食物所致，故曰"以新虚不胜谷气故也"。此时只要节制饮食，注意调养即可，切不可因小烦而误认为邪气未解，甚至滥用攻邪之药。当然，若小烦数日不愈，亦可加用健脾和胃消食之药，以促使早日康复。

阴阳易差后劳复篇

伤寒论导读

第八章　辨阴阳易差后劳复病脉证并治

概　说

伤寒大病初愈，气血未复，正气尚虚，余邪未尽，应注意调养，预防疾病复发。若病后因房事导致发病的，称为阴阳易。由于饮食起居失常，作劳伤正，疾病复发者，称为差后劳复。其中因劳而发者，称为劳复；因饮食调理不当而发者，称为食复。

阴阳易差后劳复的治疗，发病为阴阳易者，论中记载烧裈散治之，其疗效及机理尚待研究；差后劳复者，治以枳实栀子汤；差后更发热，治以小柴胡汤；差后腰下有水气者，治以牡蛎泽泻散；差后胸上有寒者，治以理中丸；气逆欲吐者，治以竹叶石膏汤；差后微烦者，无须用药，损谷则愈。

阴阳易与差后劳复之病，皆发生在大邪已去，正气未复的阶段，同属于病后失于调理所致，仲景在六经证治之后，专列一篇加以讨论，以示病后应重视调养护理，以巩固疗效，防止复发。

第一节　阴阳易证

〖原文第392条〗伤寒阴易[1]之为病，其人身体重，少气，少腹里急，或引阴中拘挛，热上冲胸，头重不欲举，眼中生花，膝胫拘急者，烧裈散主之。

烧裈散方：妇人裈中，近隐处，取烧作灰。

上一味，水服方寸匕，日三服，小便即利，阴头彻肿，此为愈矣。妇人病取男子裈烧服。

[词解]

[1]阴易：《玉函》卷四、《注解伤寒论》卷七作"阴阳易"。

[提要]　论阴阳易的证治。

[条文释义及病机分析] 阴阳易中的"阴"与"阳"分别取易学中阳男、阴女之意;"易",交易,变易。古代房中家认为男女交合则互易阴阳,使男女阴阳平调而增年延寿;但交合过度,耗损精气,则会发生变易而生疾病。古人认为,伤寒热病初愈,余邪未尽,更犯房事之禁,可将邪毒传于对方而致病。此种因房事染易邪毒而致的病证,称为阴阳易。其中有病之男传无病之女者,称为阳易;有病之女传无病之男者,称为阴易。另有注家认为,此"易"乃"变易"之意,即患者大病初愈,因行房事而病情发生变化,亦即"房劳复"。行房之时,最易伤动精气,因精气受损,故发病即出现"其人身体重,少气"等精气不足之证。阴津被耗,筋脉失养,则见"少腹里急或引阴中拘挛""膝胫拘急"。伤寒邪毒由阴传入,毒热由下向上攻冲,则见"热上冲胸,头重不欲举,眼中生花"等症。此证由阴阳交媾,染易邪毒而成,治当导邪外出。方用烧裈散。

男女裤裆,附浊败之物,烧灰取其火净而通散以导邪外出。服后小便利则愈,并有阴头微肿,乃毒邪从阴窍排出之故。本病究属何种病证,此药究竟是否有效,尚待研讨,可存疑待考。

第二节 差后劳复证

一、差后劳复证治

(一) 枳实栀子汤证

【原文第393条】大病[1]差后,劳复[2]者,枳实栀子汤主之。

枳实栀子汤方:枳实三枚(炙)　栀子十四个(擘)　豉一升(绵裹)

上三味,以清浆水[3]七升,空煮取四升,内枳实、栀子,煮取二升,下豉,更煮五六沸,去滓,温分再服,覆令微似汗。若有宿食者,内大黄如博棋子[4]五六枚,服之愈。

[方义] 枳实栀子汤由三味药组成,方中枳实宽中行气,栀子清热除烦,豆豉宣透邪气。用清浆水煎药,取其性凉善走,调中开胃以助消化,若兼有宿食停滞,脘腹疼痛,大便不通者,可加大黄以荡涤肠胃,下其滞结。本方以清浆水烧开煮至减少近半,入栀子、枳实,再煎至水去一半,入豆豉,煮五六沸后,取汁。分两次温服,温覆取微汗。

[词解]

［1］大病：伤寒病之统称。

［2］劳复：大病初愈，因过劳而复发，谓之劳复。

［3］清浆水：淘米泔水久贮味酸者。

［4］博棋子："博"即为汉代流传的、游戏，双方各执棋子六枚的六博游戏。博棋子形状为长方体，孙思邈《备急千金要方》言其大小为"长二寸，方一寸"。

[临证辨治要点]

主症：发热，口渴，心中懊憹，心下痞塞，或胸脘胀满，食少纳呆，舌苔薄黄。

病机：余热复聚，气机痞塞。

治疗：清热除烦，宽中行气——方用枳实栀豉汤。

[枳实栀子汤方歌诀]

枳栀豉汤除热烦，口渴懊憹胸胀满。煎煮须用清浆水，清热宽中而行气。

[临床应用典型验案举隅] 邢锡波医案

许某，女，28岁。患春温，治疗将近月余得以恢复正常。初愈后，终觉腹空而索食，家人因尊医师告诫始终给以易消化食品。后因想吃水饺，家人认为病愈近旬，脾胃已恢复而与食之。

下午即发生胃脘膨闷，嗳气不除，入夜心烦不寐，发热38℃，头部眩晕，不思饮食，脉象浮大。此时家人恐慌，认为气血虚弱至此，而宿疾复发。脉症相参，诊为食复。食热壅滞则心烦，食滞不化则发热。与枳实栀子豉汤。药用：枳实10克，生栀子10克，淡豆豉15克，建曲10克，广郁金6克，生山药15克，生姜、甘草各3克。1剂后热退而烦满大减，连服2剂，诸证消失。后以养阴清热和胃之剂调理而愈。（邢锡波.伤寒论临床实验录［M］.北京：中医古籍出版社，2004）。

（二）小柴胡汤证

【原文第394条】伤寒差以后，更发热，小柴胡汤主之。脉浮者，以汗解之；脉沉实者，以下解之。

[提要] 论伤寒差后更发热的辨治。

[条文释义及病机分析] 伤寒差以后更见发热，当辨析其原因，有因病后体虚调护不当而复感外邪者，有因饮食不节而积滞内生者，有因大邪虽去而

余邪未尽者，其治当以脉症为凭。若属调护不当，复感外邪者，伴见恶寒、脉浮等，治宜发汗解表。若是饮食不节，致里有积滞者，伴见腹满便秘、脉沉等，治宜泻下积滞。若无表里证，只是病后体虚余热不尽，伴见口苦、胸满、脉弦者，治以小柴胡汤疏畅气机，扶正祛邪。

[思索与探讨] 此条是继小柴胡汤治疗往来寒热、潮热、身热恶风、呕而发热、黄疸并发热等病证之后，仲景又一次运用小柴胡汤治疗发热的条文。其病因是伤寒差后，体虚又伴余邪未尽。临床表现可以为病后低热、服药后仍热、发热待查及寒热疑似证等。因余邪留滞少阳，经气不利，胆火内郁，津液匮乏，故可见口苦、胸满、脉弦。考虑病后正气不足，邪气亦不盛，故以和解少阳、扶正祛邪的小柴胡汤治疗。

（三）牡蛎泽泻散证

【原文第395条】 大病差后，从腰以下有水气者，牡蛎泽泻散主之。

牡蛎泽泻散方：牡蛎（熬）　泽泻　蜀漆（暖水洗，去腥）　葶苈子（熬）　商陆根（熬）　海藻（洗，去咸）　栝楼根 各等分

上七味，异捣，下筛为散，更于臼中治之。白饮和服方寸匕，日三服。小便利，止后服。

[方义] 牡蛎泽泻散中牡蛎、海藻软坚，散结，行水；泽泻泻膀胱之火而渗湿利水；蜀漆去痰逐水；葶苈宣肺泻水；商陆苦寒，专于行水，治肿满，利二便；栝楼根生津止渴，与牡蛎相配，则有软坚逐饮之功。方用散剂而不用汤者，乃急药缓用，攻逐水气而不留余邪。以白饮和服，意在保胃气而存津液。本方逐水之力较猛，恐过服伤正，故方后云"小便利，止后服"。

[提要] 论大病差后腰以下有水气的证治。

[条文释义及病机分析] 水气为病，多以小便不利、肿满为表现特点。本条以方测证。当属病后余邪未尽，湿热壅滞，膀胱气化失常。其证可见小便不利，下肢水肿，或伴大腹肿满，脉沉有力等。《金匮要略·水气病脉证并治》云："腰以下肿，当利小便"，故用牡蛎泽泻散攻逐水气而兼清余热，使小便自利而愈。

[临证辨治要点]

主症：下肢水肿，或伴大腹肿满，小便不利，脉沉实。

病机：湿热壅滞，膀胱气化不利。

治疗：逐水清热，软坚散结——方用牡蛎泽泻散。

[牡蛎泽泻散方歌诀]

牡蛎泽泻散蜀漆，商陆瓜蒌二根随，另用海藻葶苈子，软坚散结逐水饮。

[现代临床中的实际运用及其拓展]

现代临床主要将牡蛎泽泻散应用于心脏病下肢水肿、肝硬化腹水、多囊肾下肢水肿等疾病，其利水退肿的作用较十枣汤为弱，但仍以攻邪为主，故对脾肾气虚、气化不利而水湿内留者，仍应慎用。

[临床应用典型验案举隅] 刘渡舟医案（摘自《经方临证指南》）

赵某，男，55岁。患者周身肿胀，尤以腰以下为甚，小便短少不利，延绵半年，屡治不效。病初时，因咳嗽而后出现肿胀，目睑肿如卧蚕，面色黧黑而亮，腹胀大，下肢肿，按之凹陷成坑，大便干。舌苔黄白相杂而腻，脉弦滑。此证肺先受邪，治节无权而三焦不利，水道不得畅通，故而肿胀。若按"开鬼门""洁净腑"之法治疗，宣上以疏通水道则病当早愈。但前医犯"实实"之戒，反用温补脾肾之法，使邪气胶固。当今之计，仍须宣肺利气，行水消肿，使三焦得通，小便得利则可。牡蛎12克，泽泻12克，花粉10克，海藻10克，杏仁10克，白蔻仁6克，薏米12克，厚朴10克，滑石12克，海金沙10克。服药1剂后，患者意欲大便，但所下不多，却突然遍身执水势然汗出，顿觉周身轻松，如释重负。第二日，肿胀开始消减，服3剂药后，其病竟霍然而愈。

（四）理中丸证

【原文第396条】大病差后，喜唾[1]，久不了了[2]，胸上有寒，当以丸药温之，宜理中丸。

[词解]

[1] 喜唾：时时泛吐涎沫。

[2] 久不了了：绵延不已。

[提要] 论病后虚寒喜唾的证治。

[条文释义及病机分析] 大病差后，病虽已除，但时时泛吐涎沫，久不能愈。涎乃脾之液，《素问·宣明五气篇》："脾为涎"。喜唾乃脾阳虚致涎液不收所致。足太阴脾与手太阴肺经脉相连，脾寒易致肺寒，肺寒则水气不降，聚而为饮。脾肺虚寒，津液不化而泛溢，故见多唾，且久不得愈，即所谓"久不了了"。故用理中丸温中化饮。因病已久，故以丸剂缓图。

（五）竹叶石膏汤证

【原文第 397 条】 伤寒解后，虚羸[1]少气，气逆欲吐，竹叶石膏汤主之。

竹叶石膏汤方：竹叶二把　石膏一斤　半夏半升（洗）　门冬一升（去心）　人参二两　甘草二两（炙）　粳米半升

上七味，以水一斗，煮取六升，去滓，内粳米，煮米熟，汤成去米，温服一升，日三服。

[方义] 本方为白虎加人参汤去知母，减粳米用量，加竹叶、麦冬、半夏而成。方中竹叶、石膏清热除烦；人参、麦冬益气生津；甘草、粳米补中益气养胃；半夏和胃降逆止呕。其中麦冬、半夏相伍，滋而不腻，燥而不伤其阴，其配合尤具妙义。诸药相合，既清其余热，又益其气阴，更有和胃降逆之功，故为清补之缓剂，清热滋阴和胃之佳方。

[词解]

[1] 虚羸：虚弱消瘦。

[提要] 论病后余热未清，津气两伤的证治。

[条文释义及病机分析] 伤寒解后当指病起伤寒，经汗、下之后，大热已去。虚羸，言病人虚弱消瘦，是形伤精伤的表现；少气，言病人气少不足以息，是气伤的表现。形气两伤，津气亏少，加之余热未清，上干胃脘，胃失和降，故见气逆欲吐。临证还可见到发热、纳呆、口渴、心烦、少寐、舌红少苔、脉虚数等症。治用竹叶石膏汤以清热和胃，益气生津。

[思索与探讨] 竹叶石膏汤全方用药精炼，配伍严谨，具有益气养阴、清热和胃的功效。剖析此方，可以看作是白虎汤与麦门冬汤二方的合方，正如《医宗金鉴》所说："以大寒之剂，易为清补之方"，即是说白虎汤与麦门冬汤相合的效力，全方清热与益气养阴并用，祛邪扶正兼顾，清而不寒，补而不滞，临证时，不必拘于伤寒解后之病因，只要符合余热未尽、气阴两伤、胃失和降的病机，不论何病，皆可运用。

本方系在白虎加人参汤的基础上化裁而成，二者组方有四味相同，即都含有石膏、人参、粳米、炙甘草，但竹叶石膏汤有竹叶、半夏、麦冬，而无知母，白虎加人参汤则有知母，无竹叶、半夏、麦冬。两方相较，白虎加人参汤清热之力宏，而竹叶石膏汤则有育阴、降逆之功。故所治方证，从病机上看，竹叶石膏汤证属热病后期余热未尽，津气耗伤，虚气上逆；而白虎加人参汤证是无形邪热充斥阳明，津气耗伤。二者相较，竹叶石膏汤证之热轻于白虎加人参汤证，但由于胃阴不足较重，故还有胃气上逆之病机。从症状上看，二者均可见发热、汗出、口渴、小便赤，舌红脉数。但竹叶石膏汤证还可见虚羸少气、气逆欲吐、纳呆、心烦喜呕、脉细；而白虎加人参汤证则可见汗出多，口渴甚，以及背微恶寒，时时恶风等。

[临证辨治要点]

主症：身体虚弱消瘦，发热，短气，干呕，口渴，心烦失眠，舌红少苔，脉虚数。

病机：余热未尽，津气两伤。

治疗：清热和胃，益气生津——方用竹叶石膏汤。

[竹叶石膏汤方歌诀]

竹叶石膏汤七味，冬参夏草和粳米。余热未尽津气伤，清热和胃益气津。

[现代临床实际运用及其拓展] 现代临床将竹叶石膏汤广泛应用于急性感染性热病恢复期、无名低热、术后呕吐、小儿夏季热、暑热、糖尿病等属于气阴不足，余热不尽或虚热上扰者。

[临床应用典型验案举隅] 乔振纲医案（摘自《乔振纲医案医论精编》）

不明原因持续低热案

孟某某，女，51岁，孟津县翟全镇农民，2003年元月7日初诊。患者一年来持续低烧，体温常年波动在37.5～38.2℃之间，自觉乏力、神疲、纳呆、口干，脚手俱热，大便稍干，舌质淡红，少苔乏津，脉沉细略数。证属气阴两虚，胃气失和。处方：太子参13克，麦冬15克，生地10克，生石膏15克，秦艽10克，鳖甲20克（先煎），知母7克，柴胡9克，葛根15克，山药15克，山楂10克，砂仁9克（后下），甘草9克，淡竹叶7克。每日一剂水煎服。2003年元月14日二诊：服上方七剂，每日周身溅然汗出，体温亦随之缓缓下降，自觉精神好转，唯食欲仍差，大便微溏；今测体温36.7℃；舌脉同前。治宗上方去知母，加白术10克，神曲9克，麦芽9克，石斛15克。每日一剂水煎服。

2003年元月25日三诊：续服上方10剂，体温基本恢复正常，食欲大振，身力倍增，唯脚手心仍热。再治以滋肾养阴为主，兼益气健脾，调胃和中。处方：太子参12克，山药10克，山萸肉10克，生熟地各15克，丹皮9克，云苓15克，麦冬12克，石斛15克，砂仁9克（后下），焦三仙各13克，地骨皮10克，鳖甲15克（先煎），秦艽10克，女贞子9克，旱莲草15克。每日一剂水煎服。

2003年2月15日四诊：服上方20余剂，诸证皆除，予生脉饮合六味地黄丸各三盒，善后巩固。

按：本案患者持续发热达一年之久，属内伤发热。据乏力、气短、身疲、口干、便干，参以舌质淡红、少苔，脉细数，辨证为气阴两虚，方选竹叶石膏汤合秦艽鳖甲散，可谓药证相符，中病肯綮。特别值得指出的是，在益气养阴的基础上，加适量柴胡、葛根，使戢然汗出，解肌以散热，此论治之巧，用药之妙也。

二、差后饮食调理

〖原文第398条〗病人脉已解[1]，而日暮微烦，以病新差，人强与谷，脾胃气尚弱，不能消谷，故令微烦，损谷[2]则愈。

[词解]

[1] 脉已解：病脉已解，即脉象平和之意。

[2] 损谷：减少饮食。

[提要] 论差后微烦的机理及调治法。

[条文释义及病机分析] 大病新差，出现日暮时心烦之象，是由于病后脾胃气弱，不慎饮食，或勉强进食导致饮食难化，积滞胃肠的缘故。盖人与天地之气相应，日暮乃傍晚时分，此时体内脾胃之虚阳，得不到天阳之气的资助，消化能力因之减弱，食积而生热，上扰神明，故表现心中微烦。本证非宿食停滞，故不需药物治疗，只要节制饮食，即可自愈。本条与第391条"新虚不胜谷气"所致"脉平，小烦者"病机基本相似，可互参。在《差后劳复》病篇的最后，仲景强调了病后应节制饮食的重要性，可见"保胃气"的精神是贯穿《伤寒论》始终的。

[思索与探讨] 本条强调病后脾胃气弱，应慎饮食，否则会出现食积而热，心神被扰，心中烦热之感。脾胃为后天之本，脾胃之气在疾病发生、发展、转归和预后中发挥极其重要的作用。此条与《素问·热论》"病热少愈，食肉则复，多食则遗"异曲同工。

伤寒论导读

附篇

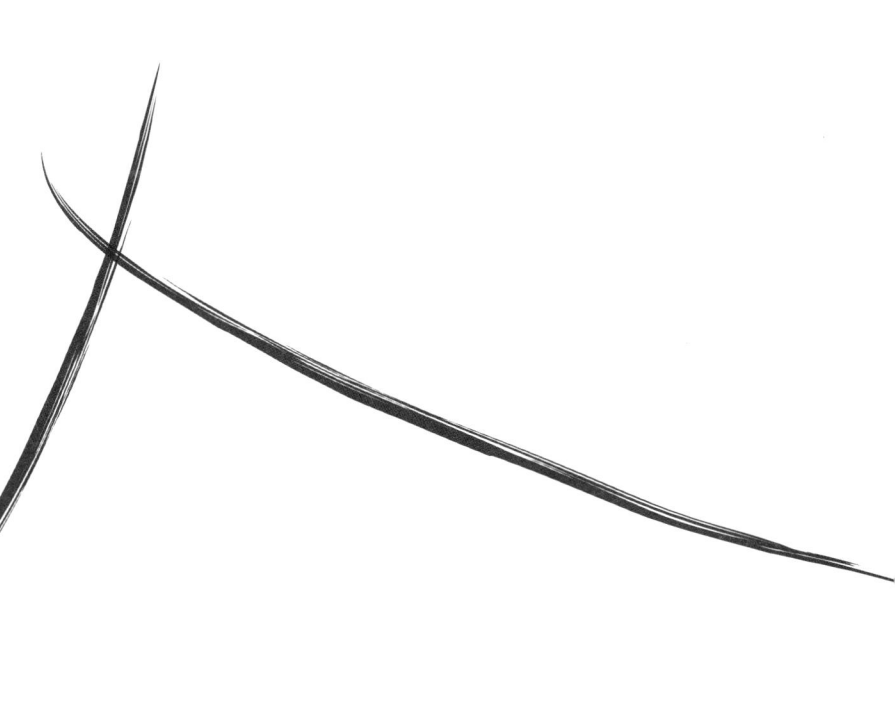

乔保钧老中医与《伤寒杂病论》

为医者要想攀登高峰，有所成就，必须主攻方向明确，抓住一门专著或学科，集中精力钻深钻透，所谓"术业有专攻"者是也。乔保钧老中医之所以能成为中州名医、豫西中医泰斗，用他自谦的话来说"靠的就是一部《伤寒杂病论》"（以下简称《伤寒论》）。

早在15岁时，乔师就在其父乔作令先生（曾豫西著名儒医）指导下系统学习《伤寒论》，并侍诊于父。其间，耳闻目睹其善用六经辨证施治，屡用经方起死回生的无数病例，使他对仲景学说无限崇拜，笃信不疑，暗立誓言："一定要做仲景式的名医。"从此，他把《伤寒论》作为登堂入室的门径，苦心研读，手不释卷，愈读愈有味，每读一遍便有一番新体会。他26岁就从事中医教学，教《伤寒论》达30多年，愈讲愈有趣，每讲一遍便有一些新见解。他以毕生精力研究《伤寒论》，收获卓著，颇有心得，现略述于后。

一、文理奠基，博览群书

《伤寒论》代远湮久，文辞古奥，若没有深厚的古文基础，不但不能入其室，登其堂，就是理解其内容也是很难的，正如《伤寒论》序言所云："自非才高识妙，岂能探其理致哉。"因此，乔师常说："欲通《伤寒论》，必须先过古文关。"师从十二三岁开始攻读古文，起早贪黑，夜以继日，其刻苦精神早被乡邻编成故事、传为佳话。《论语》《孟子》《春秋》《礼记》《中庸》《易经》《诗经》《幼学琼林》《古文观止》，都是他的读本，尤其是《论语》《易经》不知读了多少遍，圈圈点点，面目皆非。除此之外，还广涉古典文学，如《红楼梦》《三国演义》《水浒传》等，他都看过多遍。刻苦地学习古文，掌握古汉语的语言特点，了解古代的政治变迁、生活习俗、科技水平、历史典故，从而大大提高了对古典医籍的阅读能力，加深了对《伤寒论》的理解和运用。

一门学科或一部专著的成就与发展并不是孤立的，都与当时的文学、哲学、自然科学有着密不可分的关系。《伤寒论》作为"勤求古训，博采众方"之作，更不例外。所以师一再强调，欲通《伤寒论》，必须博览群书，尤其要学好《内经》《难经》《神农本草经》。因《伤寒论》的成就根基与《内经》《难经》及《神农本草经》，存在着源流不可分割的关系。只有首先精通以上三《经》，才能深悟《伤寒论》的理论渊源及其精神实质。师把此三《经》看作是习医的基础，常温常读，坚持不懈，一些重要章节和警句多能背诵如流，引证自如，为深入研讨《伤寒论》奠定了坚实的理论根基。

为了开阔思路，对《伤寒论》进行更深入的研究，还要博览各家注释。但对初学者来说，师不主张急于阅读百家注释。因各家注释虽有所长，但其中难免掺杂偏见，若受影响，攻乎异端，势必曲解其意，不如一心一意钻研原本，待有了定见之后，再参阅诸家，"择其善者而从之，其不善者而改之"，最终的目的是要把各家学说去粗取精、熔炼加工，变成自己的东西。

二、系统学习，熟背牢记

学习《伤寒论》必须逐条逐篇，循序渐进，系统研讨，细嚼烂咽。只有系统学习，才能从整体上理解六经理论体系，把握辨证论治精髓，若隔三挑四、断章取义，满足于所谓"重点条文的一知半解，将永不能探及仲景学说之实质"。

学习《伤寒论》必须反复阅读，熟背牢记。"熟能生巧"，只有熟背如流，用时才能得心应手，我们随师侍诊中，对师开的一些处方有时暂不理解，师即背诵《伤寒论》的原文作根据并加以解释，常见他灵机一动，脱口而出，甚至条文序号、篇章页码都记得一清二楚，足见其功底之深。第397条原文，师16岁时就已经背得滚瓜烂熟，但至今仍保持着《伤寒论》随身携带的习惯，一有空暇便阅读、推敲，每每便有新的收获。为了加深理解，便于应用，师早在青年时代就把《伤寒论》中的重要内容和主要方剂编成歌诀，常诵不已。如他编的黄疸症治歌，云："黄疸为病湿热蕴，首分虚实别阳阴。湿热并重病阳明，茵陈蒿汤效如神。阳黄湿热分轻重，热邪偏重栀柏皮；火邪内盛腹满实，山栀大黄急当寻；湿邪偏重苔滑腻，五苓散中加茵陈。湿邪上冲病在上，先用吐法勿迟疑。外感发黄必兼表，莫忘桂芍调营卫。风寒表实兼湿热，麻黄连翘小豆饮。寒湿黄疸病在脾，茵陈术附温太阴。女子劳疸房伤肾，周身尽黄额上黑，治当补肾分阴阳，六味八味再细斟。"乌梅丸歌治云："寒热并用乌梅丸，辛姜椒附桂黄连，参当扶正黄柏寒，主利止痛蛔可安……"其中的许多歌诀，不仅朗朗上口，便于记忆，而且突出要点，切中医理。

三、反复揣摩，探求真意

《伤寒论》言简意赅，奥妙无穷，学习时必须反复揣摩，方能品厚味，探真意。师曰："善读书者，当于字里行间求真知，标点之中求妙意，读其一面必想其反面，寻其上面，究其底面，举一能反三，问一而知十"。要求我们"常温常读，温故而知新"，"日有所读，夜有所思"，日间临证立方，晚间持书查对。他自己对《伤寒论》不仅能熟背如流，而且对每段文、每个方，乃至每个字都反复琢磨，推敲再三。就以"汗"为例，师曾对《伤寒论》中述及"汗"的条文做过精确统计：太阳篇89条，阳明篇36条，少阳篇2条，太阴篇1条，少阴篇8条，厥阴篇9条，共145条，占全部条文的36.4%，可见"汗"作为"有诸内者，必形诸外"的一个特有症状，对辨别疾病性质是多么重要。吾师把第145条所述及的汗归纳为：①自汗，②盗汗，③头汗，④手足俱汗。而每一类型又各有特点，如自汗就有表证自汗、里证自汗、亡阳自汗之分别，各有不同的病理机转……如此反复揣摩、归纳对比，对仲景所论的"汗"就有了较为全面和透彻的认识，联系临床更有所得，于是便写成《辨汗论治》这篇洋洋大观达1万余字的论文，如不深研细究，怎么会结出这样的硕果。

师对条文的讲解，更是剥茧抽丝，细而又细。如少阴篇第314条、第315条"少阴病下利白通汤主之"，本条病机为阴寒太盛，脾肾阳虚，并有阴盛格阳之势。白通汤中葱白色白入气分，质滑润，性走窜，辛温通阳，宣通上下；干姜辛温，守而不走，专温脾阳；附子辛热，温肾阳而补命火，药虽三味，却具回阳破阴，宣通内外之功。第315条较第314条病情更为严重，其"下利不止"，说明真阳衰微，肾关不固；其"厥逆无脉"，说明中阳近于衰竭，不能温通四旁（师认为此即相当于末梢循环衰竭）；"干呕""心烦"，乃阴寒极盛于下，虚阳被逼上越之象，白通加猪胆汁汤中，白通汤固然有回阳破阴之功，但药性温热，与上浮虚阳相拒，饮之必吐，故加猪胆汁，以其咸寒苦降之性，既能清降浮阳，又可引阳入阴，用作反佐；所以用人尿者，因其"原藉于肾"，与肾亲和，用以为使，引阳药下达入肾，直补真阳，以解阴阳格拒之势。如此解释，把白通汤和白通加猪胆汁汤剖析得淋漓尽致，妙趣横生，一个简单的方子被分析得超凡脱俗，功不一般！足见经方配伍之奥妙，其理、法、方、药丝丝相扣，简直达到了天衣无缝的地步！

乔师正是从反复斟酌，细嚼多磨中不断有所收获的。他谆谆告诫我们："学习《伤寒论》必须深思细究，切不可泛泛而读，顺口而过，更不能囫囵吞枣。"并经常援引孔子圣言"学而不思则罔，思而不学则殆"，为我们指出应持的学习态度和方法。

四、学以致用，重在实践

在《伤寒论》的讲授中，师不注重机械的文字分析，而是引导学生从医理上透彻理解条文的深刻内涵，重点放在分析其理法方药是如何一线贯通、丝丝相扣的，并结合自己的医疗实践生动活泼地说明每个经方在临床中的具体运用，使学生真正掌握辨证施治的灵魂和钥匙，学了就可应用。

师认为《伤寒论》不仅治伤寒，且广治杂病，有着活生生的实践意义，能起沉疴，挽危逆，乃"真活人书也"。要求我们"读仲景书，就要用仲景方"。只有大量应用，在实践中反复验证，反复体会，才能完成"从理论到实践，再从实践到理论"的认识论上的飞跃，才能进一步悟其真谛，进而有所发现，有所创新，有所提高，有所前进。师一生习用经方成癖，临证辨析皆依仲景之理，遣方择药皆遵仲景法度，他把运用经方的经验归结于"谨守病机，以证为凭"。如一八旬老妪，素患冠心病，因暴餐肉饺而诱发心绞痛，心前区疼痛如揪如刺，且脘腹满闷，胀不堪言，口干且苦，心烦气急，大便干结，数日不行。师究其病机，乃子实侮母所致：饮食停滞，化热化燥，中焦实满，腹气不通，子气上侮，心气被困，故发心前区疼痛。遂紧紧抓住阳明腑实（痞、满、燥、实）诸症俱在的特点，毫无顾忌地投以大承气汤，大胆攻实。药后畅泻，泻后胀消，子气得平，母则自安，心前区疼痛随之豁然而失，神乎妙哉！

经方愈用愈妙，愈用愈巧，就连一些貌似简单的方子，在乔老手中都大有用武之地。如栀子豉汤，药仅两味：其山栀子苦寒而色赤，苦味入心，色赤应心，寒能清热，乃清心良药；豆豉经黑豆发酵而成，其形似肾，色黑应肾，其味香窜，香能发散，其气升浮，故可鼓动肾水上达以济心阴。师经细心玩味，发现该方具有清心降火、交泰天地之功。而许多精神失常疾患（癫痫、郁证、脏躁、不寐等）多有心经郁热、水火不济的病理机转，故常以本方为基础，或加宣窍化痰之品，或合潜镇安神之剂，或加通腑导下之药，治之辄效。

许多经方经乔老灵活化裁，临床应用范围不断得到拓展。如竹叶石膏汤，本为伤寒解后，虚羸少气者设，但师常以本方为基础，加二花、辛夷治疗慢性鼻窦炎；加生熟地、防风、细辛治疗风火牙痛；加柴胡、青蒿治疗无名低热；加天花粉、黄连、阿胶、生鸡子黄、山药、乌梅治疗消渴，治愈者不乏其人。又如小柴胡汤本为疏解少阳，和解表里而设，但师常用其加郁金、木香、枳实治疗急性胆囊炎；加天花粉、元参、生牡蛎治疗乳癖；加桂枝、元参、川牛膝、葱白治疗淋巴管炎等均获满意疗效。此外，师还常用桂枝汤化裁治疗习惯性感冒、自汗、风疹、冷空气（或冷水）过敏等；用炙甘草汤加延胡索、茯苓治疗心律失常；用麻杏石甘汤加炙百部、苦桔梗治疗热性哮喘、百日咳、小儿急性肺炎和麻疹合并肺炎；用真武汤合五苓散治疗肝硬化腹水及肾衰；用抵当汤加葛根合补阳还五汤治疗脑栓塞及脑出血后遗症；用五苓散加车前子、白茅根治疗无名水肿，加青葙子、白芍药、粉丹皮、菊花治疗眼底水肿；用小青龙汤加川贝母、紫苑、前胡治疗慢性支气管炎，加生黄芪、百合治疗肺气肿，等等，不一一而举。总之，经方被乔老广泛用于心血管、消化、神经、内分泌等多种系统的疾病，只要辨证准确，药切病机，多能应手而效。

乔老在五十载的行医生涯中，与《伤寒论》结下了难解之缘。他一生孜孜不倦地学习《伤寒论》，锲而不舍地研究《伤寒论》，如嗜如癖地运用《伤寒论》，疗效越来越高，名气越来越大，《伤寒论》使他终成一方名医。难怪豫西广大患者赞誉他为"仲景传人""经方大师"。（本文系乔振纲撰写，曾于1991年在全国继承论文大赛中被国家中医药管理局评为三等奖）

中药药物剂量折算的考证

仲景所用药物的度量衡属汉制，与现代相比存在很大差异，部分药物的品种、产地、炮制法亦与现代药物有一定出入。为此，后世学者对仲景方药物剂量古今折算进行了诸多研究，现将主要结果介绍如下：

一、汉代度量衡考证及单位换算

历史文献表明，汉代度量衡承秦制，虽经西汉、新莽、东汉三个历史时期，但其度量衡制基本固定，其相应换算关系如下：

长度单位制：10 分 = 1 寸，10 寸 = 1 尺，10 尺 = 1 丈，10 丈 = 1 引；

重量单位制：24 铢 = 1 两，16 两 = 1 斤，30 斤 = 1 钧，4 钧 = 1 石；

容量单位制：4 圭 = 1 撮，5 撮 = 1 龠，2 龠 = 1 合，10 合 = 1 升，10 升 = 1 斗，10 斗 = 1 斛。

二、汉代度量衡的古今折算与药物实测

1. 度量折算：

迄今为止，出土的东汉尺数量众多，因此，可采用文物实测的方法获得东汉的长度量值。经对有资料可查的东汉 85 支尺进行实测表明：有 65 支汉尺长在 23 ~ 23.6cm，更有 40 支在 23 ~ 23.3cm，经加权平均值统计，为 23.2cm。

2. 容量折算

目前出土的东汉时期的量器有 33 件之多，其中"大司农"颁发的 5 件量器制作精美且有刻铭，属国家级标准器，可以将其作为考证东汉容量值的依据。1953 年甘肃省古浪县出土的"建武大司农铜斛"实测 19600ml；1989 年山东省嘉祥县出土的"永平大司农铜斗"实测容量 2000ml；现藏于上海博物馆的"光合大司农铜斛""元初大司农铜斗"实测容量分别为 20400ml 和 1970ml；现藏于南京博物院的东汉"永平大司农铜合"实测为 20ml。根据以

上文物实测，可以得出 1 升平均为 199.4ml。考虑误差因素，可将东汉 1 升厘定为 200ml。

3. 衡量折算

汉代重量古今折算曾是汉代度量衡考证中争议最大的部分，其主要原因是学者们所采用的考证方法不同。既往所采用的权衡器考证法、货币考证法、累黍考证法，因金属蚀、黍米品种不一、大小不定等原因，其测量难免存在误差。水和黄金则较为稳定，应用这些方法考证、实测结果是：汉代一斤为 240 克，一两为 15 克。

4. 特殊剂量单位药物的实测

仲景方中有部分药物使用非重量单位计量，如厚朴一尺、附子一枚、半夏半升等。实物测量无疑是实现这些特殊剂量向标准衡量换算的有效手段，但易受药物来源、炮制法、品种差异等因素影响。在对药物进行系统考证的基础上，实测结果为杏仁半升重约 60 克、芒硝半升约 80 克、豆豉一升约 120 克、麻仁一升约 90 克、粳米六合约 100 克、五味子半升约 40 克、半夏半升约 60 克、赤小豆一升约 170 克、吴茱萸一升约 85 克、蜂蜜一升约 270 克、胶饴一升约 275 克、葶苈子半升约 70 克；附子 1 枚中等大小约 15 克，大者约 30 克；枳实 1 枚约 12 克；瓜蒌 1 枚中等大小约 55 克，大者约 85 克；桃仁 50 个约重 15 克、半夏 14 枚约 10 克、栀子 14 枚约 12 克、枳实 1 枚约 12 克、乌梅 300 枚约 600 克、大枣 12 枚约 36 克、水蛭 30 个约 45 克、虻虫 30 个约 4 克、石膏如鸡子大约 90 克、杏仁 70 枚约 28 克、厚朴一尺约 45 克、葱白 4 茎约 300 克、竹叶一把约 5 克、猪胆汁 1 枚约 64 克、鸡子黄 1 枚约 15 克。上述实测数据基本符合有关药物相应方剂中的比例关系。

5. 方寸匕与散剂实测

方寸匕为古代量取药末的一种专用器具。陶弘景《本草经集注·序录》谓："方寸匕者，作匕正方一寸，抄散取不落为度"。可根据汉尺长 23.2cm，折算出 1 寸长 2.3cm，进而制成边长为 2.3cm 的平面正方形，进行药物实测。2018 年出版的《新见秦汉度量衡器集存》所载方寸匕实物，证实其形质为边长 2.3cm 的正方形平板，侧面带有长柄。将药物捣末过筛，成方则依据原方比例混匀，以药物不撒落为度，实测 7 次，精密电子天平称重，取其平均值。结果如下：1 方寸匕五苓散约重 1.6 克、牡蛎泽泻散约 1.37 克、半夏散约 1.5 克、四逆散约 1.7 克、烧裈散约 1.2 克、赤石脂约 3.3 克、文蛤散约 3.3 克。

6. 钱匕与散剂实测

梁代陶弘景曰："凡云钱匕者，以大钱上全抄之，若云半钱则是一钱抄取一边尔，并用五铢钱。"《本草经集注·序录》谓："钱五匕者，今五铢钱边五字者以抄之，亦令不落为度。"据以上文献，推测仲景方中的钱匕很可能为汉时五铢钱。已经出土的汉上林三官五铢钱，直径约2.5cm，方孔边长约0.97cm，廓厚约0.2cm，宽约0.1cm。依据上述尺寸，仿制出五铢钱，进行药物实测（测量方法与方寸匕同）。结果如下：瓜蒂散一钱匕重约0.5克，三物白散重约1.7克，十枣汤中甘遂、大戟、花一钱匕重约0.9克。

应用传统文献学结合现代统计学方法，对东汉度量衡进行考证研究，为仲景方用药剂量的古今折算提供了重要参考依据。但中药的临床剂量是个十分复杂的问题，其中既有药物因素，也与患者体质差异、季节环境、配伍、煎服方法等因素有关。现代临床，应当参考药物在仲景方中的配伍比例，结合国家药典，根据具体病情合理掌握药量。